Lippe / Grundzüge und charakteristische Symptome

ADOLF ZUR LIPPE

GRUNDZÜGE UND CHARAKTERISTISCHE SYMPTOME DER HOMÖOPATHISCHEN MATERIA MEDICA

Vermehrt und überarbeitet von Dr. N. K. Banerjee
Ins Deutsche übertragen von Hamida Aziz
Deutsche Bearbeitung von Dr. med. Otto Eichelberger

BURGDORF VERLAG

3. Auflage, 1996

Druck und Bindung: Paderborner Druckzentrum, Paderborn

Printed in Germany

ISBN 3-922345-12-3

VORWORT

Zur deutschen Ausgabe von Adolf zur Lippe ,,Grundzüge und charakteristische Symptome der homöopathischen Materia Medica''.

Die Homöopathie hat mancherlei Arzneimittelbücher. Allen voran gehen Hahnemanns Schriften, so seine ,,Reine Arzneimittellehre'' und ,,Die chronischen Krankheiten''. Wie der Baum von allen Seiten betrachtet werden muß, um einen Gesamteindruck zu erhalten, so muß derjenige, der die homöopathische Heilweise praktiziert, verschiedene solcher Bücher in seinem Besitz haben, um einen möglichst vollständigen Überblick über seine ,,Werkzeuge'' zu bekommen. Und nur von daher wird er den kompletten Einblick, die wahre Erkenntnis über das jeweilige Medikament erlangen können — zumindest, soweit es dessen homöopathische Qualität betrifft.

Leider hat die **moderne** homöopathische Literatur den nicht geringen Fehler, daß hinsichtlich ihrer Arzneimittellehren Ausarbeitungen vorgenommen worden sind, die nicht immer nur eine positiv zu bewertende Überprüfung der Ergebnisse der vorliegenden Prüfungsprotokolle zur Folge haben. Es sind diese Protokolle in eine regelrechte Ausmagerung entartet; es werden oft völlig unnötig eine Anzahl Symptome, Zeichen und Modalitäten eliminiert.

Man traut hier den Leistungen der Prüfer, denjenigen also, die diese Arzneiprüfungsprotokolle angefertigt haben, nicht über den Weg. Das ist schade, denn jeder Kenner weiß, die alten Prüfer, einschließlich derjenigen, die Hahnemann noch selbst eingesetzt hatte, haben sehr wohl, zumeist ausgezeichnete, exakte Arbeit geleistet.

Aus all diesen Gründen muß man zu dem Ergebnis kommen, daß das Dutzend Arzneimittellehren, das jeder Adept Hahnemanns braucht, weiterhin und immer wieder sich aus jenen Werken rekrutiert, die vor und um die Jahrhundertwende produziert worden sind.

Und dazu gehört auch diese Neuerscheinung von Adolf zur Lippe.

Es sind einige besondere Sachverhalte zu vermerken.

Dieses Buch enthält sein Hauptwerk ,,Keynotes of the Materia medica'' mit verschiedenen Ergänzungen, **und darüber hinaus** die als charakteristisch erfahrenen Symptome von weiteren 68 neueren und älteren Kennern der Arzneimittellehre.

Es bietet jetzt **erstmals in deutscher Sprache** und in übersichtlicher Form das bis zu unserer Zeit angesammelte Wissen der homöopathischen Meister um die charakteristischen Merkmale der gebräuchlichsten Medikamente.

Bekanntlich ist es nicht einfach, eine gekonnte Übersetzung von einer Sprache in eine andere zu bewerkstelligen. Bei Sachbüchern ist es noch schwieriger, fachgerechte, tragbare Ergebnisse zu erreichen. Und besonders kompliziert wird es, die in gewisser Weise ausgefallene homöopathische Literatur dergestalt zu transformieren.

Wir wissen, daß die Briten und Amerikaner ihre Definitionen verschiedentlich anders verstehen als die Deutschen; die Idiome sind zu berücksichtigen und anderes mehr. Von einer wörtlichen Übernahme kann so und so oft keine Rede sein.

Vor einer ,,**Deutschen Bearbeitung**'' dieses Werkes nun mußte dieses in die deutsche Sprache übertragen werden.

Der Dank für diese Übersetzung gilt Frau Hamida Aziz. Nur ein ,,Engländer'' konnte vernünftigerweise diese Arbeit leisten. Das andere Problem war die gleichgewichtige Umsetzung eben dieser Vorlagen in das **homöopathische** Deutsch. Diese Bearbeitung so weit wie möglich optimal zu gestalten, sah ich als meine Aufgabe an. Dem Leser, dem Benützer nicht immer nur die wörtliche Wiedergabe, sondern ganz besonders den Sinn, die ,,Idee'' der entsprechenden Mittelmerkmale, der Charakteristika und so fort zu vermitteln, war mein Bemühen.

Es sollte nicht vergessen werden, daß die ,,Aussagen'' über die Arzneimittelbilder auch jene von Laien sind.

Die Beobachtungen der Prüfer konnten nicht allein mathematisch exakt, sondern vielfach sogar ,,nur'' annähernd geschildert werden. Die Sprache dieser Prüfer und ihrer Protokolle ist am wenigsten als eine abstrakte oder gedrechselte zu bezeichnen; vielmehr am ehesten als eine künstlerische, als eine, welche die Phänomene aufführt und darzustellen weiß.

Das ist keineswegs ein Manko. Ganz im Gegenteil ist es doch genau jene Sprache, die wir uns auch vom ,,Gegenspieler'' wünschen: nämlich vom kranken Menschen. Der Patient sagt in seiner Vorgeschichte das Gleiche aus, besser das Ähnliche, was auf der anderen Seite die **ihm** zugehörigen Arzneimittelbilder deutlich machen; in ihren charakteristischen, eigenheitlichen Symptomen, Zeichen und Modalitäten, versteht sich. Das ist die Simileidee der Homöopathie.

Die Gefahr einer wortwörtlichen Übernahme aus dem Englischen mußte erkannt werden. Wichtig wiederum war es, die fälligen Tendenzen anzuzeigen, und wie gesagt, die Idee der Arznei, ihren ganz persönlichen Platz im Reigen der anderen homöopathischen Medikamente zu definieren, zu charakterisieren. Und wenn es bei der Gelegenheit einmal etwas

„rumpelte", und kein „schönes Deutsch" kreiert wurde, dann möge bedacht werden, daß der Inhalt vor der Form zu stehen hatte.

Ist es müßig, sich noch einige Gedanken zu machen über ein zentrales Thema, das jedoch Homöopathen nachdenklich stimmen sollte? Es sei ein Mann zitiert, der ein Zeitgenosse Hahnemanns war, J.W. von Goethe: daß nach dessen innersten Erlebnissen „wir zu unserer Not und Lust durch die hohle Gasse der Naturwissenschaft **hindurch** müssen, wenn wir zu jener uns im Herzen verheißenen Tagesansicht gelangen wollen".

Was heißt das?

Der modernen Wissenschaftsmethode geht es darum, die ihr als solche zunächst rätselhaften Phänomene der Natur **zu erklären.** Goethe dagegen hält sich rein an ein **Lesen** derselben. Die erklärende Wissenschaft bedient sich dazu selbst erdachter Hypothesen. Um sie anzuwenden, vernichtet sie das Phänomen, wie es sich den Sinnen anbietet und ersetzt es durch anderes, vom Intellekt erdachtes Schein-Phänomenales (Beispiel Kernphysik).

Wenn man Goethe folgt, wird das **Phänomen** jedoch zum Schriftzeichen im Text der Natur, das es durch rechte Zusammenschau mit anderen solchen zu entziffern gilt. Er nennt das: „anschauende Urteilskraft" und postuliert: „Lesen im Buch der Natur! Fortan wurde mir dies zum Leitbild meines Sinnens und Forschens".

Bereits ein Gelehrter des 15. Jahrhunderts, Raimundus von Sabunda, erklärt als die Quintessenz seiner Lehre, die auch Nikolaus Cusanus und Amos Comenius anerkannt hatten, das Folgende:

„Die Menschen sind von dem Standpunkte, der ihnen ursprünglich von den zu ihnen gehörigen Göttern verliehen war, heruntergefallen. Wären sie auf diesem Standpunkte geblieben, sie hätten alles das, was in den wunderbaren Kristallformen des Mineralreiches, was in dem ungeformten Mineralreiche lebt, was in den hundert- und tausendfältigen Formen des Pflanzlichen lebt, was in den Formen des Tierischen lebt im Warmen und Irdischen, sie hätten all das so gesehen, wie es in seiner **wahren** Gestalt ist. ..."

Die bittere Konsequenz aus diesem Sündenfall, besteht demnach in der „**Verdunkelung**" der wahren Gestalt der Dinge in der Natur. Der Ausgleich konnte nur das **Lesen** in der Natur sein. Paracelsus nennt das: „durch der Natur Examen gehen". Und was machen die Patriarchen der Homöopathie, ihre Meister, was machen alle ernstzunehmenden Homöopathen?

Auch sie lesen im Buche der Natur, auch sie gehen durch der Natur Examen. Sie bedienen sich einer der größten Entdeckungen, die je ein Arzt gemacht hat: sie prüfen ihre Mittel am gesunden **Menschen** und sie setzen sie am Kranken ein gemäß dem Simileprinzip. Sie interpretieren nicht, sie vermuten nicht, sie stellen keine mehr oder weniger abartigen Hypothesen auf, weder bei der Findung ihrer Arzneimittel-Symptome, noch bei der Suche nach dem Similezeichen des Patienten. Sie verbleiben innerhalb der Phänomene. Sie gehen allerdings über eine goldene Brücke, über diejenige nämlich der Arzneiprüfungsergebnisse am gesunden Menschen. Denn auch für sie besteht die kosmische Wahrheit des Sündenfalls, auch sie können die Natur nicht mehr so sehen, "wie sie in ihrer wahren Gestalt ist".

Die Homöopathie ist eine phänomenologische Medizinwissenschaft und ihre Arzneimittellehren „wimmeln" von Phänomenen, von Symptomen, Zeichen und Modalitäten. Sie recht aufzulesen, zu lesen, die Spreu vom Weizen zu sondern, ist die Kunst des Behandlers. Und je mehr dieser auf die wertvollen Arzneimittelbücher zurückgreifen kann, desto besser. Auch die vorliegende deutsche Neuerscheinung von Adolf zur Lippe hat diese wertvolle Qualität und gehört zum selbstverständlichen Bücherschatz des Homöotherapeuten.

Dr. med. Otto Eichelberger
München, im April 1983

Die Namen der Autoren der benutzten Quellen und ihre Abkürzungen

Dr. H. C. Allen (A.)
Dr. A. P. Angel (An.)
Dr. Bæhr (Bhr.)
Dr. Bayes (Ba.)
Dr. J. B. Bell (B.)
Dr. Bers (Brs.)
Dr. W. H. Biglers (Bg.)
Dr. A. L. Blackwood (Bl.)
Dr. Bönninghausen (Bn.)
Dr. W. Boericke (Br.)
Dr. C. M. Boger (B.)
Dr. Bowen (Bw.)
Dr. C. W. Boyce (Bo.)
Dr. Boyd (By.)
Dr. W. H. Burt (Bt.)
Dr. Chapusat (Ch.)
Dr. Clarke (Cla.)
Dr. S. H. Collum (Cl.)
Dr. J. W. Cook (Co.)
Dr. R. T. Cooper (Cp.)
Dr. A. C. Cowperthwaite (C.)
Dr. W. A. Dewey (D.)
Dr. J. S. Douglas (Dg.)
Dr. C. Dunham (Dn.)
Dr. Dunn (Du.)
Dr. Farrington (F.)
Dr. Franklin (Frn.)

Dr. Freleigh (Frl.)
Dr. Frost (Fr.)
Dr. L. Gross (Gr.)
Dr. H. N. Guernsey (G.)
Dr. Hahnemann (Hn.)
Dr. Hale (Ha.)
Dr. Hall (Hl.)
Dr. Helmuth (Hlm.)
Dr. Hempel (Hm.)
Dr. C. Hering (Hr.)
Dr. Hill (Hi.)
Dr. Holcombe (Ho.)
Dr. R. Hughes (Hg.)
Dr. Hunt (Ht.)
Dr. Jahr (J.)
Dr. Kenderick (Kn.)
Dr. J. T. Kent (K.)
Dr. Kenyon (Ken.)
Dr. King (Kg.)
Dr. C. B. Kuler (Kl.)
Dr. S. Lilienthal (L.)
Dr. Marcy (Ma.)
Dr. H. N. Martin (Mr.)
Dr. J. C. Mullier (Ml.)
Dr. E. B. Nash (N.)
Dr. Neidhard (Nd.)
Dr. W. E. Payne (Py.)
Dr. Pearson (P.)
Dr. Preston (Pr.)
Dr. Rane (Ra.)

Dr. Renwick (Rn.)
Dr. Rogers (Rg.)
Dr. G. Royal (R.)
Dr. Shaw (S.)
Dr. A. E. Small (Sm.)
Dr. C. C. Smith (Smi.)
Dr. Teste (T.)
Dr. R. C. Vance (Vn.)
Dr. P. P. Wells (W.)
Dr. J. H. Woodbury (Wd.)
Dr. J. A. Young (Y.)

Inhalt

Seite

Seite

Seite

Seite

Adolf zur Lippe

Grundzüge
und
charakteristische Symptome
der
homöopathischen Materia Medica

ABROTANUM

GEBRÄUCHLICHE BEZEICHNUNG: EBERRAUTE

Marasmus bei Kindern, mit auffallender Abmagerung, besonders der Beine *(Jod., Sanic., Tub.;* Abmagerung des Nackens — *Nat-M., Sanic.).* Die Haut ist schlaff und hängt lose in Falten (A).

Das Kind ist verdrießlich und deprimiert (G.).

HEISSHUNGER; MAGERT AB WÄHREND ES GUT ISST *(Jod., Nat-M., Sanic., Tub.)* (A.).

Diarrhöe und Rheumatismus abwechselnd (melentatisches Rheumatismus) (N.).

Verstopfung und Durchfall abwechselnd; *(Aloe., Nux-V., Podo., Sulph.)* (A.).

Nasenbluten, Hydrocele oder Abmagerung bei kleinen Jungen (G.).

Empfindungslos, schwach und zitternd (B.).

ABMAGERUNG NUR DER UNTEREN EXTREMITÄTEN *(Amm-M., Arg-N.)* (A.).

Herzrheumatismus (K.).

Nachts Rückenschmerzen (B.).

Das Kind ist übellaunig, reizbar, mißmutig und verzagt; gewalttätig, unbarmherzig, neigt zur Grausamkeit (A.).

AUFGETRIEBENER BAUCH (B.).

Gesicht alt, blaß, gerunzelt (Arg-N., Lyc., Op.) (A.).

Schießender Schmerz oder Zucken in einem oder beiden Eierstöcken (G.).

Bei Marasmus, Kopf schwach, kann den Kopf nicht aufrecht halten (Aeth.).

Schneidende Schmerzen im Magen, Nagen, Brennen (G.)

Schmerzvolle Kontraktionen in den Gliedern, von Krämpfen verursacht, oder nach einer Kolik (A.).

Erbricht sehr viel übelriechende Flüssigkeit (B.).

Rheumatismus: für die sehr starken Schmerzen, ehe die Schwellung beginnt; von plötzlich unterdrückter Diarrhöe oder anderer Absonderungen; wechselt mit Hämorrhoiden, mit Ruhr ab. (A.).

Nach einer Influenza sehr schwach und entkräftet (G.).

Gicht: Gelenke steif und Schwellung, mit Prickeln; Hand- und Fußgelenke schmerzhaft und entzündet (A.).

Am ganzen Körper sehr lahm und wie zerschlagen *(Arn., Bapt., Pyrog., Rhus-T.)* (A.).

Blut und Feuchtigkeit sickert aus dem Nabel des Neugeborenen (G.).

Frostbeulen, juckend *(Agar.)* (A.).

Hervortretende Venen auf der Stirn (B.).

Sehr schwach und entkräftet und eine Art hektisches Fieber bei Kindern; kann nicht stehen (A.).

VERSCHLIMMERUNG: Durch kalte Luft oder durch Naßwerden; durch unterdrückte Absonderungen; bei Nebel; bei Nacht.

BESSERUNG: Von weichem Stuhl; von Bewegung

VERWANDTE MITTEL: bei Furunkel, nach *Hepar*; nach *Acon.* und *Bry.* bei Pleuresie, wenn ein Gefühl von Druck in der befallenen Seite zurückbleibt und das freie Atmen behindert.

ACETICUM ACIDUM

GEBRÄUCHLICHE BEZEICHNUNG: ESSIGSÄURE

Geeignet für blasse, magere Menschen mit schlaffen, schlappen Muskeln. (A.).

Entleert große Mengen blassen Urins (N.).

Marasmus und andere zehrende Krankheiten bei Kindern *(Abrot., Jod., Sanic., Sars., Tub.)* (A.).

Abmagerung besonders am Gesicht, an den Händen und Oberschenkeln (Selen.) (N.).

Erbrechen nach jeder Art Nahrung *(Ars., Phos., Sep.)* (G.).

Beklemmung und Angst (Ars.) (K.).

BLEICHES, WACHSFARBENES GESICHT *(Fer.)* (A.).

Dyspnoe: Beim Liegen, besonders auf dem Rücken; und beim Steigen (K.).

Diphtherie: falsche Membranen im Schlund (G.).

Übelriechendes Aufstoßen, oder heißes Aufstoßen (Ars., Caust., Cop., Hep., Naja, Phos., Puls.) (K.).

Blutungen: aus allen Körperöffnungen, Nase, Schlund, Lungen, Magen, Eingeweiden, Gebärmutter (Fer., Mill., Phos.); Metrorrhagie; vikariierend; traumatisches Nasenbluten (Arn.) (A.).

Chronische Diarrhöe bei Kindern, mit starker Abmagerung (G.).

Abneigung gegen Nahrung, besonders gegen salzige (K.).

Sehr entkräftet: nach Verletzungen *(Sulph.-Ac.)*; nach Schock; nach Betäubungsmitteln (A.).

Erschöpfender Schweiß (K.).

DURST: SEHR STARK, BRENNEND, UNSTILLBAR SOGAR DURCH TRINKEN GROSSER MENGEN, BEI WAS-

SERSUCHT, DIABETES, UND CHRONISCHER DIARRHÖE; ABER KEIN DURST BEI FIEBER (A.).

Schwindel bei Kopfschmerz *(Apis, Bell., Calc., Con., Nux-V., Sil.)* (K.).

Während der Schwangerschaft saures Aufstoßen und Erbrechen. Aufschwulken brennenden Wassers und reichlicher Speichelfluß, Tag und Nacht (Lact-Ac.; Speichelfluß schlimmer nachts - *Merc.)* (A.).

Lungentuberkulose (Agar., Calc., Calc-P., Fer-P., Hep. Jod., Kali-C., Kali-S., Lyc., Phos., Puls., Sil.) (K.).

Diarrhöe; reichlich, erschöpfend; mit großem Durst; bei Wassersucht, Typhus, Lungentuberkulose; mit Nachtschweißen (A.).

Kann nicht auf dem Rücken schlafen (schläft besser auf dem Rücken - *Ars.*); Gefühl des Herabsinkens im Bauch, verursacht Dyspnoe; liegt besser auf dem Bauch *(Am-C.)* (A.).

Hektisches Fieber: Haut trocken und heiß; roter Fleck auf der linken Wange und nachts in Schweiß gebadet (A.).

VERSCHLIMMERUNG: Durch Liegen auf dem Rücken, nachts und nach dem Essen.

BESSERUNG: Durch Liegen auf dem Bauch, während der Ruhe und tagsüber.

VERWANDTE MITTEL: Die Symptome von *Arn., Bell., Lach* und *Merc.*, besonders die Kopfschmerzen von *Belladonna* werden durch die *Acetic Acid* verschlimmert. Es ist ein Antidot von betäubenden Gasen *(Amyl.);* von Holzkohlenrauch und Gas; von *Opium* und *Stramonium.*

Apfelessig ist ein Antidot von *Karbolsäure.*

Es folgt gut: nach *China* bei Blutungen; nach *Digitalis,* bei Wassersucht.

ACONITUM NAPELLUS

GEBRÄUCHLICHE BEZEICHNUNG: EISENHUT

Allgemein indiziert in akuten oder frischen Fällen bei jungen Menschen, besonders bei fülligen, vollblütigen Mädchen, die eine sitzende Lebensweise haben; Menschen, die vom Wetterwechsel leicht beeinflußbar sind; dunkle Haare und Augen, von straffer Faser (A.).

UNERTRÄGLICHE, ZUR VERZWEIFLUNG TREIBENDE SCHMERZEN *(Coff.)*.

DER PATIENT IST VOLLER ÄNGSTE UND WIRFT SICH HERUM WIE IN GROSSER QUAL *(Ars.)*.

RUHELOSIGKEIT UND UNTRÖSTLICHE ANGST.

ER HAT ANGST AUSZUGEHEN; ANGST UNTER DIE LEUTE ZU GEHEN; JEGLICHE ART VON AUFREGUNG, ODER VIELE MENSCHEN ÄNGSTIGEN. ANGST, DIE STRASSE ZU ÜBERQUEREN (A.).

PLÖTZLICHER UND STARKER KRÄFTEVERFALL *(Ars., Camph., Hydro-Ac.)*.

Gefühl wie zerschlagen am Körper, und Gefühl von Schwere in den inneren Teilen.

Reißen in äußeren Körperteilen *(Rhus.)*.

Prickeln in Fingern, Speiseröhre und Rücken (Sec.).

Der ganze Körper reagiert empfindlich auf Berührung (will nicht berührt werden) *(Arn.)*.

Pulsierende Schmerzen im Kopf und in den Zähnen (Bell.).

Entzündung innerer Teile (Schleimhäute).

Stiche in inneren Organen *(Apis, Bry., Kali-C., Sulph.)*.

Muskelverspannung (akuter Rheumatismus).

DAS WERTVOLLSTE FIEBERMITTEL IM GANZEN

HEILMITTELBEREICH.

PULS VOLL UND HART, ODER UNFÜHLBAR.

TROCKENHEIT UND BRENNEN DER HAUT.

HITZE, MIT NEIGUNG, SICH AUFZUDECKEN *(Sulph.)*.

SCHWEISSFRIESEL WIE MASERNAUSSCHLAG *(Bry., Puls.)*.

BEIM AUFSTEHEN BLÄSSE IM GESICHT.

VERURSACHT UND HEILT SCHWEISSAUSBRÜCHE *(Chin.)*.

Schlimme Folgen: von Erkältung, von Zorn oder Schreck, besonders bei Frauen während der Menstruation.

Die meisten Symptome verschwinden beim Ruhigsitzen, aber nachts und im Bett sind sie unerträglich.

Husten, Krupp; trocken, heiser, erstickend; laut, rauh, krächzend; hart, klingend, pfeifend; beim Ausatmen *(Caust.;* beim Einatmen - *Spong.)*; durch trockenen, kalten Wind oder Luftzug (A.).

HARNVERHALTUNG BEI NEUGEBORENEN *(Apis, Ars., Camph., Caust., Lyc., Puls.)* (K.).

DYSENTERIE: WÄHREND HEISSER TAGE UND KALTER NÄCHTE; STUHL SPÄRLICH, LOCKER, HÄUFIG, MIT GRIMMEN UND STUHLDRANG; KLEIN, BRAUN, SCHMERZHAFT, ZULETZT BLUTIG; ODER NUR BLUT OHNE STUHL (L.).

Verlangen nach bitteren Getränken (Dig., Nat-M., Tereb.) (K.).

Pneumonie: Erstes Stadium bei robusten Personen; Frost unterschiedlicher Heftigkeit, gefolgt von hohem Fieber, heiße und trockene Haut; mühsame und unvollständige Atmung;

und trockener, harter Husten (L.).

Alles schmeckt bitter, außer Wasser *(Stann.)* (K.).

Konvulsionen: bei zahnenden Kindern; Hitze, Zucken und Rucken von einzelnen Muskeln; das Kind nagt an seiner Faust, quält sich und schreit; Haut heiß und trocken; hohes Fieber (Bell., Stram.) (A.).

HERZKLOPFEN: VON ANGST; WÄHREND FIEBER *(Ars., Calc., Nit-Ac., Puls.);* NACH SCHRECK; DURCH BEWEGUNG; UND BEIM AUFWACHEN *(Lach., Naja, Phos.)* (K.).

Einfache Herzkrankheit, besonders mit Taubheit des linken Armes; Prickeln in Fingern; Ohnmachtsanfälle (N.).

Große Abneigung gegen Licht *(Bell., Con., Merc., Sulph.)* Leiden wegen Fremdkörperverletzungen, Staub oder Eisensplitter in den Augen (G.).

Außer sich, wahnsinnig wegen der Heftigkeit der Schmerzen (B.).

Musik unerträglich, macht sie traurig *(Sab.;* während der Menstruation-*Nat-C.)* (A.).

VERSCHLIMMERUNG: abends und nachts; in einem warmen Zimmer; beim Aufstehen vom Bett; durch Liegen auf der linken oder der befallenen Seite *(Bell., Hep., Nux-M.).*

BESSERUNG: in der frischen Luft *(Alum., Mag.-C., Puls, Sab.).*

VERWANDTE MITTEL: Komplementär zu *Coffea* bei Fieber, Schlaflosigkeit und Schmerzunerträglichkeit; zu *Arnica* bei Verletzungen; zu Sulfur bei allen Krankheiten.

Aconit ist der akute *Sulfur* und beide folgen aufeinander bei akuten Entzündungen.

ACTAEA RACEMOSA

GEBRÄUCHLICHE BEZEICHNUNG:
WANZENKRAUT, CIMICIFUGA

SCHWERMÜTIG, TRAURIG; SCHLAFLOS; GLAUBT, SIE WÜRDE VERRÜCKT WERDEN (N.).

Wochenbettpsychose; sie versucht, sich zu verletzen.

Weinerliche Stimmung; Melancholie.

Wahnsinn folgt auf Verschwinden einer Neuralgie (A.).

Bei allen ihren geistigen Symptomen fehlt ein natürlicher Zusammenhang (G.).

GEFÜHL, ALS HABE SICH EINE SCHWERE, SCHWARZE WOLKE AUF SIE GESENKT UND IHREN KOPF EINGEHÜLLT, SO DASS DUNKELHEIT UND VERWIRRUNG HERRSCHEN (A.).

Visionen von Ratten, Mäusen, usw. (D.).

MUSKELRHEUMATISMUS; STEIFES GENICK, KOPF NACH HINTEN GEZOGEN; KANN DEN KOPF NICHT DREHEN; BESONDERS RHEUMATISMUS DER MUSKELBÄUCHE (N.).

Nervöse Symptome: Zuckungen, Spasmen, Konvulsionen, Neuralgien; Frost ohne Schütteln, schlimmer während der Menstruation (N.).

Angina pectoris: Schmerzen über die ganze Brust ausstrahlend in Verbindung mit Gehirnkongestion und Bewußtlosigkeit; livides Gesicht, und: der Arm wie fest an den Körper gefesselt (F.).

Herzklopfen bei der geringsten Bewegung (R.).

Choreatische Bewegungen begleitet von Rheumatismus (Br.).

Kopfschmerzen bei Trinkern und Studenten (L.).

KOPFSCHMERZEN MIT DRUCK NACH AUßEN; ODER NACH OBEN, ALS WOLLE DIE SCHÄDELDECKE WEGFLIEGEN, ODER AUF DIE AUGEN (CILIARNEURALGIE), ODER DEN NACKEN HINUNTER BIS IN DAS RÜCKGRAT (N.).

Gebärmuttervorfall während der Menstruation (Lach., Lil-T., Nat-C., Puls., Sep.) (K.).

Menses: in Zeit und Stärke unregelmäßig (B.).

Eierstockneuralgie und andere Reflex-Schmerzen der linken Seite (D.).

Rheumatische Dysmenorrhöe (Bell.) (A.),

Menorrhagie: Schmerzen gehen durch die Hüften in die Oberschenkel und ziehen nach unten (N.).

Schwangerschaft: Übelkeit, Schlaflosigkeit; falsche Wehen; scharfe, stechende Schmerzen quer über den Bauch; Abortus im dritten Monat *(Sab.)* (A.).

Klimakterische Schmerzen unterhalb der Brustdrüsen auf der linken Seite, anhaltend (N.).

Nachwehen, schlimmer in den Leisten (A.).

WÄHREND DER GEBURTSWEHEN: SCHAUDERN IM ERSTEN STADIUM; KONVULSIONEN VON NERVÖSER ERREGUNG, RIGIDER MUTTERMUND; HEFTIGE SCHMERZEN, KRAMPFIG ANHALTEND, VERSCHLIMMERT DURCH DEN GERINGSTEN LÄRM (A.).

Lochien unterdrückt (Acon., Bry., Sec.) (C.).

Der Patient kann wegen der Schmerzen nicht schlafen; er wirft sich herum; ist sehr unruhig, und sollte er einschlafen, ist sein Schlaf voll unangenehmer Träume; Schlaf nie erholsam oder erquickend (R.).

Trockener, kurzer Husten, verschlimmert durch Sprechen und bei Nacht (Br.).

Kitzeln in der Kehle, mit heftigem Husten (Bell., Hyos., Phos., Rumx.) (C.).

Husten ausgelöst durch jeden Versuch zu sprechen, so daß man aufhören muß. (N.).

Übermäßiges Muskelwehtun nach Tanzen, Schlittschuhlaufen oder anderen besonderen Anstrengungen der Muskeln (A.).

SCHMERZEN IN DEN AUGÄPFELN ODER IN DEN SCHLÄFEN, BIS IN DIE AUGEN REICHEND (N.).

Periodische kolikartige Schmerzen, besser beim Zusammenkrümmen und nach Stuhlgang *(Coloc.)* (C.).

Gefühl, als sei das Gehirn zu groß für den Schädel (Arg-N., Glon.) (C.).

Herzbeschwerden von Reflex-Symptomen der Gebärmutter oder Eierstöcke. Herztätigkeit hört plötzlich auf; drohende Erstickung (A.).

Senkungsgefühl im Epigastrium (Sep., Sulph.). Nagender Schmerz. Übelkeit und Erbrechen durch Druck auf das Rückgrat und die Halswirbelsäule (Br.).

Hysterische oder epileptische Krämpfe zur Zeit der Menstruation (C.).

PLEURODYNIE *(Bell., Bry., Ran-B.)* (B.).

VERSCHLIMMERUNG: Während der Menstruation und des Klimakteriums; je profuser die Blutung, desto größer die Leiden; durch kalte, feuchte Luft; durch Sitzen und Alkohol.

BESSERUNG: In freier Luft; leichte fortgesetzte Bewegung; durch Druck; und durch Zudecken.

VERWANDTE MITTEL: Ähnlich *Caul.* und *Puls.* bei rheumatischen Erkrankungen; ähnlich auch *Agar.*, *Lil-T.* und *Sep.*

AESCULUS HIPPOCASTANUM

GEBRÄUCHLICHE BEZEICHNUNG: ROSSKASTANIE

Für Menschen mit hämorrhoidalen Veranlagungen, und solchen, die an gastrischen, galligen oder katarrhalischen Beschwerden leiden (A.).

VÖLLEGEFÜHL IN VERSCHIEDENEN KÖRPERTEILEN: z.B. HERZ, LUNGEN, MAGEN, AFTER, GEHIRN, BECKENBEREICH, USW.

Aftervorfall bei Verstopfung (Bt.).

Follikulärer Rachenkatarrh: heftiges Brennen, rohes Gefühl im Hals; Trockenheit und rauhes Gefühl im Hals (A.).

HÄMORRHOIDEN; PURPURROT, SCHMERZHAFT, ÄUSSERLICH, MIT RÜCKENSCHMERZEN *(Nux-V.)* (B.).

Gefühl, als sei ein Fremdkörper im Mastdarm, oder als sei er mit kleinen Splittern angefüllt, vergebliche Entleerungsversuche und Schmerzen durch Hüften und Kreuzbein (N.).

VÖLLEGEFÜHL IM MASTDARM NACH STUHLGANG UND STUNDENLANGE INTENSIVE SCHMERZEN IM AFTER *(Aloe, Ign., Mur-Ac., Nit-Ac., Sulph.)* (A.).

Große Hämorrhoiden, die den Mastdarm völlig blockieren; mit wenig Blutungsneigung (Hg.).

Verstopfung: großer Stuhl, schwierige Entleerung und danach stundenlang heftige Schmerzen in Rücken-, Lenden-und Kreuzgegend (N.).

Schmerzen vom Hinter- zum Vorderhaupt, mit Zerschlagenheitsgefühl auf der Kopfhaut.

HEFTIGE DUMPFE RÜCKENSCHMERZEN IM LUMBOSAKRALGELENK; MEHR ODER WENIGER BESTÄNDIG; MITBETEILIGT KREUZBEIN UND HÜFTEN (A.).

Nase empfindlich gegen eingeatmete Luft (B.).

Heftiger Fließschnupfen mit Brennen und Rohheit in den Nasenlöchern.

HÄUFIGE NEIGUNG ZU SCHLUCKEN MIT BRENNEN, PRICKELN, STECHEN, TROCKENHEIT UND ZUSAMMENSCHNÜREN IN DEN FAUCES *(Apis, Bell., Lach.)* (N.).

Geisteszustand: Niedergeschlagen und reizbar (G.).

Dumpfe Schmerzen im rechten Hypochondrium und in der Gallenblasengegend.

Gelbsucht *(Chel., Jod., Merc., Sep.)*. Kongestion der Leber und des Pfortadersystems *(Aloe., Podo., Sulph.)*.

PULSIEREN TIEF IM BAUCH (B.).

Schwächegefühl an der Ilio-sakral-Fuge, als würden die Beine jeden Moment nachgeben (F.).

Beim Stuhlgang: Ausfluß von Prostatasekret (Br.).

Bei Gebärmutterbeschwerden ständige Schmerzen quer durch Hüften und Kreuzbein, schlimmer beim Gehen oder Bücken (N.).

Alte Leukorrhöe Fälle; dunkelgelb, dick und klebrig, schlimmer nach der Menstruation, verstärkt beim Gehen, die Labien ätzend. Schmerz im Kreuzbein und den Knien (G.).

Schwindel beim Sitzen und Gehen (Br.).

Heftiges Erbrechen *(Ant-T., Ipec., Verat.)*; quälendes Brennen im Magen *(Ars., Canth., Iris, Phos., Sulph.).* Druck wie von einem Stein in der Magengrube *(Acon., Ars., Bry., Nux-V., Puls)* (C.).

VERSCHLIMMERUNG: Durch Einatmen kalter Luft; durch Bewegung; beim Gehen; beim Bücken; nach dem Waschen; im Winter.

BESSERUNG: Im Sommer; Frost besser von Wärme.

VERWANDTE MITTEL: Ähnlich *Aloe, Coll., Ign., Mur-Ac., Nit-Ac., Nux-V* und *Sulph.* bei Hämorrhoiden.

Nachdem *Coll.* eine Besserung bei Hämorrhoiden gebracht hat, heilt *AEsc.* oft aus.

Nützlich bei Hämorrhoiden, nachdem *Nux-V.* und *Sulph.* eine Besserung, aber keine vollständige Heilung brachten.

AETHUSA CYNAPIUM *Aethusa Cynapium*

GEBRÄUCHLICHE BEZEICHNUNG: HUNDSPETERSILIE

Nützlich in Fällen von gastro-intestinalen Beschwerden, besonders für gastro-intestinalen Katarrh und Konvulsionen bei zahnenden Kindern (C.).

Schläfrigkeit des Kindes nach Anfällen von Erbrechen (Ant-T.) oder nach Stuhlentleerung (Nux-M.) (C.).

Gefühl, als wäre der Kopf eingeengt oder in einem Schraubstock *(Arg-N.)* (Br.).

Wiederausstoßen der Nahrung etwa eine Stunde nach dem Essen, reichliches Erbrechen von grünlicher Substanz (A.).

HEFTIGES ERBRECHEN VON GERONNENER MILCH *(Calc, Mag-C., Iris)* UND EINER KÄSIGEN MASSE (C.).

Überhaupt kein Durst *(Apis, Puls.;* das Gegenteil von *Ars.)* (A.).

KANN MILCH IN JEGLICHER FORM NICHT VERTRAGEN (A.).

UNVERTRÄGLICHKEIT VON MILCH; SIE WIRD GEWALTSAM ENTLEERT, SOBALD SIE GETRUNKEN WURDE. DANN VERURSACHT DIE SCHWÄCHE SCHLÄFRIGKEIT; BEI SÄUGLINGEN (C.).

Säuglingscholera: Nach ständigen Abführen und Erbrechen wird das Kind kalt, feuchtkalt, benommen, bewußtlos, und es liegt oft da mit starren Augen und erweiterten Pupillen (G.).

HUNGER NACH ERBRECHEN; ISST UND ERBRICHT WIEDER (N.).

Mundhöhle gewöhnlich sehr trocken (G.).

Stuhl: unverdaut, oder teilweise unverdaut *(Ant-C.)*; grün, dünn, gallig, mit heftigem Stuhldrang vor und nach Stuhlgang; hellgelbe oder grünliche; wässerige, schleimige Stühle, bei Säuglingen begleitet von Weinen und Hochziehen der Füße (G.).

Ausdruck großer Angst und Schmerzen, insgesamt sehr mitgenommen, deutlich abgezeichnete Linea nasalis (A.). *Bläschenausschlag an der Nasenspitze* (Br.).

Totenblasser Anblick; bläulich-weiße Blässe um die Lippen. (B.).

Schweiß mit Abneigung gegen Aufdecken (B.).

Schwindel während des Aufstehens von einem Stuhl und auch danach (L.).

Schwachsinn bei Kindern *(Bar-C.)*; Unfähigkeit zu denken; verwirrt (A.).

Unbeholfenheit *(Apis, Bov., Ign., Lach., Nat-M., Nux-V.)* (F.).

Kopfschmerzen: Heftiger Schmerz, als wäre das Gehirn in in Stücke gerissen, mit Verlangen nach einem fest um den Kopf gebundenen Band (L.).

Große Schwäche; Kinder können nicht stehen; können den Kopf nicht hoch halten (Abrot.); Entkräftung mit Schläfrigkeit.

Epileptische Krämpfe mit eingeschlagenen Daumen, rotem Gesicht, nach unten gedrehten Augen, erweiterten, starren Pupillen; Schaum vor dem Mund, zusammengebissenen Zähnen; Puls klein, hart und schnell. (A.).

GEISTIGE ÜBERANSTRENGUNG *(Anac., Kali-P.)* (Br.).

STUDENTEN KÖNNEN SICH NICHT AUF IHRE ARBEIT KONZENTRIEREN ODER AUF EINE PRÜFUNG VORBEREITEN. *(Kali-P., Nux-V.)* (Bl.).

UNFÄHIGKEIT ZU DENKEN ODER BEI DER SACHE ZU SEIN (Br.).

Unerdenkliche Erschöpfung und Reaktionsmangel (B.).

VERSCHLIMMERUNG: Nach Essen oder Trinken, nach Erbrechen; nach Stuhlentleerung; nach Krämpfen; während des Zahnens; durch Milch; bei heißem Wetter.

BESSERUNG: Durch Zudecken; durch festes Verbinden des Kopfes; und in der Ruhe.

VERWANDTE MITTEL: Ähnlich: *Ant-C., Ars., Calc., Cic., Sanic., Sep. und Sulph.*

Komplementär: *Calc-C.*

AGARICUS MUSCARIUS

GEBRÄUCHLICHE BEZEICHNUNG:
FLIEGENPILZ, FLIEGENSCHWAMM

Wirkt toxisch im Gehirn, verursacht mehr Schwindel und Delirium als Alkohol, gefolgt von einer tiefen Betäubung mit abgeschwächten Reflexen.

GROSSE MATTIGKEIT UND SCHWERE IN DEN GLIEDERN.

Nervöse Erschöpfung nach sexueller Ausschweifung (A.).

Bohrende oder dumpfe Schmerzen.

Jede Bewegung, jede Wendung des Körpers verursacht Schmerz im Rückgrat. Einzelne Wirbelkörper empfindlich gegen Berührung (A.).

Körper sehr empfindlich gegen Druck und kalte Luft.

SPINALIRRITATION NACH SEXUELLEN EXZESSEN *(Kali-P.).*

Samenerguß ohne Träume *(Anac., Camph., Con., Dios., Phos.)* (K.).

Gefühl, als ob Eis berührt würde oder eiskalte Nadeln in die Haut eindrängen; wie von heißen Nadeln. (A.).

Schwindel und Hinundherschwanken beim Gehen in freier Luft (G.).

JUCKEN, MIT BRENNEN UND RÖTUNG, WIE ERFROREN: AN NASE, OHREN, FINGERN UND ZEHEN.

Frostbeulen, juckend und unerträglich brennend (A.).

Wundheitsgefühl im Mund und in der Nase.

Nasenbluten bei alten Leuten (Carb-V., Ham., Sec., Sulph-Ac.) (K.).

Fließschnupfen (C.).

Nasenbluten beim Schnauben der Nase, früh am Morgen *(Ambr., Bry.)* (C.).

Reißende Schmerzen in den Gliedern, anhaltend in der Ruhe, aber beim Herumgehen aufhörend.

Unsicher beim Gehen; stolpert über alles, was im Weg steht; Schmerzen wie zerschlagen, beim Stehen (A.).

Beim Lesen: Flimmern; die Buchstaben scheinen sich zu bewegen. (R.).

ZUCKEN DER AUGENLIDER.

LIDKRAMPF (F.).

Undeutliches Sehen, alles scheint dunkler (G.).

Asthenopie, verursacht durch anhaltende Überanstrengung (R.).

Lähmung der oberen und unteren Extremitäten durch beginnende Rückenmarkerweichung (L.).

KLONISCHE KRÄMPFE *(Cup., Nux-V.)*

Epilepsie, durch unterdrückte Ausschläge *(Caust., Psor., Sulph.)* (A.).

Delirium mit ununterbrochenem Phantasieren; versucht, aus dem Bett zu steigen (Bell., Hyos., Stram); bei Typhoid oder Typhus (A.).

WUTANFÄLLE MIT GROSSER KRAFTENTWICKLUNG *(Bell., Canth., Stram.)*

Singt, spricht, aber antwortet nicht (Br.).

Abneigung gegen Arbeit (G.).

DER PATIENT ZEIGT EINE HÖCHST ERREGTE PHANTASIE, UND IST VOLLER EKSTATISCHER VERZÜCKUNGEN *(Coff.)*.

Eigenwillig, hartnäckig (G.).

Übermäßiges Schwitzen beim Gehen, oder bei der geringsten Anstrengung (C.).

Bei alten Leuten mit trägem Kreislauf, oder bei Trinkern, besonders für deren Kopfschmerzen (N.).

DIE SYMPTOME ERSCHEINEN OFT DIAGONAL, z.B. RECHTER ARM UND LINKES BEIN.

Plötzlicher und heftiger Stich in der Kreuzbeingegend beim Gehen im Freien (G.).

Gefühl der Trägheit, der Körper wie zerschlagen und die Gelenke wie verrenkt (L.).

UNWILLKÜRLICHE BEWEGUNGEN WÄHREND DES WACHENS, HÖREN IM SCHLAF AUF; VEITSTANZ; VON EINFACHEN UNWILLKÜRLICHEN BEWEGUNGEN UND ZUCKUNGEN EINZELNER MUSKELN BIS ZUM TANZEN DES KÖRPERS; ZITTERN DES GANZEN KÖRPERS (A.).

Tremor bei alten Leuten (L.).

Kribbeln und Ameisenkriechen im Rücken (D.).

Krampfhafte Schocks in verschiedenen Muskeln (C.).

Krampfhafter, konvulsiver, nervöser Husten (R.).

Menses zu stark, mit Kitzeln in den Geschlechtsorganen und Verlangen nach Koitus (Bt.)

SCHWÄCHE, NACH KOITUS *(Asaf., Dig., Nat-P., Sep.)* (K.).

Leukorrhöe; sehr juckend (Br.).

Postklimakterischer Vorfall der Gebärmutter (A.).

Sehr heftige, abwärtsdrängende Schmerzen (sofortige Besserung durch dieses Arzneimittel)

Beschwerden nach der Entbindung und nach Coitus (Br.).

VERSCHLIMMERUNG: Nach Bewegung; nach Essen; nach Koitus; durch geistige Arbeit; vor einem Gewitter; in der kalten Luft.

BESSERUNG: Bei langsamem Herumbewegen.

VERWANDTE MITTEL: Ähnlich *Act., Calc., Cann-I., Hyos., Kali-P., Lach., Nux-V., Op* und *Stram.*, bei Delirium Tremens; und ähnlich *Mygl., Tar.* und *Zinc.*, bei Veitstanz.

AGNUS CASTUS

GEBRÄUCHLICHE BEZEICHNUNG: KEUSCHLAMM, MÖNCHSPFEFFER

Besonders nützlich in Fällen vorzeitigen Alterns bei jungen Leuten, die ihre sexuellen Kräfte mißbrauchen (C.).

Geistesabwesenheit; Selbstverachtung (A.).

Schwermütig und hypochrondrische Laune.

Traurig und verzweifelt (B.).

Will sterben *(Aur., Lac-C., Nux-V.)* Mangel an Mut (Br.).

GEISTESABWESENHEIT *(Alum., Apis, Bar-C., Cann-I., Caust., Cham., Graph., Hell., Kali-P., Lach., Mez., Nat-M., Nux-M., Plat., Puls., Sep., Verat.).*

VERGESSLICH *(Con., Kali-P., Nux-V.)* (Br.).

Kann sich nicht erinnern; muß einen Satz zweimal lesen, um ihm zu verstehen (Lyc., Phos-Ac., Sep.) (A.).

Geruchstäuschung - Hering oder Moschus (Br.).

Harnverhaltung durch Lähmung der Blase *(Caust., Op., Sulph.)* (Bt.).

Geräuschvolle Flatulenz während des Schlafes.

Durstlosigkeit, Abneigung gegen alle Getränke.

Übelkeit zuerst in der Herzgrube, später im Magen, mit einem Gefühl, als ob die Eingeweide abwärtsdrängten.

Anschwellung und Verhärtung der Milz, oft mit Wundheitsgefühl, nach intermittierendem Fieber *(Cean.)* (G.).

BESCHWERDEN ABGESCHLAFFTER LEBEMÄNNER (B.).

Ätzendes Jucken am Perineum und schwierige Entleerung weicher Stühle.

Ausfluß: postgonorrhoischem Katarrh ähnlich *(Kali-B., Nat-M., Sep.)* (Br.).

Sexverlangen vermindert, beinah verschwunden; Penis so erschlafft, daß wollüstige Vorstellungen keine Erektionen herbeiführen (Calad.) (N.).

Impotenz, nach wiederholter Gonorrhöe (Cob., Cub., Hydr., Med., Sulph., Thuj.; Impotenz von Syphilis - *Merc.)* (A.).

GESCHLECHTSTRIEB IST UNTERDRÜCKT.

NACHLASSEN DER SEXUALKRÄFTE; DER PENIS IST KLEIN UND SCHLAFF *(Bar-C., Berb., Caps., Lyc., Sulph.)* UND DIE HODEN SIND KALT *(Aloe, Berb., Brom., Camph., Caps., Cer-S., Gels., Merc., Zinc.)*.

VÖLLIGE IMPOTENZ *(Calad., Calc., Chin., Con., Lyc., Med., Nux-V., Phos., Sel., Sep., Sulph.)* (A.).

Spermatorrhöe bei „älteren Sündern" (F.).

Beim Pressen zum Stuhl Abgang von Prostata-Sekret (Agar., Anac., Calc., Caust., Con., Hep., Kali-B., Nat-C., Nat-M., Nux-V., Petr., Phos-Ac., Phos., Sel., Sep., Sil., Sulph., Zinc.).

ZIEHEN ENTLANG DER SAMENSTRÄNGE *(All-C., Berb., Chel., Clem., Con., Ham., Ind., Mang., Merc., Nux-V., Ox-A.).*

JUCKEN AN DEN GESCHLECHTSORGANEN, MIT GELBEM AUSFLUSS AUS DER HARNRÖHRE (A.).

Agnus Castus ist ein gutes Heilmittel für alte Männer, die trotz übermäßigen Geschlechtsverkehrs in ihrer Jugend und als junge Männer, mit sechzig genau so sexuell erregbar sind wie sie das mit achtzehn oder zwanzig waren; aber trotzdem sind sie körperlich impotent (F.).

IN DER VORGESCHICHTE WIEDERHOLTE GONORRHÖEN *(Thuj.) (Br.).*

Sterilität, (Aur., Bor., Graph., Nat-C., Nat-M., Sep.) (Br.).

Bei Frauen: Unterdrückung der Regel mit ziehendem Schmerz im Unterleib und Fehlen des geschlechtlichen Verlangens (Sep.).

BEI WÖCHNERINNEN IST DIE MILCHABSONDERUNG ZU GERING *(Bry., Calc., Carb-V., Caust., Cham., Hyos., Jod., Lac-D., Lach., Merc., Puls., Rhus-T., Sec., Sil., Sulph., Urt-U., Verat.).*

Milch ganz unterdrückt (N.).

LEUKORRHÖE: MACHT GELBE FLECKEN; DURCHSICHTIG (Br.).

Leukorrhöe unbemerkt vom sehr schlaffen Genitale ab. (A .) .

Schwierige Entleerung weicher Stühle *(Alum.)* (G.).

Manchmal scheint der Stuhl in den Mastdarm zurückschlüpfen zu wollen (Sil.).

VERSCHLIMMERUNG: Durch Samenverlust.

BESSERUNG: Durch Kratzen (bei Jucken); durch Druck (bei Schmerz am Nasenrücken).

VERWANDTE MITTEL: *Calad.* und *Selen*; sie folgen gut nach *Agnus* bei Schwäche der Geschlechtsorgane oder Impotenz.

ANTIDOT: *Camph.*

ALLIUM CEPA

GEBRÄUCHLICHE BEZEICHNUNG: GEMEINE ZWIEBEL

KOPFSCHMERZEN, BESSER AN DER FRISCHEN LUFT *(Apis, Ars., Bell., Coff., Ferr., Lyc., Puls.)*; SCHLIMMER BEI RÜCKKEHR IN EIN WARMES ZIMMER *(Apis, Carb V., Kali-S., Phos., Plat., Puls., Seneg., Sep., Sulph.)* (G.).

KOPFSCHMERZEN BEI SCHNUPFEN *(Calc-S., Dulc., Euphr., Gels., Graph., Hep.)* (C.).

Kopfschmerzen verschwinden während der Menstruation, treten wieder auf, wenn die Blutung aufhört. *(Lach., Zinc.)* (Br.).

Schnupfen, vom Geruch von Pfirsichen oder Blumen (K.).

Scharfer, wässriger Ausfluß, von der Nasenspitze tropfend (Ars., Ars-I.) (A.).

FLIESSSCHNUPFEN *(Amm-C., Ars., Kali-A.)* (C.).

REICHLICHER, WÄSSERIGER NASENAUSFLUSS, MIT TRÄNENABSONDERUNG.

SEHR STARKE, MILDE TRÄNENABSONDERUNG (wundmachende Tränenabsonderung - *Euphr.*) (C.).

HÄUFIGES UND HEFTIGES NIESEN, BESONDERS BEIM BETRETEN EINES WARMEN ZIMMERS *(Puls.)* (G.).

WUNDMACHENER NASENAUSFLUSS, MIT MILDER ABSONDERUNG AUS DEN AUGEN (K.).

NASENABSONDERUNG BRENNT UND ÄTZT NASE UND OBERLIPPE (A.).

WUNDMACHENDE ABSONDERUNG AUS DEM LINKEN NASENLOCH (K.).

Gefühl von Schwäche in der Blase und Harnröhre.

Druck und andere Schmerzen in der Blasengegend.

Vermehrte Harnabsonderung, mit Schnupfen.

Dysurie *(Acon., Bell., Cop., Dig., Lit-T.)* (K.).

Urin rot, mit starkem Druckgefühl und Brennen in der Harnröhre.

Augen empfindlich gegen Licht (Br.).

Röte der Augen, mit Jucken, Brennen und Stechen.

Husten bei Einatmen kalter Luft. Unablässiger, trockener, kitzelnder Husten (Nux-V., Squil.) (B.).

Atembeklemmung durch Druck auf der Brustmitte, schlimmer abends *(Bry., Phos.)*.

Altersbronchitis *(Ars., Bar-C., Calc., Carb.-V., Lyc.,*

Seneg., Sil., Sulph.) (Br.).

Erkältung bis in die Bronchien gehend, mit übermäßiger Schleimabsonderung; Husten und viel Rasseln (Chel., Phos.) (N.).

Gefühl von einem Kloß im Hals *(Asaf., Ign., Lach., Nat-M., Psor., Sep.)*

Gefühl wie zerschlagen, Müdigkeit in den Gliedern, besonders in den Armen (C.).

Untere Extremitäten wie zerschlagen.

Wunde und rohe Stellen an den Füßen, besonders an den Fersen, durch Reibung (A.).

Zusammenziehender Schmerz im Vorderteil des Halses, in der Zungenbeingegend, dann weiter unten und hinten auf der rechten Seite (C.).

Rauhes und rohes Gefühl im Schlund. (F.).

KATARRHALISCHE HEISERKEIT *(Arum-T., Carb-V., Caust., Phos.)* (C.).

KATARRHALISCHE KEHLKOPFENTZÜNDUNG: HUSTEN ZWINGT DEN PATIENTEN, NACH DEM KEHLKOPF ZU GREIFEN *(Bell.;* nach dem Kopf zu greifen - *Bry.;* den Bauch zu halten - *Nux-V.*); ALS OB DER KEHLKOPF VOM HUSTEN ZERRISSEN WÜRDE (A.).

Schmerzen überall am Körper (Arn., Bapt., Bell., Bry., Eup-P., Rhus-T.) (C.).

NERVENSCHMERZEN NACH AMPUTATIONEN ODER VERLETZUNGEN DER NERVEN *(Hyper.)* (Br.).

NASENPOLYP *(Calc., Con., Graph., Kali-B., Lem-M., Lyc., Merc., Phos., Psor., Sang., Sep., Sil., Sulph., Teucr., Thuj.)* (A.).

Panaritium; mit roten Streifen, den Arm hinauf gehend; Schmerzen zur Verzweiflung treibend (A.).

Diarrhöe nach Mitternacht oder gegen Morgen.

Bauchkolik: von Kälte, von nassen Füßen; von übermäßigem Essen; von Gurken; von Salaten; hämorrhoidal; bei Kindern; schlimmer beim Sitzen, besser beim Herumbewegen. (A.).

Jucken am After (Würmer).

Hitze mit Kollern im Bauch, Schnupfen und Durst.

Gefühl von glühender Hitze, an verschiedenen Körperteilen (Br.).

Heuschnupfen (Psor., Sabad., Sil.) (Br.).

Puls voll und beschleunigt.

Gähnen im Tiefschlaf (Br.).

VERSCHLIMMERUNG: abends; in einem warmen Zimmer.

BESSERUNG: Im Freien; im kalten Zimmer.

VERWANDTE MITTEL: Ähnlich *Euphr.*, aber Schnupfen und Tränen verhalten sich entgegengesetzt.

KOMPLEMENTÄR: *Phos.*, *Puls.* und *Thuj.*

ALOE SOCOTRINA *Aloe Socotrina*

GEBRÄUCHLICHE BEZEICHNUNG: ALOE SOCOTR.

Aloe ist oft erforderlich zur Behandlung der Folgen von sitzender Lebensweise (Nux-V.) und besonders geeignet für lymphatische Menschen von hypochondrischer Natur.

KRANKHEITEN DER SCHLEIMHÄUTE; ERZEUGT

SCHLEIM IN GALLERTARTIGEN KLUMPEN IM SCHLUND ODER MASTDARM; WIRKT AUF DIE MASTDARM-SCHLEIMHÄUTE (A.).

Unzufriedenheit, mag sich selbst nicht, besonders bei Verstopfung, oder wenn er unter Schmerzen leidet.

Abgeneigt gegen körperliche und geistige Arbeit (G.).

Wirkt besonders auf die Lebergegend. Hat viele Symptome der Pfortaderstauung (D.).

Bitterer, saurer Geschmack und geschmackloses Aufstoßen, mit Pfortaderkongestion und einem Gefühl von Völle, Schwere und Hitze im Bauch.

Man sollte an Aloe denken: in Fällen chronischer Formen von Gelbsucht, die biliöse Zustände begleiten, bei belegter Zunge, übelriechendem Atem und einem Gefühl von Vollheit und Schwere in der Lebergegend. (Bl.).

Gefühl wie von einem eingekeilten Pflock zwischen der Symphysis pubis und dem Os coccygis, mit Stuhldrang (R.).

Aufgetriebener Bauch, mehr auf der linken Seite, oder den Dickdarm entlang, und schlimmer nach dem Essen.

Überreichliche Menstruation (Chin., Ferr., Sab.) (Bt.).

Druck nach unten auf den Mastdarm, während der Menstruation (G.).

Schmerz um den Nabel, schlimmer durch Druck (Mang.; besser durch Druck - *Plb.)*

Angezeigt bei atonischer Gebärmutter, Gebärmutterblutung, usw. (C.).

Große Schwäche und schwacher Puls nach Erbrechen.

Adominale Plethora, mit Völlegefühl und Druck nach unten, oder Schwere im After und in der Blase (N.).

Hexenschuß, mit Kopfschmerzen abwechselnd (C.).

Rückenschmerzen (Bell., Cimic., Nux-V., Puls., Sep.) (C.).

VIELE WINDABGÄNGE, BRENNEND UND ÜBELRIECHEND; DIE SCHMERZEN IM BAUCH WERDEN DADURCH BESSER.

Jucken und Brennen im After, am Einschlafen hindernd *(Ind., Merc., Sulph.)* (A.).

Schwindel bei jeder Bewegung (Agar., Amm-C., Bry., Calc-P., Con., Glon., Phos., Sil.)

Verlangen nach saftigen Dingen (Br.).

HUNGER, WÄHREND DIARRHÖE (Hunger während Dysenterie - *Nux-V.)* (A.).

Verlangen nach Äpfeln *(Ant-T., Guai., Sulph., Tell.)*

Juckreiz erscheint jedes Jahr mit dem Winter (Psor.) (A.).

Goldfarbige Haut (C.).

Schwächegefühl im Bauch, als finge Diarrhöe an; Schwere in Hypogastrium und Mastdarm (N.).

Kopfschmerzen quer durch die Stirn, bei jedem Schritt verschlimmert (Bell., Bry.); Schwere in den Augen und Übelkeit (A.).

Kopfschmerzen: Schmerz über den Augen mit einem Gefühl, als drücke eine Last auf die Augenlider. Erleichterung durch Zusammenkneifen der Augen (F.).

SCHLIMMER DURCH HITZE, GEBESSERT DURCH KALTE UMSCHLÄGE *(Ars., Bell., Bry., Calc., Ferr., Ferr-P., Glon., Lach.)*; ABWECHSELND MIT HEXENSCHUSS; NACH UNZULÄNGLICHER STUHLENTLEERUNG (A.).

Menses zu früh und überreichlich; Krampf der Gebärmutter; Blutandrang zur Gebärmutter (R.).

Kolik, vor und nach Stuhlentleerung (Coloc.) (Br.).

NACH STUHLGANG SEHR SCHWACH UND ENTKRÄFTET *(Ars., Ars-M., Bism., Con., Merc., Nat-S., Nit-Ac., Phos., Pic-Ac., Podo., Sec., Verat.)* (G.).

HÄMORRHOIDEN TRETEN TRAUBENARTIG HERAUS; AUCH WUND, SEHR EMPFINDLICH; GEBESSERT DURCH KALTES WASSER (Br.).

Hämorrhoiden bluten oft und reichlich (Bt.).

Stühle mit gallertartigem Schleim, und Kolik, die durch Zusammenkrümmen besser wird (F.).

Stühle oft sehr heiß *(Calc-P., Cham., Dios., Merc., Merc-C., Nux-V., Phos., Sulph.)* (G.).

Harte Stühle und Schleimmassen gehen unwillkürlich ab (A.).

Beständiger Stuhldrang, tagsüber (C.).

JEDEN MORGEN, BEIM AUFSTEHEN: STARKER STUHLDRANG, MIT RUMPELN IM BAUCH, UND SCHLIESSLICH STÜHLE MIT VIEL GAS HERAUSSPRITZEND *(Eug., Nat-S.)* (G.).

Angst, daß mit Wind Stuhl abgehen wird *(Carb-V., Nat-P., Nat-S., Olnd., Phos-Ac., Podo., Sulph., Verat.)* (R.).

SCHWÄCHEGEFÜHL UND KRAFTLOSIGKEIT DES AFTERSCHLIESSMUSKELS. GEFÜHL DER UNSICHERHEIT IM MASTDARM BEIM ABGEHEN VON WIND (Br.).

STUHL UND HARN GEHEN ZUSAMMEN AB; KANN DAS EINE OHNE DAS ANDERE NICHT ABGEHEN LASSEN. *(Alum., Canth., Merc., Mur-Ac., Nux-V., Puls., Staph., Thuj.)* (G.).

Stühle: flüssig, gelb, überreichlich, unwillkürlich, mit Abgehen von Wind oder Urin, gehen ohne Anstrengung ab (R.).

BALD NACH DEM ESSEN DRINGENDES BEDÜRFNIS

ZUR STUHLENTLEERUNG *(Ars., Chin., Coloc., Crot-T., Lyc., Podo.)*

Dysenterie: Stühle mit Blut bedeckt, begleitet von Bauchgrimmen im Epigastrium (D.).

Mastdarmvorfall *(Podo., Sulph.)* (B.).

Afterfistel *(Calc-P., Sil.)* (By.).

VERSCHLIMMERUNG: früh morgens; bei heißem, trockenem Wetter; nach Essen oder Trinken; beim Stehen oder Gehen.

BESSERUNG: Durch kaltes Wasser; bei kaltem Wetter; durch Abgehen von Wind und Stuhl.

VERWANDTE MITTEL: Ähnlich *Sulphur* bei vielen Krankheiten mit Abdominal-Plethora und Kongestion der Pfortader; bringt unterdrückte Ausschläge heraus.

Ähnlich Amm-M., Gamb., Nux-V. und *Podo.*

ALUMINA

GEBRÄUCHLICHE BEZEICHNUNG: REINE TONERDE

Magere, trockene, dünne Menschen (A.).

Trockenheit der Häute; Bindehaut, Nase und Darmtrakt sind alle sehr trocken (D.).

Beständiger, kurzer trockener Husten; unterbricht das Atmen (B.).

Schlund wie voller Splitter oder wie beengt (B.).

Augen: beim Aufwachen morgens verklebte Lider, brennend beim Öffnen und Lichtschein; sieht verschwommen, muß sich deshalb die Augen ständig wischen (R.).

Nützlich bei Granulationen der Lider (Graph., Sep.,

Sulph.), oder chronischer Lidentzündung (Bor., Calc., Graph., Sep., Sil., Sulph., Thuj.,) (R.).

Trockene, juckende Hautausschläge, schlimmer im Winter (Psor.) (A.).

Aufgesprungene Haut und ekzematöse Ausschläge.

Unerträgliches Jucken am ganzen Körper, beim Warmwerden im Bett (Sulph.); kratzt bis die Haut blutet, welche dann schmerzt. (A.).

EKZEM *(Ars., Graph., Merc., Mezer., Sulph.)* (B.).

ABNORMALER APPETIT AUF: STÄRKE, KREIDE, HOLZKOHLE, KAFFEE ODER TEESATZ, SÄUREN, UNVERDAULICHE DINGE; ABNEIGUNG GEGEN KARTOFFELN (N.).

Zerschlagenheitsgefühl im Rücken. Schmerz in den unteren Wirbeln, als wäre ein heißes Eisen durch sie gestoßen. Schießende Schmerzen im Rücken. (R.).

Keinerlei Stuhldrang *(Bry., Op., Sulph.,)* (Br.).

Verstopfung bei Kindern; der Mastdarm ist trocken, hart und entzündet und blutet (D.).

STÜHLE KÖNNEN TROCKEN, HART UND KNOTIG WIE SCHAFSKOT, ODER AUCH WEICH SEIN. (D.).

Verstopfung, wegen großer Trockenheit der Schleimhäute im Mastdarm, mit langanhaltendem Schmerz im Mastdarm (Bt.).

Sehr wirksam in Fällen von hartnäckiger Verstopfung bei Frauen, die eine andauernde sitzende Lebensweise führen.

UNTÄTIGKEIT DES MASTDARMS; SELBST GERINGER STUHL VERLANGT GROSSE ANSTRENGUNG *(Anac., Graph., Op., Plb., Sep., Sil., Sulph.)* (N.).

Gedächtnisschwäche und Unfähigkeit zu logischem Denken.

Der Patient ist müde und fällt leicht in Ohnmacht *(Sep.)* und muß sich hinlegen (Bl.).

Irrt sich in seiner Identität *(Anac.)* (Br.).

Traurige Gedanken drängen sich ständig auf; alles wird in traurigem Licht gesehen (G.).

DIE ZEIT VERGEHT ZU LANGSAM; EINE STUNDE SCHEINT EIN HALBER TAG ZU SEIN *(Cann-I.)* (A.).

Er hat das Gefühl, als ob Körperteile vergrößert wären.

SOBALD SIE BLUT ODER EIN MESSER SIEHT, WILL SIE SICH TÖTEN (Dg.).

Schwindel beim Öffnen der Augen; alles dreht sich mit ihm im Kreis herum; mit weißen Sternchen (G.).

Gefühl, als wäre Spinngewebe auf dem Gesicht (D.).

DARMBLUTUNGEN; ÜBERREICHLICHE AUSSCHEIDUNG VON GERONNENEM BLUT IN EINER MASSE, DIE AN LEBER UND BLUTKUCHEN ERINNERT; OHNE SCHMERZEN, ABER MIT GROSSER SCHWÄCHE (TYPHOID) (N.).

Bleichsucht, Menses wenig und blaß und Verlangen nach unverdaulichen Dingen (D.).

Unangenehmer Mangel an Lebenswärme (Sil.).

Schmerz im Rücken, als würde ein heißes Eisen durch die unteren Wirbel gestoßen.

Große Schwäche durch Anstrengung, z.B. beim Gehen.

Abwärtsdrängende Schmerzen, als würde alles durch die Vagina herabfallen (Dg.).

ÜBERREICHLICHER, DURCHSICHTIGER, SCHARFER,

FRESSENDER WEISSFLUSS; IN GROSSEN MENGEN BIS ZU DEN FERSEN HERUNTER FLIESSEND (G.).

Nach der Menstruation ist sie geistig und körperlich so schwach, daß sie die geringste Anstrengung erschöpft. (G.).

Leukorrhöe: fressend, schlimmer nach der Menstruation, mit Brennen in den Geschlechtsorganen und im Mastdarm, deren Teile entzündet und wund zu sein scheinen, so daß ihr das Gehen schwerfällt; besser von Waschen mit kaltem Wasser (R.).

Chronisches Aufstoßen über Jahre; schlimmer abends (A.).

Große Trockenheit im Schlund (Bt.).

Dysphonia clericorum (Br.).

Reißende Schmerzen in den Gliedern und Gefühl der Verengung von inneren Organen (Speiseröhre).

GEFÜHL VON EINENGUNG, VOM SCHLUND BIS IN DEN MAGEN; ALS OB DAS ESSEN NICHT HINDURCH KÖNNTE *(Aesc., Alumn., Arg-M., Ars., Bell., Cact., Cupr., Hyos., Ign., Kali-C., Lyss., Merc-C., Nat-M., Phos., Plb., Sabad., Zinc.)*

Unwillkürliche Bewegungen (Zucken des Kopfes und anderer Teile bei diesem Zustand).

UNFÄHIGKEIT ZU GEHEN, AUSSER MIT OFFENEN AUGEN UND AM TAG; BEIM SCHLIESSEN DER AUGEN: WANKEN UND STÜRZEN *(Arg-N., Gels., Kali-P., Phos., Sil.)* (A.).

Beim Sitzen schlafen ihm die Hinterbacken ein (G.).

ER FÜHLT SICH, ALS GINGE ER AUF KISSEN (D.).

KRIBBELNDES GEFÜHL, ALS WÜRDEN AMEISEN AUF BEINEN UND RÜCKEN LAUFEN (D.).

Bewährt in Fällen, die den Eindruck einer lokomotorischen Ataxie machen.

Die unteren Extremitäten sind schwer; er kann sie kaum schleppen; taumelt beim Gehen (Bl.).

Blasenmuskeln paretisch; Beginn des Urinierens schwierig. (Br.).

Urin geht unwillkürlich mit Stuhl ab, oder kann nur bei Stuhlabgang entleert werden. (N.).

Harnverhaltung. Harnentleerung nur bei Stuhltätigkeit (N.).

VERSCHLIMMERUNG: In kalter Luft; im Winter; beim Sitzen; durch Essen von Kartoffeln; von Suppen; nachmittags; periodisch; an jedem zweiten Tag; an Neu- und Vollmond; während der Harnabsonderung.

BESSERUNG: Mildes Sommerwetter; durch warme Getränke; beim Essen; bei nassem Wetter; bei mäßiger körperlicher Anstrengung; in freier Luft; abends; an jedem zweiten Tag.

VERWANDTE MITTEL: *Alumina* ist die chronische *Bryonia.*

Ähnlich Bar-C., Con., Pareira und *Sep.* bei Altersbeschwerden.

Komplementär: Bryonia.

Folgt gut nach Bry., Lach. und *Sulph.*

Alumina ist eines der wichtigsten Antidote für Bleivergiftung; Malerkolik; und Beschwerden von Blei verursacht.

AMBRA GRISEA

GEBRÄUCHLICHE BEZEICHNUNG: DER GRAUE AMBER

Nervöse Beschwerden bei alten Leuten; Nerven erschöpft (A.).

Erforderlich bei jungen Mädchen, die reizbar, nervös und schwach sind (A.).

Vergeßlich; kann sich selbst an die einfachsten Sachen nicht erinnern *(Anac., Kali-P., Lyc., Sil.)* (F.).

Sehr scheu, errötet leicht (Br.).

Die Zeit vergeht zu langsam (D.).

Macht alles in Eile (Arg-N.) (D.).

Große Traurigkeit, sitzt und weint tagelang *(Ign., Nat-M., Stann.)* (A.).

Zurückkommen und Beharren auf unangenehmen Dingen (Br.).

Besonders geeignet für magere oder alte Leute.

Asthma bei Kindern, oder alten Leuten (Ant-T., Carb-V., Lyc., Phos., Sulph.)

Asthma, schlimmer während Coitus (AEth.; schlimmer nach Koitus - *Asaf., Cedr., Kali-B.)* (K.).

Viele Beschwerden erscheinen im Schlafen; sie verschwinden beim Aufstehen. *(Lach.)*

Jucken und Brennen der Haut.

Unterdrückte Hautausschläge (Amm-C., Ars., Bry., Cup., Phos., Psor., Sil., Sulph., Zinc.)

Schwäche morgens und in der Nacht beim Aufwachen.

Husten von Aufstoßen gefolgt (Ang., Sulph-Ac., Verat.) (F.).

Keuchhusten (Arn., Bell., Dros., Ipec., Kali-C.) (A.).

Heftiger Husten, verschlimmert durch Sprechen oder lautes Lesen (A.).

HUSTEN, SCHLIMMER BEI ANWESENHEIT FREMDER *(Ars., Bar-C., Phos.,)* (D.).

Krampfhusten (Ars., Bell., Cup., Dros., Hep., Kali-M., Lyc., Merc., Nat-S., Phos., Sil.) (N.).

TAUBHEITSGEFÜHL DES GANZEN KÖRPERS, MORGENS.

Bei Stuhlgang Anwesenheit anderer, sogar der Amme, unerträglich. (A.).

Nasenbluten während der Menstruation *(Bry., Nat-S., Puls., Sep., Sulph.)* (B.).

Hysterie, mit Ohnmachtsanfällen *(Ign., Nat-M., Phos-Ac., Sep.)* (Bt.).

Jucken vom Kreuz durch das rechte Bein, und Brennen, besonders am Übergang von Haut und Schleimhaut.

Wallungen und Pulsieren im ganzen Körper nach Gehen in frischer Luft.

Schlaflosigkeit, wegen Sorgen, wie beruflicher Kummer (F.).

Mundgestank *(Arn., Bry., Kali-P., Nux-V., Puls., Sulph.)* (C.).

Krämpfe und Zucken in den Muskelpartien.

Häufiger, erfolgloser Stuhldrang *(Anac., Nux-V., Puls., Sulph.)* (C.).

Urin hat einen braunen Bodensatz (C.).

Menses: zu früh und überreichlich (C.).

Haarausfall *(Graph., Hep., Lyc., Nat-M., Phos., Sep.)* (C.).

Beschwerden nur auf einer Seite (Schwitzen, Ziehen, Taubheit und Gefühl der Kälte im Bauch)

Ziehen, Reißen in den Muskeln der Gelenke, oft nur auf einer Seite.

Reaktionsmangel durch Nervenschwäche *(Amm-C., Ars., Brom., Calc., Caps., Con., Gels., Hell., Hydr-Ac., Laur., Med., Olnd., Op., Phos-Ac., Psor., Sulph.)* (D.).

BLUTABGANG ZWISCHEN DEN PERIODEN, BEI JEDER UNBEDEUTENDEN VERANLASSUNG (Br.).

Bläulich-weißer Ausfluß aus der Vagina (Bl.).

Jucken an den Schamteilen, mit Wundheit und Anschwellung (Br.).

Nymphomanie *(Apis, Bell., Hyos., Lach., Orig., Plat., Stram.)* (Bl.)

Reichliches Nasenbluten, an jedem Morgen (G.).

Ranula (Calc., Fluor-Ac., Merc., Thuj.) (G.).

Nützlich bei Männern mit wollüstigem Jucken des Skrotums und Brennen in der Samenblasengegend, Priapismus und schmerzhaftem Rauhsein zwischen den Oberschenkeln (Bl.).

VERSCHLIMMERUNG: abends; beim Liegen in der Wärme; in einem warmen Zimmer; von warmen Getränken; von Musik; beim Hinlegen; beim Aufwachen; beim Lesen oder lauten Sprechen; nach dem Gehen; bei Anwesenheit vieler Menschen.

BESSERUNG: Nach dem Essen; in kalter Luft; durch kaltes Essen und Trinken; beim Aufstehen vom Bett; durch Liegen auf dem schmerzhaften Teil; durch langsame Bewegung in frischer Luft.

VERWANDTE MITTEL: Äußerlich *Act-R., Asaf., Coca., Ign., Mosch., Phos., Valer., Zinc.).*

AMMONIUM CARBONICUM

GEBRÄUCHLICHE BEZEICHNUNG:
HIRSCHHORNSALZ, RIECHSALZ

Langdauernder Schnupfen (A.).

NASENBLUTEN: BEIM WASCHEN DES GESICHTES AM MORGEN; AUS DEM LINKEN NASENLOCH; NACH DEM ESSEN (A.).

Stinknase: blutiger Schleim wird häufig aus der Nase geschnaubt (A.).

Beim Bücken fließt das Blut zur Nasenspitze (A.).

Große Empfindlichkeit gegen Kälte (Hep., Psor., Sil.)

Kinder lassen sich nicht gern waschen (Ant-C., Sulph.) (A.).

VERSTOPFUNG DER NASE, MEISTENS NACHTS; MUSS DURCH DEN MUND ATMEN *(Lyc., Nux-V., Stict.)* (A.).

SCHNIEFEN DER KLEINKINDER *(Hep., Nux-V., Samb., Stict.)* (A.).

Überreichlicher, wässeriger Schnupfen *(All-C., Nat-M.)* (B.).

Reißen in den Gelenken, hört in der Bettwärme auf.

Liegt in tiefer Benommenheit; röchelndes Atmen und starker Kräfteabfall. (Bl.).

Neigung zu gangranöser Geschwürsbildung (Ars., Bapt., Carb-Ac., Lach., Nit-Ac., Phos.) (Bt.)

Stechende, reißende Schmerzen (Apis, Bry., Kali-C., Nit-Ac., Phos.)

Die Zähne werden locker und das Zahnfleisch wird geschwürig. (F.).

Zahnschmerzen; *nach dem Essen von Süßigkeiten (Nat-C., Phos., Sep.)*; beim Berühren mit der Zunge; vor, während und nach der Menstruation; besser durch äußerliche Wärme. (K.).

EMPFINDLICHES, BLUTENDES ZAHNFLEISCH *(Kreos., Merc., Nat-M.,)* (B.).

Ziehen und Spannung, wie von Verkürzung der Muskeln.

BÖSARTIGER SCHARLACH; DUNKELROTER SCHLUND UND HALSSCHMERZEN, HALS- UND OHRSPEICHELDRÜSE SEHR GESCHWOLLEN; HAUT ROT, MIT FRIESELÄHNLICHEN ODER SCHWACH ENTWICKELTEN AUSSCHLÄGEN (N.).

CHOLERAÄHNLICHE SYMPTOME BEIM BEGINN DER MENSTRUATION (N.).

Neigung, die Glieder auszustrecken (Ars., Bell., Calc., Caust., Cham., Nux-V., Puls., Rhus-T.)

Schmerz, als wären die Gelenke verrenkt.

Schmerz, wie von subkutaner Geschwürbildung.

Menses klumpig durchsetzt; zu früh und reichlich *(Calc., Ferr., Sab.)* (Bt.).

DIARRHÖE UND ERBRECHEN WÄHREND DER MENSTRUATION.

Schwäche; kann nichts tun, als sich hinlegen.

Bei jeder Periode Blutabgang aus den Eingeweiden (N.).

Abneigung gegen Gehen in der frischen Luft; dadurch Verschlimmerung vieler Beschwerden.

Schwache, blutarme, schlaffe Frauen, die riechsalzbedürftig sind (N.).

Unruhe des Körpers abends.

Die rechte Körperseite ist am meisten befallen (Lyc., Merc.)

Trockener Husten wie von Staub im Schlund (Ars., Dros., Lyc., Puls., Sulph.)

Husten nur nachts, oder nur tagsüber.

Kurzatmigkeit, durch Zurückgehen eines Ausschlages *(Ant-T., Ars., Bry., Phos., Sulph.)* (Bt.).

Beständiger Husten, ausgelöst durch das Gefühl von Flaumfedern tief im Kehlkopf, zwischen 3 und 4 Uhr morgens (Bt.).

Exantheme, scharlachfarbig (Bell., Rhus-T., Sulph.)

Erysipel bei alten hinfälligen Leuten. Cerebrale Symptome, wie bei einer völligen Betrunkenheit (N.).

Juckende Ausschläge, Abschuppung der Haut.

Panaritium; Finger entzündet; tiefsitzender Schmerz in der Knochenhaut *(Fluor-Ac., Sil.)* (N.).

Andere reden zu hören, oder selbst zu reden, greift ihn sehr stark an.

Macht Fehler beim Schreiben und Sprechen *(Lyc., Nat-M., Phos.)* (G.).

Schlechte Laune bei nassem, stürmischem Wetter (A.).

Neigung zu Weinen, besonders abends *(Puls., Sep.)* (G.).

Schmerz in der Herzgrube, mit Sodbrennen, Übelkeit, Aufstoßen sauren Wassers und Frösteln (Br.).

Gefühl von einem Kloß im Schlund *(Ign., Lach., Nux-M.)* (F.).

Geschwollene Venen und bläuliche Farbe der Extremitäten *(Carb-V., Lach.)* (R.).

STARKE ATEMBEKLEMMUNG, BESONDERS BEIM ERSTEIGEN SELBST WENIGER STUFEN *(Ars., Calc., Phos.)* (C.).

Heiserkeit (Arg-N., Carb-V., Phos., Rhus-T.) (C.).

Blutende Hämorrhoiden; sie treten während der Stuhlentleerung heraus, mit langanhaltenden Schmerzen, das Gehen hindernd *(Ign., Nit-Ac., Thuj.)* (G.).

Heftiges Herzklopfen, gefolgt von Bewußtlosigkeit *(Lach., Nux-M., Verat.)* (G.).

Herzerweiterung *(Dig., Lach., Phos.)* (F.).

Chronische Bronchitis, mit Erschlaffung der Bronchien (F.).

Sehr geplagt von Alpträumen, fast jede Nacht (G.).

Emphysem (Ant-A., Ant-T., Ars., Brom., Carb-V., Hep., Lach., Lob., Phos., Sulph.) (Br.).

Asthenische Lungenentzündung (Carb-V., Lyc., Phos.) (Br.).

Der Puls ist sehr schwach (F.).

Starke Atembeklemmung; schlimmer nach jeder Anstrengung, und beim Betreten eines warmen Raumes, oder beim Ersteigen selbst weniger Stufen. (Br.).

VERSCHLIMMERUNG: Vom Waschen; abends; bei kaltem, nassen Wetter; durch kalte Umschläge; und während der Menstruation.

BESSERUNG: Beim Liegen auf dem Bauch; beim Liegen auf der befallenen Seite; bei trockenem Wetter.

VERWANDTE MITTEL: Antidot bei Vergiftung durch *Rhus-Tox* und Insektenstichen.

Auch nützlich bei Vergiftung durch Holzkohlengase *(Arn., Bov.)*.

Wirkt am meisten auf der rechten Seite.

Es wirkt *Lachesis* entgegen.

AMMONIUM MURIATICUM

GEBRÄUCHLICHE BEZEICHNUNG: SALMIAK

Paßt für Personen, die dick und träge sind; oder die große und dicke Körper, aber zu dünne Beine haben (A.).

Nasenkatarrh: wässeriger, scharfer Ausfluß, macht die Nasenlöcher und die Oberlippe wund *(All-C., Ars., Merc-C., Nat-M.,)* (C.).

In verschiedenen Körperteilen, Gefühl wie zerschlagen (Apis, Arn., Bell., Eup-P., Rhus-T., Pyrog.).

GEFÜHL DER KÄLTE IM RÜCKEN, ZWISCHEN DEN SCHULTERBLÄTTERN *(Lach.)* (A.).

VERSTOPFUNG: STÜHLE HART UND KRÜMELIG *(Nat-M.)*, ENTLEERUNG ERFORDERT GROSSE ANSTRENGUNG *(Alum., Plb., Sep.)* (C.).

Verstopfung, mit Diarrhöe abwechseln; harte Stühle gefolgt von durchfälligen Stühlen *(Ant-C.)* (G.).

Chronische Kongestion der Leber *(Chin., Jod., Merc., Podo., Sep., Sulph.)* (Br.).

Hämorrhoiden: wund und stark schmerzend; mit Brennen und Stechen im Mastdarm, stundenlang nach dem Stuhlgang (A.).

Brennen, Stechen, Pulsieren, wie von einem Furunkel (Apis, Ars-I., Hep.)

LEUKORRHÖE: EIWEISSARTIG MIT VORANGEHENDEM KNEIFEN UM DEN NABEL; BRAUN, SCHLEIMIG, SCHMERZLOS, NACH JEDEM URINIEREN (A.).

Gebärmuttervorfall *(Nat-M., Sep.)* (B.).

Spannung in den Gelenken, wie von Verkürzung der Muskeln.

Kontraktion der Kniekehlen (Br.).

Nervenschmerzen in den Stümpfen amputierter Glieder *(Hyper.)* (Bl.).

Übelriechender Fußschweiß *(Alum., Graph., Psor., Sanic., Sil.)* A.).

ISCHIAS: SCHLIMMER BEIM SITZEN, BESSER BEIM LIEGEN (Br.).

Aufwallungen, mit Angstgefühlen und Schwäche. Unregelmäßiger Kreislauf (B.). *Frösteln so oft er aufwacht (B.).*

Nachtschweiß über den ganzen Körper, am stärksten nach Mitternacht und am frühen Morgen *(Ars., Chel., Ferr., Phos., Psor., Sil., Tub.)* (G.).

Wiederkäuen der Nahrung *(Nux-V., Puls., Sep.)* (G.).

Schluckauf (Ars., Bell., Carb-V., Cic., Cup., Mag-P., Nux-V., Phos., Puls., Sulph., Verat.)

Blasen auf der Zunge (Ars., Nat-M., Rhus-T.).

Halsschmerzen, mit klebrigem Schleim, so zäh, daß er nicht ausgeräuspert werden kann *(Alum., Bor., Kali-B.)*.

Husten mit Speichelfluß *(Ambr., Ars., Carb-V., Cycl., Lach., Merc.)* oder Leber-Symptomen (B.).

Viele gemeinsam auftretende Symptome sind von Husten begleitet.

Geräuschvoller, rasselnder zäher Schleim in der Brust *(Carb-V., Hydr., Nat-S.)* (B.).

Sie fühlt sich steif vormittags, besser beim Gehen in der frischen Luft.

Menses zu früh, mit Schmerzen im Unterleib und Kreuz (C.).

Während der Menstruation: Diarrhöe und Erbrechen; blutiger Ausfluß aus den Eingeweiden (Phos.); Nervenschmerzen der Füße; Blutung reichlicher bei Nacht (Bov.; beim Hinlegen - *Kreos.)* (A.).

Angestrengtere Bewegung der Arme, sogar Bücken, löst Asthma aus (G.).

Klagt über Schwere in der Brust *(Bry., Phos.)* (F.).

Rückenschmerz, wie in einem Schraubstock, beim Sitzen (Br.).

Heiserkeit mit Brennen in der Kehlkopfgegend (Caust., Phos.) (G.).

Pulsieren in den Mandeln (Bell.) (F.).

Hämorrhoiden, nach unterdrücktem Sturzfluß (Br.).

Harter Stuhl, mit Schleim bedeckt *(Graph.)* (C.).

Reichliches und häufiges Urinieren nachts *(Ambr., Phos-Ac.)* (C.).

VERSCHLIMMERUNG: der Kopf- und Brustsymptome,

morgens; der Bauchsymptome, nachmittags; der Haut- und Fiebersymptome, abends.

BESSERUNG: In der frischen Luft.

VERWANDTE MITTEL: Ähnlich *Alum.*, *Amm-C.*, *Arg-N.*, *Ars.*, *Kali-C.*, *Mur-Ac.*, *Nat-M.*, *Phos.*, *Sil.* und *Sulph.*

Antidot von: Camph., *Coff.*, *Hep.* und *Nux-V.*

Antidotiert zu große Dosen: von *Essig* oder *Obstsäuren.*

Ant-C., *Phos.*, *Puls.* und *Sanic.* folgen nach.

AMYLENUM NITROSUM

GEBRÄUCHLICHE BEZEICHNUNG: idem

Für nervöse, sensible, vollblutige Frauen, in oder nach den Wechseljahren (A.).

Angstgefühle, als würde etwas geschehen; Verlangen nach frischer Luft (C.).

Seekrankheit *(Cocc., Petr., Phos., Tab.)* (Br.).

HITZEWALLUNGEN: BEGINNEN IM GESICHT, IM MAGEN, IN VERSCHIEDENEN KÖRPERTEILEN, GEFOLGT VON SCHWEISSAUSBRÜCHEN, OFT HEISS UND REICHLICH *(Glon., Graph., Lach., Sang., Sep., Sulph.)*; PLÖTZLICH AUFHÖREND; DIE UNTEREN PARTIEN SIND EISKALT; DARAUF GROSSE ERSCHÖPFUNG (A.).

HITZEWALLUNGEN, IN DEN WECHSELJAHREN *(Graph., Sep., Sulph.)* (F.).

Beständiges, stundenlanges Strecken, kann nicht genug bekommen; würde nach dem Bett greifen, um sich festzuhalten, und nach Hilfe schreien, um sich strecken zu können (A.).

Krampfhafter, erstickender Husten *(Bell., Cup., Dros., Hyos., Kali-C., Phos., Sulph.)* (Br.).

Starkes Klopfen in den Ohren (C.).

Lebhaftes Verlangen nach frischer Luft, öffnet die Kleider, schiebt die Bettdecken weg und macht die Fenster auf beim kältesten Wetter (Arg-N., Lach., Phos., Sulph.) (A.).

Wochenbett-Krämpfe, unmittelbar nach der Geburt *(Bell., Cup., Sec.)* (A.).

Exophthalmus bei Struma *(Spong.)* (C.).

HITZEWALLUNGEN ZUM GESICHT BEI DER GERINGSTEN GEMÜTSBEWEGUNG *(Bell., Coca, Ferr.)* (A.).

Sichtbares Pulsieren in den Schläfen (Glon.) (C.).

Plötzliches, intensives Hitzeaufsteigen zum Kopf und Gesicht; tiefes Erröten des Gesichts (N.).

Migräne (Glon., Sang., Spig.) (B.).

Gefühl, als würde der Kopf platzen (Arg-N., Bry., Glon., Meli., Nat-M.) (C.).

HOCHWALLEN DES BLUTES ZUM GESICHT UND IN DEN KOPF *(Acon., Bell., Ferr-P., Sang.)* (A.).

Hitze und Pulsieren im Kopf mit einem starken Völlegefühl im Kopf (C.).

Hervortretende, starre Augen. Injektion der Bindehautgefäße und des Augenhintergrundes (N.).

Kragen scheint zu eng zu sein; muß ihn locker machen (Lach.) (A.).

ANGINA PECTORIS: STÜRMISCHE HERZTÄTIGKEIT; HEFTIGES PULSIEREN DES HERZENS UND DER HALSSCHLAGADERN *(Glon.)* (A.).

Schmerzen und Beklemmung um das Herz (C.).

Puls veränderlich, unregelmäßig und zuckend (C.).

Flattern bei der geringsten Erregung (Br.).

Es ist bekannt dafür, daß es epileptische Anfälle stoppt, und für die Wiederbelebung von Patienten, die durch Betäubungsmittel ohnmächtig werden. (Hier zum Einatmen gegeben.) (N.).

Stridulöser Stimmritzenkrampf *(Brom., Lach., Phos., Samb., Spong.)* (Bl.).

Tiefes und beständiges Gähnen *(Kali-C., Nux-V.)* (A.).

Hitzewallungen; dann durchnässende (einseitige) Schweiße (B.).

VERSCHLIMMERUNG: Durch geistige und körperliche Anstrengung; in einem geschlossenen Raum und in den Wechseljahren.

BESSERUNG: In freier Luft; in der Ruhe.

VERWANDTE MITTEL: Ähnlich *Acon., Bell., Cact., Coca, Ferr., Ferr-P., Glon., Graph., Lach., Meli., Sang., Sep., Sulph.*, und *Verat-V.*

ANACARDIUM ORIENTALE

GEBRÄUCHLICHE BEZEICHNUNG: MALACKA-NUSS, OSTINDISCHE ELEFANTENLAUS

Unmäßiger Zorn bei geringstem Anlaß; wird gewalttätig (Nux-V., Sulph.). (R.).

Fixe Ideen; daß er doppelt sei; alles erscheint unwirklich, alles erscheint wie im Traum; daß Körper und Geist getrennt seien. (G.).

BOSHAFT, BÖSWILLIG *(Ars., Bell., Canth., Cupr., Hep., Hyos., Lach., Nux-V., Stram.).*

Bildet sich ein, Stimmen in der Ferne zu hören *(Hyos.)* (D.).

FLUCHEN UND SCHWÖREN *(Ars., Bell., Cann-I., Canth., Hyos., Lyc., Nit-Ac., Nux-V., Stram.)*

ZAUDERND, UNSCHLÜSSIG *(Ign., Lyc., Puls.)* (B.).

VERLUST DES GEDÄCHTNISSES *(Ambr., Arg-N., Ars., Bar-C., Bufo, Caust., Cocc., Con., Glon., Hell., Hyos., Kali-P., Lach., Lyc., Med., Merc., Nit-Ac., Nux-M., Phos-Ac., Phos., Plat., Plb., Sep., Verat.).*

Er hat Angst vor bösen Geistern, er ist mißtrauisch, versucht zu fliehen, lehnt das Essen ab und fürchtet, vergiftet zu werden (Bl.).

BEIM GEHEN HAT ER DAS GEFÜHL, VON JEMANDEN VERFOLGT ZU WERDEN; VERDÄCHTIGT ALLE UM SICH HERUM, UND BEFÜRCHTET STÄNDIG ÄRGER VON ALLEM, UND DIES LÄSST IHM KEINE RUHE (G.).

Kein Vertrauen in sich und andere.

GEFÜHL, ALS HABE ER ZWEI WILLEN: DER EINE BEFIEHLT ETWAS ZU TUN, WAS DER ANDERE VERBIETET (A.).

Krampfhafte Schmerzen in den Muskeln (Cup., Mag-P., Sec.).

Ekelhaft, gemein, reizbar (Cham., Nux-V., Stram.) (N.).

Lähmige Schwäche *(Cocc., Plb., Sep.)* (Br.).

Kontraktion der Gelenke.

GEHIRNMÜDIGKEIT *(Kali-P., Phos-Ac., Sil.)* (Br.).

GEFÜHL VON EINEM BAND ODER REIFEN UM DIE TEILE.

Geistige Überanstrengung hat schlimme Folgen *(Kali-P., Nux-V., Phos.)* (F.).

SCHMERZ IN VERSCHIEDENEN TEILEN, WIE VOM EINDRÄNGEN EINES PFLOCKES.

Hat unangenehme Träume von Feuer *(Ars., Hep.)*, träumt, er sei in der Nähe von Leichen und Gräbern *(Calc., Mag-M., Thuj.)* (Bl.).

Geistige Anstrengung verursacht reißende Kopfschmerzen, hauptsächlich in der Stirn und im Hinterkopf (F.).

Zittrige und lähmige Schwäche (Gels., Kali-P., Lach., Phos., Sep., Sil., Sulph., Zinc.).

Lähmungsgefühl in den Knien (F.).

Hat das Gefühl, als wären die Knie fest bandagiert (F.).

Unvollständige Lähmung der willkürlichen Muskeln (Bl.).

ABSCHWÄCHUNG DER SINNE (GERUCH-, GESICHTS- UND GEHÖRSINN).

Verlust der Verstandeskraft, Verwirrtheit und Gefühl von Leere im Kopf (R.).

Neigung zu Erkältungen, empfindlich gegen Luftzug (Bell., Hep., Rumx., Psor., Sil.).

Herzklopfen, in Verbindung mit einer Herzbeutelentzündung, besonders rheumatischer; hat Stiche, stechende Schmerzen in der Herzgegend (Bl.).

Periodizität der Symptome (Ars., Kali-B., Nat-M., Sulph.)

Ausschlag bei Anacardium entspricht dem der Pocken (T.).

Warzige Auswüchse, mit verdickter Oberhaut (D.).

Pusteln sondern eine dickliche, gelbliche Flüssigkeit ab

(Rhus-T.) (D.).

Intensiv juckende, pustulöse Ausschläge; die Partien sind geschwollen, mit brennenden Schmerzen (D.).

DERMATITIS *(Canth., Ran-B., Rhus-T., Sulph.)* (B.).

Warzen an den Handtellern (Nat-M.) (A.).

Juckende Haut, verschlimmert durch Kratzen (Rhus-T.).

Weiße herpesartige Flecken (C.).

Aufstoßen: geschmacklos oder sauer (D.).

BETRÄCHTLICHER STUHLDRANG, ABER MIT DER ANSTRENGUNG VERGEHT ER OHNE FOLGENDE ENTLEERUNG; DER MASTDARM ERSCHEINT KRAFTLOS, WIE GELÄHMT, MIT DEM GEFÜHL, ALS SEI ER ZUGEPFROPFT (A.).

Stuhlentleerung unmöglich, selbst bei weichen Stühlen *(Alum., Plat., Sep.)* (B.).

Blutung beim Stuhlgang. Schmerzhafte Hämorrhoiden (Br.).

MAGENSCHMERZ, BESSER NACH DEM ESSEN *(Brom., Graph., Kali-B., Med., Phos., Sep., Stann.),* ABER DREI STUNDEN DANACH WIEDER SCHLIMMER (B.).

Schmerz um den Nabel, als wäre ein stumpfer Pflock in die Eingeweide eingedrückt (N.).

Schwächegefühl im Magen, ein oder zwei Stunden nach dem Essen, bis in das Rückgrat reichend (D.).

Heftige Gastralgien und Stuhldrang, die bei der Entleerung aufhören (D.).

Symptome neigen dazu, von rechts nach links zu gehen (Lyc.; links nach rechts - Lach., Rhus-T.) (A.).

Nimmt Essen und Trinken zu hastig zu sich (A.).

ALLE SYMPTOME VERSCHWINDEN BEIM ESSEN, ABER SIE ERSCHEINEN WIEDER UND BLEIBEN, BIS DER PATIENT ISST (D.).

Viele Symptome erscheinen nach dem Essen, noch mehr während des Mittagessens.

Schwindel, als drehe sich alles im Kreis herum, schlimmer beim Bücken *(Bell., Calc., Caust., Graph., Lach., Nux-V., Puls., Sulph.)* (R.).

Erbrechen der Nahrung, während der Schwangerschaft, besser durch Essen (R.).

Sehr schwach beim Treppensteigen (C.).

Männliche Geschlechtsorgane: Wollüstiges Jucken; gesteigerter Geschlechtstrieb; Samenergießungen ohne verliebte Träume; Abgang von Prostatasekret während Stuhlgang (Br.).

VERSCHLIMMERUNG: Beim Liegen auf der Seite; durch Reiben; beim Anfassen von irgendetwas; wenn man ohne Essen bleibt; von geistiger Arbeit.

BESSERUNG: Durch Essen.

VERWANDTE MITTEL: Ähnlich *Canth., Ran-B., Rhus-R., Rhus-T., Rhus-V.* und *Sulph.*

Folgt gut nach: *Lyc., Plat.* und *Puls.*

Antidot von *Rhus-T.*

ANGUSTURA VERA

GEBRÄUCHLICHE BEZEICHNUNG:
SPITZES FICHTENHARZ

Sehr schmerzhafte Geschwüre; greifen die Knochen bis in

das Knochenmark an (Asaf., Fluor-Ac., Hep., Nit-Ac., Sil.).

Schwäche des ganzen Körpers, als wäre das Knochenmark versteift.

KARIES DER RÖHRENKNOCHEN: DER OBERARMKNOCHEN, DER SCHIENBEINE, DER OBERSCHENKELKNOCHEN, USW. *(Fluor-Ac.)* (N.).

Krankheiten mit Lähmungen und Wundstarrkrampf (Bt.).

WUNDSTARRKRAMPF, DIE LIPPEN SIND ZURÜCK GEZOGEN, DIE ZÄHNE ZEIGEND. *(Bell., Caust., Hyos., Ign., Oena., Plb., Sec., Stram., Strych., Verat.).*

Knacken in den Gliedern *(Ant-C., Calc., Caps., Led., Nit-Ac., Petr., Rhus-T.)*

KRAMPFHAFTES ATMEN, HERZKLOPFEN, MIT PEINIGENDEM SCHMERZ *(Ars., Cact., Dig., Kali-P., Spig.).*

Krampfhaftes Zucken (Bell., Hyos., Ign., Mag-P., Stram.).

Steife und Strecken der Glieder *(Nux-V., Rhus-T.).*

Biegt sich nach hinten (Bell., Cupr., Nux-V., Strych.).

Zucken und Rucken den Rücken entlang, wie elektrische Schläge.

KARIES *(Calc-F., Fluor-Ac., Sil.).*

WECHSELFIEBER: FROST TÄGLICH UM 3 UHR NACHMITTAGS *(Ant-T., Apis, Ars., Chin-S., Staph., Thuj.)* (Bt.).

Durst und Erbrechen von Galle, im Fieberstadium *(Eup-P., Ipec., Nat-S.)* (G.).

TETANISCHE KRÄMPFE VERURSACHT DURCH: BERÜHRUNG, LÄRM, TRINKEN LAUWARMEN WASSERS.

Bei drohendem Wundstarrkrampf kann es vorbeugend angewandt werden, wenn die Wunde eitert oder plötzlich aufhört zu eitern *(Bell., Cic., Sil.)* (F.).

WANGEN UND LIPPEN WERDEN BLAU *(Dig., Lach., Verat.)*.

Brennen im After *(Aloe, Ars., Merc., Nat-M., Sulph.)* (Br.).

Chronische Diarrhöe, mit Entkräftung und Abmagerung (Br.).

Stuhldrang, mit weichem Stuhl *(Aloe, Nux-V., Sulph.)* (F.).

DIE ATMUNG IST SCHWER UND WÄHREND DER KRÄMPFE STÖHNEN UND SCHLIESSEN DER AUGEN.

Atonische Dyspepsie *(Chin., Hep., Puls.)* (Br.).

ABNORMES VERLANGEN NACH KAFFEE *(Alum., Ars., Aur., Bry., Caps., Chin., Con., Lach., Nux-V., Sel.)* (N.).

Nekrose des Unterkiefers (Hep., Merc., Phos., Sil.) (F.).

Drang zum Urinieren, mit reichlichem Harnabgang *(Apis, Merc., Phos-Ac., Sulph.)* (F.).

Ziehen, Spannung und Steifheit der Muskeln und Gelenke, mit Zerschlagenheitsgefühl (Arn., Phyt., Rhus-T.) (F.).

Scharfe schneidende Schmerzen, knapp unter dem rechten Schulterblatt, bis in die Brust in der Nähe der Brustwarzen reichend.) (Chel.) (F.).

AUFSTOSSEN MIT HUSTEN *(Ambr., Sulph-Ac., Verat.)* (Br.).

Schmerz im Kiefergelenk, in den Kaumuskeln, wie von zu vielem Kauen (Br.).

Sehr müde, hauptsächlich in den Oberschenkeln (G.).

VERSCHLIMMERUNG: Von Berührung des befallenen Teiles; von Lärm; vom Trinken lauwarmen Wassers.

BESSERUNG: In der Ruhe.

VERWANDTE MITTEL: Ähnlich *Ign.*, *Nux-V.* und *Strych.*

Bell., *Ign.*, *Lyc.* und *Sep.* folgen.

ANTIDOT: *Coffea.*

ANTHRACINUM

GEBRÄUCHLICHE BEZEICHNUNG: MILZBRANDGIFT

Eins der wirksamsten Heilmittel für Furunkel, Eiterbeulen, Nagelgeschwüre oder Schwellungen jeder Art, mit außerordentlich brennenden Schmerzen *(Ars., Tarant-C., Sulph.)* (N.).

Blutungen schwarz, dick, teerähnlich, schnell zerfallend, aus jeder Öffnung *(Lach., Lept.)* (C.).

Bösartigkeit: Schrecklich brennende Schmerzen, mit großer Erschöpfung (Apis, Ars., Lach., Phos., Sulph., Tarant-C.) (B.).

DIE BEFALLENEN TEILE BRENNEN WIE FEUER (Bl.). SCHWELLUNGEN VON ALLEN KÖRPERTEILEN; EINES DER KENNZEICHNENDSTEN MERKMALE IST IHRE FARBE. SIE SIND BLÄULICH, INS SCHWARZE ÜBERGEHEND *(Lach., Tarant-C.)* (N.).

Schwarze und blaue Blasen (C.).

Folgen von Einatmen übler Gerüche (C.).

Mehrere aufeinander folgende Furunkel *(Merc., Sil.,*

Sulph.) (B.).

Jauchiger, übelriechender Eiter *(Ars., Carb-Ac., Merc-C., Nit-Ac.)* (A.).

Drüsen geschwollen, Zellgewebe ödematös und verhärtet *(Apis, Brom., Carb-An., Merc-I., Rhus-T., Sil., Tarant-C.)* (C.).

Bösartiges Erysipel (A.).

„In allen Fällen von septischem Fieber oder Vergiftungen dürfen *Arsenicum, Anthracinum* und *Pyrogen* nicht vergessen werden. Die schrecklichen BRENNENDEN SCHMERZEN bei den beiden Erstgenannten sind außergewöhnlich" (N.).

Brandiger Mumps *(Apis, Ars., Lach., Tarant-C.)* (C.).

SEPTISCHES FIEBER: RAPIDER KRÄFTEVERFALL, SINKENDER PULS, DELIRIUM UND OHNMACHTSANFÄLLE *(Pyrog.)* (A.).

Suspekte Insektenstiche. Wenn die Farbe der Schwellung sich ändert und rote Streifen die Lymphbahnen kennzeichnen *(Lach., Pyrog.)* (A.).

Brandige Geschwüre *(Ars., Carb-Ac., Carbo-V., Kali-P., Lach., Lyc., Merc-C., Nit-Ac., Phos., Sec., Sulph.)* A.).

Sektionsverletzung: Besonders bei Neigung zum Brand *(Ars., Pyrog.)* (A.).

Nagelgeschwür: die schlimmsten Fälle, schorfig und mit schrecklich brennenden Schmerzen (Ars., Carb-Ac., Lach.) (A.).

Arsenicum versagt manchmal bei Karbunkeln. Dann müssen wir auf *Anthracinum* zurückgreifen, hauptsächlich in der 30. Potenz. Es hat die gleichen Symptome wie *Arsenicum*, aber viel intensiver (F.).

VERSCHLIMMERUNG: Durch kalte Umschläge (besser durch kalte Umschläge - *Apis, Fluor-Ac., Led., Phos., Puls., Sec.).*

BESSERUNG: Durch heiße Umschläge (verschlimmert durch kalte Umschläge - *Ars., Lach., Sil. Syph.*)

VERWANDTE MITTEL: Ähnlich *Ars., Carb-Ac., Crot-H., Echin:, Lach., Pyrog., Rhus-T., Sec.* und *Tarant-C.*

Silicea folgt gut nach A.

ANTIMONIUM CRUDUM

GEBRÄUCHLICHE BEZEICHNUNG: GRAUSPIESSGLANZ

Für Kinder und junge Leute, mit Neigung zu Dickwerden *(Calc., Graph.)*; auch für die höheren Lebensalter *(Ant-T., Lyc., Op., Sil.)* (A.).

SENTIMENTALE STIMMUNG BEI MONDSCHEIN; EKSTATISCHE LIEBE (N.).

Magenstörung; die Zunge dick und weiß belegt, begleitet andere Beschwerden wie Fieberzustände, Rheumatismus, Gicht, Hydrozephalus, etc. (N.).

ABNEIGUNG, ANGESEHEN ZU WERDEN *(Ant-T., Ars., Cham., Chin., Cina, Jod., Mag-C., Nat-M., Nux-V., Rhus-T., Stram., Sulph.)* UND BERÜHRT ZU WERDEN *(Acon., Ant-T., Ars., Bell., Bry., Cham., Chin., Cina, Coff., Kali-C., Kali-I., Lach., Med., Nux-V., Sil., Stram., Tarant-C., Thuj., Verat.).*

Er ist um sein Schicksal sehr besorgt.

Größte Traurigkeit und wehmütige Stimmung bei Wechselfieber (N.).

DAS KIND IST VERDRIESSLICH, GRÄMLICH, MÜRRISCH; WILL NICHT SPRECHEN ODER ANGESPROCHEN WERDEN *(Ant-T., Jod., Sil.)*; WÜTEND WEGEN JEDER KLEINIGKEIT (A.).

Lebensüberdruß (Ars., Aur., Hep., Naja, Nit-Ac., Nux-V.) (A.).

Tiefste Verzweiflung; will Selbstmord durch Ertränken begehen (A.).

Folgen enttäuschter Liebe *(Calc-P., Gels., Ign., Nat-M., Phos-Ac.)* (A.).

Verdrießlich, widerspricht ständig; nichts kann ihn zufriedenstellen *(Sulph.)* (Br.).

Menses unterdrückt durch kaltes Baden, mit einem Gefühl von Druck im Becken (Br.).

Zahnschmerzen vor der Menstruation *(Amm-C., Ars., Bar-C., Nat-M., Phos., Puls., Sulph., Thuj.)* (G.).

Übelkeit, Erbrechen und Diarrhöe während der Schwangerschaft (G.).

Neigung, dick zu werden (Amm-M., Calc., Caps., Ferr., Graph., Kali-B., Kali-C., Lyc., Puls., Sil., Sulph.)

WUNDE AUFGESPRUNGENE UND BORKIGE NASENLÖCHER UND MUNDWINKEL *(Graph., Nat-M., Nit-Ac., Petr.)* (N.).

Muskelentzündung (Bell., Bry., Merc., Sulph.)

Eiterung und langdauernde Ausschläge der Wangen. *(Caust., Cic., Dulc., Euph., Kreos., Dulc., Merc., Nat M., Rhus-T., Sil., Staph., Viol-T.)* (N.).

Gequetschte Fingernägel wachsen spaltig; warzenähnlich und mit hornartigen Stellen (N.).

HORNARTIGE AUSWÜCHSE UND NEIGUNG ZU ANNORMALEN HAUTVERÄNDERUNGEN.

Hühneraugen und Schwielen an den Sohlen; sehr empfindlich; kann nicht gehen (N.).

ZUNGE BELEGT, WIE TÜNCHE (B.).

ZUNGENBELAG DICK, MILCHIGWEISS *(Kali-M.)* (N.).

Verlangen nach Saurem und Pickles *(Hep., Lach., Sulph., Sulph-I., Verat.) (A.).*

Gastrische Symptome, schlimmer nachmittags und nachts (Calc., Carb-V., Lyc., Puls., Sep., Sulph.)

Magen- und Darmbeschwerden: nach Brot und Gebäck; nach Saurem, besonders Essig; nach saurem oder schlechtem Wein; nach kaltem Baden; durch Überhitzung und bei heißem Wetter (A.).

AUFSTOSSEN MIT DEM GESCHMACK DES GENOSSENEN *(Carb-An., Caust., Chin., Graph., Lyc., Nat-M., Puls., Sulph.)* (Br.).

Nach Stillen erbricht der Säugling geronnene Milch; will danach nichts mehr trinken und ist sehr verdrießlich (Br.).

Beständiges Aufstoßen (Arg-N., Carb-V., Lyc., Puls., Sulph.) (Br.).

VERDAUUNGSSTÖRUNGEN, VON MAGENÜBERLADUNG *(Puls.)* (D.).

Beschwerden nach dem Baden, besonders in kaltem Wasser (N.).

Gefühl, als stecke etwas im Schlund, was ein häufiges Bedürfnis nach Schlucken verursacht *(Ign., Lach., Phyt.)* (G.).

Zahnschmerz in schlechten Zähnen, im allgemeinen schlimmer nachts *(Kreos., Merc., Puls., Sep.)*; unerträglicher Schmerz bei Berührung mit der Zunge *(Amm-C., Bry., Carb-V., Ign., Merc., Mezer., Nat-C., Phos., Sep., Thuj.)*

Kopfschmerzen: nach einem Flußbad, von Erkältung, von Trinken alkoholischer Getränke; durch Verdauungsstörung, Säuren, Fett, Obst; unterdrücktem Aufstoßen (A.).

Große Schläfrigkeit tagsüber; kann morgens kaum aufstehen - so schläfrig ist er (G.).

Wenn die Symptome wieder erscheinen, tauchen sie woanders auf, oder gehen von einer Körperseite auf die andere.

ABWECHSELND DIARRHÖE UND VERSTOPFUNG *(Aloe, Nux-V., Podo, Sulph., Tub.)* (N.).

Diarrhöe nachts, mit großem Durst auf kaltes Wasser (Diarrhöe schlimmer nachts, mit geringem oder keinem Durst - *Puls.*) (Bt.).

STÜHLE OFT FLÜSSIG MIT HARTEN KLUMPEN (MANCHMAL UNWILLKÜRLICH BEI ALTEN LEUTEN) (N.).

Harte und lockere Stühle, mit Übelkeit (N.).

Viel Schleimabgang aus dem After, Flecken auf der Bettwäsche verursachend, Brennen, Kribbeln und Jucken *(Paeon.)*.

Röte und Entzündung der Augenlider; Jucken in den Augenwinkeln; chronische Lidentzündung, bei verdrießlichen Kindern (Alum., Arg-N., Graph., Sulph.) (N.).

Viel Rumpeln im Bauch *(Carb-V., Crot-T., Lyc., Podo., Sulph.)* (C.).

Schleimige Hämorrhoiden (Aloe, Kali-B., Merc., Nit-Ac., Sulph.) (C.).

Jucken im After *(Calc., Cina, Nux-V., Sep., Sulph.)* (C.).

Brennen in der Harnröhre, beim Urinieren *(Acon., Canth., Nat-M., Sulph.)* (C.).

Verlust der Stimme durch Überhitzung (A.).

HUSTEN WIRD STÄRKER, WENN MAN IN DAS FEUER SIEHT (N.).

Hustenreiz im Epigastrium (N.).

Husten morgens nach dem Aufstehen; anfallsweise; wie aus dem Bauch kommend; der erste Hustenstoß ist jedesmal der stärkste; die folgenden werden immer schwächer, so daß der letzte nur einem geringem Reiz gleicht (C.).

Empfindlichkeit in der Eierstockgegend, mit Übelkeit, Erbrechen und weichem Zungenbelag (N.).

Masernähnliche Ausschläge, mit ausgeprägter Magenstörung *(Kali-M., Puls.)* (G.).

Nesselausschlag, weiß mit rotem Hof, der fürchterlich juckt *(Apis, Nat-M., Rhus-T., Urt-U.)* (G.).

Feste Klumpen in wässerigem Fluß, der manchmal einen brennenden Schmerz verursacht, der die Oberschenkel hinunter zieht (G.).

VERSCHLIMMERUNG: Von Trinken sauren Weins; in der Sonnenhitze; nach dem Essen (Schweinefleisch); nachts; nach dem Baden; nach Extremen von Kälte und Hitze; durch Säuren.

BESSERUNG: Während der Ruhe; in frischer Luft; nach einem warmen Bad.

VERWANDTE MITTEL: Ähnlich: *Bry., Ipec., Kali-M., Lyc., Puls.* und *Sep.* bei gastrischen Beschwerden. Folgt gut nach *Ant-C.; Merc., Puls* und *Sulph.*

Komplementär: *Squil.*

ANTIMONIUM TARTARICUM
GEBRÄUCHLICHE BEZEICHNUNG: BRECHWEINSTEIN

Über den Nervus vagus wirkt es hemmend auf die Respiration und den Kreislauf (A.).

Folgen von Aufenthalt in feuchten Kellern *(Aran., Ars., Dulc., Nat-S., Tereb.)* (A.).

GROSSE ENTKRÄFTUNG UND SCHWÄCHE *(Apis, Ars., Bism., Chin., Dig., Ferr., Gels., Kali-P., Lach., Mosch., Nat-C., Op., Phos., Phos-Ac., Sel., Sep., Sulph., Verat.).*

Anfälle von Ohnmacht und Bewußtlosigkeit (Ars., Camph., Kali-P., Nux-V., Phos., Verat.)

Innerliches Zittern (Calc., Graph., Jod., Rhus-T., Stann., Staph., Sulph-Ac.)

FÄCHERARTIGE BEWEGUNG DER NASENFLÜGEL *Amm-C., Brom., Chel., Jod., Kreos., Lyc., Phos., Sulph.).*

Indiziert bei Krankheiten, besonders bei höchster Atemnot oder drohender Lungenlähmung alter Leute. Man hört ein lautes Rasselgeräusch in der Brust; der Patient kann trotzdem den Schleim nicht herauswerfen (F.).

DAS KIND WILL GETRAGEN WERDEN *(Ars., Brom., Carb-V., Cham., Cina, Ign., Kali-C., Lyc., Puls., Rhus-T., Sanic., Staph., Sulph., Verat.)*, UND WILL NICHT BERÜHRT WERDEN *(Acon., Ant-C., Ars., Bell., Cham., Cina).*

Große Mutlosigkeit (Ars., Aur., Calc., Coff., Hell., Ign., Psor.) (Br.).

Furcht vor dem Alleinsein *(Arg-N., Ars., Crot-C., Hyos., Kali-C., Lyc., Phos.)* (Br.).

DAS KIND WILL SICH AN JEMANDEM FEST ANKLAMMERN; WEINT UND WIMMERT, WENN ES VON

JEMANDEM BERÜHRT WIRD; WILL SICH DEN PULS NICHT FÜHLEN LASSEN *(Ant-C., Cham., Cina, Nat-M.)*.

GROSSE SCHLÄFRIGKEIT ODER UNWIDERSTEHLICHE NEIGUNG ZUM SCHLAFEN BEI FAST ALLEN BESCHWERDEN *(Aeth., Apis, Gels., Nux-M., Op.)* (A.).

Eiterbläschen fast identisch mit Pocken; es könnte deshalb bei dieser Krankheit ein sehr wertvolles Heilmittel sein (F.).

KONVULSIONEN, WENN WINDPOCKEN NICHT HERAUSKOMMEN (K.).

Delirium mit Murmeln und Stupor *(Arn., Hyos., Rhus-T.)* (Br.).

Einseitige Beschwerden (rheumatische Schmerzen in der linken Brustseite, Pulsieren in einer Stirnseite und einseitige Kopfschmerzen).

Wundheit überall auf der Brust (Arn., Bell., Bry., Eup-P., Nat-S., Nux-V., Phos., Ran-B., Rhus-T.).

BESTÄNDIGER UND ERSCHÖPFENDER HUSTEN, EHER LOCKER, MIT VIEL AUSWURF *(Lyc., Nat-S., Puls., Sil.)*.

Übermäßiges Erbrechen bei intermittierendem Fieber (K.).

Diarrhöe bei Ausschlagskrankheiten *(Puls.)* (Br.).

Wechselnder Appetit: manchmal außerordentlich auf Äpfel mit Durst auf kaltes Wasser; wieder vermindert ohne Durst; ängstliche Übelkeit nach dem Essen; schwieriges Erbrechen mit Zittern der Hände, häufigem Stuhlgang und Schwäche (R.).

Krupp, mit Pfeifen und Rasseln, bis in die Luftröhre reichend. (D.).

Ein sehr nützliches Heilmittel bei Lungenentzündung.

Wenn angezeigt, hört man Schleimrasseln in der Brust;

katarrhalische Augenentzündungen und ausgeprägte Magen-Darm-Störung.

Gesicht kalt, blau, blaß, mit kaltem Gesichtsschweiß (Camph., Tab., Verat.) (A.).

WENN DER PATIENT HUSTET, SCHEINT EINE GROSSE MENGE SCHLEIM IN DEN BRONCHIEN ZU SEIN; MAN ERWARTET VIEL AUSWURF, ABER NICHTS WIRD AUSGEHUSTET (A.).

Gelbsucht, mit Lungenentzündung *(Chel., Dig., Jod., Merc., Nat-S.),* besonders der rechten Lunge (A.).

Nützlich bei Lungenentzündung der Säufer (F.).

Antim. Tart. erzeugt ein vollkommenes Bild von Rippenfell-Lungen-Entzündung *(Bry., Kali-C., Phos., Sulph.)*

Bestimmte Teile der Lungen sind gelähmt. Feinblasige Rasselgeräusche, sind sogar über hepatisierten Abschnitten zu hören. Starke Atembeklemmung, besonders gegen Morgen. Der Patient muß aufsitzen, um Luft zu bekommen. Die Herzgrube ist sehr empfindlich gegen Berührung oder Druck. Blähbauch, Übelkeit und Erbrechen (F.).

(Bei *Lycopodium* gibt es größere und quälendere Atemnot, viele schleimige Rasselgeräusche sind zu hören; stechende, durchbohrende Rippenfellschmerzen und Neigung zur Auftreibung des Bauches.)

Husten und Gähnen folgen aufeinander. Dicker Auswurf. Bronchitis.

HUSTEN SCHLIMMER, WENN DAS KIND ÄRGERLICH WIRD, EBENSO NACH DEM ESSEN; SCHLIESSLICH ERBRICHT DAS KIND NAHRUNG UND SCHLEIM (D.).

Rippenfell-Lungenentzündung. Paralytische Herz- und

Lungenschwäche *(Bar-C.)* (B.).

HEFTIGES ERBRECHEN, DANACH: ERSCHÖPFUNG UND SCHLAF *(AEth.)*.

GEWALTSAMES WÜRGEN, SCHWÄCHEGEFÜHL IM MAGEN (B.).

(Bei *Lycopodium:* auch ausgeprägte Schwäche, aber der Patient ringt um Atem, mit Nasenflügelatmen).

Asphyxie der Neugeborenen (F.).

Das Kind ist bei der Geburt blaß, atemlos, nach Luft schnappend. Nützlich für das Rasseln, Röcheln auf der Brust bei Meribunden (Laur.) (A.).

Schlaffe, kühle, schweißige Haut. Spät erscheinende oder zurücktretende blaue oder pustelartige Ausschläge *(Cup., Hyos., Lach., Zinc.)* (B.).

Zungenbelag dick, weiß, mit geröteten Papillen und roten Rändern; rot in Streifen; sehr rot, in der Mitte trocken. (A.).

Lange dauernde dyspeptische Beschwerden, mit Appetitverlust (Bry., Chin., Hep., Kali-C., Lyc., Puls., Sep.)

Außerordentlicher Appetit auf Äpfel *(Aloe, Guai., Sulph., Tell;* auf Saures und Pickles - *Ant-C., Hep., Lach., Sulph., Sulph-I., Verat.)* (A.).

ÜBELKEIT MIT HÄUFIGEM ERBRECHEN BITTERER, SAURER SUBSTANZEN — EIN TYPISCHES KENNZEICHEN.

Erbrechen; in jeder Lage, ausgenommen beim Liegen auf der rechten Seite; bis er in Ohnmacht fällt; gefolgt von Schläfrigkeit und Entkräftung (A.).

Schmerzhafter Drang zu Urinieren; spärlicher Abgang,

dunkelrot oder etwas blutig, mit Stichen in der Blase und Brennen in der Harnröhre (Bt.).

Kann die Augen nicht offenhalten; unwiderstehliche Schläfrigkeit, und ein tiefer, betäubender Schlaf; wenn wach: Hoffnungslosigkeit und Verzweiflung oder Frost und Fieber, oder Erbrechen der Nahrung (N.).

Kalte, klebrige Schweiße überall (Ars., Camph., Carb-V., Sec., Verat.) (C.).

Herzklopfen (Acon., Ars., Cact., Calc., Dig., Kali-P., Spig.) (C.).

Puls: schnell, schwach, zitternd; voll und langsam; oder klein und fast zusammengezogen und kaum bemerkbar (C.).

Kolik, als würden die Eingeweide in Stücke geschnitten; wehenartiges Reißen von oben nach unten, mit Rumpeln und Durchfall (N.).

Leukorrhöe von wässerigem Blut, eher schubweise, schlimmer beim Sitzen (N.).

Heftige Schmerzen in der Lumbosakralregion (Aesc., Kali-C., Rhus-T.); der geringste Versuch sich zu bewegen verursacht Würgen und kalten Schweiß (N.).

Die Augen sind eingefallen, mit dunklen Ringen *(Cina, Staph.)* (G.).

Rheumatische Augenentzündung *(Calc., Hep., Kali-B., Rhus-T., Sep., Sulph.)* (G.).

Entzündete Lider, mit katarrhalischer Bindehautentzündung (All-C., Euphr., Rhus-T.).

VERSCHLIMMERUNG: Bei feuchtem, kaltem Wetter; beim Hinlegen nachts; durch Zimmerwärme; Wetteränderungen; und im Frühling.

BESSERUNG: In kalter frischer Luft; beim Aufrechtsitzen; vom Aushusten; und Liegen auf der rechten Seite.

VERWANDTE MITTEL: Ähnlich *Lycopodium*; aber statt krampfhafter Bewegung der Nasenflügel erweiterte Nasenlöcher; wie *Veratrum*; beide haben Diarrhöe, Kolik, Erbrechen, Kälte und Verlangen nach Saurem; wie *Ipecac,* aber mehr Schläfrigkeit von mangelhafter Atmung; Übelkeit, aber besser nach dem Erbrechen.

Wenn die Lungen zu versagen drohen, wenn der Patient schläfrig wird und weniger hustet oder der Husten ganz aufhört, dann muß es *Ipecac* ersetzen.

Bei Impffolgen, wenn *Thuja* versagt und *Silicea* nicht angezeigt ist.

Kinder, die wenig beeindruckbar sind, brauchen *Hepar,* wenn *Antim Tart.* beim Husten angezeigt zu sein scheint.

Antidote: Puls und *Sep.*

APIS MELLIFICA

GEBRÄUCHLICHE BEZEICHNUNG: BIENENGIFT

Zungenkrebs (Br.).

BRENNENDE UND STECHENDE SCHMERZEN.

Scharlach, trockene Nase und Hals, mit Hydrocephalussymptomen (Hr.).

Ein sehr wichtiges Heilmittel für Brustwassersucht und auch für basale Hirnhautentzündung bei Kindern, nach Erguß (Fr.).

GEFÜHL VON WEH, WUNDHEIT, WIE ZERSCHLAGEN *(Arn., Bell., Lach.)*

SEHR GESCHÄFTIG, RUHELOS; WECHSELT DIE TÄTIGKEIT; LINKISCH; MACHT SACHEN KAPUTT (Bt.).

Große Empfindlichkeit gegen Berührung und Druck von außen, besonders auf dem Bauch (Lach.).

Zäpfchen geschwollen, wie ein Sack. Der Hals ist innen und außen geschwollen.

Die Mandeln geschwollen, dick, feuerrot (Br.).

Große Erschöpfung, als hätte er viel gearbeitet; er muß sich auf den Boden legen (Bapt., Kali-P., Sep.).

Viel Gähnen und innere Unruhe (Ra.).

Harninkontinenz, mit großer Empfindlichkeit der Teile; schlimmer nachts und beim Husten (Ra.).

Dunkelgefärbter und spärlicher Urin (Bt.).

Spannung über den Augen, hinter den Ohren, im Hals und eine Spannung, die die linke Seite des Kopfes miteinbezieht.

ASCITES: URIN SPÄRLICH UND DUNKEL GEFÄRBT; GROSSE EMPFINDLICHKEIT DER BAUCHDECKEN, MIT STECHENDEN, BRENNENDEN SCHMERZEN (Bt.).

PERITONITIS *(Bell., Bry., Lach.)* (Bt.).

Gefühl starker Gehirnmüdigkeit (Bt.).

Während des Deliriums behauptet sie, es gehe ihr gut (Arn., Ars.) (K.).

Schwere und Druck im Kopf, besonders beim Aufstehen von einer liegenden Lage, oder von einem Stuhl, schlimmer in einem warmen Zimmer und besser, wenn der Kopf mit den Händen gepreßt wird.

Das Kind liegt im Stupor; Delirium, plötzliche kreischende Schreie; Schielen; Zähneknirschen; bohrt den Kopf in die Kissen; Zuckungen der einen, Lähmung der anderen Körperseite; der Kopf ist naß von Schweiß; Urin spärlich (Hr.).

Blaß-rote erysipelartige Entzündungen.

Nesselausschlag, schlimmer nachts (K.).

HAUTERSCHEINUNGEN WIE BIENENSTICHE *(Rhus-T., Urt-U.).*

Nesselausschlag, besonders während des Fieberfrostes (Cop., Ign., Rhus-T., Sulph.) (K.).

Kann Berührung des Halses nicht ertragen; konnte kaum atmen; Erstickungsgefühl *(Bor.).*

WASSERARTIGE SCHWELLUNGEN, OHNE DURST

Ödematöse Schwellung der Augenlider, mit stechenden, brennenden Schmerzen; Umstülpen der Augenlider mit Granulationen der Ränder; Hornhaut besonders miteinbezogen; Ausfall der Augenwimpern *(Bor., Graph., Sep., Sulph.)* (Bt.).

ENTZÜNDUNG DER AUGEN, MIT GROSSER LICHTSCHEU UND VERMEHRTEN ABSONDERUNGEN *(Bell., Canth., Merc-C., Rhus-T., Sulph.).*

Gerstenkörner, besonders auf dem linken Augenlid (G.).

HORNHAUTENTZÜNDUNG MIT STARKER CHEMOSIS DER BINDEHAUT *(Merc-C.)* (Br.).

STARKES DRUCKGEFÜHL UND BRENNEN IN DER BRUST, ALS WÜRDE DER PATIENT ERSTICKEN.

GEFÜHL, ALS KÖNNTE ER NIE WIEDER ATMEN (W.).

Schnelle, schmerzhafte, krampfartige Respiration; verschlimmert durch Liegen, besser durch Einatmen frischer Luft, beim Aufrechtsitzen (Fr.).

DIE HAUT IST GEWÖHNLICH WEISS, UND FAST DURCHSICHTIG (EIERSTOCKWASSERSUCHT) (N.).

Schweiß und Trockenheit der Haut abwechselnd (N.).

Häufiges, unwillkürliches, tiefes Atmen *(Ign., Phos-Ac.)*; lange und seufzende Atmung (N.).

Ödeme der Hände, Beine und Füße; blaß und wachsartig (N.).

Bei Herzkrankheiten starkes Erstickungsgefühl; als könnte er nie wieder atmen (N.).

PANARITIUM ODER UMLAUF, MIT BRENNEN, STECHEN UND PULSIEREN; SEHR EMPFINDLICH GEGEN BERÜHRUNG (N.).

Diarrhöe: bei Trinkern; bei Ausschlagskrankheiten, besonders, wenn der Ausschlag unterdrückt ist; unwillkürlich, bei jeder Bewegung, als wäre der After weit offen *(Phos.)* (A.).

Gähnen, nach dem Husten (N.).

Rechte Seite befallen; Vergrößerung oder Wassersucht des rechten Eierstocks; des rechten Hodens (A.).

Nützlich bei akuter Nierenentzündung, wenn der Urin spärlich und dunkelgefärbt ist (Bl.).

Gebärmutterentzündung, mit stechenden, stoßenden Schmerzen. Geschwürsbildung und Anschoppung des Muttermundes. Wassersucht der Gebärmutter. Menses zu stark oder zu schwach. Tumore der Eierstöcke, mit stechenden Schmerzen, wie von Bienenstichen (G.).

Frost geht voraus, mit Atemnot (B.).

Hitze an einer Stelle, mit Kälte an einer anderen (B.).

INTERMITTIERENDES FIEBER: FROST UM 3 UHR, IMMER MIT DURST, *(Ign.)*. SCHLIMMER IN EINEM WARMEN RAUM UND DURCH ÄUSSERE HITZE (A.).

Der Frost beginnt am Vorderteil von Brust, Bauch und Knien. Schlaf und Nesselausschlag, wenn der Frost langsam aufhört. Hitze ohne Durst, mit Neigung, sich aufzudecken. (L.).

VERSCHLIMMERUNG: In einem warmen Zimmer; nach dem Schlaf; durch Naßwerden; durch heiße Umschläge; abends; von Druck.

BESSERUNG: In frischer Luft; von kaltem Wasser oder Baden in kaltem Wasser; wenn man sich aufdeckt; und beim Aufrechtsitzen.

VERWANDTE MITTEL: Komplementär: *Nat-M.*

Paßt nicht vor oder nach *Rhus-T.*

Ars. und *Puls.* folgen gut nach *Apis.*

APOCYNUM CANNABINUM

GEBRÄUCHLICHE BEZEICHNUNG:
INDIANISCHER HANF, HANFARTIGER HUNDEKOHL

Niedergeschlagen *(Aur., Ign., Puls., Sep.)* (Br.).

Absonderungen verringert, besonders Harn und Schweiß (Apis, Sep., Sulph.) (A.).

Alle Arten von Wassersucht, mit einem Schwächegefühl in der Herzgrube (Hl.).

ALLGEMEINE WASSERSUCHT *(Apis, Ars., Dig., Merc., Phos., Sep., Sulph.)* (Bt.).

Ascites, mit Zerschlagenheitsgefühl im Bauch (Bt.).

Wassersucht der serösen Häute; akut, entzündlich (Apis, Ars.-I., Bry., Phos., Merc-Sulph., Sulph.) (A.).

WASSERSUCHT: MIT DURST *(Acet-Ac., Ars., Jod.,*

Nat-M., Phos., Sulph.); OHNE DURST *(Apis, Nux-V., Puls., Sep.)*; WASSER IST IHM UNANGENEHM ODER WIRD ERBROCHEN *(Ars., Phos.)*; NACH TYPHUS, TYPHOID, SCHARLACH, ODER BEI ZIRRHOSE; AUCH NACH MISSBRAUCH VON CHININ (R.).

Hydrozephalus: Fontanellen offen, Stirn hervorstehend; auf einem Auge blind; das andere ist etwas empfindlich; Stupor; beständige unwillkürliche Bewegung eines Armes und Beines *(Hell.)*; Urinverhaltung; Erbrechen, mit Stupor. (Rn.).

Haut trocken und rauh (Hl.).

URIN AUSNEHMEND SPÄRLICH, DICK, GELB UND TRÜBE (Frl.).

WÄSSERIGE DIARRHÖE, ODER VERSTOPFUNG (Rg.).

Muß aufsitzen; Hinlegen verursacht starke Atemnot (Ars., Lyc., Phos., Sulph.) (Bt.).

Ausbleiben der Periode bei jungen Mädchen *(Ferr., Puls., Sep.)* mit Schwellung oder wassersüchtiger Aufquellung des Bauches und der Extremitäten (A.).

Gebärmutterblutung: beständige oder schubweise Blutung; flüssig oder klumpig; Übelkeit; Erbrechen; Herzklopfen; Puls schwach und schnell bei Bewegung; allgemeine Schwäche; Ohnmachtsanfall, wenn sie den Kopf vom Kissen erhebt (A.).

Manchmal heilt A. Bettnässen (G.).

Brustwassersucht (Apis, Ars., Aur., Lach., Lyc., Merc-Sulph., Nat-S., Sulph.) (G.).

Penis und Hodensack geschwollen, wassersüchtig *(Dig., Merc., Rhus-T.)* (G.).

Nützlich: bei Wassersucht, die von einem schwachen Herz

herrührt, wenn der Blutdruck schwach ist; auch in den späteren Stadien einer Herzkrankheit, bei allgemeiner Anasarka (Bl.).

Husten, kurz und trocken, oder tief und locker *(Hep., Nat-S., Spong.)*, während der Schwangerschaft *(Caust., Con., Kali-Br., Nux-M., Phos., Puls., Sep.)* (A.).

Übermäßiges Erbrechen. Nahrung oder Wasser wird sofort erbrochen *(Ars., Bism., Phos.)* (Br.).

NIERENWASSERSUCHT *(Apis, Dig., Kali-C., Merc-C., Phos., Sep., Sulph.)* (Br.).

Brustbeklemmung (Ars., Cact., Dig., Kali-Ars., Lach., Lyc., Phos.) (B.).

Große Unruhe, und wenig Schlaf (Br.).

ÜBERREICHLICHE, GELBE ODER BRÄUNLICHE DIARRHÖE, PLÖTZLICH, MIT GROSSER GEWALT *(Crot-T., Gamb., Nat-S., Podo., Sulph.)* (D.).

Ein Gefühl von Schwäche und Leere im Bauch *(Carb-An., Kali-P., Sep., Sulph.)* (D.).

VERSCHLIMMERUNG: Bei kaltem Wetter; von kalten Getränken; beim Entblößen; beim Hinlegen.

BESSERUNG: Beim Aufsitzen.

VERWANDTE MITTEL: Ähnlich *Acet-Ac., Apis, Ars., Dig., Hell., Lyc., Phos., Sep.* und *Sulph.* bei Wassersuchtkrankheiten.

Cymarin ist das aktive Prinzip von *Apocynum*. Es senkt den Pulsschlag und erhöht den Blutdruck.

ARGENTUM METALLICUM

GEBRÄUCHLICHE BEZEICHNUNG: SILBER

Hat starke Wirkungen auf die Schleimhautabsonderungen *(Hydr., Kali-B., Nat-M., Puls., Rhus-T.). Erzeugt epileptiforme Krämpfe.* Den Anfällen folgen *rasende Wutanfälle (Stram.). Der Patient springt herum und schlägt auf alle in seiner Nähe ein (Bell., Canth., Stram.)* (F.).

Wundheits- und Rauheitsgefühl in den inneren Organen (Caust.).

Krampfhaftes Zucken des Herzmuskels, besonders beim Liegen auf dem Rücken (F.).

FOLGEN VON ONANIE *(Bufo., Calad., Calc., Con., Kali-P., Nux-V., Staph.).*

IST SEHR VERGESSLICH *(Cann-I., Con., Kali-P., Lyc., Nat-M., Phos., Sil.)* (F.).

URINIEREN: ZU HÄUFIG UND ZU REICHLICH *(Nat-M., Phos-Ac.)*

ZUCKERKRANKHEIT *(Apis, Merc., Phos-Ac., Sulph., Thuj., Uran-N.)* (C.).

Urin trübe (Calc., Cina, Phos-Ac.) (C.).

Wirkung besonders auf die Knorpel der Gelenke (Calc.) (F.).

WUNDHEITSGEFÜHL IN DEN GELENKEN *(Apis., Arn., Bry., Colch., Kali-C., Lach., Rhus T.).*

Reißen in den Gelenken der Hände und Füße, durch die Finger und Zehen.

Folgen von *Merkurmißbrauch (Aur., Hep., Nit-Ac., Thuj.)* (A.).

Bohren in den Gelenken (Bry., Nit-Ac.).

Zerschlagenheitsschmerz im linken Eierstock, und ein Gefühl, als ob er zu groß sei (F.).

Gebärmuttervorfall *(Helon., Nat-M., Sep.)* (F.).

Stechen, von innen nach außen.

ALLGEMEINE MÜDIGKEIT, DER PATIENT MUSS SICH DESHALB HINLEGEN (F.).

Zäher, grauer, gallertartiger Schleim im Pharynx, leicht ausgeräuspert, früh morgens (N.).

Taubheitsgefühl, als wären die Glieder eingeschlafen (Alum., Caust., Con.).

Drückender, reißender Schmerz, hauptsächlich im Kopf (Bell., Ign., Kalm., Rhus-T., Sep.)

KOPFSCHMERZEN: DER SCHMERZ STEIGT NACH UND NACH, UND NACHDEM ER DEN HÖHEPUNKT ERREICHT HAT, HÖRT ER PLÖTZLICH AUF (F.).

QUETSCHUNGSSCHMERZ IN DEN HODEN *(Acon.)* DIE KLEIDUNG VERMEHRT DEN SCHMERZ, BEIM GEHEN *(Puls.)* (C.).

Chronischer Nachtripper (Cop., Kali-B., Nat-M.) (C.).

Hitze des ganzen Körpers, ausgenommen den Kopf, ohne Durst.

Gelblicher, grünlicher Tripper (C.).

Samenergießungen; fast allnächtlich (Nat-P., Phos., Sulph.), ohne Erektion, mit Atrophie des Penis (Lyc.); Onaniefolgen (Nux-V., Phos-Ac., Staph.) (C.).

SCHMERZEN WERDEN LANGSAM SCHLIMMER UND VERSCHWINDEN PLÖTZLICH *(Caust., Puls., Sulph-Ac.;* Schmerzen erscheinen plötzlich und werden langsam besser - *Asaf., Calc., Fluor-Ac., Puls., Ran-S.)* (N.).

Gefühl der Eile; die Zeit vergeht ihm zu langsam (Br.).

Leichtes Aushusten, Auswurf wie gekochte Stärke aussehend (Nat-M.). (Br.).

Beim Lautlesen, muß er sich räuspern und aushusten (Br.).

Klangfarbe der Stimme verändert (Br.).

Die Beine sind schwach und zittrig *(Alum., Con., Nux-V., Phos., Pic-Ac.)* (Bl.).

Überreichlicher Fließschnupfen, mit häufigem Niesen, Kitzeln und Gefühl von Kriechen in der Nase *(All-C., Ars.)* (G.).

Große Schwäche in der Brust *(Phos., Stann.)* (A.).

Rauhe Stelle über der Bifurkation der Luftröhre; schlimmer beim Lachen, Sprechen oder Singen (A.).

HEISERKEIT, BESONDERS BEI BERUFSSÄNGERN, -SPRECHERN, ETC. *(Arg-N., Arum-T., Carb-V., Caust., Phos.)* (C.).

Lachen erzeugt Schleim im Kehlkopf, und erregt Husten (Phos.) (C.).

VERSCHLIMMERUNG: Gegen Mittag; von Kutschfahrten; beim Berühren oder Drücken; von Lachen, Sprechen, Singen oder Lautlesen.

BESSERUNG: In freier Luft; in der Ruhe; vom Ruhigbleiben.

VERWANDTE MITTEL Antidote: *Merc.* und *Puls.*

Ähnlich wie: Phos., Puls. und *Stann.*

Folgt gut: nach *Alum.*

ARGENTUM NITRICUM

GEBRÄUCHLICHE BEZEICHNUNG:
SILBERNITRAT, HÖLLENSTEIN

Man denke an dieses Heilmittel, wenn man einen verwelkten, ausgetrockneten Menschen zu Gesicht bekommt (G.).

Akute oder chronische Krankheiten, verursacht von ungewöhnlicher oder lang andauernder, geistiger Anstrengung (A.).

Geistesschwäche, kann sich nicht richtig oder logisch ausdrücken (R.).

IMPULSIV, DIE ZEIT VERGEHT IHM ZU SCHNELL, WILL ALLES IN EILE TUN, MUSS SCHNELL GEHEN - IST IMMER GEHETZT (G.).

Keine Unternehmungslust, aus Furcht, daß er versagen könnte (R.).

Die Zeit vergeht ihm zu langsam (Cann-I.) (A.).

GEDÄCHTNISSCHWÄCHE *(Agn., Calc., Kali-P., Lyc., Nat-M., Nux-M., Phos.)* (R.).

LAMPENFIEBER *(Gels.).*

Angst vor irgendeiner unheilbaren Krankheit (R.).

ERWARTUNGSÄNGSTLICH, WENN SIE IM BEGRIFF IST, DIE KIRCHE ODER OPER ZU BESUCHEN; DIES ERZEUGT DIARRHÖE (A.).

Hohe Töne verursachen Husten *(Alum., Arg-M., Arum-T.)* (A.).

CHRONISCHE KEHLKOPFENTZÜNDUNG BEI SÄNGERN UND SPRECHERN (D.).

Heiserkeit, Rauheit und Brennen im Kehlkopf, und überreichliche Absonderung in den Kehlkopf, die wie gekochte

Stärke aussieht; leicht auszuhusten (D.).

Koitus schmerzhaft (bei beiden Geschlechtern); gefolgt von Blutung aus der Vagina *(Arn., Ars., Hydr., Kreos., Nit-Ac., Sep., Tarant-C.)* (A.).

Geschwürbildung an Scheide, Muttermund und Gebärmutterhals, mit häufigem Bluten aus den Geschwüren; reichlicher, gelber, fressender Ausfluß (Calc., Kreos., Nit-Ac., Sep.) (R.).

Blutung aus der Gebärmutter (Metrorrhagien): bei jungen Witwen; bei Unfruchtbarkeit; mit nervöser Überregbarkeit in den Wechseljahren *(Lach.)* (A.).

HERZKLOPFEN: BESSERUNG DURCH DRUCK MIT DER HAND (K.).

HERZKLOPFEN: VERSCHLIMMERT DURCH LIEGEN AUF DER RECHTEN SEITE *(Alumn., Bad., Kali-N., Lil-T., Plat., Spong.;* besser vom Liegen auf der rechten Seite - *Glon., Lach., Phos., Psor., Tab.)* (B.).

HERZKLOPFEN, NACH ERREGUNG ODER ANSTRENGUNG (K.).

Brennen in der Harnröhre beim Urinieren, mit einem Gefühl, als wäre sie geschwollen und Schwierigkeiten beim Abgang der letzten Urintropfen (Nat-M., Sars., Thuj.) (R.).

FEHLENDER GESCHLECHTSTRIEB; DIE ORGANE SIND WIE EINGESCHRUMPFT *(Agn., Calad., Lyc., Phos-Ac.,)* (G.).

IMPOTENZ: KEINE EREKTION, WENN KOITUS VERSUCHT WIRD *(Agn., Calad., Graph., Nux-V., Phos., Selen., Sulph.)* (A.).

Zucker im Urin *(Merc., Phos-Ac., Sulph.)* (Bt.).

Frösteln beim Abdecken, aber Erstickungsgefühl, wenn warm eingewickelt; Verlangen nach frischer Luft (Puls.) (A.).

Heftige Schmerzen von den Nieren bis zur Blase *(Berb.,*

Canth., Lyc., Nux-V., Ocimum-C.) (B.).

Schneiden in der Harnröhre mit schmerzhafter Dauererektion (Cann-S., Canth.) (B.).

Von großem Wert sowohl örtlich als auch innerlich verwendet bei: Augenentzündung der Neugeborenen, Augentripper, Körnerkrankheit der Augenlider und eitriger Bindehautentzündung (Bl.).

HEFTIGE, EITRIGE AUGENENTZÜNDUNG, MIT DICKER, GELBER, MILDER ABSONDERUNG; CHARAKTERISTISCH IST DAS ÜBERMASS DER ABSONDERUNG (D.).

Augenwinkel blutrot; geschwollen, wie ein roter Fleischklumpen herausragend (N.).

Augenüberanstrengung vom Nähen, schlimmer in einem warmen Raum, besser in der freien Luft *(Nat-M., Ruta)* (A.).

Verschwommenes Sehen (Chin., Kali-P., Phos.) (Br.).

Chronische Geschwürsbildung der Liderränder (Br.).

Augenkrankheiten durch Akkommodationsschwäche *(Agar., Aur-M., Hydr., Morph., Nat-M.)* (A.).

Sollte studiert werden in Fällen von lokomotorischer Ataxie; hat ataktischen Gang, schlimmer beim Augenschließen; er kann im Dunkeln nicht gehen, ohne daß es ihm schwindelt; Gefühl, als wären die Beine aus Holz (Bl.).

Schwindel: als drehe er sich im Kreis, begleitet von Kopfschmerzen (G.).

Schwindel, mit Summen in den Ohren und Schwäche und Zittern (N.).

ÜBERMÄSSIGER BLUTANDRANG ZUM KOPF, MIT PULSIEREN DER HALSSCHLAGADERN, ZWINGT IHN,

DIE KRAWATTE ZU LOCKERN (G.).

Migräne, ein bohrender Schmerz, erleichtert durch festes Binden des Kopfes - sogar Besserung durch das Tragen eines engen Hutes; schlimmer über der linken Stirnseite; manchmal wie riesiggroß, mit einem Gefühl, als würden die Schädelknochen auseinandergehen (D.).

Herzklopfen, mit Übelkeit und Ohnmachtsgefühl (Dig., Lob., Verat.) (G.).

Heftige Gastralgien; die Schmerzen strahlen vom Magen nach allen Richtungen aus *(Dios.)*; Besserung durch harten Druck und beim Zusammenkrümmen *(Bell., Coloc., Mag-P.)*; die Schmerzen werden oft nach und nach stärker und wieder langsam schwächer, wie bei *Stannum*; Besserung durch Erbrechen eiweißartigen Schleims (D.).

GEFÜHL EINES SPLITTERS IM SCHLUND, BEIM SCHLUCKEN *(Bell., Hep., Nit-Ac., Sil.)* (G.).

Blähungen drücken nach oben und verursachen Atemnot (Lyc.) (D.).

Verlangen nach frischer Luft (Apis, Phos., Sulph.) (N.).

Zahnfleisch empfindlich, blutet leicht (Hep., Kreos., Merc., Nat-M., Sulph.) (Br.).

Abmagerung, mit jedem Jahr fortschreitend; am ausgeprägtesten in den unteren Extremitäten (Amm-M.); Marasmus (A.).

Ohnmachts- und Übelkeitsgefühl nachmittags, mit Herzklopfen (R.).

Aufstoßen des Genossenen *(Chin., Ferr., Ferr-P., Phos., Phos-Ac., Puls.)* (Br.).

STARKES VERLANGEN NACH ZUCKER; DAS KIND

ISST ZUCKER GERN, ABER DANACH LEIDET ES UNTER DIARRHÖE (Verlangen nach Salz oder Rauchfleisch - *Calc-P.*) (A.).

Übelkeit, Würgen und Erbrechen eiweißartigen Schleims (Br.).

VERDAUUNGSSTÖRUNG MIT STARKER FLATULENZ; AUFSTOSSEN NACH JEDER MAHLZEIT; MAGEN, ALS WÜRDE ER DURCH DIE AUFBLÄHUNG PLATZEN; AUFSTOSSEN SCHWIERIG; ZULETZT KOMMT DIE LUFT MIT GROSSER HEFTIGKEIT HERAUF (A.).

Magenschleimhautentzündung bei Trinkern (Carb-V., Nux-V., Puls., Sep., Sulph-Ac.) (Br.).

Geschwürsbildung im Magen, mit ausstrahlenden Schmerzen *(Dios.)* (Br.).

Diarrhöe: grüner Schleim, wie Flocken von gehacktem Spinat; wird grün auf dem Windeltuch; nach dem Trinken; nach dem Essen von Bonbons oder Zucker; Massen von Schleim, fetzig, streifig oder in Klumpen; mit lauten Windabgängen (Aloe, Calc-P., Nat-S., Podo.) (A.).

Erbrechen und Diarrhöe, mit heftigen kolikartigen Schmerzen *(Coloc., Nux-V., Verat.)*.

Blutige Stühle *(Acon., Canth., Merc-C., Nux-V., Sulph.)*.

Stühle gehen gewaltsam ab, explosiv *(Crot-T., Gamb., Nat-S.)* (G.).

Fortgeschrittene Dysenterie, mit Verdacht auf Geschwürsbildung (C.).

Jucken im After *(Aesc., Aloe, Calc., Cina, Merc., Nat-P., Sulph.)* (C.).

Reichlicher, flüssiger Stuhl (Podo., Verat.) (C.).

Choreatische, konvulsive Bewegungen aller Glieder (C.).

Epilepsie und epiletiforme Konvulsionen (C.).

VERSCHLIMMERUNG: Nach dem Essen von Bonbons oder Zucker; durch Trinken; nach dem Genuß von Eis; von kaltem Essen; von ungewöhnlicher, geistiger Anstrengung; und von Gemütsbewegungen.

BESSERUNG: In frischer Luft; von kalten Umschlägen; von kaltem Baden; von Druck oder festen Binden.

VERWANDTE MITTEL: *Nat-M.*, für die Folgen vom Ausbrennen mit Höllenstein.

Coffea vermehrt den nervösen Kopfschmerz.

Ähnlich: Aur., Cupr., Dios., Lach., Lyc., Nat-M., Nit-Ac., Sep. und *Sulph.*

Lyc. folgt gut bei Verdauungsstörungen mit Flatulenz.

ARNICA MONTANA

GEBRÄUCHLICHE BEZEICHNUNG:
WOHLVERLEIH, FALLKRAUT

Überempfindlichkeit des ganzen Körpers (Coff., Kali-C., Nux-V.).

WUNDHEITS-, LÄHMUNGS- UND ZERSCHLAGENHEITSGEFÜHL DURCH DEN GANZEN KÖRPER, WIE GESCHLAGEN *(Bapt., Eup-P., Ham., Pyrog.)* (A.).

Prickeln von außen nach innen.

Lautes blasendes Ein- und Ausatmen (C.).

Reißen und Ziehen in den äußeren Teilen.

Prickeln in den äußeren Teilen (Acon., Arg-N., Nux-V., Puls., Zinc.).

Schmerz, wie zerschlagen oder gequetscht, in den äußeren Teilen.

Schmerz, als wären die Gelenke und äußeren Teile verrenkt.

Brauner Streifen längs der Mitte der Zunge (C.).

Drücken in den inneren Teilen.

Unwillkürlicher Stuhl- und Urinabgang; braune oder weiße Diarrhöe, mit Ausdehnung des Bauches vor dem Stuhlgang und Knurren im Bauch während des Stuhlgangs (C.).

Gicht, fürchtet sich davor, von Personen, die in der Nähe sind, angestoßen zu werden. (Hr.).

HARNVERHALTUNG, WÄHREND DYSENTERIE *(Merc.)* (A.).

Zucken der Muskeln (Hyos., Lach., Mygale, Tarant-C.).

TRAUMATISCHE BESCHWERDEN DER MUSKELN (A.).

Muskelschmerz der Zwischenrippenmuskeln nach großer Anstrengung mit einem Gefühl, als wären die Rippen gequetscht; kurzer Atem; Schmerz in der Brust, mit Angstgefühlen (Ra.).

Wallungen, mit Brennen im Körperoberteil, aber Kältegefühl des unteren Teiles.

Neigung zu kleinen Furunkeln; Hautblutungen an verschiedenen Körperteilen (Hr.).

Dysenterie mit Harnverhaltung; erfolgloses Drängen; lange Pausen zwischen den Stuhlgängen (A.).

FOLGEN VON MECHANISCHEN VERLETZUNGEN

(FALL, STOSS UND QUETSCHUNGEN).

Bei allen akuten Krankheiten, bedingt durch mechanische Verletzungen, sollte *Arnica* gründlich studiert werden (Bt.).

MECHANISCHE VERLETZUNGEN, BESONDERS GEHIRN UND RÜCKENMARK-ERSCHÜTTERUNGEN MIT STUPOR; UNWILLKÜRLICHER STUHL UND URIN (A.).

Bluten äußerer und innerer Teile (Bluterbrechen).

Nützlich nach Verletzungen durch stumpfe Gegenstände (Symph.) (A.).

Petechien (Bapt., Ham., Sulph-Ac.).

KOMPLIZIERTE BRÜCHE, MIT ÜBERMÄSSIGER EITERUNG *(Calend.)* (A.).

Traumatische Augenentzündung (Bt.).

Traumatische Verletzungen der Hoden (Con.). (Bt.).

Bluthusten, von mechanischen Verletzungen (Mill., Ruta) (Bt.).

Heiserkeit, verursacht durch Überanstrengung der Stimme, bei Menschen, die ständig sprechen oder singen (K.).

Bindehaut- oder Netzhautentzündung, mit Bluterguß durch Verletzungen oder Husten *(Led., Nux-V.)* (A.).

Gehirn- oder Rückenmarkerschütterungen (D.).

Plötzliches, heftiges Rucken der Muskeln nach Überanstrengungen (D.).

ALLES, WORAUF ER LIEGT, SCHEINT IHM ZU HART; KLAGT DIE GANZE ZEIT DARÜBER UND BEWEGT SICH STÄNDIG HIN UND HER, EINEN WEICHEREN PLATZ SUCHEND (A.).

BEWUSSTLOSIGKEIT; WENN MAN IHN ANSPRICHT, ANTWORTET ER RICHTIG, ABER BEWUSSTLOSIGKEIT

UND DELIRIUM KEHREN DANACH SOFORT WIEDER ZURÜCK. (A.).

Reizbar und zornig, will allein gelassen werden (C.).

Mürrische, störrische Laune (B.).

Körperliche Unruhe, aber geistige Erschöpfung oder Gleichgültigkeit; sagt, er habe keine Beschwerden (Op.) (B.).

SAGT, ES GEHE IHM GUT, OBWOHL ER SEHR KRANK IST *(Apis, Ars., Cinnb., Hyos., Kreos., Merc., Puls.)* (K.).

ER FÜRCHTET SICH DAVOR, GESTOSSEN ZU WERDEN ODER DASS MAN SICH IHM NÄHERT *(Ambr., Bell., Ign., Kali-C., Lach., Stram., Thuj.)* (B.).

Antwortet langsam, mit Mühe (B.).

Sopor; schläft ein während seiner Antwort (B.).

Aufstoßen, wie von faulen Eiern (Bt.).

Gefühl der Übelkeit wegen Übersättigung, nach dem Essen (G.).

Erbrechen von dunklem, koaguliertem Blut (Hm.).

Gicht, mit außerordentlicher lokaler Empfindlichkeit *(Colch.)* (D.).

Kann nicht aufrecht gehen wegen des Wundheits- und Zerschlagenheitsgefühles in der Gebärmutter (Hr.).

Abortus infolge einer mechanischen Verletzung (Bt.).

Lähmung (der linken Seite); Puls voll, stark; Schnarchen, Seufzen, Murmeln (A.).

Der Patient hat das Gefühl, als wäre er verprügelt worden (D.).

Rheumatismus als Folge von Feuchtigkeit, Kälte im Zusammenhang mit Muskelüberanstrengung; die Teile sind wie wund und gequetscht (D.).

Nach den Wehen: Harnverhaltung oder Inkontinenz *(Op.)* (A.).

DURST WÄHREND DES FROSTES *(Apis, Caps., Cina, Eup-P., Ign., Nat-M., Nux-V., Pyrog., Sep., Sil., Tub., Verat.)* (B.).

Heißer Kopf, mit kühlem Körper (Bell.) (B.).

Typhus, bei größter Gleichgültigkeit; fauliger Geruch des Atems; und rote Flecken am Körper wie blutunterlaufene Stellen (Hr.).

Beschwerden von geistigen Getränken, oder von Holzkohlengasen (A.).

Kann vorbeugend bei Pyämie verwendet werden (F.).

Es hilft, das Zerschlagenheitsgefühl nach der Geburt zu erleichtern und unterstützt die richtige Kontraktion der Gebärmutter und die Austreibung der Coagula der Schleimhäute, die zurückgeblieben sein könnten (F.).

Keuchhusten: heftiger, kitzelnder Husten, scheint dann ausgelöst zu werden, wenn das Kind zornig wird (Ant-T., Bry., Cham., Nux-V., Staph., Verat.) Das Kind kann nicht Atem holen, wenn es weint. Vor einem Anfall fängt es an zu weinen. Warum? Weil Lungen und Luftröhre wund sind. Der kleine Leidende weiß, was bald kommt und fürchtet sich davor. (F.).

Bandartige Stühle, von einer vergrößerten Vorsteherdrüse oder einer Retroversio uteri herrührend (A.).

VERSCHLIMMERUNG: abends und die Nacht hindurch; von Berührung; von Bewegung; von Lärm, in der Ruhe; beim Hinlegen; durch Wein.

BESSERUNG: Durch Bewegung.

VERWANDTE MITTEL: *Komplementär: Acon., Bry., Hyper., Nux-V.,* und *Rhus-T.*

Ähnlich: Bapt., Bell., Bry., Chin., Eup-P., Ham., Kali-P., Phyt., Pyrog., Rhus-T., Ruta, Staph., und *Sulph-Ac.*

Folgt gut nach: *Acon., Apis, Ham., Ipec.,* und *Verat.*; nach ihm gibt man *Sulph-Ac.*

ARSENICUM ALBUM

GEBRÄUCHLICHE BEZEICHNUNG: ARSENESSIGSÄUREHYDRAT

DIE SYMPTOME ALLGEMEIN SCHLIMMER VON 1-2 UHR NACHMITTAGS ODER 12-2 UHR MORGENS (A.).

Besserung aller Beschwerden durch Wärme, außer Kopfschmerzen, die zeitweilig durch kalte Waschungen gebessert werden *(Nux-V., Spig.)*; brennender Schmerz durch Wärme besser (A.).

ANGSTGEFÜHLE UND RUHELOSIGKEIT SIND SEHR STARK AUSGEPRÄGT

DELIRIUM TREMENS *(Bell., Hyos., Stram.)* (Br.).

ANGST,SCHRECK UND KUMMER AUSGEPRÄGTER ALS BEI JEDEM ANDEREN BEKANNTEN HEILMITTEL.

TODESFURCHT UND TROTZDEM NEIGUNG ZUM SELBSTMORD *(Aur., Hep., Nit-Ac., Nux-V.)* (R.).

Verzweiflung; treibt ihn - nach Erleichterung suchend - von Ort zu Ort; weint (R.).

Er fürchtet sich, allein gelassen zu werden (Kali-C., Phos.) (N.).

Hört Stimmen und sieht Tiere nach Alkoholgenuß (N.).

Sehr große Qual und Ruhelosigkeit; kann nirgends Ruhe finden, verändert ständig den Platz; will aus einem Bett in das andere (N.).

Geiz, Habsucht (Bry., Calc., Calc-F., Cina, Coloc., Lyc., Meli., Nat-C., Puls., Sep.).

Täuschungen des Geruchs- und Gesichtssinnes (Br.).

Denkt, es sei zwecklos Arznei zu nehmen, er sei unheilbar und werde bestimmt sterben (A.).

Brennende marternde Schmerzen (Apis, Anthr., Canth., Phos., Sec., Sulph.).

Die Absonderungen sind gewöhnlich dünn, scharf, und übelriechend *(Kreos., Merc-C., Nit-Ac.)* (R.).

Bluthamen (Canth., Colch., Ham., Phos., Tereb.) (C.).

Eiweißausscheidung (Apis, Canth., Colch., Phos.) (C.).

Reißende Schmerzen in den Gliedern, schlimmer nachts und in der Ruhe, nach vorhergehender großer Anstrengung, Besserung nur durch Herumgehen und äußere Hitze.

Gesicht totenblaß; blaß gelb, kachektisches Aussehen; geschwollen, mit kaltem Schweiß bedeckt; hippokratisch (N.).

HOCHGRADIGE ERSCHÖPFUNG NACH DER GERINGSTEN ANSTRENGUNG (A.).

HÄUFIGE BEWUSSTLOSIGKEITSANFÄLLE *(Bapt., Hyos., Ign., Merc-Cy., Nat-M., Phos.).*

Periodische Schmerzen, mit Kälte, Frost, Schwäche und ängstlicher Verzweiflung.

Plötzliche, schnell zunehmende Schwäche ist charakteristisch für die Wirkung dieser Droge.

WÄSSRIGER FLIESSCHNUPFEN; DIE ABSONDERUNG VERURSACHT BRENNEN; ODER WEHTUN DER NASENLÖCHER, WIE WUND *(All-C., Arum-T., Merc-C., Nat-M.)* (N.).

Gefühl von Verstopfung der Nase (Lyc., Nux-V., Puls., Stict.) (Br.).

Gedunsenheit oder Abmagerung (Nat-M., Phos., Sulph.).

Bindehäute entzündet; außerordentliche Röte und Trokkenheit der inneren Lidfläche; sie reibt schmerzhaft gegen die Augäpfel (Bor., Graph., Nat-M., Sep., Sulph.); brennende Schmerzen (N.).

Augenlid geschwollen und ödematös, fest geschlossen; es sieht aufgebläht aus (N.).

TRÄNENFLUSS BRENNT UND MACHT DIE HAUT DER WANGEN WUND (N.).

Zucken einzelner Körperteile, beim Einschlafen.

Zähneknirschen im Schlaf *(Bell., Bry., Calc., Cann-I., Cina, Hyos., Kali-P., Merc., Nat-P., Podo., Sant., Stram., Tub., Verat., Zinc.)* (C.).

WASSER SCHMECKT BITTER *(Calc-P., Chin-A.)* (K.).

Heftiges Brennen auf der Zunge (C.).

ERBRECHEN DER NAHRUNG ODER DER GETRÄNKE ODER BEIDES ZUSAMMEN MIT EINER SCHWARZEN MASSE.

Gefühl, als wäre die Nahrung in der Speiseröhre steckengeblieben *(Bar-C., Calc., Caust., Chin., Dig., Gels., Kali-C., Puls.)* (K.).

GURGELN IN DER SPEISERÖHRE BEIM TRINKEN *(Cina, Cupr., Hell., Hydr-Ac., Laur.)* (K.).

WÄSSERIGE UND ÜBELRIECHENDE DIARRHÖE *(Aloe, Bry., Chin., Kali-P., Podo., Sec., Sulph.).*

Hämorrhoiden, mit starkem Brennen, durch Wärme gebessert (durch kaltes Wasser besser - Aloe) (R.).

Bildung von fressenden, sich ständig ausdehnenden Geschwüren (Bt.).

GESCHWÜRE, SCHWARZ WERDEND, BRENNEND, MIT ERHÖHTEN RÄNDERN *(Anthr.).*

GANGRÄN *(Canth., Carb-Ac., Kali-P., Lach., Phos., Plb., Rhus-T., Sec., Sil.).*

Brandwunden (Canth., Sulph.).

Nesselausschlag oder Urticaria, verursacht vom Essen von Schaltieren. Pusteln mit Brennen, Jucken und Unruhe (L.).

Böse Folgen, wie z.B. Krupp, vom Zurückschlagen des Nessel- oder Hautausschlages (L.).

Aussatz: gelbe oder weiße Flecken; knotige Anschwellung der Nase; brennende Geschwüre an den Fingerspitzen, an den Zehen, Fußsohlen, Nabel und Wangen, erhöhte Knoten; Überempfindlichkeit der Partien wechselt mit Empfindungslosigkeit ab *(Alum., Anac., Hydrocot., Lach., Phos.)* (L.).

Kleieartige, trockene, schuppige Ausschläge, mit Jucken und Brennen; letzteres durch Kratzen verschlimmert; kratzt sich blutig (Hr.).

Haut: trocken und schuppig; kalt, blau und runzelig; mit kaltem, klebrigem Schweiß; wie Pergament; weiß und teigartig; schwarze Blasen und brennender Schmerz (A.).

Folgen von verdorbener Nahrung oder von tierischen Substanzen, sei es durch Impfung, Einatmen oder durch Verzehren (A.).

Allgemeine Anasarka, mit einer weißen, wächsernen Blässe des Gesichts und großer Entkräftung (Bt.).

Diarrhöe jedesmal nach Essen oder Trinken *(Aloe, Crot-T., Nat-M.)* (G.).

Diarrhöe von leichenähnlichem Geruch, der die Luft des ganzen Zimmers verpestet (Ra.).

Großer Durst auf kaltes Wasser (Bry., Nat-M., Phos., Sec., Sulph.) (A.).

Trinkt oft, aber wenig auf einmal (A.).

ASTHMA, MIT ZUSAMMENSCHNÜREN DER BRUST, QUALVOLL, VERSCHLIMMERT DURCH BEWEGUNG; SCHLIMMER ABENDS *(Phos.)* (Bt.).

KANN SICH NICHT HINLEGEN VOR ERSTICKUNGSANGST; ATEMNOT HÖCHSTEN GRADES (G.).

GROSSE SCHWÄCHE NACH DEM STUHLGANG *(Aloe, Phos., Verat.)* (Hm.).

Intensives, brennendes Gefühl im Bauch, wie von glühenden Kohlen (Carb-V.) (Bt.).

Gefühl, als wäre ein Stein im Magen (Bry., Nux-V., Puls.) (Bt.).

Heftiges Erbrechen der Nahrung, seröser Flüssigkeiten mit Flocken, auch brauner oder schwarzer Substanzen, mit stark brennenden Schmerzen im Magen und wässeriger Diarrhöe, begleitet von Krämpfen der Bauchmuskulatur und der Extremitäten (Ra.).

Magenstörung nach dem Genuß von Eis oder Obst *(Ipec., Phos.)* (Hr.).

Der Magen kann kaltes Wasser nicht behalten; wird verlangt, aber kann nicht getrunken werden (Ra.).

Verlangen nach scharfen Sachen, Saurem, sauren Früchten, Milch und Kaffee (K.).

BESCHWERDEN JÄHRLICH WIEDERKEHREND *(Carb-V., Lach., Sulph., Thuj.)* (A.).

Harnverhaltung nach der Entbindung *(Arn., Caust., Hyos., Op., Sec.)* (K.).

Cholera Asiatica; heftiges Erbrechen und Abführen, sehr großer Durst; die Körperoberfläche ist eiskalt, aber der Patient fühlt sich, als ob er innerlich verbrennt (F.).

An *Arsenicum* sollte man denken bei Folgen von Tabakkauen, Alkoholmißbrauch, Baden im Meer, Wurstvergiftung, Sektionsverletzungen, Milzbrand und Stichen giftiger Insekten.

VERSCHLIMMERUNG: Periodisch nachts; nach Mitternacht (von 1 bis 2 Uhr morgens); beim Betreten eines kalten Ortes; von kaltem Essen oder Trinken; von schnellem Gehen; von Milchgenuß; durch Kälte; beim Liegen auf der befallenen Seite, mit niedrig gelagertem Kopf.

BESSERUNG: Durch äußere Hitze; beim Herumgehen; durch Wärme; von heißen Getränken; und von heißem Essen.

VERWANDTE MITTEL: KOMPLEMENTÄR: *All-S., Anthr., Carb-V., Phos., Pyrog., Rhus-T., Sec.* und *Thuj.*

Antidote: Camph., Carb-V., Chin., Chin-S., Ferr., Hep., Jod., Ipec., Lach., Nux-V., Samb., Tab. und *Verat.*

Arsenicum antidotiert: Carb-V., Chin., Ferr., Graph., Jod., Ipec., Lach., Merc., Nux-V., und *Verat.* Auch bei Bleivergiftung und Folgen von Alkohol.

ARSENICUM METALLICUM

GEBRÄUCHLICHE BEZEICHNUNG: ARSENIK

Bringt latente Syphilis zum Ausbruch *(Syph.)* (Br.).

Periodizität sehr ausgeprägt *(Alum., Arg-M., Ars., Cedr., Chin., Chin-A., Chin-S., Ipec., Nat-M., Nit-Ac., Sep., Sil., Sulph.)* (Br.).

Symptome kehren alle zwei oder drei Wochen wieder (Br.).

Niedergeschlagenheit und Gedächtnisschwäche (Kali-P.).

Will alleingelasen werden - Patientin wird von Visionen heimgesucht, die sie zum Weinen bringen.

Völlegefühl im Kopf, als wäre der Kopf zu groß

Kopfschmerzen auf der linken Seite bis zu den Augen und in den Ohren.

Kopfschmerzen, schlimmer beim Bücken und beim Hinlegen.

Ödematöse Schwellung der Stirn und des Gesichts mit Jucken, das nur durch Kneifen gebessert wird.

Das Gesicht ist rot, juckt, brennt und ist geschwollen (Apis, Bell., Stram.).

Augen geschwollen und wässerig (bei Schnupfen)

Augen brennen bei Schnupfen.

Die Augen sind schwach — Tages- und Gaslicht sind sehr unangenehm.

Mund wund und geschwürig. *(Aur., Kali-B., Lach., Lyc., Merc., Nit-Ac., Sil.)* (Br.).

Weiß belegte Zunge mit sichtbaren Zahnabdrücken (Chel., Merc., Podo., Rhus-T., Sep., Stram.) (Br.).

Diarrhöe: brennende, wässerige Stühle, welche die Schmerzen bessern (Gamb.) (Bt.).

VERSCHLIMMERUNG: Vom Bücken; beim Hinlegen; von Licht.

BESSERUNG: In der Dunkelheit; vom Kneifen; beim Aufsitzen.

VERWANDTE MITTEL: Ähnlich: *Anac., Ign., Gels., Phos.,* und *Sulph.*

ARUM TRIPHYLLUM

GEBRÄUCHLICHE BEZEICHNUNG:
ARISOEMA TRIPHYLLUM

Schnupfen: scharf, fließend; Nasenlöcher wund (Ars., Nat-m., Nit-Ac., Rhus-T.).

SCHNUPFEN, BESONDERS DES LINKEN NASENLOCHES *(All-C., Jug-C., Mang.)* (K.).

Schnupfen, besonders nachmittags *(Calc-P., Kali-C., Mag-S., Plb., Sulph;* besonders am Abend *-All-C.)* (K.).

SCHNUPFEN, BEI DIPHTHERIE *(Amm-C., Ars., Carb-Ac.,*
Kali-B., Merc-C., Merc-Cy., Mur-Ac., Nit-Ac.) (K.).

Die Nase ist verstopft, trotz wässeriger Absonderung *(Amm-C., Ars., Samb., Sinap.)* (A.).

Niesen, schlimmer nachts (A.).

WUNDMACHENDER NASENAUSFLUSS; DIE NASE IST SEHR EMPFINDLICH UND WUND (D.).

BESTÄNDIGES NASENBOHREN, BIS ES BLUTET *(Cina, Con., Lach.)* (Bl.).

Bohren mit dem Finger an den Seiten der Nase *(Aur., Cina, Phos., Phos-Ac., Stict., Verat., Zinc.)* (A.)

Heiserkeit und Rauheit des Kehlkopfes (Caust., Phos.); verliert die Kontrolle über die Stimme (Amm-Caust.); die Stimme ändert sich plötzlich; trockener Husten; der Patient krümmt sich zusammen, weil es so weh tut (D.).

Ein hervorragendes Heilmittel für Halsschmerzen bei Geistlichen.

Beim Atmen muß der Mund offen sein *(Ant-T., Hyos., Lach., Lyc., Op., Sulph.)* (Bl.)

Halsweh bei öffentlichen Rednern *(Arg-N.)* (Bl.)

ZUPFT AN DEN LIPPEN BIS SIE BLUTEN *(Bry., Cina, Con., Hell., Nit-Ac., Nux-V., Phos-Ac., Rheum., Zinc.)* (A.).

MUNDWINKEL: WUND, RISSIG UND BLUTEND (A.).

Diphtherie: Mund und Rachen mit einem Belag bedeckt. Geschwüre sind an verschiedenen Stellen sichtbar. Die Absonderungen sind ätzend und wundmachend. Die Halsdrüsen sind geschwollen und schmerzhaft (Bl.)

Übermäßiger Speichelfluß; scharfer Speichel.

Hals wund; Gefühl wie wundgescheuert; kann nicht schlucken.

Hat Stomatitis mit exzessivem Speichelfluß und brennendem Schmerz gebessert. Die Schleimhautoberflächen sind roh und wund; die Zunge ist rot wie rote Bete, mit erhabene Papillen (Bl.).

Schwellung der Unterkieferdrüsen. Die Mundwinkel, Mundhöhle und sogar der Schlund werden roh und wund und blutend; sogar so wund, daß der Patient alles Essen und Trinken zurückweist, weil er durch Kauen und Schlucken so leidet (G.)

Übler Mundgeruch (Ars., Aur., Bapt., Carb-V., Kali-P.,

Lach., Mur-Ac., Nit-Ac.) (G.)

AUSFLUSS EINER BRENNENDEN, JAUCHIGEN FLÜSSIGKEIT AUS DER NASE, DIE NASENLÖCHER UND DIE OBERLIPPE WUNDMACHEND.

Ansammlung von Schleim in der Luftröhre *(Calc., Ipec., Kali-B., Lyc., Nat-S.,)*

Nach einem lang dauernden Hustenanfall wirft er einen mit gelben Fäden durchzogenen Schleim aus (Dg.).

HAUTAUSSCHLAG, SCHARLACH ÄHNLICH; ABSCHUPPUNG DER HAUT HINTERHER.

Beißt die Fingernägel bis die Finger bluten (A.).

Die Patienten zupfen und bohren an den rohen blutenden Flächen, obwohl das sehr schmerzhaft ist; Schreien vor Schmerz, aber sie bohren trotzdem weiter (bei Diphtherie, Scharlach oder Typhoid) (A.).

Außerordentlich verdrießlich und eigensinnig (B.).

Mund brennt und ist so wund, daß sie sich zu trinken weigern und jammern, sobald etwas angeboten wird (N).

Chronische Heiserkeit, vom Sprechen oder Singen (Halsweh bei Geistlichen, akute Fälle - *Ferr-P., Rhus-T.) (Arg-M.)* (N.).

Urin spärlich oder unterdrückt, bei Scharlach (C.).

VERSCHLIMMERUNG: durch Nord-West-Wind; beim Hinlegen; während der Nacht; vom Reden, Sprechen oder Singen, und nachmittags.

BESSERUNG: Durch Wärme

VERWANDTE MITTEL: Nützlich nach *Hep.* und *Nit-Ac.* bei trockenen, heiserem, croupartigem Husten; nach *Caust.* und *Hep.* bei Heiserkeit morgens und Schwerhörigkeit, und bei Scharlach.

Ähnlich: *Ailan., All-C., Amm-C., Ars., Bor., Cina, Merc-C., Nit-Ac.,* und *Sulph.*

ANTIDOTE: Buttermilch; auch *Acet-Ac.* und *Puls.*

ASA FOETIDA

GEBRÄUCHLICHE BEZEICHNUNG: STINK-ASAND

Hysterische Anfälle *(Ign., Nux-M., Sep.)*

Hysterie, wenn die Halssymptome vorherrschen, mit aller Art von Krämpfen und nervöser Reizbarkeit, wie z.B. Ausbrüche großer Freude mit Lachanfällen, oder ängstlicher Traurigkeit; beständige Änderung der Lage; Hitzeüberlaufen im Gesicht, etc. (Bt.).

Leukorrhöe: reichlich, grünlich, dünn und übelriechend (G.).

Menses spärlich und zu früh (G.).

Hysterische Krämpfe, mit viel Beschwerden um die Speiseröhre (G.).

DRUCKGEFÜHL, ALS STEIGE EIN FREMDKÖRPER ODER EINE KUGEL IN DER SPEISERÖHRE HOCH, WAS HÄUFIGES SCHLUCKEN ZUR FOLGE HAT (G.).

Karies der Nasenknochen (Ars., Aur., Calc-F., Hep., Merc., Nit-Ac., Sil.) (Br.).

UNERTRÄGLICHE WUNDHEIT UM DIE GESCHWÜRE *(Hep.)* (F.).

Bläuliche Geschwüre mit erhöhten Rändern (Lach.) (B.).

SYPHILITISCHE STINKNASE *(Aur-M., Calc., Hep., Kali-B., Kali-I., Merc., Puls., Sep., Sil),* MIT SEHR ÜBEL-

RIECHENDEM, EITRIGEM AUSFLUSS (Br.).

Benutzt als Mittel zur Steigerung der Milchabsonderung, bei sensiblen, hysterischen Frauen (Bl.).

Eitriger, stinkender Ausfluß aus den Ohren *(Calc., Calc-S., Hep., Merc., Sil.)* (G.).

Manchmal indiziert bei Regenbogenhautentzündung nach Merkurialismus; außerordentliche Empfindlichkeit der Knochen um die Augen (F.).

AUFSTOSSEN VON LUFT: GERUCH WIE VON KNOBLAUCH ODER STUHL (Bt.).

Pulsieren in der Herzgrube *(Acon., Ant-T., Calc., Chin., Cic., Ferr., Glon., Kali-C., Nux-V., Phos., Puls., Sep., Sil.)* (Bt.).

Schmerzhafte Entzündung der Knochen (Aur., Hep., Nit-Ac.)

Karies, mit dünnem übelriechendem Eiter (Schienbein).

Schwellung der Drüsen *(Calc., Merc-I., Tub.).*

Schüttelfrostgefühl.

Fettiger Geschmack im Mund *(Puls.)* (D.).

Körper schwer und aufgetrieben.

Veitstanz *(Agar., Ign., Nux-V., Sep.)*

Dunkelrote und heiße Schwellungen.

Schmerzen auf der Innenseite der Gelenke der Extremitäten.

ZUCKEN UND RUCKEN IN DEN MUSKELN *(Bell., Hyos., Ign., Lach., Nux-V., Stram.).*

Prickelnde, stechende und schießende Schmerzen, periodisch von innen nach außen; Besserung oder Änderung durch Berührung.

SYPHILITISCHE REGENBOGENHAUTENTZÜNDUNG

(Merc-C., Nit-Ac., Sil.) (Br.).

Gefühl, als ginge die Peristaltik von unten nach oben (G.).

Schwäche- und Leergefühl im Magen um 11.00 Uhr vormittags *(Sulph.)* (F.).

Besonders passend für syphilistische Kranke, welche viel Merkur genommen haben, oder für nervöse, hysterische Personen (C.).

Außerordentliche Empfindlichkeit um den erkrankten Knochen herum (F.).

Schmerzhaftigkeit der Knochenhaut, begleitet von großer Empfindlichkeit; Vergrößerung der Knochen (G.).

Nervöses Herzklopfen *(Cocc.)*, wie ein Zittern beim Sitzen, mit kleinem, schnellen, unregelmäßigem Puls (C.).

Krampfhaftes Zusammenschnüren der Brust, als könnten die Lungen sich nicht ganz ausdehnen (Crot-T., Ign., Laur., Phos.) (C.).

Hysterie von plötzlich unterdrückten Absonderungen.

Ein Gefühl von Platzen in Richtung aufwärts; als würde alles vom Bauch zum Mund herauskommen (Arg-N.) (F.).

Brennen im Magen und in der Speiseröhre (Carb-V., Iris-V., Sulph.) (D.).

VERSCHLIMMERUNG: Beim Sitzen; nachts; in der Ruhe; von warmen Umschlägen; und vom Versorgen einer Wunde.

BESSERUNG: In frischer Luft; von Bewegung und durch Druck.

VERWANDTE MITTEL: *Ähnlich wie: Aur., Chin., Merc., Mosch., Nit-Ac.,* und *Sil.*

Antidote: Chin., Merc.

ASARUM EUROPAEUM
GEBRÄUCHLICHE BEZEICHNUNG:
GEMEINER HASELWURZ.

Überempfindlichkeit der Sinne *(Bell., Coff., Nux-V., Op., Phos.)* (Bl.).

ÜBEREMPFINDLICHKEIT DER NERVEN; DAS KRATZEN AUF LEINEN ODER SEIDE IST UNERTRÄGLICH *(Ferr., Tarant-C.)*.

Kaltes „Frösteln" von jeder Gemütsbewegung (A.).

Nervöse Reizbarkeit und exaltiertes Verhalten. Asthmatisches Atmen, schlimmer durch Gerüche oder von der Kälte (B.).

Gefühl von Straffheit in den Gliedern; wenn sie geht, hat sie das Gefühl, durch die Luft zu schweben.

Beim Lesen das Gefühl in den Augen, als würden sie auseinander oder nach außen gedrückt; besser nach Baden der Augen mit kaltem Wasser (A.).

Große Schwäche und beständiges Gähnen (A.).

Erbrechen mit heftigem Würgen und Angstgefühlen (Ars., Cupr., Ipec., Tab.)

Nützlich bei Magenstörungen, wie bei Colitis Mucosa, wenn der Patient ein lebhaftes Verlangen nach alkoholischen Reizmitteln hat. Appetitlosigkeit mit Aufstoßen und Erbrechen, wobei die Stühle aus unverdautem Essen und Schleimfäden bestehen (Bl.).

Aufstoßen putrid oder sauer, macht ihn nervös.

„Schreckliches Gefühl" von Drücken, Wühlen im Magen morgens beim Gehen (nach einer Ausschweifung) (A.).

Menses: zu früh; lange dauernd; schwarz; mit heftigen Schmerzen im Kreuz (Br.).

Klebrige, gelbe Leukorrhöe *(Hydr.)* (Br.).

Rauchen schmeckt bitter (G.).

Unüberwindliches Verlangen nach Alkohol; in Rußland ein beliebtes Heilmittel für Trinker (A.).

Frösteln; einzelne Teile werden kalt. Schwitzt leicht (Br.).

Aftervorfall während Stuhlgang *(Podo.)*.

Gallertartiger oder fetziger, schleimiger Stuhl (B.).

Kalte Luft oder kaltes Wasser für die Augen sehr angenehm; Sonnenschein, Licht und Wind unerträglich (A.).

VERSCHLIMMERUNG: Abends; bei kaltem und trockenem Wetter; von durchdringenden Geräuschen.

BESSERUNG: Durch Waschen des Gesichts mit kaltem Wasser; bei Naßwerden der befallenen Teile; und bei feuchtem, nassem Wetter

VERWANDTE MITTEL: *Ähnlich: Caust. in den Modalitäten* und *Aloe, Arg-N., Graph., Kali-B., Merc., Podo., Puls* und *Sulph-Ac.* bei strähnigen. fetzigen Stühlen.

ASTERIAS RUBENS

GEBRÄUCHLICHE BEZEICHNUNG: ROTER SEESTERN

Leicht erregt durch jede Gemütsbewegung, besonders durch Widerspruch. *(Anac., Bell., Con., Nux-V., Sulph.)* (A.).

Weint beim geringsten Anlaß (Ign., Puls., Nat-M., Sep.) (B.).

Reizbares Temperament *(Nux-V.)* (A.).

Gang unsicher; die Muskeln gehorchen dem Willen nicht *(Alum., Arg-N., Gels.)*.

Überwiegend hysterische und neuralgische Symptome (C.).

Sexuelle Übererregbarkeit (Aur., Hyos., Phos., Pic-Ac., Sulph., Zinc.) (B.).

Sexualtrieb gesteigert bei Frauen (Canth., Con., Fluor-Ac., Hyos., Lach., Murx., Nux-V., Orig., Phos., Plat., Puls., Verat.) (A.).

BLUTDRANG ZUM GEHIRN (A.).

BLUTDRANG IN DEN KOPF; GEFÜHL WIE VON HEISSER LUFT UMGEBEN (B.).

SCHLAGANFALL: GESICHT ROT; PULS HART; VOLL; SCHNELL *(Acon., Bell., Gels., Glon., Nat-M., Op., Verat-V.)* (A.).

Stühle bestehen aus braunen Wassergüssen (B.).

Diarrhöe: Stühle schießen heraus *(Crot-T., Grat., Gum., Jatr., Podo., Thuj.)* (A.).

Verstopfung: hartnäckig; erfolgloser Stuhldrang; Stühle aus harten Bällchen, wie Oliven (A.).

Pulsieren im Kopf, Uterus, Brust etc. (B.).

Epilepsie: Zucken am ganzen Körper 4 oder 5 Tage vor dem Anfall (A.).

Rotes Gesicht (Amyl.-N., Bell., Ferr., Meli., Sang., Stram., Verat-V.).

BRUSTKREBS: SCHARFER LANZINIERENDER SCHMERZ; ZIEHENDER SCHMERZ IN DER BRUST; GESCHWOLLEN; AUFGETRIEBEN, WIE VOR DER MENSTRUATION; GEFÜHL, ALS WÄRE DIE BRUST EINGEZOGEN (A.).

Ein bläulich roter Fleck erschien, brach auf und eiterte; allmählich wurde die ganze Brust davon befallen; übler Gestank; Ränder blaß, umgestülpt, mamillär, hart; Unterteil von rötlichen Granulationen bedeckt (A.).

Kolik und andere Beschwerden hören mit der Menstruationsblutung auf (Br.).

Ein Heilmittel für die Sykosis *(Med., Nat-S., Sep., Thuj.)* (Br.).

Taubheit der linken Hand samt Fingern (Br.).

Achseldrüsen geschwollen, hart und knotig (Br.).

VERSCHLIMMERUNG: Durch Widerspruch; bei kaltem, feuchtem Wetter; auf der linken Seite; durch Kaffee; und nachts.

BESSERUNG: Beim Erscheinen der Menses.

VERWANDTE MITTEL: *Ähnlich wie: Murx., Sep.*

VERGLEICHE: *Ars., Ars-I., Carb-An., Condur., Con.*, und *Sil.* bei Brustkrebs; und *Bell., Calc.*, und *Sulph.* bei Epilepsie.

ANTIDOTE: *Plb.* und *Zinc.*

AURUM METALLICUM

GEBRÄUCHLICHE BEZEICHNUNG: GOLD

HOFFNUNGSLOSIGKEIT; GEREIZT, MIT NEIGUNG ZUM SELBSTMORD; LEBENSÜBERDRUSS (N.).

Verdrießlich und heftig; der geringste Widerspruch reizt zum Zorn *(Bry., Nux-V., Sulph.)* (R.).

MELANCHOLIE *(Ign., Nat-M., Puls., Stann.)*.

Er bildet sich ein, nicht gut genug für diese Welt zu sein, und sehnt sich nach dem Tod, über den er mit Freude nachdenkt (R.).

ANGST, SELBST BIS ZUM SELBSTMORD *(Ars., Merc., Nit-Ac.)*.

Traurig, schwermütig, schweigsam (A.).

Er bildet sich ein, in nichts Erfolg haben zu können *(Arg-M.)* (R.).

RELIGIÖSE MELANCHOLIE: SIE DENKEN, SIE WERDEN VERDAMMT FÜR IRGENDETWAS, WAS SIE GETAN HABEN. SIE BEWEINEN, BEJAMMERN UND BEKLAGEN IHR EINGEBILDETES SCHICKSAL (R.).

Weinen, weil er sich einbildet, die Zuneigung seiner Freunde verloren zu haben *(Puls.)* (R.).

Überempfindlichkeit gegen Schmerz, Geruch, Geschmack, Geräusch und Berührung (Anac., Coff., Nux-V.) (A.).

Karies des Warzenfortsatzes; hartnäckiger übelriechender Ohrenfluß *(Calc-F., Caps., Hep., Merc., Nit-Ac.)* (N.).

Körperlicher Zusammenbruch bei Syphilis und von Merkurfolgen (N.).

STARKE BLUTWALLUNGEN UND HERZKLOPFEN *(Acon., Amyl-N., Arg-N., Bell., Cact., Dig., Ferr-P., Glon., Nat M., Sang., Verat-V.)*.

Kopfschmerzen bei der geringsten geistigen Anstrengung *(Calc-A., Nat-M., Nux-V., Phos-Ac.)* (A.).

Herzverfettung (Phos.) (A.).

Herzhypertrophie (Rhus-T.) (B.).

Gefühl, als stehe das Herz still. Gefühl, als hät-

te es zu schlagen aufgehört und dann plötzlich einmal ganz hart geschlagen (Sep.) (A.).

Haarausfall, besonders bei Syphilis und Merkur-Mißbrauch *(Lyc., Nit-Ac.)* (A.).

Urin wie Buttermilch, mit schleimigem Satz *(Phos-Ac.)* (G.).

Häufige nächtliche Erektionen und Samenergüsse (G.).

Spannung verursachender Schmerz im rechten Hoden, wie gequetscht (R.).

Schwellung des rechten Hodens, mit Schmerzen bei Berührung oder Reiben (Clem., Rhod.) (R.).

Chronische Hodenentzündung *(Calc-F., Puls., Sil.)* (B.).

Hoden geschwollen und hart (Puls.) (R.).

Schweiß um die Geschlechtsteile (B.).

Hoden nur noch zusammengeschrumpfte Anhängsel (R.).

Verstärkter Geschlechtstrieb (Calc., Phos., Plat., Sulph.) (Bt.).

Muttermundverhärtung (Bt.).

Menstruelle und uterine Affektionen mit schwerer Melancholie; schlimmer zur Zeit der Menstruation (A.).

VORFALL UND VERHÄRTUNG DER GEBÄRMUTTER: NACH KÖRPERLICHER ÜBERANSTRENGUNG *(Pod., Rhus-T.)*; ODER BEI HYPERTROPHIE *(Con.)*. (A.).

Zerquetschender Druck unter dem Brustbein (Bry., Phos.) (B.).

Herzkrampf (Acon., Lat-M., Puls.) (B.).

Lebhaftes Verlangen nur nach sauren Dingen (Bt.).

Große Schwierigkeit beim Atmen; häufiges tiefes Atemholen *(Bry., Ign., Phos.)* (G.).

Schlaflosigkeit: schreckliche Träume; Schluchzen im Schlaf (G.).

Verstopfung: Stühle hart und knotig (C.).

Leberzirrhose *(Mur-Ac., Nit-Ac., Phos.)* (P.).

Die Leber ist geschwollen infolge einer Herzkrankheit (F.).

Halbsichtigkeit: die obere Hälfte des Gesichtsfeldes scheint von einem schwarzen Körper bedeckt zu sein, die untere Hälfte ist normal (N.).

Verlangen nach frischer Luft (Apis, Arg-N., Calc., Carb-V., Lach., Sep., Sulph.)

Syphilitische Regenbogenhautentzündung (Merc-C.); besonders nach Merkurmißbrauch (D.).

TIEFE GESCHWÜRE, DIE DIE KNOCHEN ANGREIFEN; NACH MERKURMIßBRAUCH, ODER BEI SYPHILIS (N.).

Knochenauswuchs am Schädel und an anderen Knochen, mit bohrenden Schmerzen, die zur Verzweiflung treiben, besonders bei Syphilis, oder nach Merkurmißbrauch (N.).

Doppeltsehen (Bell., Gels., Stram.) (D.).

Rote Knollennase (B.).

EKELHAFTER ATEM *(Ars., Bapt., Carb-V., Hep., Kali-A., Lach., Merc., Nit-Ac., Sulph.)*.

Mundgestank: bei Mädchen in der Pubertät (A.).

NASE ENTZÜNDET; WUNDHEITSGEFÜHL, BESONDERS BEI BERÜHRUNG; KARIES DER KNOCHEN; ÜBELRIECHENDER AUSFLUß; SCHMERZ SCHLIMMER NACHTS (SYPHILITISCH) (N.).

Überempfindlichkeit gegen jeden Schmerz (Coff.) und ge-

gen kalte Luft (Hep., Sil.)

Knochenentzündung (Calc., Calc-A., Hep., Merc., Nit-Ac.).

KARIES DES GAUMENS UND NASENBEINES *(Ars-I., Kali-B., Kali-I., Merc., Nit-Ac., Sil.).*

Schmerz in den Knochen nachts (Merc., Nit-Ac., Syph.).

Geschwürige, verklebte, schmerzhafte Nasenlöcher; kann nicht durch die Nase atmen *(Lyc., Nux-V., Op.)*; Schorfe (N.).

Lähmiges Ziehen in den Gliedern morgens, beim Erwachen, ebenso beim Kaltwerden.

Neigung zur Verstopfung *(Bry., Nux-V., Op., Sep., Sil., Sulph.)* (A.).

Angstgefühle, mit Blutandrang zum Kopf und in die Brust nach Anstrengung (A.).

Hysterische Krämpfe, mit Lachen und Weinen abwechselnd (Ign., Mosch., Plat., Puls.).

Er wird durch Knochenschmerzen wach, worunter er so sehr leidet, daß er verzweifelt ist und nicht mehr leben möchte (N.).

VERSCHLIMMERUNG: Morgens; beim Kaltwerden; in der Ruhe; bei kalter Luft; beim Liegen; von geistiger Anstrengung; und im Winter.

BESSERUNG: Durch Bewegung; beim Gehen; beim Warmwerden; in warmer Luft; und im Sommer.

VERWANDTE MITTEL: *Aurum* folgt gut nach, und wird gut von *Syphilinum* gefolgt. *Ähnlich: Asaf., Calc., Calc-F., Hep., Merc., Nit-Ac., Plat., Sep., Thuj.* und *Verat-V.*

BAPTISIA TINCTORIA

GEBRÄUCHLICHE BEZEICHNUNG: WILDER INDIGO

Baptisia ist für alle Stadien typhoider Erkrankungen (frühere oder spätere).

Typhoiderkrankungen, mit Stupor, Delirium; Gesicht dunkelrot mit einem betrunkenen Ausdruck; Augen injiziert; Zunge mit braunem Belag, trocken, besonders in der Mitte; stinkender Mundgeruch, Sordes an den Zähnen; Diarrhöe, mit großem Gestank der Stühle und des Urins (Sm.).

Große Prostration mit Neigung zum Säfteverfall (Ars., Lach., Pyrog., Sec.) (A.).

Geschwürsbildung der Schleimhäute (Ars., Bor., Calc., Nit-Ac., Sulph.) (A.).

DUMPFE, BETÄUBENDE KOPFSCHMERZEN *(Bry., Nux-V., Stram.).* (Bt.).

Hinsein im Magen *(Sep.)* (Br.).

Stupor und Delirium nachts (Bt.).

Reizzustand des Gehirns, besonders nachts (Bt.).

ALLE AUSDÜNSTUNGEN UND AUSFLÜSSE SIND ÜBELRIECHEND, BESONDERS BEI TYPHOIDEN ODER SONSTIGEN AKUTEN KRANKHEITEN: ATEM, STUHL, URIN, SCHWEISS, GESCHWÜRE *(Psor., Pyrog.)* (A.).

Gefühl, als sei der Kopf zu schwer, mit Taubheitsgefühl (Bt.).

Gefühl von Spannung in der Stirnhaut; wie nach hinten gezogen (Br.).

Gefühl, als sei der Kopf zu groß (Agar., Arg-N., Arn., Bell., Bov., Glon., Nux-M., Nux-V., Ran-B.) (Br.).

Dysenterie bei alten Leuten (Aloe, Carb-V., Merc., Sulph.).

Dysenterie: Stühle spärlich, mit Blut und Schleim, mit starkem Tenesmus und niedrigem Fieber (Bt.).

Wochenbettfieber *(Arn., Ars., Bry., Hyos.)* (Br.).

Abneigung gegen geistige Anstrengung; ist zum Denken nicht aufgelegt, oder es fehlt ihm die Kraft dazu (A.).

BEIM ANTWORTEN SCHLÄFT ER MITTEN IM SATZ EIN (Bt.).

Völlige Gleichgültigkeit; hat keine Lust, etwas zu unternehmen; kann sich nicht konzentrieren, kann nicht arbeiten (A.).

Gedanken wandern jedesmal ab, wenn die Augen zu sind (Bt.).

Unempfindlich gegen Schmerz *(Op.)*. (B.).

Begriffsverwirrung (Bell., Bry., Calc.) (Bt.).

Gefühl, doppelt zu sein (Anac., Cann-I., Lach., Nux-M., Petr., Stram.). (B.).

VERWIRRUNG, ALS WÄRE ER BETRUNKEN *(Bell., Carb-S., Glon., Nux-M., Nux-V., Sil.)* (K.).

Rutscht im Bett nach unten *(Mur-Ac.)* (B.).

BILDET SICH EIN, IN STÜCKEN ÜBER DAS BETT VERSTREUT ZU SEIN; ER VERSUCHT VERGEBENS, DIE STÜCKE ZUSAMMEN ZU BEKOMMEN (G.).

Kann nur Flüssigkeiten schlucken (Bar-C.); auch die geringste feste Nahrung bleibt stecken (kann nur Flüssigkeiten schlucken, aber hat eine Abneigung dagegen - *Sil.)* (A.).

Gestank aus den Ohren (Ars., Carb-Ac., Kali-P., Lach.) (B.).

Kann feste Nahrung nicht schlucken (B.).

Übelriechende Lochien; mit starker Entkräftung *(Sec.) (G.)*.

SIE KANN NICHT EINSCHLAFEN, WEIL ES IHR NICHT GELINGT, SICH „ZUSAMMENZUSETZEN"; SIE HAT EIN GEFÜHL, ALS LÄGE IHR KOPF WOANDERS; SIE WIRFT SICH IM BETT UMHER, UM DIE STÜCKE ZUSAMMEN ZU BEKOMMEN (Be.).

Diarrhöe: schrecklich übelriechend, breiig, schmerzlos; dunkel oder schiefergrün (B.).

Aufblähung und Rumpeln im Bauch *(Aloe, Nat-S., Podo., Sulph.)* (R.).

Bauch empfindlich in der rechten Darmbeingegend; mit Rumpeln (N.).

Zunge; zuerst mit weißem Belag und roten Papillen; trokken und gelbbraun in der Mitte; später trocken, aufgesprungen und geschwürig (A.).

Die Augäpfel tun weh; Gefühl, als würden sie in den Kopf hineingedrückt (Bt.).

Gefühl von Schwere im Kopf, als könne er sich nicht aufsetzen, ein wildes Gefühl verursachend (G.).

Harthörigkeit *(Phos., Puls.)* (G.).

Dekubitus bei Typhoid *(Arn., Kali-P., Mur-Ac., Pyrog.)* (A.).

Übelriechende Geschwürsbildung der Mundschleimhaut, mit Speichelfluß (Ha.).

Kopf, Rücken und Glieder tun schrecklich weh, mit niedrigem adynamischem Fieber (Bt.).

IN WELCHER POSITION AUCH IMMER DER PATIENT LIEGT, DIE TEILE, AUF DENEN ER LIEGT, SIND WUND UND WIE GEQUETSCHT (Ba.).

Glieder zittern und sind sehr schwach *(Hyos., Kali-P., Zinc.)* (Dg.).

Frostgefühle, mit Quetschungsschmerz und Wundheit am ganzen Körper (R.).

Wacht mit einem Gefühl von Beklemmung auf, muß frische Luft haben (Sulph.) (N.).

Alpdrücken und schreckliche Träume (Br.).

Er träumt, er sei an das Bett gefesselt, oder daß er in einem Fluß schwimme *(Rhus-T.)*, oder daß er irgendeine schreckliche Erfahrung durchmacht, die von ihm sehr viel Kraft fordert (F.).

Livide Flecken am ganzen Körper und an den Gliedern (Lach.) (Br.).

Schmerzen an der Stirn, mit Druck an der Nasenwurzel *(Stict.)* (C.).

Mandeln und weicher Gaumen dunkelrot (Br.).

Mandeln und Ohrspeicheldrüsen sind geschwollen (C.).

VERSCHLIMMERUNG: Bei geistiger Anstrengung; beim Schlucken fester Nahrung; in einem geschlossenen Zimmer; beim Schlafen.

BESSERUNG: Durch Trinken; in frischer Luft; und durch Bewegung.

VERWANDTE MITTEL: Ähnlich: *Apis, Arn., Ars., Bry., Gels., Kali-P.* und *Rhus-T.* in den frühen Fieberstadien mit Unwohlsein, Zerschlagenheit der Muskeln und Nervosität.

Nach *Baptisia: Crot-H., Ham., Nit-Ac., Phos.* und *Tereb.* passen gut für Blutungen bei Typhoid oder Typhus.

BARYTA CARBONICA

GEBRÄUCHLICHE BEZEICHNUNG: BARIUM-KARBONAT

Es ist eines der führenden anti-skrofulösen Heilmittel (N.).

Große Geistes- und Köperschwäche bei alten Menschen (Anac., Caic., Kali-P., Lyc., Sil.)

GEDÄCHTNISVERLUST *(Anac., Calc., Kali-P., Lyc., Nat-M., Phos., Sep., Sil.)* (N.).

Mißtrauen (Acon., Ars., Bry., Cann-I., Kali-A., Lach., Lyc., Puls., Rhus-T., Sec., Stram., Sulph.).

MANGEL AN SELBSTVERTRAUEN *(Anac., Aur., Bry., Chin., Gels., Kali-C., Lyc., Puls.).*

ABNEIGUNG GEGEN FREMDE *(Anac., Carb-An., Cham., Cic., Gels., Ign., Nat-M., Nux-V.).*

KINDISCH UND GEDANKENLOS (IM GREISENALTER). BEINAHE SCHWACHSINNIG *(Aloe, Ambr., Anac., Bar-M., Carb-S., Con., Hyos., Lyc., Nux-M., Phos-Ac., Stram., Sulph., Verat.).*

Kummer über Kleinigkeiten (Nat-M.) (Br.).

Schwindel *(Con., Ferr., Gels., Kali-C., Phos.)* (Br.).

Gefühl, als wäre das Gehirn locker *(Carb-An., Chin.)* (Br.).

Gefühl von Schwere im Körper (Bry., Gels., Nux-V.).

Spannung und Verkürzung der Muskeln (Amm-M., Caust.).

Schmerz in den Gelenken und Knochen (Calc., Calc-F., Rhus-T., Ruta.).

Reißen in den Gliedern mit Frostgefühl (Nux-V., Puls., Rhus-T.).

GEISTES- UND KÖRPERSCHWÄCHE; AM ANFANG UND ENDE DES LEBENS; KINDER WACHSEN NICHT (N.).

Kopfschmerzen bei alten Leuten *(Ambr., Amm-C., Jod.)* (A.).

Schwerhörigkeit *(Bell., Calc., Carb-V., Caust., Graph., Lyc., Nit-Ac., Phos., Sil., Sulph., Verb.)* (Br.).

Beseitigt die Neigung zur Mandelentzündung und heilt chronische Vergrößerungen der Mandeln (D.).

Widerhall im Ohr beim Naseschneuzen (Br.).

Geschwollene und verhärtete Drüsen (Carb-An., Calc., Calc.-F., Merc-I., Phyt.).

MANDELN ENTZÜNDEN SICH, SCHWELLEN UND EITERN WIEDERHOLT, JEDES MAL WENN ER DER KÄLTE AUSGESETZT IST *(Hep., Merc., Sil.);* CHRONISCHE HYPERTROPHIE IST DIE FOLGE (N.).

ABMAGERUNG, MIT GEDUNSENEM GESICHT, AUFGETRIEBENEM BAUCH; DIE KINDER LERNEN SCHWER *(Calc., Nat.-M., Sil.).*

Drüsen sind geschwollen, infiltriert, hypertrophiert; Hals, Ohrspeicheldrüse, Unterkiefer, Leistengegend, Lymphknoten im Bauch; Wucherungen, manchmal mit Eiterung (N.).

GROSSE NEIGUNG ZU ERKÄLTUNGEN (HALSSCHMERZEN, STEIFER HALS UND DIARRHÖE) *(Psor., Sulph.).*

Beschwerden zwerghaft entwickelter Kinder; geistig und körperlich schwach; wachsen nicht; Neigung zu Drüsenschwellungen (N.).

Halbseitige Lähmung infolge einer Gehirnblutung (Bl.).

PARALYSE UND LÄHMUNGEN DER ALTEN LEUTE *(Alum., Arg-N., Kali-P., Nux-V., Op., Plb., Sil.).*

Übelriechende Fußschweiße; Zehen und Sohlen werden

wund; Halsbeschwerden nach unterdrücktem Fußschweiß (Sil).

Infantilismus: das Gedächtnis ist schwach; das Kind scheint unaufmerksam und dumm zu sein; lernt weder spielen noch gehen; und kann sich einem an Geistesschwäche grenzenden Zustand nähern (Bl.).

Vorzeitig alte, dünne und runzelige Kinder; sie sehen aus wie Zwerge und zeigen einen Zustand von Malnutrition, und erscheinen im körperlichen wie auch geistigen Wachstum behindert (Bl.).

Zahnschmerzen vor und während der Menstruation *(Amm-C., Ars., Nat-M., Phos., Puls.)* (K.).

Arterienverkalkung (Calc., Calc-F., Sil.) (B.).

Hämmorrhoiden treten hervor bei jedem Urinlassen *(Bar-M., Kali-C., Mur-Ac., Nit-Ac.)* (A.).

Schlundbeschwerden nach unterdrücktem Fußschweiß (N.).

PROSTATAHYPERTROPHIE *(Calc., Con., Dig., Puls., Sel.)* (Bl.).

Brennen in der Harnröhre beim Urinieren (Br.).

HODEN VERHÄRTET *(Clem., Con., Graph., Kali-I., Med., Merc., Puls., Rhod., Sil., Spong.)* (Bl.).

Vorzeitige Impotenz (Agn., Con., Graph., Kali-P., Lyc., Nat-M., Phos., Sulph) (Bl.).

Husten schlimmer abends, mit einem Gefühl, als wären die Lungen voller Rauch (Bt.).

Husten nach Naßwerden der Füße oder dem geringsten Einwirken kalter Luft (Bt.).

Zungenlähmung *(Caust., Gels., Lyc., Op., Plb., Rhus-T.)* (Br.).

Erstickender Husten; Brust voller Schleim, aber es fehlt die Kraft, ihn auszuhusten (Br.).

Krampf in der Speiseröhre, wenn die Nahrung hindurchtritt *(Bapt., Hyos., Merc-C., Phos., Sulph., Zinc.)* (Br.).

Bauch aufgetrieben und hart, bei Kindern (N.).

Beschwerden alter Trinker *(Carb-V.)* (A.).

VERSCHLIMMERUNG: Beim Sitzen oder beim Liegen auf der schmerzhaften Seite; schon nach kurzer Kälteeinwirkung; durch unterdrückten Fußschweiß; nach den Mahlzeiten; beim Waschen der befallenen Teile; beim Denken an seine Leiden.

BESSERUNG: In der Wärme; von warmen Zudecken; beim Gehen.

VERWANDTE MITTEL: *Ähnlich wie: Alum., Bar-M., Calc., Calc.-I., Dulc., Fluor-Ac., Jod., Lyc.,* und *Sulph.*

Häufig nützlich vor oder nach *Hep., Psor., Sulph* und *Tub.*

Nach *Bar-C.,* wird *Psor.* oft die angeborene Neigung zum Peritonsillarabszeß beseitigen.

BELLADONNA

GEBRÄUCHLICHE BEZEICHNUNG: TOLLKIRSCHE

Paßt gut für Menschen, die als Gesunde lebhaft und unterhaltend, im kranken Zustand aber gewalttätig und oft im Delirium sind (A.).

Folgen von Furcht und Ärger *(Ign.).*

Bewußtlosigkeit (Acon., Bar-C., Cann-I., Cocc., Hell., Hydr-Ac., Hyos., Ign., Lach., Mosch., Nux-M., Op., Phos-Ac., Puls.).

PHANTASIEGEBILDE UND WÜTENDES BEISSEN *(Hyos., Stram.).*

RASENDES DELIRIUM *(Bapt., Bry., Hyos., Lach., Stram., Verat.).*

RASENDES DELIRIUM, MIT EINEM WILDEN BLICK; NEIGUNG ZUM SCHLAGEN, BEISSEN ODER STREITEN; HITZEÜBERLAUFEN IM GESICHT, ROTE AUGEN (Bt.).

Sinnestäuschungen: sieht Ungeheuer; entsetzliche Fratzen *(Hyos., Lach., Stram.)* (Br.).

FAST UNAUFHÖRLICHES STÖHNEN UND ÄCHZEN *(Acon., Apis, Ars., Bry., Cann-I., Cham., Cina, Hyos., Ign., Ipec., Kali-Br., Kali-C., Mur-Ac., Nux-V., Phos., Puls., Stram., Zinc.)* (Bt.).

BRICHT IN GELÄCHTER AUS UND KNIRSCHT MIT DEN ZÄHNEN (A.).

Das Kind fängt plötzlich an zu schreien und hört genauso plötzlich wieder auf (Bt.).

Will fliehen, mit Unruhe und Angstgefühlen (Acon., Agar., Ars., Bry., Cupr., Glon., Hyos., Lach., Nux-V., Op., Stram., Verat.) (Bt.).

Er bildet sich ein, Gespenster, abscheuliche Fratzen und verschiedene Insekten zu sehen (Stram.); schwarze Tiere, Hunde, Wölfe, etc. zu sehen (A.).

Delirium mit Weinen, Lachen, Tanzen, oder Murmeln; mit Trugbildern. (Bt.).

Kopfschmerzen durch unterdrückten Schnupfen *(Bry., Kali-B., Lach., Nat-M., Stict.)* (Br.).

ÜBEREMPFINDLICHKEIT ALLER SINNE *(Coff., Nux-V., Stram., Strych.)*

Plethora *(Acon., Ferr-P., Glon., Verat-V.)*

Brennen in den inneren Teilen *(Apis, Ars., Camph., Lach., Phos., Sec., Sulph.)*.

Gefühl, als wären die inneren Organe aufgetrieben oder als würden sie platzen.

Reißen in den inneren Teilen (von unten nach oben).

BLUTANDRANG IM KOPF *(Acon., Amyl-N., Bry., Ferr-P., Gels., Lach., Meli., Nat-M., Op., Sulph., Verat-V.)*.

SCHWELLUNG UND PULSIEREN DER BLUTGEFÄSSE *(Glon., Nat-M., Stram.)*.

Karotiden pulsieren heftig; Jugularvenen angeschwollen; Gesicht aufgetrieben und rot (Bt.).

Licht und Lärm sind unerträglich *(Coff., Nux-V., Sulph.) (Bt.)*.

Schwindel, mit Verlust des Sehvermögens, Betäubungszustand und Schwäche *(Chin)*.

Schielen *(Apis, Cic., Cycl., Gels., Stram.)* (D.).

Die Dinge sehen rot aus; sieht Feuerfunken (Bt.).

Doppeltsehen (Gels., Hyos., Nat-M., Puls., Sep., Stram.) (Br.).

BLUTEN AUS INNEREN TEILEN *(Acon., Chin., Ferr-P., Mill., Sab.)*.

Stechen in den Muskeln oder Knochen.

Drückende oder reißende rheumatische Schmerzen, die von Stelle zu Stelle wandern.

Gefühl, als liefe eine Maus in den Muskeln herum (Einbildung, eine Maus laufe unter ihrem Stuhl hervor — *Act-R., Aeth., Lac-C.)*.

AUSSERORDENTLICHE EMPFINDLICHKEIT DES GEHÖRS *(Coff., Nux-V., Op.)* (Br.).

OTITIS MEDIA *(Calc., Hep., Merc., Sil.)* (Br.).

Heftige, bohrende Schmerzen in den Ohren, die plötzlich beginnen und von einem Ohr in das andere schießen (D.).

VERDREHUNG DER GLIEDER *(Acon., Ars., Cupr., Mag-P., Sec., Stram.).*

KRÄMPFE EINZELNER GLIEDER, ODER DES GANZEN KÖRPERS *(Aeth., Apis, Hell., Lach., Lyc., Nux-V., Stram., Strych., Verat.).*

Verlust an Empfindung und Bewegung auf einer Körperseite. (Caust., Cocc., Phos., Plb., Rhus-T., Zinc.).

Zähneknirschen im Schlaf *(Acon., Ars., Bry., Calc., Cann-I., Cina, Merc., Plb., Podo., Sant., Stram.)* (K.).

SCHLUND: TROCKEN; WIE GLASIERT; ENTZÜNDLICHE KONGESTION; ROT, SCHLIMMER AUF DER RECHTEN SEITE (Br.).

Das Kind bohrt seinen Kopf in die Kissen, und rollt ihn von einer Seite zur anderen *(Stram.) (D.).*

Entzündung innerer Teile (Schleimhäute) mit Neigung zu Eiterung oder mit nervösen Symptomen (Asaf., Hep., Sil.).

Verhärtungen nach Entzündungen (Graph., Merc., Sil., Sulph.).

Ohrspeicheldrüsen hart, rot und geschwollen *(Brom., Phyt., Stram.)* (Bt.).

Weiße Zunge, die Papillen scheinen durch; sogenannte „Erdbeer-Zunge" (D.).

SCHLÄFRIGKEIT, KANN JEDOCH NICHT SCHLAFEN (G.).

Das Kind bleibt in einem dösigen, schläfrigen Zustand, mit Zucken und Zusammenfahren im Schlaf (Bt.).

PULS HART UND VOLL *(Acon., Ferr-P., Verat-V.).*

NERVÖSE FIEBER; MIT BEWUSSTLOSIGKEIT ODER DELIRIUM *(Hyos., Kali-P., Op., Phos-Ac.).*

GEHIRNENTZÜNDUNG *(Apis, Hell., Hyos., Lach., Mur-Ac., Op., Phos., Stram.).*

Schlaflosigkeit mit Schläfrigkeit, oder betäubender Schlaf *(Gels., Hyos., Lach.)*

Schmerz im Magen, schlimmer während einer Mahlzeit *(Calc-P., Nux-M., Nux-V.)* (D.).

Gastralgie, Schmerzen bis zum Rückgrat (D.).

Schwellung und Verhärtung der Drüsen (Calc., Calc-F., Carb-An., Merc-I., Sil.).

Beschwerden im Sommer bei Kindern, mit Weinen und Schreien und plötzlichem Rückwärtsbeugen (D.).

Diarrhöe durch Erkältung, mit schleimigen, blutigen Absonderungen und etwas Stuhldrang (D.).

ERWEITERTE PUPILLEN *(Arg-N., Calc., Chin., Gels., Hyos., Mang., Sec., Stram.).*

LICHTSCHEU *(Acon., Arg-N., Ars., Bar-C., Calc., Carb-S., Chin., Con., Euphr., Graph., Lac-C., Lyc., Merc., Nat-M., Nat-S., Nux-V., Op., Rhus-T., Sulph.).*

Verlust des Sehvermögens (Acon., Aur-M., Bov., Chin., Gels., Hyos., Merc., Puls., Sil., Stram).

Indiziert bei Fieber mit Symptomen des Deliriums und zerebraler Erregung, mit einer stechenden Hitze der Haut (D.).

Gesichtsfarbe bläulichrot (Lach.).

Druck, als würde der ganze Inhalt des Bauches durch die weiblichen Sexualorgane herausfallen; besonders früh morgens so empfunden (Bt.).

Muttermund rigid, heiß und trocken (G.).

Profuse Menorrhagien mit einem Gefühl, als würde alles aus der Vagina herausdrängen *(Sep.)* (Bt.).

Krampfhafte Zusammenziehung der Gebärmutter (Bt.).

Abwechselnde Röte und Blässe der Haut.

HAUTAUSSCHLÄGE, SCHARLACHROT *(Stram.).*

Erysipel: mit hellroter, rapider Schwellung der Haut; die Haut ist glatt, glänzend und gespannt; die Schmerzen scharf; lanzinierend, stechend und pulsierend (D.).

KONVULSIONEN UND KRÄMPFE BEI ZAHNENDEN KINDERN (D.).

Erkältet sich leicht mit großer Empfindlichkeit gegen Zugluft (Calc., Hep., Kali-C., Sil.).

IN DEN BRÜSTEN GEFÜHL DER SCHWERE, SIE SIND SEHR HART UND DIE RÖTUNG VERLÄUFT STRAHLENFÖRMIG (STREIFEN VON DER MITTE AUSGEHEND) (Bt.).

Verhärtete Brustdrüsen (Bry., Phyt., Puls., Sil.).

NEURALGISCHE SCHMERZEN BEGINNEN PLÖTZLICH UND HÖREN PLÖTZLICH AUF (Schmerzen werden allmählich schlimmer und verschwinden nach und nach - *Stann.)* (D.).

Bei Wochenbettfieber gebraucht, und während der frühen Stadien der Pocken, und bei Scharlach, wo die Haut regelmäßig glatt, glänzend und scharlachrot ist (Bt.).

Schmerz in der rechten Ileo-Zökal-Gegend, schlimmer von der geringsten Berührung, selbst durch die der Bettdecke (A.).

STIMMRITZENKRAMPF *(Brom., Lach., Stram.)* (C.).

Kopf heiß und schmerzhaft; Gesicht kongestioniert; Augen wild, starr; Pupillen erweitert; Puls voll und hüpfend, hartkugelig; Mundschleimhaut trocken; Stuhl träge und Urin unterdrückt; schläfrig, aber kann nicht schlafen (A.).

Unwillkürlicher Harnabgang; beständiges Tröpfeln; Lähmung des Blasenschließmuskels (N.).

Schmerz im Kreuz, als würde der Rücken brechen; Schmerz auch in der Lenden-Kreuzbein-Gegend (N.).

SCHRECKLICHE TRÄUME, TRÄUME VON STREIT, FEUER USW. (B.).

HEISSER KOPF MIT KALTEN GLIEDERN *(Carb-An., Kali-Ars., Sep., Straph.)* (B.).

Schweiß: heiß; im Schlaf; reichlich; und an bedeckten Körperteilen (K.).

Kolikartiger Schmerz (im Bauch) kommt und geht schnell; besser durch Zusammenkrümmen oder Rückwärtsbeugen; besser auch beim Liegen auf dem Bauch (K.).

BELLENDER HUSTEN *(Dros., Spong., Verb.);* AUFWACHEN NACH MITTERNACHT, MIT SCHMERZ IM KEHLKOPF UND DROHENDER ERSTICKUNG (C.).

VERSCHLIMMERUNG: nachmittags; nachts; bei der leichtesten Berührung der befallenen Teile; beim Schlucken von Flüssigkeiten; durch Bewegung; von Lärm; von Luftzug; beim Anschauen von hellen, glänzenden Gegenständen; nach 3.00 Uhr nachmittags; bei unbedecktem Kopf; von der Sonne im Sommer.

BESSERUNG: In der Ruhe; beim Stehen; wenn der Kopf angelehnt wird; und in einem warmen Zimmer.

VERWANDTE MITTEL: *Komplementär: Calc.*

Bell. ist das akute *Calc.*, was oft gebraucht wird, um eine Kur zu vollenden.

Ähnlich: Acon., Amyl-N., Bry., Cic., Ferr-P., Gels., Glon., Hyos., Melil., Op., Stram., und *Verat-V.*

BENZOICUM ACIDUM

GEBRÄUCHLICHE BEZEICHNUNG: BENZOESÄURE

Kann bei jeder Art von Krankheit indiziert sein, die durch den eigentümlichen Urin gekennzeichnet ist.

Der Gestank des Urins in den Kleidern verbreitet sich im ganzen Zimmer (N.).

URIN DUNKELBRAUN, UND URINGERUCH AUSSERORDENTLICH INTENSIV *(Nit-Ac.)* (A.).

Übler oder scharfer Geruch des Urins (Calc., Merc., Nit-Ac., Sulph.) (C.).

Urin übelriechend und dunkelrot gefärbt *(Berb., Lyc., Stram.)* (A.).

Blasenkatarrh bei unterdrückter Gonorrhöe (Puls., Sep.) (C.).

Husten mit Auswurf grünen Schleimes *(Nat-S.)* (A.).

Knacken in den Gelenken bei Bewegung (Caps., Led., Nit-Ac., Petr., Rhus-T.) (G.).

Gicht, schlimmer bei Nacht (Colch., Nit-Ac.) (A.).

Außerordentliche Schwäche oder Mattigkeit (A.).

Rötung und Schwellung der Gelenke (Apis, Bell., Colch., Led., Merc., Stram.) (A.).

Reißende oder stechende Schmerzen im Grundgelenk der Großzehe (Nit-Ac.) (A.).

Bettnässen bei schwächlichen Kindern; tröpfelnder Urin bei alten Männern, bei vergrößerter Vorsteherdrüse; starker, typischer Geruch; Übermaß an Harnsäure (A.).

Neigung, auf unangenehme Dinge zurückzukommen.

Läßt beim Schreiben oft Wörter aus (Bar-C., Lyc., Phos-Ac.).

Schwitzen beim Essen *(Carb-An., Carb-S., Carb-V., Kali-C., Merc., Nit-Ac., Sep.).*

Gefühl von einem Klumpen tief im Hals *(Bell., Phyt.).*

Diarrhöe: weiß, sehr übelriechende und erschöpfende Stühle, gehen durch die Windel durch (Calc-P., Crot-T., Podo.) (A.).

Frösteln vor dem Stuhlgang *(Ars., Merc., Phos., Verat.).*

Gichtische Ablagerungen (Calc., Lyc., Sep., Sil.) (A.).

Greift alle Gelenke an, besonders die Knie (A.).

Gichtische Knoten (Berb., Lith-C., Lyc.) (A.).

Herzbeschwerden rheumatischen Ursprungs (N.).

Schmerz in der Herzgegend (C.).

Plötzlich den Ort wechselnde Schmerzen *(Kali-B., Led., Puls.)* (C.).

Symptome gehen von links nach rechts, und von unten nach oben (C.).

Umschriebene Röte der Wangen *(Chin., Ferr., Lyc., Phos., Sulph., Tub.)* (C.).

Nachtschweiße *(Calc., Merc., Nit-Ac.)* (B.).

Profuser Schweiß, ohne Erleichterung *(Merc.)* (B.).

Rachenangina und Mandelentzündung mit sehr stark übelriechendem und gefärbtem Urin (N.).

Klappenablagerungen am Herz *(Kalm., Led., Lith-C.)* (F.).

Knotige Schwellungen in den Gelenken *(Amm-P., Calc., Lyc.)* (F.).

VERSCHLIMMERUNG: Von Bewegung; nachts.

BESSERUNG: Von Ruhe; und tagsüber.

VERWANDTE MITTEL: *Ähnlich: Berb., Cop., Ferr., Lith-C., Nit-Ac., Sep., Thuj* und *Viol-T.*

Nützlich bei Gicht, wenn *Colch.* versagt; nach Mißbrauch von *Cop.* bei unterdrückter Gonorrhöe.

BERBERIS VULGARIS

GEBRÄUCHLICHE BEZEICHNUNG: BERBERITZE

Kältegefühl an Vorhaut und Hodensack *(Brom., Dios., Merc.).*

Wirkt hauptsächlich auf die Nieren, Blase und Leber (D.).

Gebraucht, wo Nieren- und Blasensymptome vorherrschen (D.)

Schneiden in der Blase, die Harnröhre hinunter (D.).

Stich von der Harnröhre in die Blase (G.).

Reißende Schmerzen in der Blase (D.).

Gefühl nach dem Wasserlassen, als bliebe etwas Urin zurück *(Alum., Ars., Calc., Caust., Clem., Gels., Hep., Kali-C., Mag.M., Nux-V.)* (Br.).

KURZER HUSTEN UND BRUSTBESCHWERDEN, BESONDERS NACH OPERATIONEN VON FISTELN *(Calc-P., Sil.)* (A.).

Kribbeln, Brennen und Jucken im und um den After (R.).

Neuralgien der Samenstränge und Hoden (Clem., Dios., Ox-Ac., Puls.) (Br.).

Stich von der Harnröhre in die Blase (G.).

Nützlich bei Leberbeschwerden, wo stechende Schmerzen in der Gallenblasengegend vorherrschen; diese können Gallensteinkolik vortäuschen und sind von Gelbsucht *(Chel., Lyc.)* und tonfarbigen Stühlen gefolgt (Bl.).

Stechende Schmerzen unter den Rippen (D.).

Druck oder stechender Schmerz in der Lebergegend (N.).

Schmerzen gehen von der Leber zum Bauch *(Chel.)* (D.).

Müder, abgearbeiteter Ausdruck im Gesicht; eingefallene Wangen; tiefliegende Augen mit bläulichen Rändern (G.).

BESCHWERDEN BEI GELENK- UND MUSKELRHEUMATISMUS, BESONDERS MIT HARNKOMPLIKATIONEN *(Benz-Ac., Calc., Colch., Graph., Led., Lyc., Nit-Ac., Sep., Sulph.)* (N.).

Leeres oder galliges Aufstoßen *(Nux-V., Puls., Sep.)* (G.).

FISTELN IM AFTER, MIT STECHEN IN DEN TEILEN, BESONDERS WENN HUSTENKOMPLIKATIONEN DAZUKOMMEN (N.).

Häufiger oder ständiger Stuhldrang *(Nux-V.)* (F.).

Harte Stühle wie Schafkot; oder weiche, lockere Stühle mit Brennen im After (G.).

Brennender Schmerz in der Harnröhre vor, während und nach Urinieren (Cann-I., Canth., Merc., Nit-Ac., Puls.).

Brennender Schmerz in der Harnröhre, besser nach dem Urinlassen (Bry., Cocc.).

BRENNEN IN DER HARNRÖHRE, WENN MAN NICHT URINIERT *(Asaf., Bry., Clem., Graph., Merc., Staph., Sulph., Thuj.)* (Br.).

URIN: DICK, TRÜBE, GELB; ROTER, MEHLIGER, SANDIGER ODER SCHLEIMIGER BODENSATZ (B.).

NIERENKOLIK *(Lyc., Nux-V., Ocim., Puls., Sars., Thuj.)* (K.).

SCHMERZEN GEHEN DEN RÜCKEN HINUNTER UND DEN HARNLEITER ENTLANG BIS IN DIE BLASE (D.).

GEFÜHL VON BLUBBERN, BRODELN IN DER NIERENGEGEND (N.).

STECHENDE, REISSENDE SCHMERZEN IN DER NIERENGEGEND; SCHLIMMER VON TIEFEM DRUCK (D.).

HEXENSCHUSS *(Calc., Calc-F., Kali-P., Lyc., Nat-M., Nux-V., Rhus-T., Sulph.)* (B.).

Die Lendengegend ist sehr schmerzhaft; Schmerz strahlt in alle Richtungen aus (D.).

GEFÜHL VON STEIFHEIT UND TAUBHEIT IM RÜCKEN, UND DIE SCHMERZEN STRAHLEN VON DEN NIEREN ZUM RÜCKEN AUS (D.).

SCHMERZEN VON DER NIERENGEGEND AUSSTRAHLEND UND BIS ZU DEN OBERSCHENKELN REICHEND (N.).

QUETSCHUNGSSCHMERZ, MIT STEIFHEIT UND LÄHMIGKEIT IM KREUZ; DAS AUFSTEHEN VOM SITZEN FÄLLT IHM SCHWER (N.).

Rückenschmerzen in der Nierengegend; schlimmer beim Sitzen oder Liegen, und morgens im Bett (Calc., Lyc., Sars.) (N.).

Rückenschmerzen, bis zum Becken und zur Hinterseite der Oberschenkel gehend (N.).

BERBERIS ist eines der großen Heilmittel für Patienten, die unter der Harnsäuren-Diathese leiden (R.).

Bewegung verursacht oder vermehrt die Harnbeschwerden (A.).

Nierenkolik, schlimmer auf der linken Seite (Tab.; auf einer der beiden Seiten mit Drängen und Harnzwang -*Canth.*; schlimmer auf der rechten Seite - *Lyc.)* (A.).

Brennen und Wundheit in der Vagina (Apis, Canth., Kreos., Merc-C., Nit-Ac., Sulph.) (Br.).

VAGINISMUS *(Acon., Bell., Cact., Canth., Ferr-P., Ham., Ign., Lyc., Mag-P., Nat-M., Nux-V., Plat., Plb., Puls., Sil.)* (Br.).

Schneidender Schmerz in der Vagina, während Coitus (Ferr-M.) (Br.).

SEXUALTRIEB VERMINDERT BEI FRAUEN *(Agn., Bar-C., Caust., Ferr., Graph., Helon., Lyc., Nat-M.)* (Br.).

Menses spärlich, mit Schmerz vor der Blutung *(Caul., Puls., Sep.).*

Kopfschmerzen schlimmer von Bewegung, besser in der frischen Luft.

Melancholie, Neigung zum Weinen *(Ign., Nat-M., Puls., Stann.).*

Mandel- und Rachenentzündung, feuerrot und geschwollen, und mit einem Gefühl, als stecke ein Klumpen seitwärts im Schlund.

Unerquicklicher Schlaf (Nux-V.).

Schwitzt leicht bei der geringsten Anstrengung *(Agar., Calc., Chin., Ferr., Graph., Jod., Kali-C., Kali-P., Lyc., Nat-C., Psor.).*

VERSCHLIMMERUNG: Durch Bewegung; beim Gehen; beim Fahren; durch jegliche, plötzliche erschütternde Bewegung; durch Hinlegen; durch tiefen Druck.

BESSERUNG: Nach dem Urinlassen.

VERWANDTE MITTEL: *Ähnlich: Canth., Dios., Lyc., Nux-V., Ocim., Puls., Sars.* und *Tab.* bei Nierenkolik.

Wirkt gut nach *Arn., Bry., Kali-B., Rhus-T.* und *Sulph.*, bei rheumatischen Beschwerden.

BISMUTHUM

GEBRÄUCHLICHE BEZEICHNUNG:
BISMUTHUM NITRICUM

Magenschmerz mit Kopfschmerzen abwechselnd (Bl.).

Dumpfe, schwere Kopfschmerzen *(Bry., Cocc., Nux-V., Phos-Ac., Sil.)* (Bt.).

Gefühl von Schwere in den inneren Teilen (Bry., Calc., Nux-V., Phos.).

Hitzeüberlaufen, besonders an Kopf und Brust.

QUÄLENDER ZUSTAND, ER SITZT, DANN GEHT ER, DANN LIEGT ER, – BLEIBT NIE LANGE AN EINEM PLATZ *(Ars., Kali-Br., Phos.)* (A.).

Drehende, schraubende Schmerzen.

Drücken, Reißen in den Hand- und Fußknochen.

Krampfende Schmerzen in den Extremitäten (Coloc., Cupr., Mag-P., Plb., Sec.) (Bl.).

Mürrisch, unzufrieden, beklagt sich über seinen Zustand (C.).

EINSAMKEIT IST UNERTRÄGLICH *(Stram.).*

Um in ihrer Gesellschaft zu sein, hält das Kind die Hand seiner Mutter *(Kali-C., Lil-T., Lyc.)* (A.).

Drückender Schmerz in Augen, Kopf, Bauch und Hoden.

Katarrhale Entzündung und Reizung des Verdauungstraktes (Bl.).

Übelkeit nach jeder Mahlzeit *(Bry., Cocc., Colch., Nux-V., Puls., Sep.)* (Bt.).

BRENNEN IM MAGEN, MIT ERBRECHEN *(Ars., Canth., Phos., Sec.)* (Bt.).

Durchbohrender, brennender oder kneifender Schmerz in der Magengrube zwingt ihn, sich nach rückwärts zu beugen *(Bell., Caust., Dios., Kali-C.)* (Bl.)

Erbrechen aller Flüssigkeiten (bei Kindern); krampfhaftes Erbrechen; das Essen wird mit Gewalt aus dem Magen ausgestoßen, sogleich, nachdem es herunter gebracht worden ist (Ars.) (Bl.).

Heftiger Druck, wie von einer Last, im Magen (Bt.).

Lebhaftes Verlangen nach kalten Getränken (Apis, Ars., Phos.) (B.).

Gesicht: totenblaß; blaue Ringe um die Augen *(Cina, Staph.)* (A.).

Bitterer oder metallischer Geschmack im Mund *(Merc.)* (C.).

Schmerzlose Diarrhöe, von großem Durst und Erbrechen begleitet (Bl.).

Nachts häufiges Auffahren aus dem Schlaf wie aus Furcht *(Bell., Hyos., Stram.)* (C.).

Geile Träume mit Samenergüssen *(Nux-V., Phos., Sulph.)* (C.).

Kopfschmerzen, jeden Winter wiederkehrend (A.).

Kopfschmerzen mit oder abwechselnd mit Magenschmerzen (A.).

ERBRECHEN VON WASSER, SOBALD ES DEN MAGEN ERREICHT *(Ars., Bry., Cadm., Crot-T., Eup-P., Nux-V., Sep., Zinc.);* FESTE NAHRUNG WIRD LÄNGER GEHALTEN; (erbricht Speisen und Wasser - *Ars.)* (A.).

Magenschmerz und Sodbrennen (Nux-V., Puls.) (A.).

Zahnschmerz: läßt nach, wenn man kaltes Wasser in den Mund nimmt *(Bry., Coff., Puls.)* (A.).

ERBRECHEN GROSSER MENGEN NAHRUNG IM ABSTAND VON MEHREREN TAGEN, WENN DER MAGEN VOLLGEFÜLLT IST (A.).

Konvulsivisches Würgen und unaussprechlicher Schmerz nach einer Laparotomie (Nux-V., Staph.).

Langsame Verdauung mit übelriechendem Aufstoßen (Br.).

Erbrechen und Abführen mit großer Entkräftung, Flatulenz, weißem Zungenbelag und aashaften Stühlen (G.).

Cholera nostras und Sommerkrankheiten, wenn Erbrechen vorherrscht (Ant-C., Ars., Podo.) (A.).

Stühle: übelriechend, breiig-pappig, wässerig, stinkend und stark erschöpfend *(Ars., Kali-P., Verat.)* (A.).

Aufstoßen von Luft nach dem Trinken von Wasser (C.).

Schwarze Geschwüre (Ars., Carb-Ac., Lach., Sec.) (B.).

Angina pectoris: Schmerz um das Herz, vom linken Arm, bis zu den Fingern ausstrahlend *(Acon., Ars., Cact., Mag-P., Nux-V.)* (Br.).

Bismuth ist eines unserer besten Heilmittel für genuine Cholera infantum, wo die Krankheit plötzlich beginnt und rapide in ihrem Verlauf ist (N.).

Häufiges und reichliches Urin lassen *(Apis, Merc., Phos-Ac.)*.

Körperoberfläche mit warmem Schweiß bedeckt *(Bell.)* (N.).

Magenkrebs (Ars., Con., Kali-B., Kreos., Lach., Lyc., Nit-Ac., Phos., Sec.) (G.).

VERSCHLIMMERUNG: Beim Alleinsein; im Sommer; im Winter; durch Essen und Trinken.

BESSERUNG: Durch kalte Getränke; bei Halten von kaltem Wasser im Mund (Zahnschmerz); in Anwesenheit von Gesellschaft; und bei Bewegung.

VERWANDTE MITTEL: *Ähnlich wie: Ars., Nux-V., Kreos., Phos., Sec.,* und *Verat.*

Antidote: Calc., Caps. und *Nux-V.*

BLATTA ORIENTALIS

GEBRÄUCHLICHE BEZEICHNUNG: KAKERLAKE

Scheint bei korpulenten Personen sehr nützlich zu sein *(Amm-M., Calc., Graph., Kali-B., Kali-C., Phos.)* (Bl.).

ASTHMA, BESONDERS IN VERBINDUNG MIT BRONCHITIS *(Bry., Calc-S., Kali-M., Lyc., Merc., Nat-M., Phos., Sep., Sulph., Tab.)* (Br.).

Heftige Hustenanfälle, mit Atemnot (Ant-T., Ars., Carb-V., Kali-Ars., Lach., Lyc., Nat-S.) (Bl.).

Schwindsucht mit viel eitrigem Schleim *(Ars., Calc., Hep., Kali-C., Kreos., Phos., Sep., Sil., Sulph.)* (Br.).

VERSCHLIMMERUNG: Nachts und beim Hinlegen.

BESSERUNG: Durch Aushusten.

VERWANDTE MITTEL: Hat ernste Fälle allgemeiner Wassersucht geheilt, nachdem *Apis, Apoc.*, und *Dig.* versagten.

Bei Asthma nach *Ars.* indiziert, wenn dies allein nicht ausreicht.

BORAX

GEBRÄUCHLICHE BEZEICHNUNG:
BORSAURES NATRON

Ängstlicher Ausdruck im Gesicht bei Abwärtsbewegung (Br.).

Übelkeit und Schwindel bei geistiger Anstrengung (Cocc., Ferr-P., Nux-V., Puls., Sep.).

Die ganze Mundhöhle ist wie von einem weißen Pilz befallen, Aphten (Bt.).

WEHER MUND BEI SÄUGLINGEN *(Bry., Calc., Kali-M., Merc., Rhus-T., Sil.)* (D.).

APHTEN IM MUND UND AUF DER ZUNGE, DIE LEICHT BLUTEN *(Ars., Carb-V., Kreos., Nat-M., Nit-Ac., Phos., Sulph.).*

Mund heiß und empfindlich (Br.).

Schmerzhaftes Zahnfleischgeschwür *(Hep., Merc., Sil.)* (Br.).

Weinen beim Stillen (Br.).

EMPFINDLICH GEGEN PLÖTZLICHE GERÄUSCHE. HEFTIGES ERSCHRECKEN DURCH DAS ABFEUERN VON GEWEHREN, AUCH AUS GROSSER ENTFERNUNG (Br.).

FURCHT VOR DONNER *(Phos.)* (Br.).

Übermäßig nervös, leicht erschreckt (Gels., Kali-C., Puls.) (Br.).

Extreme Angstgefühle, besonders bei Bewegungen nach abwärts, beim Schaukeln, wenn der Patient niedergelegt oder die Treppe hinuntergetragen wird (Br.).

FURCHT VOR DER BEWEGUNG NACH ABWÄRTS (D.).

ANGST VOR DEM HERUNTERFALLEN, BEI KINDERN, WENN SIE DIE TREPPE HINUNTER GETRAGEN WERDEN *(Gels.)*.

Der Patient erschrickt und wirft die Hände hoch, wenn er niedergelegt wird, als wenn er Angst hätte, herunterzufallen.

Akne bei plethorischen jungen Frauen (B.).

Teile, die normalerweise rot sind, werden weiß (Ferr.).

SCHWINDEL BEIM TREPPENABWÄRTSSTEIGEN *(Carb-Ac., Chrom-Ac., Con., Gins., Merl., Merc., Phys., Plat., Tarant.)* (N.).

Brennende oder ziehende, stechende Schmerzen (Apis, Nit-Ac.).

Pleuritisähnlicher Schmerz in der rechten Brustgegend; so daß der Patient sich nicht bewegen oder atmen kann, ohne stechenden Schmerz zu verspüren (Bry., Kali-C., Phos.) (G.).

Speichelfluß, besonders beim Zahnen (A.).

Schwäche in den Gelenken (Caust., Nat-M., Sil.).

Verstopfung des rechten Nasenloches, oder zuerst des rechten, dann des linken, mit beständigem Nasenschneuzen *(Amm-C., Lac-C., Mag-M.)* (A.).

Ungesunde, leicht eiternde Haut (Hep., Sil., Sulph.)

Die Haare sind grob und unordentlich; man kann sie nicht

glatt kämmen, sie verfilzen sich; spalten sich; kleben zusammen (G.).

Scharfe und dicke Krusten in der Nase (G.).

Granulierte Augenlider *(Arg-N., Caust., Graph., Nat-M., Sep., Sulph., Thuj.)* (G.).

Augenlidentzündung, mit wunden Lidern, die nach dem Schlaf zusammenkleben (R.).

MÖCHTE DIE AUGEN REIBEN *(All-C., Apis, Carb-Ac., Caust., Con., Croc., Fluor-Ac., Kali-B., Mezer.)* (K.).

AUGENWIMPERN DREHEN SICH NACH INNEN *(Graph., Nat-M., Sep.)* (Br.).

ENTROPIUM DER AUGENLIDER *(Anan., Calc., Graph., Merc., Nat-M., Nit-Ac., Sulph., Zinc.)* (K.).

RÖTUNG DER LIDRÄNDER *(Arg-N., Ars., Calc., Carb-S., Eup-P., Euphr., Graph., Merc-C., Nat-M., Rhus-T., Sulph., Zinc.)* (K.).

Ängstlicher Ausdruck, wenn die Mutter das Kind niederlegen will (N.).

Menses zu früh und zu reichlich, von Kolik begleitet (Bt.).

Membranöse Dysmenorrhoe (Brom., Cham., Lac-C.) (Bl.).

REICHLICHER, KLARER UND EIWEISSÄHNLICHER FLUOR *(Alum., Bov., Nat-M., Sep.)* (D.).

LEUKORRHÖE VON DURCHSICHTIGEM SCHLEIM NACH DER MENSTRUATION; GEFÜHL, ALS GINGE WARMES WASSER AB (G.).

Unfruchtbarkeit mit entsprechenden Begleitsymptomen (G.).

Juckreiz der Schamgegend (Ambr., Calad., Calc., Kreos., Merc., Nat-M., Nit-Ac.) (Bl.).

Ekzem der Vulva (Ars., Calc., Dulc., Graph., Kreos., Petr., Rhus-T.) (Bl.).

DAS KIND SCHREIT VOR DEM URINLASSEN *(Lach., Lyc., Nux-V., Sars.,* weint vor dem Stuhlgang - *Phos., Puls., Rhus-T.)* (Br.).

Kind weint während des Stuhlganges (Aeth., Cham., Cina, Phos., Sil., Sulph.) (K.).

Schleimige Stühle mit wehem, aphthösem Mund (Ars., Ipec., Merc., Nux-V.) (Br.).

Diarrhöe: Stühle locker, breiig und übelriechend; mit vorangehender Kolik (Br.).

Braune, wässerige oder grüne Stühle bei Säuglingen (G.).

Rauchen kann Diarrhöe verursachen *(Brom., Cham.)* (A.).

Der Urin ist heiß und gibt einen scharfen Geruch ab *(Benz-Ac., Nit-Ac.)* (R.).

Muß alle paar Minuten tief Atem holen *(Bry., Ign., Phos.)* (C.).

VERSCHLIMMERUNG: Beim Abwärtssteigen; beim Lachen; nach der Menstruation; bei Bewegung nach abwärts; von plötzlichen Geräuschen; vor dem Urinlassen; bei kaltem Wetter.

BESSERUNG: Durch Druck; wenn die schmerzende Seite mit der Hand gehalten wird.

VERWANDTE MITTEL: *Borax* folgt: *Calc., Psor., Sanic.,* und *Sulph.*

Gefolgt von: *Ars., Bry., Lyc., Phos., Sil.*

Feindlich Borax: Sollte nicht vor oder nach *Acetic Acidum,* Essig oder Wein verwendet werden.

BOVISTA
GEBRÄUCHLICHE BEZEICHNUNG: RIESENBOVIST

Kopfschmerzen (tief im Gehirn), mit Gefühl, als wäre der Kopf riesig groß oder geschwollen (F.).

Ausfluß aus der Nase und allen Schleimhäuten sehr fest, zäh und klebrig (Kali-B.) (A.).

Blasse Schwellung der Oberlippe.

Nützlich bei Nasenbluten. Ob die Blutung von Menstruationsunregelmäßigkeiten begleitet wird oder durch Verletzungen entsteht, immer könnte *Bovista* das richtige Heilmittel sein (F.).

Nasenbluten früh morgens (im Schlaf).

Beschwerden durch Kohlenoxide *(Arn., Op.)* (F.).

Hitzeaufwallungen mit starkem Durst (Acon., Bell., Ferr-P., Sulph.).

Kolik: der Patient fühlt sich besser durch Zusammenkrümmen nach dem Essen (F.).

Kann enge Kleider um die Taille nicht ertragen (Calc., Carb-V., Lach., Lyc., Nux-V., Sulph.) (A.).

Schweiß in den Achselhöhlen, riecht nach Zwiebeln *(Petr.)* (A.).

Zahnfleischbluten, wenn daran gesaugt wird *(Amm-C., Carb-V., Kali-B., Nit-Ac., Rat., Zinc.).*

Große Schwäche in den Gelenken (Calc., Caust., Kali-C., Nat-M.).

Blutung: nach Zahnextraktion *(Arn., Ham., Kreos., Mill., Trill.)* (A.).

Blutungen bei Erschlaffung des Kapillarsystems; Nasenbluten oder Menstruationsblutung, wo das Blut mit sehr geringer Kraft fließt; Ausfluß mehr nachts oder morgens (D.).

Diarrhöe: Stühle sind von Stuhldrang und Brennen gefolgt *(Sulph.)* (F.).

Vergeblicher Stuhldrang *(Nux.-V.)*. Diarrhoe vor und während der Menstruation *(Amm-C.)* (A).

Roter Urin *(Bell., Lyc., Sars.)* (F.).

Häufiger Harndrang, selbst unmittelbar nach dem Wasserlassen.

Frost, vorherrschend während der Schmerzen (Ars., Caust., Puls., Sep.).

Ungeschicklichkeit (Aeth., Apis, Ign., Lach., Nat-M., Nux-V.) (F.).

UNBEHOLFEN BEIM SPRECHEN UND AGIEREN (B.).

Neigung, Gegenstände aus den Händen fallen zu lassen. *(Apis)* (A.).

STOTTERN ODER STAMMELN *(Bell., Lach., Stram.)* (F.).

Traurig, niedergeschlagen und verzagt *(Aur., Ign., Nat-M., Puls., Stann., Sep.).*

Gedächtnisschwäche *(Agn., Kali-P., Phos.).*

Tiefe Eindrücke in der Haut durch stumpfe Instrumente, z.B. an den Fingern nach Gebrauch einer Schere.

BLUTUNG ZWISCHEN DEN PERIODEN *(Calc., Cham., Ipec., Phos., Rhus-T., Sabin., Sil.)* (B.).

MENSES: BLUTUNG NUR NACHTS; NICHT TAGSÜBER *(Mag-C.;* nur tagsüber, hört beim Liegen auf - *Cact., Caust., Lil-T.)* (A.).

Dicker, schleimiger, klebriger, scharfer oder fressender Fluor *(Kreos., Nat-M., Sep.).* Wollüstiges Gefühl am weiblichen Genitale. (Br.).

Es erzeugt einen Ausschlag, Herpes ähnlich, der leicht blutet (F.).

NÄSSENDE FLECHTE *(Graph., Nat-M., Rhus-T.).* Nesselausschlag, von Diarrhöe begleitet (F.).

Ausschläge an den Mundwinkeln. Ekzem auf dem Handrücken *(Graph., Merc., Sil.)* (Br.).

JUCKENDES STEISSBEIN *(Agar., Alum., Bar-C., Bor., Con., Fluor-Ac., Graph., Lyc., Petr., Spig.)* (B.).

JUCKENDE AUSSCHLÄGE: NÄSSEND; DICKE KRUSTEN ODER SCHORFE BILDEND; MIT EITER DARUNTER *(Mezer.)* (B.).

Unerträgliches Jucken an der Steißbeinspitze; muß sich rauh und wund kratzen. (A.).

Akne im Gesicht, schlimmer im Sommer; bei Gebrauch von Kosmetika (Br.).

Die Asphyxiesymptome sind denen von Kohlenoxid sehr ähnlich *(Arn.)* (F.).

Schläfrigkeit nach der Hauptmahlzeit und früh morgens *(Nux-V.).*

Gefühl, als wäre das Herz rießig groß, mit Brustbeklemmung und Herzklopfen (F.)

Herzklopfen nach einer Mahlzeit (Abies-C., Calc., Lyc., Puls.) und auch während der Menstruation (F.).

Schwache, müde Hände und Füße *(Gels., Kali-P., Phos., Plb., Rhus-T.)* (A.).

Gegenstände fallen aus den kraftlosen Händen (A.).

Zittern der Hände mit Herzklopfen und ängstlicher Beklemmung.

Die Gegenstände scheinen sich zu nah an den Augen zu befinden *(Phys., Rhus-T., Stram.).*

Die Augen sind trübe, ohne Glanz *(Camph., Lyc., Verat.).*

Schwindel und Gefühl des Dummseins im Kopf beim Aufstehen (C.).

Schwindel; fällt hin; verliert einen Augenblick das Bewußtsein, morgens (C.).

Ausfluß stinkenden Eiters aus den Ohren (Asaf., Calc., Hep., Merc., Sil., Tell.).

Jucken in den Ohren (Rhus-T., Sulph.).

Gefühl, als ob ein Stück Eis im Magen liegt *(Colch.;* Gefühl, wie von einem brennenden Ball — *Bell.)* (G.).

Übelkeit morgens, vor dem Frühstück *(Alum., Berb., Calc., Lyc., Nit-Ac., Petr., Sep., Tub.)* (K.).

Schießender Schmerz vom Damm zum Mastdarm (G.).

Wechselfieber: Frost täglich von 7.00-10.00 Uhr abends (C.).

Frost, nachts, nachdem man ins Bett gegangen ist.

Morgenschweiß, besonders auf der Brust.

Frost und Hitze, mit Durst.

Das Handgelenk schmerzt wie verrenkt.

In der Harnröhre Stechen, Jucken, Brennen; Meatus ist entzündet; Gefühl, als wenn er verklebt sei *(Graph.).*

Jucken im Mastdarm, wie von Würmern; Flatulenz oder Rumpeln mit Verstopfung.

VERSCHLIMMERUNG: Nachts; morgens; vor und nach der Menstruation; nach dem Essen; beim Schneuzen der Nase.

BESSERUNG: Tagsüber; von Mahlzeiten; durch Zusammenkrümmen.

VERWANDTE MITTEL: ist verwendet worden bei Kohlenoxidvergiftungen (A.).

Antidot auch bei den Folgen der äußeren Anwendung von Teer.

Bei chronischer Urtikaria versuche man *Bovista,* wo *Rhus-T.* indiziert schien, aber nicht half.

Vergleiche: Amm-C., Bell., Calc., Mag-S und *Sep.* bei unregelmäßiger Menstruation.

ANTIDOT: *Camphor.*

BROMUM

GEBRÄUCHLICHE BEZEICHNUNG:
BROM. GRUNDSUBSTANZ

Ein wichtiges Heilmittel bei Kehlkopfaffektionen, auch bei skrofulösen und tuberkulösen Drüsenerkrankungen (N.).

Ausgezeichnete Wirkung bei Diphtherie. Die Membranen bilden sich zuerst in den Bronchien, in der Luftröhre oder im Kehlkopf und verlaufen dann nach oben (genau das Gegenteil zu *Lyc.*, wo sie sich oft zuerst in der Nase bilden und dann nach unten wandern) (N.).

Rachenangina und sehr lästige Halsschmerzen.

Beschwerden der linken Körperseite *(Lach.).*

Zittern überall (Arg-N., Kali-Br., Phos., Plb., Zinc.).

MEMBRANÖSER KRUPP: SEHR LAUTES RASSELN VON SCHLEIM, *(Ant-T., Hep., Nat-S., Phos., Sil., Sulph.)* ABER ES IST KEIN AUSWURF MÖGLICH. SCHEINT WEGEN ANSAMMLUNG VON SCHLEIM IM KEHLKOPF (in den Bronchien - *Ant-T.*) IN GROSSER ERSTICKUNGSGEFAHR ZU SEIN (N.).

Gefühl, als sei etwas Lebendiges in der Haut, besonders in den Armen und Beinen.

Spinnwebgefühl im Gesicht (Bor., Graph.) (N.).

Er schwitzt leicht von der geringsten Anstrengung *(Bry., Chin., Nat-M.)*.

ASTHMA BEI SEELEUTEN, WENN SIE AN LAND GEHEN (A.).

Fächelnde Bewegung der Nasenflügel, Nasenflügelatmung (Ant-T., Lycop.) (N.).

SCHWINDEL BEIM HINLEGEN, MIT KOPFSCHMERZEN, BESONDERS ABENDS.

SCHWINDEL, BEIM GEHEN ÜBER FLIESSENDES WASSER.

Nach oben verlaufende Schmerzen in der Brust (A.).

Herzvergrößerung durch Sport (Arn., Caust., Phos., Rhus-T.) (N.).

Steinharte, skrofulöse oder tuberkulöse Schwellung der Drüsen, besonders an Unterkiefer und Hals (Schilddrüse, Unterkiefer-, Ohrspeicheldrüsen und Hoden) (A.).

Croupartige Symptome mit Heiserkeit bei Keuchhusten; keuchendes Atmen (A.).

Membranöse Dysmenorrhöe (Bor., Lac-C., Merc-C.) (N.).

Physometra: Lauter Flatus aus der Vagina (Lyc.) (A.).

Tumor in den Mammae, mit stechenden Schmerzen *(Con., Phyt., Sil.)* (Br.).

Chronische Eierstockentzündung *(Apis, Lach., Lyc., Merc., Puls.)* (R.).

Menses zu früh und zu reichlich *(Calc., Chin., Phos.)* (R.).

Kann keinen Druck an den Mammae vertragen; stechender Schmerz von den Brustdrüsen zu den Achselhöhlen (R.).

SCHWELLUNG UND VERHÄRTUNG DES (LINKEN) HODENS MIT WUNDSEIN ODER KÄLTEGEFÜHL.

Hellwach abends. Er hat große Schwierigkeiten, abends einzuschlafen.

Peinigender Schlaf, Schlaf voller Träume.

Andauerndes Träumen im Schlaf (Nat-C., Nux-V., Op., Phos., Staph.)

Zucken und Auffahren im Schlaf (Bell., Cina, Hyos., Stram.)

Beim Erwachen nachts Zittern und Gefühl, als könnte sie nicht Aufstehen vor Schwäche.

Phantasiegebilde und Wahnvorstellungen im Schlaf (Coff., Op., Phys., Piper-M.).

Er kann morgens nicht lang genug schlafen.

Er fühlt sich unausgeschlafen am Morgen *(Cocc., Coff., Nux-V.).*

Kolik, als würde der Bauch platzen *(Arg-N., Cham., Lyc.)* (G.).

Diarrhöe, nach dem Genuß von Austern *(Aloe, Lyc., Podo., Sulph-Ac.)* (K.).

Ausgezeichnet bei Patienten, die sehr schlecht gelaunt sind (Bry., Cham., Cina., Nux-V., Sulph.). Streitsüchtigkeit (Aur., Bell., Nux-V., Stram., Sulph.).

Sie bildet sich ein, daß Fremde über ihre Schulter blicken, und daß sie jemanden sieht, wenn sie sich umdreht (Br.).

Verlangen nach geistiger Arbeit (G.).

Gedächtnisschwäche *(Ambr., Bar-C., Caust., Med., Nux-M., Phos-Ac., Sep., Verat.)* (K.).

Niedergeschlagenheit vor der Menses (Br.).

Stimme tief und heiser (Carb-V., Caust., Phos.) (D.).

Einatmen erzeugt Husten (Acon., Bell., Calc., Camph., Hep., Kali-B., Meny., Puls., Rumx., Squil., Stict., Verb.) (D.).

ERSTICKUNGSANFÄLLE; ER FÄNGT PLÖTZLICH, WIE ABGEWÜRGT, MIT EINEM CROUPARTIGEN ODER KEUCHENDEN HUSTEN AN (B.).

Stimmritzenkrampf (Chlor., Cupr., Phos.) (B.).

Umfangreiche Hepatisation der unteren Lungenflügel (Bt.).

*Atemnot: Kann nicht tief genug einatmen; wie wenn er durch einen Schwamm atmen würde, oder die Luftwege voller Rauch oder Schwefeldämpfe wären; Rasseln, Sägen; Stimme unhörbar; Erstickungsgefahr wegen Schleim im Kehlkopf (*in den Bronchien - *Ant-T.)* (A.).

Dicker, weißer Auswurf *(Kali-M.)* (B.).

Kältegefühl im Kehlkopf beim Einatmen *(Rhus-T., Sulph.)*; besser nach dem Rasieren (schlimmer nach dem Rasieren - *Carb-An.)* (A.).

Man soll daran denken bei Fließschnupfen, mit andauerndem Niesen; die Nasenlöcher und die Teile darunter sind wundgefressen, schmerzhaft und bluten beim Naseputzen (Bl.).

VERSCHLIMMERUNG: Abends, vor Mitternacht; in der Ruhe; beim Liegen; bei feuchtem, warmem Wetter.

BESSERUNG: Beim Herumbewegen; bei Anstrengung; an der See.

VERWANDTE MITTEL: *Vergleiche:* bei Croup und croupartigen Beschwerden: *Chlor., Hep., Jod.,* und *Spong.*

Harter Kropf wurde geheilt, nachdem *Jod.* versagt hatte. *Brom.* hat bei Croup geheilt, wo *Hep., Jod., Rhus.* und *Spong.* nicht wirkte; besonders bei Rückfällen nach *Jod.*

BRYONIA ALBA

GEBRÄUCHLICHE BEZEICHNUNG: WEISSE ZAUNRÜBE

Rheumatische Schmerzen in den Gliedern mit Spannung; schlimmer durch Bewegung und Berührung.

Steifheit in den Gelenken (Amm-M., Bell., Caust., Colch., Rhus-T.).

Überempfindlichkeit der Sinne gegen äußere Eindrücke (Bell., Coff., Nux-V.).

REIZBARE LAUNE, SCHNELL ZORNIG *(Nat-M., Nux-V., Sulph.).*

Beschwerden durch Ärger, Kränkung oder Zorn (Coloc., Ign., Staph.) (A.).

Will Dinge sofort haben, die nicht zu bekommen sind, oder welche, wenn angeboten, abgelehnt werden *(Cham.)* (A.).

DAS KIND WILL NICHT GETRAGEN ODER HOCHGEHOBEN WERDEN (A.).

Während des Deliriums verlangt der Patient ständig „nach Hause zu gehen". Er bildet sich ein, nicht zu Hause zu sein, und verlangt, dorthin gebracht zu werden, damit er richtig versorgt werden kann (F.).

Diarrhöe: gallige, scharfe Stühle mit Wundheit des Afters; Stühle wie schmutziges Wasser (Leukorrhöe wie schwärzliches Wasser- *Rhus-T.);* unverdaute Speisen im Stuhl (A.).

Diarrhöe: Durch kalte Getränke, wenn überhitzt; nach Genuß von Obst oder Sauerkraut; schlimmer morgens, bei Bewegung selbst einer Hand oder eines Fußes (A.).

Augen sehr wund, sie fühlen sich an, als würden sie aus dem Kopf gedrückt (Bt.).

Bei Kolik, muß sich sehr still verhalten (G.).

Bauchfellentzündung mit stechenden, brennenden Schmerzen (Apis, Ars., Bell., Lach., Phos., Sulph.); Bauch sehr empfindlich gegen Berührung, mit Verstopfung. (Bt.).

Entzündung der Leber, mit stechenden Schmerzen, schlimmer bei Bewegung (Bt.).

Spannung verursachende, brennende Schmerzen in der Lebergegend, die geschwollen und wund ist (Hm.).

HÄUFIGES NASENBLUTEN, WENN DIE MENSTRUATION BEGINNEN SOLLTE(G.).

Schwellung und Steifheit der befallenen Teile (Apis, Bell., Colch., Kali-C.).

STECHEN, SCHIESSEN UND BRENNEN IN DEN GELENKEN, MUSKELN UND INNEREN TEILEN.

Entzündungen der inneren Teile (Lungen und Leber).

Schmerz in den Knochen, als wäre das Fleisch wundgeschlagen.

GESICHTSFARBE BLÄULICHROT.

KOPFSCHMERZEN BEIM BÜGELN *(Sep.)* (A.).

KOPFSCHMERZEN: ALS WÜRDE DER KOPF BERSTEN; BESONDERS VERSCHLIMMERT DURCH BEWEGUNG, ÖFFNEN DER AUGEN, ODER BEIM BÜCKEN; BESSER DURCH DRUCK UND SCHLIESSEN DER AUGEN (Bt.).

Kopfschmerzen durch Verstopfung (Nux-V.) (A.).

Kongestive Kopfschmerzen, als würde die Stirn zerspringen, mit Nasenbluten (Lach., Sep.) (Bt.).

Übelkeit beim Trinken (K.).

KANN NICHT AUFSITZEN WEGEN ÜBELKEIT UND SCHWÄCHE (G.).

ERBRECHEN BITTERER SUBSTANZEN (GALLE) *(Cadm-S., Eup-P., Ipec., Nat-S., Nux-V., Podo.)*

DURST; ER TRINKT NICHT HÄUFIG, ABER VIEL AUF EINMAL.

Geschmack bitter, Zunge trocken mit gelblichem Belag.

Trockene, aufgesprungene Lippen (Nat-M.) (G.).

Der Mund ist ungewöhnlich trocken, mit Durst (Ars., Nat-M., Sulph.) (Bt.).

ALLES SCHMECKT BITTER (ALLES SCHMECKT BITTER AUSSER WASSER — *Acon., Stann.)* (Bt.).

Die Nahrung wird unmittelbar nach dem Essen erbrochen (Ars.) (G.).

DRUCK IN DER MAGENGRUBE, ALS LIEGE EIN STEIN DARIN; VERSCHWINDET DURCH VIEL AUFSTOSSEN *(Carb-V., Nux-V., Puls.)* (Bt.).

VERSTOPFUNG: BEI VERHÄRTUNG DER STÜHLE, ODER WEIL DIE STÜHLE IM KALIBER ZU GROSS SIND *(Op., Plb., Sel., Sulph.)*.

Diarrhöe morgens, sobald sie sich bewegt (Nat-S.) (Bt.).

Diarrhöe durch kaltes Getränk bei warmem Wetter (Diarrhöe); vom Trinken unsauberen Wassers, *Zingib.* (Bt.).

Diarrhöe nach Rizinusöl (K.).

VERSTOPFUNG: STÜHLE TROCKEN UND HART, WIE VERBRANNT (Bt.).

Verstopfung durch Untätigkeit des Mastdarms (Alum., Op., Sulph.); kein Stuhldrang (Plat., Sep., Sil.); Stühle groß, hart, dunkel und trocken. (A.).

Verstopfung bei Auswanderern (durch Fahren - *Ign., Plat.).*

Verstopfung auf See (*Plat.*; Verstopfung beim Landgang - *Mag-M.)* (A.).

ATEMBEKLEMMUNG UND TIEFE ATMUNG *(Ant-T., Ars., Phos.).*

Husten: trocken, krampfhaft, mit Würgen und Erbrechen *(Kali-C.)*; mit Stichen in der Brustseite; mit Kopfschmerzen, als würde der Kopf in Stückchen springen; schlimmer nach dem Essen, Trinken, Betreten eines warmen Zimmers, und tiefem Einatmen.

Trockener, harter, quälender Husten, mit spärlichem Auswurf (Nux-V.) (A.).

Blutspucken oder Bluthusten (Acon., Ars., Bell., Cact., Ferr., Lach., Mill., Nit-Ac., Phos., Puls., Rhus-T., Sep.) (A.).

BESCHWERDEN DURCH UNTERDRÜCKTE AUSFLÜSSE (WIE Z.B. MENSES, MILCH ETC.) ODER DURCH UNTERDRÜCKUNG EINES AKUTEN HAUTAUSSCHLAGES (A.).

Frost nach Zorn *(Acon., Ars., Cham., Nux-V., Teucr.)* (A.).

Puls hart und beschleunigt (Acon., Bell., Ferr-P., Stram., Verat-V.).

FOLGEN ZURÜCKGESCHLAGENER AUSSCHLÄGE *(Apis, Ars., Cupr., Hell., Phos., Sulph., Zinc.).*

Unentwickelte Masern *(Apis, Gels., Zinc.)* (B.).

Urin: heiß, rot und in der Menge unvermindert (Bt.).

Dunkler, spärlicher Urin (A.).

Menses: zu früh, zu reichlich, und schlimmer nach Bewegung (G.).

Häufiges Nasenbluten, wenn die Menstruation nicht erscheint (G.).

Vikariierende Menses (Lach., Phos., Puls.) (A.).

Während der Menses, reißende Schmerzen in den Beinen, schlimmer bei Bewegung (G.).

MAMMAE SCHWER; STEINHART; BLASS, ABER HART; HEISS UND SCHMERZHAFT *(Bell.)*; DIE BRÜSTE MÜSSEN GESTÜTZT WERDEN *(Phyt.)* (A.).

Milchfieber (Ferr-P., Puls., Rhus-T.) (F.).

Unterdrückte Lochien (Bell., Cham., Hyos., Nux-V., Op., Puls., Pyrog., Sec., Stram., Sulph., Verat., Zinc.) (K.).

KAUBEWEGUNGEN DES KIEFERS *(Acon., Bell., Calc., Cham., Hell., Ign., Merc., Phos.)* (K.).

DELIRIUM: REDET STÄNDIG ÜBER SEIN GESCHÄFT *(Ars., Canth., Hyos., Stram.)*; ODER ER WILL IM DELIRIUM AUS DEM BETT STEIGEN UND NACH HAUSE GEHEN *(Cimic., Hyos.)* (A.).

Ein sehr wertvolles Heilmittel für alle Entzündungen, die in das Stadium eines serösen Ergusses eingetreten sind *(Apis, Sulph.)* (Bt.).

Saurer oder öliger Schweiß (Calc., Mag-C., Merc., Nux-V., Sumb., Thuj.) (B.).

Klagt über den schweren Druck direkt über dem Brustbein *(Phos.)* (F.).

Rippenfellentzündung mit Erguß *(Apis , Kali-C., Phos., Sulph.)* (F.).

Rippenfell- Lungenentzündung; nach croupartiger Exsudation (F.).

Synovitis; das angegriffene Gelenk ist blaßrot und gespannt; scharfe stechende Schmerzen, schlimmer bei jeglicher Bewegung (F.).

Bei Wechselfieber fangen die Fröste an den Lippen oder an den Finger- oder Zehenspitzen an (Bl.).

Bei Typhoidfieber oft nützlich, wenn die Schleimhäute trocken sind, die Lippen und Zunge ausgetrocknet und aufgesprungen, die Stühle trocken, wie verbrannt. Der Patient ist schläfrig oder schläft tagsüber, aber ist nachts im Delirium, und verhält sich völlig ruhig.

VERSCHLIMMERUNG: Um 21.00 Uhr abends; bei Bewegung; bei Bewegung der befallenen Teile; beim Einatmen; beim Liegen auf der schmerzlosen Seite; durch Berührung; durch Wärme; und im Sommer.

BESSERUNG: Beim Ausatmen; beim Liegen auf der schmerzhaften Seite; durch festes Binden der befallenen Teile; von Druck; in der Ruhe; durch Einverleiben kalter Sachen.

VERWANDTE MITTEL: *Komplementär: Alum.* und *Rhus-T.*

Ähnlich: Apis, Bell., Hep., Kali-C., Merc., Phos., Puls., Ran-B., Sep. und *Sulph.*

CACTUS GRANDIFLORUS

GEBRÄUCHLICHE BEZEICHNUNG:
KÖNIGIN DER NACHT

Bei Krankheiten, die *Cactus* erfordern, findet man mehr oder weniger Schädigungen des Herzes (Bt.).

Kongestionen bei vollblütigen Menschen *(Acon., Bell., Ferr-P.),* die oft Blutungen auslösen (A.).

BLUTUNG: AUS NASE, LUNGEN, MAGEN, MASTDARM ODER BLASE *(Arn., Crot-H., Ferr-P., Mill., Nit-Ac., Phos.)* (A.).

Zusammenschnürung der Speiseröhre (Br.).

Todesangst (Acon., Ars., Calc., Cimic., Gels., Lac-C., Nit-Ac., Phos., Plat.) (A.).

Er hält seine Krankheit für unheilbar (Ars.) (A.).

Melancholisch, schweigsam, traurig und schlecht gelaunt (Br.)

Angina pectoris (Acon., Ars., Lach., Lat-M., Spig., Verat.) (Br.).

Schmerz der Herzspitze, den linken Arm hinunterschießend (Br.).

Anwendbar bei Herzhypertrophie; Herzklopfen; Rheumatismus des Herzens; und bei akuter und chronischer, rheumatischer Herzentzündung (Bt.).

Zusammenschnürung von Schlund, Brust, Herz, Blase, Mastdarm, Gebärmutter, Vagina; oft von der geringsten Berührung verursacht oder ausgelöst *(Bell.)* (A.).

GEFÜHL, ALS SEI EINE EISERNE HAND UM DAS HERZ GELEGT, DIE SEINE NORMALE BEWEGUNG HEMMT (Bt.).

Brustbeklemmung, wie von einer großen Last *(Ars., Bry., Phos.)* (A.).

Herzklopfen bei entkräfteten Patienten; schlimmer beim Liegen auf der linken Seite, beim Gehen und nachts, mit Melancholie (Bt.).

Gefühl, als ob eine Schnur fest um den unteren Teil der Brust gelegt sei, wie an das Zwerchfell angebunden (A.).

Akuter Rheumatismus des Zwerchfells (F.).

Gefühl im Herzen, als wäre es plötzlich von einer eisernen Hand ergriffen und wieder losgelassen; wie zusammengebunden; als „hätte es keinen Platz zum Schlagen" (A.).

Chronische Bronchitis, mit reichlichem Schleimrasseln in den Lungen *(Ant-T., Carb-V., Hep., Lyc., Nat-S.)* (Bt.).

Bluthusten mit Herzaffektionen *(Lach., Naja, Phos.)* (D.).

Atembeschwerden (Apis., Ars., Bry., Calc., Dig., Ferr-P., Gels., Hep., Ipec., Kali-C., Lach., Mosch., Nux-V., Op.) (Bt.).

Arterielles Klopfen in der Herzgrube (Bt.).

GEFÜHL, ALS WÄRE DER GANZE KÖRPER IN EINEM KÄFIG EINGESPERRT, DESSEN DRÄHTE IMMER ENGER ZUSAMMENGEDREHT WERDEN (A.).

Rheumatismus aller Gelenke; fängt in den oberen Extremitäten an (in den unteren Extremitäten beginnend - *Led.*) (N.).

Gesichtsschmerz, an der rechten Seite; zusammenschnürende Schmerzen; täglich zur selben Stunde wiederkehrend *(Cedr.)* (Br.).

Kopfschmerzen: Druck wie ein schweres Gewicht auf dem Scheitel; während des Klimakteriums; kongestiv; periodisch; auf der rechten Seite; heftiger, klopfender, pulsierender Schmerz (A.).

Gefühl, als wäre der Kopf in einen Schraubstock eingespannt (Br.).

Profuses Nasenbluten bei organischen Herzkrankheiten (N.).

Menstruationsblutung hört beim Liegen auf (Bov., Caust.) (A.).

Herzklopfen vor Beginn der Menses (A.).

Menses zu früh, dunkel, pechartig *(Cocc., Kali-N., Mag-C.)* (Br.).

Periodische Erstickungsanfälle, mit Ohnmacht, kaltem Schweiß im Gesicht und unfühlbarem Puls (N.).

Ödeme der Hände und Füße *(Apis, Ars., Aur., Dig., Lach., Lyc., Nat-M., Phos., Puls., Rhus-T., Sep., Sulph)* (Br.).

Quoditian-Wechselfieber (C.).

Fieberanfall um 11.00 Uhr morgens und abends wiederkehrend (A.).

Frösteln und Klappern der Zähne, durch Zudecken nicht gebessert (R.).

Kälte vorherrschend *(Camph., Kali-I., Verat.)* (C.).

Brennende Hitze mit Kurzatmigkeit (R.).

Brennende Hitze nachts mit Kopfschmerzen, nach Frost, endet in Schweiß (R.).

Beständiger Reizzustand der Harnröhre *(Apis, Canth., Merc-C.)* (C.).

Urin rötlich, trübe und strohfarbig (Lyc., Sep., Tereb.) (C.).

Blutharnen; Urinlassen durch Blutgerinnsel gehindert (C.).

VERSCHLIMMERUNG: Durch leichte Berührung; im Liegen; beim Gehen; beim Liegen auf der linken Seite; um 11.00 Uhr morgens und 11.00 Uhr abends; und beim Treppensteigen.

BESSERUNG: In frischer Luft; beim Sitzen; und in der Ruhe.

VERWANDTE MITTEL: *Vergleiche: Acon., Ars., Bell., Conv., Dig., Gels., Kalm., Lach., Naja, Nat-M., Phos., Spig.* und *Tab.*

Antidote: Acon., Camph., und *Chin.*

CALADIUM SEGUINUM

GEBRÄUCHLICHE BEZEICHNUNG:
ARON; SCHWEIGROHR

Sehr empfindlich gegen Geräusch; beim leisesten Geräusch fährt er aus dem Schlaf auf (Asar., Bell., Hyos., Kali-C., Nux-V., Strom., Tarant.) (A.).

Roter, trockener Streifen in der Mitte der Zunge, der an der Zungenspitze breiter wird (B.).

Harter Husten mit Asthma, besser durch Expektoration *(Caust., Guai., Hep., Jod., Ipec., Lach., Phos., Sang., Sep.)* (B.).

Will die Ruhe, hat Abneigung gegen Bewegung.

Atmung erschwert *(Bry., Kali-M., Lach., Lyc., Puls., Sulph.)* (Br.).

Gesicht, Kopf, Hände heiß; Beine und Füße kalt (C.).

Katarrhalisches Asthma; Schleim nicht leicht auszuhusten *(Amm-C., Hep., Nat-S.)* (Br.).

Kälte einzelner Teile *(Calc., Camph., Carb-V., Dig., Ipec., Lach., Nat-M.)*

HITZE IM SCHLAF, HÖRT BEIM ERWACHEN AUF *(Mezer., Op., Samb.)* (B.).

SCHLÄFT EIN BEIM ABENDLICHEN FIEBER, UND WACHT, WENN ES AUFHÖRT, WIEDER AUF (A.).

Atmungssymptome wechseln mit Hautsymptomen ab *(Ars.)* (B.).

Weiche, teigartige, tonfarbige Stühle, gehen schwierig ab *(Alum., Hep., Sep.)* (C.).

Gefühl von Müdigkeit und Schwäche der Glieder *(Bapt., Bry., Cimic., Kali-P., Rhus-T.)* (C.).

Brennen im Magen und auf der Haut (Ars., Phos., Suph.).

Aufstoßen: häufig, kaum mit Luft, als wäre der Magen voll trockener Nahrung (A.).

Die gegessenen Speisen scheinen zu trocken zu sein; muß dazu trinken, um sie schlucken zu können (B.).

Nicht zu vergessen bei Spermatorrhoe oder anderen Schwächen, besonders bei nächtlichen Pollutionen mit völlig erschlafftem Penis; so daß die Abgänge ohne jegliche Träume stattfinden; sollte er aber einen Traum haben, hat dieser nichts mit dem Sexuellen zu tun (F.).

Schweiß, welcher die Fliegen anzieht.

Folgen von sexuellen Exzessen; Samenergüsse ohne jegliche Erregung (Con., Nux-V., Sel.) (D.).

Konfus, kann sich nicht konzentrieren (C.).

Vergeßlichkeit (Ambr., Anac., Kali-P., Lyc.) (C.).

Schwindel mit Übelkeit morgens *(Bry., Cocc., Nux-V., Sep.)* (C.).

Dumpfer, drückender oder schneidender Schmerz in den Schläfen (C.).

Sehr reizbar und niedergeschlagen (C.).

IMPOTENZ: MIT DEPRESSIONEN, ERSCHLAFFTEM PENIS, MIT SEXUALTRIEB UND ERREGUNG *(Agn., Con., Lyc., Nux-V.,Sel., Sulph.)* (A.).

Schlaffe, schwitzende Geschlechtsorgane; Eichel wie ein Lappen. (B.).

IMPOTENZ NACH GONORRHÖE *(Agn.;* Impotenz nach Syphilis-*Merc.)* (B.).

Erektionen im Halbschlaf; beim Wachwerden hören sie auf (Br.).

Kälte der Geschlechtsteile *(Agn., Camph.)* (G.).

KEINE EREKTION, AUCH NICHT NACH EINER LIEBKOSUNG; KEIN SAMENABGANG, KEIN ORGASMUS WÄHREND DES KOITUS *(Calc., Graph., Sel., Sep.)* (A.).

Juckreiz der Vulva, mit Brennen; bei Oxyuren (B.).

Juckreiz am Genitale, während der Schwangerschaft (Bor.); mit Schleimausfluß (A.).

JUCKREIZ DER VAGINA: TREIBT ZUR MASTURBATION *(Nux-V., Orig., Plat., Zinc.)* (A.).

Krampfhafte Schmerzen im Uterus nachts (Br.).

Calad. ist das richtige Heilmittel bei Nymphomanie, wenn Würmer in die Vagina kommen und dort einen sexuellen Reiz verursachen (F.).

VERSCHLIMMERUNG: Von Bewegung; beim Liegen auf den schmerzhaften Teilen; in einem Zimmer; und von 3.00 oder 4.00 Uhr nachmittags bis Mitternacht.

BESSERUNG: Nach einem kurzen Schlaf; nach dem Schwitzen; beim Aushusten; in frischer Luft; und durch Bewegung.

VERWANDTE MITTEL: Es unterdrückt das Verlangen nach Tabak (das nach alkoholischen Getränken, Branntwein - *Sulphuric Acid*). Auch nützlich bei Moskito- und Insektenstichen (welche sehr stark brennen und jucken).

Paßt nicht zu: Arum-T.

Vergleiche: Agn., Bry., Calc., Caust., Chin., Dig., Gels., Kali-P., Lyc., Nux-V., Op., Phos., Phos-Ac., Sel., Sulph., und *Zinc.*

Caladium antidotiert *Nit-Ac.*

CALCAREA ARSENICA

GEBRÄUCHLICHE BEZEICHNUNG: KALZIUMARSENIT

Starke Depression (Aur., Bapt., Kali-P., Lach., Nat-M., Puls., Sep.) (A.).

Verlangen nach Gesellschaft *(Arg-N., Bism., Hyos., Kali-C., Lyc., Phos., Stram.)* (Br.).

Zorn *(Ant-C., Bell., Bry., Nat-M.)* (Br.).

Heftige Rückenschmerzen *(Aesc., Cimic., Kali-C., Phos., Rhus-T., Sep.)* (Br.).

Nierenentzündung mit häufigem Urinlassen; Brennen mit spärlichem Urin, der Schweiß enthält. Außerordentliche Empfindlichkeit in der Nierengegend in Verbindung mit Atemnot und schwacher Herztätigkeit (Bl.).

Beschwerden adipöser Frauen bei Beginn der Menopause *(Calc., Graph., Lyc., Sep.)* (A.).

Zusammenschnürung und Schmerz in der Herzgegend *(Amyl-N., Cupr., Lach.)* (Br.).

Blutandrang zum Kopf und zur linken Seite der Brust (Acon., Amyl-N., Glon., Lach.) (A.).

Atemnot bei schwachem Herz (Br.).

Herzklopfen bei der geringsten Anstrengung *(Ars., Calc., Dig., Jod., Lach.)* (Bl.).

DIE GERINGSTE GEMÜTSBEWEGUNG VERURSACHT HERZKLOPFEN *(Arg-N., Coff., Kali-P., Naja, Nat-M., Phos-Ac., Phos., Puls., Sep.)* (A.).

UNTERENTWICKELTE LEBER *(Calc., Calc-I., Chel., Jod., Merc., Nit-Ac., Podo., Sep., Sil.)* (Br.).

Affektionen der Mesenterialdrüsen (Br.).

Erstickungsgefühl *(Acon., Ars., Carb-V., Ign., Lyc., Nux-V., Phos., Sulph.)* (Br.).

Brennender Schmerz in Uterus und Vagina (Br.).

Übelriechende, blutige Leukorrhöe *(Calc., Kreos., Lach., Nit-Ac., Phos., Sulph.)* (Br.).

Gebärmutterkrebs *(Lach.)* (Br.).

Schmerz der oberen Extremitäten vor einem epileptischen Anfall (K.).

Epilepsie, von Herzklappenkrankheiten (A.).

Aura empfunden in der Herzgegend (Lach., Naja) (Br.).

Blutandrang zum Kopf vor einem epileptischen Anfall (Br.).

Schmerz in der linken Hand vor einem epileptischen Anfall (K.).

Frösteln *(Kali-C., Nux-V., Puls., Sil.)* (Br.).

Chronische Malaria (Apis, Calc., Ipec., Lyc-C., Nat-M., Puls., Tub.) (Br.).

Vergrößerte Leber und Milz (Chel., Chin., Ferr., Nat-M., Sep.) (Br.).

Beschwerden bei Trinkern, wenn sie abstinent werden; starkes Verlangen nach Alkohol (Asar., Nux-V., Sulph-Ac.) (A.).

VERSCHLIMMERUNG: Während des Klimakteriums; im Freien; bei kaltem Wetter; bei der geringsten Anstrengung.

BESSERUNG: In der Ruhe; in frischer Luft.

VERWANDTE MITTEL: *Vergleiche: Amyl-N., Ars., Asar., Bry., Calc., Con., Ferr-P., Glon., Lach., Lith-C., Lyc., Mosch., Naja, Nux-V., Phos., Puls., Sep., Sulph., Zinc.).*

Folgt gut nach: Con. bei lymphatischen, psorischen oder tuberkulösen Menschen.

Nützlich nach Mißbrauch von Chinin.

CALCAREA CARBONICA

GEBRÄUCHLICHE BEZEICHNUNG:
KOHLENSAURER KALK (HAHNEMANN)

Paßt oft bei zahnenden Kindern (Bell., Merc., Podo., Sil.)

Nervöse Reizbarkeit mit Schwäche und Verlust an Kraft *(Ars., Kali-P., Nux-V., Sep.).*

Beim Schließen der Augen sieht er Gegenstände, die beim Öffnen derselben wieder verschwinden (Arg-N., Bell., Chin., Op., Sulph., Tarant.) (D.).

Ängstliche Stimmung, als wenn ein Unglück über ihn hereinbrechen würde (Anac., Chin-S., Graph., Psor.).

Ängstliches Schaudern und Furcht, sobald der Abend hereinbricht *(Acon., Kali-C., Phos.)* (N.).

Niedergeschlagen und melancholisch.

Verzweifelt, ohne Hoffnung, je wieder gesund zu werden, mit Furcht vor dem Tode; er belastet damit Tag und Nacht die Umgebung (N.).

Sie fürchtet, ihren Verstand zu verlieren und daß die Menschen ihre Geistesverwirrung bemerken (Act-R.).

Herzklopfen nachts und nach dem Essen (Br.).

Trockener Husten nachts, der tagsüber eher locker ist *(Hep., Puls.)* (D.).

KURZATMIGKEIT, BESONDERS BEIM TREPPENSTEIGEN *(Ars., Bry., Phos.)* (D.).

Schmerz in der rechten Seite der Brust (D.).

Schleimrasseln, schlimmer auf der rechten Seite (D.).

EITRIGER AUSWURF *(Hep., Merc.)* (D.).

Schwindel; beim plötzlichen Heben oder Umdrehen des Kopfes (Con.), sogar in der Ruhe; oder beim Ersteigen von Treppen oder einer Anhöhe (N.).

Haut: ungesund; selbst kleine Wunden eitern leicht (D.).

Innerliches oder äußerliches Kältegefühl an verschiedenen Teilen des Kopfes (N.).

Nützlich bei bestimmten Arten von Kopfhautekzem mit charakteristischen *Calcarea* - Symptomen (D.).

Jucken der Kopfhaut; Kinder kratzen sich am Kopf, wenn ihr Schlaf gestört wird oder sie geweckt werden.

KOPF ZU GROSS; FONTANELLEN SCHLIESSEN NICHT UND ÜBERREICHLICHER SCHWEISS (N.).

Starke Abmagerung und aufgetriebener Bauch, trotz des guten Appetits (Nat-M.).

UNTERERNÄHRUNG *(Abrot., Calc-P., Nat-M., Sanic., Sulph.)* (B.).

ÜBELRIECHENDER ODER STRENGER URIN *(Benz-Ac., Canth., Nit-Ac., Tereb., Viol-T.)* (B.).

Weißer Satz im Harn *(Cina, Nat-M., Phos-Ac.,)* (B.).

KÄLTEGEFÜHL IN DEN INNEREN TEILEN (das Gegenteil von *Ars.* und *Sulph.*).

Abneigung gegen frische Luft *(Hep., Nux-V., Psor., Sil.)*

Empfindlich gegen kalte und feuchte Luft, erkältet sich leicht *(Dulc., Nat-S., Rhod., Rhus-T.).*

Bindehaut- oder Hornhautentzündung, durch Baden oder Naßwerden verursacht, oder verschlimmert bei feuchtem Wetter (N.).

Lungenerkrankungen bei großen, schlanken, schnell wachsenden jungen Leuten *(Phos.)*; oberes Drittel der rechten Lunge *(Ars.;* oberes Drittel der linken Lunge *Myrt., Sulph.)* (A.).

Erweiterte Pupillen (Bell., Hyos., Stram.).

SKROFULÖSE HORNHAUT- ODER BINDEHAUTENTZÜNDUNG, GEKENNZEICHNET DURCH PUSTELN, GESCHWÜRE, TRÄNENABSONDERUNG UND LICHTSCHEUE. TRÜBUNGEN, OPAZITÄT NACH AKUTEN ENTZÜNDUNGEN (N.).

Schwachsichtigkeit *(Phos., Sep.)* (G.).

Korpulent, Hitzewallungen *(Acon., Amyl-N., Bell., Ferr-P., Sang.).*

Schlaffe Haut *(Abrot., Arg-N., Lyc., Op.).*

Gedunsenheit (Apis, Ars., Bry., Merc., Phos., Sulph.).

GEDUNSENHEIT DES KÖRPERS UND GESICHTS, MIT AUFGETRIEBENEM BAUCH BEI KINDERN.

Neigung zum Dickwerden (bei Kindern und jungen Leuten).

KAUENDE BEWEGUNG DES KIEFERS IM SCHLAF *(Podo., Sep., Zinc.)* (K.).

Schneidende Schmerzen *(Bell., Dros., Nat-C., Petr., Rhus-T., Sil., Viol-T.)*

Stechen in den äußeren Teilen und in den Knochen.

Gefühl der Trockenheit oder des Zitterns in den inneren Teilen *(Sulph-Ac.).*

Reißen in den Muskeln (Carb-V., Caust., Kali-C., Lyc., Merc., Nit-Ac., Rhod., Sep., Sil., Staph., Zinc.).

ARTHRITISCHES REISSEN UND „GICHT"-KNOTEN *(Amm-M., Calc-F., Sil.).*

Krämpfe in den einzelnen Teilen, die die Glieder krümmen; besonders in den Zehen und Fingern *(Cupr., Mag-P., Sec.).*

Bluten aus inneren Teilen *(Crot-H., Ferr., Lach., Nit-Ac., Phos., Sec.).*

SCHMERZHAFTE SCHWELLUNG DER DRÜSEN *(Bell., Carb-An., Hep., Kali-M., Lach., Lyc., Merc., Nit-Ac., Rhus-T., Sil.).*

Schwerhörigkeit; Taubheit *(Phos.)* (G.).

OHRENFLUSS; MIT SCHLEIM-EITERABSONDERUNG *(Calc-S., Hep., Merc.)* (Br.).

Knochen geschwollen mit Knochenerweichung (Aur., Calc., Merc., Sil.).

KARIES *(Asaf., Calc-F., Calc-S., Hep., Merc., Nit-Ac., Phos., Sil.).*

Nützlich bei Rachitis.

Zahnen verspätet; Kind lernt später gehen, und die Fontanellen schließen sich spät. Wenn das Kind schläft, schwitzt es so am Kopf, daß das Kissen naß wird (Bl.).

Übersäuerung des Verdauungstraktes; saures Aufstoßen, saures Erbrechen, und saueren Stuhl (Hep., Mag-C., Rheum, Sulph.) (A.).

ERBRECHEN VON SAUREN SUBSTANZEN *(Chin., Ferr-P., Iris, Mag-C., Nux-V., Phos., Sulph-Ac.).*

STARKES VERLANGEN NACH EIERN *(Hydr., Nat-P., Ol-An.)* (A.).

Lebhaftes Verlangen nach unverdaulichen Sachen *(Alum., Alumn., Bell., Bry., Calc-P., Cycl.)* (A.).

Verlangen nach Ton, Kreide, Kalk, Bleistiften etc. *(Alum., Cic., Ferr., Nat-M., Nit-Ac., Nux-V.)* (K.).

Abneigung gegen Milch und Fleisch (Amm-C., Arn., Bry., Calc-S., Carb-S., Carb-V., Ferr-P., Ign., Mag-C., Nat-C., Nat-P., Nat-S., Nux-V., Phos., Puls., Sep., Sil., Sulph.) (A.).

Bei der geringsten Aufregung fangt die Menstruationsblutung profus von neuem an *(Sulph., Tub.)* (A.).

DICKE, MILCHIGE, STOSSWEISE LEUKORRHÖE *(Amm-C., Bor., Calc-P., Cop., Ferr., Kali-Chl., Puls., Sep.)* (B.).

MENSES ZU FRÜH UND ZU REICHLICH *(Chin., Ferr., Ham., Phos., Sep., Sulph.).*

POLYPEN DER GEBÄRMUTTER *(Ars., Aur., Bell., Calc-P., Con., Lyc., Phos., Sang., Sep., Staph., Teucr., Thuj.)* (B.).

Bleisucht, mit spärlicher oder unterdrückter Menses *(Alum., Ferr., Graph., Puls., Sep.)* (A.).

Entzündung, Röte und Schwellung der Vulva mit eitrigem Ausfluß *(Ars., Bor., Calc-S., Kreos., Merc., Puls., Sep.)* (G.).

LEUKORRHÖE BEI KLEINEN MÄDCHEN *(Cann-S., Merc., Puls., Sep.)* (D.).

SCHWIERIGES UND VERSPÄTETES ZAHNEN *(Calc-P., Sil.)* (A.).

Zähneknirschen im Schlaf (Ars., Bell., Bry., Cann-I., Cina, Hyos., Ign.) (K.).

Saurer Geruch des ganzen Körpers (Hep., Rheum.) (A.).

Schweiß: einzelner Teile; Kopf, Kopfhaut naß und kalt; Nacken; Brust, Achselhöhlen, Geschlechtsorgane; Hände, Knie; Füße *(Sep.)* (A.).

Rauheit an den Fußsohlen durch Schwitzen *(Graph., Sanic., Sil.)* (A.).

Geruch vor der Nase wie von faulen Eiern oder von Schießpulver (R.).

Füße gewöhnlich kalt und feucht, wie von kalten, feuchten Strümpfen (A.).

Füße ständig kalt im Bett (A.).

Nasenpolypen (All-C., Aur., Calc-S., Con., Hydr., Kali-B., Lem-M., Merc., Phos., Sang., Sil., Sulph., Teucr., Thuj.) (R.).

Schmerzlose Heiserkeit, schlimmer morgens *(Carb-V., Caust.)* (A.).

Bettnässen *(Apis, Bell., Caust., Ferr., Graph., Kreos., Mag-P., Nat-M., Puls.)* (K.).

Viel Kriechen und Jucken im After *(Calc-S., Graph., Lyc., Nux-V., Phos.)* (G.).

WEISSE, KREIDEÄHNLICHE STÜHLE *(Aur-M-N., Chel., Podo.)* (G.).

Chronische Diarrhöe; tonartige Stühle *(Dig., Mag-C., Podo., Sil.)* (Hg.).

Er fühlt sich insgesamt wohler bei Verstopfung (A.).

Hartnäckige Verstopfung; Stuhl muß mechanisch entfernt werden *(Aloe, Alum., Plat., Sanic., Sel., Sep., Sil.)* (A.).

CHOLERA INFANTUM: KANN MILCH NICHT VERTRAGEN; ERBRECHEN VON GERONNENER MILCH ODER DICKER, SAURER MILCH IN STÜCKEN; DIARRHÖE, SCHLIMMER GEGEN ABEND; GRÜNLICH, WÄSSERIG, MIT UNVERDAUTEN SPEISEN UND SAUER (D.).

VERSCHLIMMERUNG: Morgens; beim Erwachen; bei geistiger Anstrengung; nach dem Essen; bei kaltem, nassen Wetter; durch Fasten; abends; nach Mitternacht; von kaltem Wasser; durch Waschen; und bei Vollmond.

BESSERUNG: Durch Reiben; durch Hochziehen der Glieder; beim Liegen auf dem Rücken; in der Dunkelheit; bei trockenem Wetter; und beim Liegen auf der schmerzhaften Seite.

VERWANDTE MITTEL: *Ähnlich: Alum., Bell., Calc-S., Chin., Dulc., Ferr., Graph., Hep., Kali-C., Lyc., Nat-S., Sep.* und *Thuj.*

Nach Hahnemann: *Calc.* darf nicht vor *Nit-Ac.* und *Sulph.* gegeben werden; es könnte unnötige Komplikationen verursachen.

Calc. wirkt am besten vor *Lyc., Nux-V., Phos.* und *Sil.*

Komplementär zu: Bell., das akute *Calc.*

Es folgt auf: *Nit-Ac., Puls.* und *Sulph.* und wird von *Kali-B* gefolgt.

Bemerkung: Bei Kindern kann es häufig wiederholt werden. Aber bei alten Leuten soll es nicht nochmal gegeben werden; es schadet dann gewöhnlich besonders, wenn die erste Dosis geholfen hat.

CALCAREA PHOSPHORICA

GEBRÄUCHLICHE BEZEICHNUNG:
KALZIUMPHOSPHAT

Nützlich beim ersten und zweiten Zahnen skrofulöser Kinder; Diarrhöe und starke Flatulenz (A.).

Kinder: abgemagert, können nicht stehen; lernen spät gehen (Calc., Sil.).

EINGESUNKENER, SCHLAFFER MAGEN (A.).

Hydrocephalus (Apis, Bry., Hell., Lyc., Op., Phos-Ac., Sulph.) (B.).

LANGSAME KNOCHENBILDUNG, LANGSAME FRAKTURHEILUNG *(Calc., Sil.)* (B.).

KOPFSCHMERZEN BEI SCHULMÄDCHEN *(Nat-M.)* (Bl.).

Schwitzen im Schlaf *(Calc., Merc., Sil.).*

Spürt die Beschwerden mehr, wenn er daran denkt *(Helon., Ox-Ac.)*

Schwierigkeiten bei geistiger Arbeit (C.).

Will von zu Hause weggehen, und wenn er weg ist, will er wieder zurückkommen (F.).

Beschwerden durch unglückliche Liebe *(Caust., Ign., Nat-M.)* (G.).

Unwillkürliches Seufzen *(Cimic., Ign., Kali-P., Nat-M., Puls., Stram.)* (Bl.).

Verdrießlich und reizbar *(Bry., Cham., Cina)* (C.).

Blutige Flüssigkeit sickert aus dem Nabel, bei Säuglingen *(Sil.)* (A.).

Pott'sche Krankheit oder Hüftgelenkerkrankung *(Calc., Phos., Rhus-T., Sil.)* (B.).

Kann Gasbeleuchtung wegen der Augen nicht vertragen (G.).

HILFT ZUR KALLUSBILDUNG NACH KNOCHENBRÜCHEN (D.).

ENGLISCHE KRANKHEIT: SCHÄDELKNOCHEN DÜNN UND BRÜCHIG; FONTANELLEN UND KNOCHENNÄHTE BLEIBEN ZU LANG OFFEN, ODER SIE SCHLIESSEN SICH UND GEHEN NACHHER WIEDER AUF; VERZÖGERTES ODER SCHWIERIGES ZAHNEN (A.).

ASSIMILATIONSSTÖRUNG *(Alum., Calc., Nat-M., Sanic., Sil.)* (B.).

DAS KIND LEIDET UNTER KOLIK JEDES MAL NACH DEM STILLEN ODER FÜTTERN (F.).

Nützlich nach der Rekonvaleszenz akuter Krankheiten *(Ars., Chin., Phos., Sel.)* (D.).

Schmerzen in der Kreuzbein-Darmbein-Fuge, (Sakroiliacalgelenk) (F.).

Schmerzen die Pfeilnaht entlang (F.).

Rückgrat schwach mit Neigung zu Verkrümmungen, besonders nach links; kann den Körper nicht tragen (A.).

Nacken schwach, kann den Kopf nicht halten (A.).

DIARRHÖE: STÜHLE ÜBELRIECHEND, HEISS, MIT UNVERDAUTEN SPEISEN, HERAUSSPRUDELND UND WÄSSERIG *(Aloe, Podo., Sulph.)* (B.).

Eingefallener, schlaffer Bauch (D.).

Langsame Entwicklung und schneller Verfall der Zähne *(Kreos., Staph.)* (D.).

Übermäßige Flatulenz *(Carb-V., Lyc.)* (D.).

Afterfistel, wechselt mit Brustsymptomen ab (B.).

LEBHAFTES VERLANGEN NACH SCHINKEN, SPECK, EINGEPÖKELTEM ODER GERÄUCHERTEM FLEISCH (D.).

Schmerz im Magen nach dem Genuß selbst der geringsten Nahrungsmenge (D.).

Rheumatismus bei jedem Witterungswechsel. Bei Feuchtigkeit: Steifheit des Halses, Schmerzen und Wehtun der Glieder und wandernde Schmerzen, besonders um die Kreuzbeingegend und die Beine entlang (F.).

Wird es hochgehoben, wird das Kind atemlos *(Bor.)* (B.).

Ständiges Erbrechen von Milch (AEth., Ant-C., Calc., Mag-C., Sep., Sil.) (B.).

Akne bei blutarmen Mädchen in der Pubertät (A.).

Rheumatische Affektionen, schlimmer im Frühling und

Herbst, besonders, wenn die Luft noch kalt und feucht ist, während der Schneeschmelze (N.).

Knochenkrankheiten an den Nähten oder Fugen (N.).

Weher Schmerz der Kreuzbein-Darmbein-Fuge, wie wenn sie gebrochen oder getrennt wäre (N.).

Menses: zu früh, spärlich; alle zwei Wochen *(Bry., Puls., Sep.)* (B.).

Gebärmutterverlagerung, verschlimmert bei der Passage von Stuhl und Urin (G.).

Leukorrhöe, wie Eiweiß (Br.).

Mannstollheit *(Apis, Canth., Lach., Phos., Plat., Puls., Stram.)* (Br.).

Fressender Ausfluß aus den Ohren *(Calc., Merc., Sil.)* (C.).

Heiserkeit: muß sich ständig räuspern, um die Stimme klar zu bekommen (C.).

VERSCHLIMMERUNG: Bei feuchtem, kaltem, wechselhaftem Wetter; bei Ostwind; während der Schneeschmelze; und von geistiger Anstrengung.

BESSERUNG: Im Sommer; in warmer, trockener Luft.

VERWANDTE MITTEL: Komplementär: *Ruta.*

Ähnlich: Calc., Calc-F., Carb-An., Kali-C., Kali-P., Merc., Psor., Sil und *Sulph.*

Wirkt am besten: vor Jod., Psor., Sanic und *Sulph.*, und *nach Ars., Jod.*, und *Tub.*

CALCAREA SULPHURICA
GEBRÄUCHLICHE BEZEICHNUNG: GIPSSPAT

Es hat Beziehungen zu eiternden Prozessen, Abszessen etc. (D.).

Schwellungen der Drüsen *(Bad., Bell., Brom., Calc., Carb-An., Graph., Hep., Jod., Kali-M., Lyc., Merc., Nit-Ac., Phos., Rhus-T., Sil., Sulph.)* (Bl.).

Wenn der Abszeß aufgegangen ist oder aufgeschnitten wurde und weiter absondert, dann verwendet man Calc-S; Eiterung im Zusammenhang mit einer Öffnung (Abszess ect.) ist die charakteristische Indikation (D.).

Eiter: dick, gelb, klumpig und blutig (B.).

Die Drüsen sind vergrößert und hart *(Bad., Carb-An., Merc-I., Phyt.)* (Bl.).

Fisteln (Fluor-Ac., Hep., Sil.) (B.).

Schwerhörigkeit, mit Ausfluß aus dem Mittelohr, manchmal mit Blut gemischt (Br.).

Pickel um das Ohr *(Rhus-T., Tell.)* (Br.).

Nasenlöcher wund *(Ars., Bor., Graph., Hep., Kali-Ars., Nit-Ac.)* (C.).

Gelbliche Absonderung aus den Choanen *(Hydr., Kali-B., Lyc., Nat-S.)* (Br.).

Nasenausfluß aus einem Nasenloch *(Alum., Aur., Bell., Hep., Kali-C., Nux-V., Phos., Phyt., Plat., Rhod., Stann., Staph.)* (C.).

Gelber Belag an der Zungenwurzel *(Nat-P.)* (Br.).

Schmerz in der Lebergegend *(Bry., Chel., Dig., Hep., Jod., Lach., Merc., Podo., Sep., Sulph.)* (C.).

Eiterartiger, schleimiger Ausfluß aus den Eingeweiden *(Merc., Sil.)* (Br.).

Unheilsame Haut; Geschwüre heilen langsam *(Hep., Sil., Sulph.)* (C.).

Profuser Schweiß, besonders bei hektischer Temperatursteigerung *(Chin., Hep., Kali-I., Merc., Nat-M., Sil.)*

Tonsillen eitern *(Bell., Hep., Merc., Sil.)* (D.).

Ekzem: mit gelblichen Schuppen, mit vielen Pickeln und Stellen, die eitern (Crot-T., Kali-S., Rhus-T.) (Bl.).

Husten mit eitrigem und jauchigem Auswurf und hektischem Fieber *(Hep., Lach., Nit-Ac., Phos., Puls., Sep., Sil.)* (Br.).

Augenentzündung mit Absonderung einer dicken, gelben Substanz (Br.).

Hornhautabszess *(Hep., Merc-C., Sil.)* (D.).

Augenentzündung der Neugeborenen *(Arg-N., Hep., Puls., Sil.)* (Br.).

Sieht nur eine Hälfte eines Gegenstandes *(Ars., Aur., Bov., Calc., Caust., Dig., Gels.)* (C.).

Brennen an den Fußsohlen (Ars., Calc., Carb-V., Graph., Lach., Lyc., Phos., Sep., Sulph., Sulph-I., Zinc.) (K.).

Wundheit an der Innenseite der Lippen *(Sil.)* (C.).

Eiterungsprozesse der Lungen *(Ars-I., Calc., Ferr-P., Hep., Kali-I., Lach., Lyc., Merc., Nit-Ac., Phos., Sil., Sulph.)* (D.).

Schleimrasseln auf der Brust (Ant-T., Carb-V., Hep., Lyc., Nat-S., Puls., Seneg., Stann., Sulph.).

Schwieriges Atmen, schlimmer abends und nachts; auch beim Steigen, während des Hustens und beim Liegen.

VERSCHLIMMERUNG: Abends; nachts; beim Gehen; im

Schlaf; nach dem Abendessen; während der Menstruation; beim Aufstehen vom Sitzen.

BESSERUNG: Morgens; nach dem Waschen; durch Zusammenkrümmen; und nach dem Kratzen.

VERWANDTE MITTEL: Wirkt tiefer als *Hepar* und hilft noch, wenn dieses Heilmittel aufgehört hat, zu wirken; *Silicea* kommt bei Eiterungen als Heilmittel vorher infrage; auch soll es Eiterungen vorbeugen.

VERGLEICHE: *Calc.*, *Calend.*, *Hep.*, *Kali-M.*, *Nux-V.*, *Sil.* und *Sulph.*

CALENDULA OFFICINALIS

GEBRÄUCHLICHE BEZEICHNUNG: RINGELBLUME

Es scheint eine spezifische Wirkung auf die Schleimhäute zu haben, da kein Heilmittel als Spritze bei Leukorrhöe (Vagina, Uterus) ihm gleicht (Bt.).

Man sollte daran denken, wenn durch Verletzung eine gerissene oder zackige Wunde, vielleicht mit Substanzverlust entsteht. Es wirkt entzündungswidrig; und ein gesundes Granulationsgewebe bildet sich (F.).

ÄUSSERE WUNDEN UND LAZERATIONEN MIT ODER OHNE VERLUST AN GEWEBESUBSTANZ.

Es ist bekannt als blutstillendes Mittel nach einer Zahnextraktion *(Alumn., Arn., Ham., Kreos., Lach., Phos.)* (Bl.).

Die Wunde ist rauh und entzündet; schmerzhaft, wie zerschlagen; die Teile um die Wunde werden rot, mit Stechen in der Wunde während der Fieberhitze.

Es lindert die Wundschmerzen und fördert den Heilprozeß (Leukozytenbildung) (Bl.).

Traumatische Affektionen *(Arn., Ham., Hyper., Sulph-Ac.);* fördert die schnelle Heilung; verhindert Wundeiterungen (A.).

Gelbsucht: klumpige Stühle; Quetschungsschmerz am rechten Schulterblattwinkel; gelbliches Aussehen *(Cina)* (B.).

GESCHWÜRE: GEREIZT; ENTZÜNDET; SCHORFIG; VARIKÖS; SCHMERZHAFT WIE GESCHLAGEN; ÜBERMÄSSIGE EITERABSONDERUNG (A.).

Oberflächliche Brandwunden und Verbrühungen *(Canth.)* (Br.).

Erschöpft durch Blutverlust und außerordentlichen Schmerz *(Arn., Chin., Hyper.)* (A.).

Husten, mit grünem Auswurf und mit Heiserkeit *(Arg-N., Stann.)* (Br.).

Erkältet sich sehr leicht, besonders bei feuchtem Wetter *(Dulc., Hep., Nat-S.)* (Br.).

VERSCHLIMMERUNG: Bei feuchtem Wetter; abends.

BESSERUNG: Durch Wärme.

VERWANDTE MITTEL: *Vergleiche: Arn., Ham., Hyper., Sulph-Ac., Symph.).*

Komplementär: Hep., Sulph-Ac.

Ähnlich: Hyper. bei Verletzungen von nervenreichen Geweben, wo der Schmerz übermäßig ist und in gar keinem Verhältnis zur Verletzung steht. *Arn.*, bei Traumen mit oder ohne Lazerationen der Weichteile; *Calc-P.* und *Symph.*, bei schlechter Kallusbildung der Knochen; und *Rhus-T.* und *Ruta* bei Verrenkungen oder Verletzungen einzelner Muskeln.

BEMERKUNG: Besonders nützlich bei Verbänden für Riß- oder Schnittwunden, wobei die Teile mit einer schwachen Lösung naß gehalten werden müssen. Bei begleitenden Beschwerden wird *Calendula* innerlich verordnet.

CAMPHORA

GEBRÄUCHLICHE BEZEICHNUNG: KAMPFER

Starke Ohnmachtsgefühle und Entkräftung *(Ant-T., Kali-P., Laur., Sep., Verat.)* (Ra.).

Verminderter Blutzufluß nach den vom Herz entferntesten Teilen (Kälte der Körperoberfläche).

Pulsierende Schmerzen in Kleinhirn, wie von Hammerschlägen (Bell., Glon., Nat-M., Psor.), synchron mit dem Herzschlag (N.).

Puls: schwach, außerordentlich klein, und kaum fühlbar *(Carb-V., Laur.)* (A.).

BRENNEN IM MAGEN *(Ars., Carb-V., Phos., Sec.)* (Ra.).

Plötzliche Anfälle von Erbrechen und Diarrhoe (Ars.) (A.).

ASIATISCHE CHOLERA *(Ars., Carb-V., Cupr., Hydr-Ac., Kali-P., Lach., Naja, Phos.; Sec., Verat.).*

BLÄULICHE GESICHTSFARBE *(Ars., Carb-V., Cupr., Dig., Hyos., Ipec., Lach., Op., Verat.).*

PLÖTZLICHES SINKEN DER KRÄFTE *(Acon., Ars., Carb-V., Colch., Crot-H., Graph., Hydr-Ac., Laur., Phos., Sec., Sep., Verat.).*

Gesicht: livid, bleich, eingefallen; blass und ängstlich; verzerrt bläulich und kalt (N.).

GROSSE KÄLTE DER HAUT, ABER DAS KIND KANN ES NICHT VERTRAGEN, ZUGEDECKT ZU SEIN *(Sec.)* (G.).

Extremitäten kalt und blau, mit Krämpfen *(Ars., Carb-V., Cupr., Kali-P., Verat.)* (Bt.).

Zunge: kalt, schlaff, zitternd *(Lach.)* (A.).

Bösartiges Wechselfieber *(Ant-T., Ars., Verat.)* (A.).

Langandauernde Fröste (Ars., Caust., Chin., Colch., Ferr., Hep., Ign., Lyc., Nat-M.) (Bt.).

EISESKÄLTE ÜBERALL; GESICHT TOTENBLASS *(Carb-V., Sec., Verat.)* (N.).

Unwillkürliche Diarrhöe *(Aloe, Kali-P., Sulph.);* Stühle schwärzlich *(Ars., Bapt., Sulph.)* (Bt.).

Schmerzen, wie gequetscht in den inneren Teilen *(Apis., Arn., Bapt., Bell., Eup-P., Ipec., Nat-M., Nux-V., Pyrog., Rhus-T.).*

Halb betäubt und bewußtlos *(Ars., Bapt., Bell., Bry., Canth., Hyos., Lach., Lyc., Op., Phos-Ac., Stram., Verat.)* (Ra.).

Urin: dunkelrot mit einem dicken Bodensatz *(Apis, Berb., Canth., Lyc., Sep.)* (G.).

Große Empfindlichkeit gegen Kälte und kalte Luft *(Hep.).*

Harnverhaltung bei Cholera *(Canth., Lach., Op., Verat.)* (K.).

Blasenzwang, keine Besserung beim Urinlassen (Bt.).

Gefühlsverlust (Anac., Ars., Carb-Ac., Caust., Chin., Cocc., Con., Kali-Br., Merc., Nux-V., Olnd., Op., Petr., Phos., Plb., Puls., Rhus-T., Zinc.).

IMPOTENZ MIT KÄLTE, SCHWÄCHE UND SCHRUMP-

FUNG DER SEXUALORGANE *(Agn., Calad., Lyc., Sulph.)* (Bt.).

Knacken der Gelenke *(Ang., Calc., Caps., Cocc., Kali-B., Led., Nat-M., Nit-Ac., Petr., Rhus-T., Sulph.).*

Epilepsie mit starkem Blutandrang zum Gehirn (Max Ht.).

Rheumatische Stiche in den Muskeln *(Asaf., Bell., Bry., Calc., Kali-C., Merc., Puls., Rhus-T., Spig., Staph., Sulph., Tarax., Thuj.).*

KOLLAPS: NASE KALT UND SPITZ; ANGSTGEFÜHLE UND UNRUHE; HAUT UND ATEM KALT *(Ars., Carb-V., Jatr., Verat.)* (A.).

Rasseln im Schlund *(Ant-T., Brom., Phos., Puls.)* (G.).

Quälender Zustand, als würde er ersticken (Apis, Arg-N., Ars., Cupr., Lach, Phos., Sulph.) (Ra.).

Heisere, rauhe Stimme *(Carb-V., Phos.)* (Ra.).

Schmerzen verschwinden, wenn man an sie denkt (Hell.; Schmerzen schlimmer, wenn man daran denkt - *Calc-P., Helon., Ox-Ac.,)* (N.).

TROTZ DER OBJEKTIVEN KÄLTE WILL DER PATIENT NICHT BEDECKT SEIN: WIRFT ALLE DECKEN VON SICH *(Carb-V., Sec., Sulph.)* (N.).

Schnupfen: erstes Stadium, wo die Nase verstopft ist; die eingeatmete Luft kalt zu sein scheint; der Patient fröstelt. (D.).

CHOLERA SICCA: KOLLAPS MIT SPÄRLICHEN ODER KEINEN AUSFLÜSSEN. *Körper eiskalt; große Entkräftung; Stimme quietschend oder heiser; Oberlippe zurückgezogen* (D.).

Sexualtrieb gesteigert. Erektion schmerzhaft oder Priapismus. *(Cann-S., Canth., Phos., Pic-Ac., Sulph.)* Nächtlicher

Samenabgang (Br.).

Satyriasis (Bell., Canth., Hyos., Phos., Plat., Stram.) (B.).

Asphyxia Neonatorum (Ant-T., Laur.) (B.).

Augen starr, starrend, verdreht *(Bell., Hyos., Stram.)* (C.).

Schaum vor dem Mund, bei Konvulsionen *(Art-V., Bufo, Cupr., Hyos.)* (K.).

Schlaflosigkeit, wegen nervöser Überreizung *(Coff., Kali-P., Nux-V., Phos., Stram.).*

STARKE QUÄLENDE PRÄKORDIALANGST *(Acon., Arg-N., Ars., Hydr-Ac., Lach., Phos., Verat.)* (C.).

Camph., äußerlich verwendet, verursacht eine erysipelartige Dermatitis, hellrot und schließlich Blasen (bei einer konzentrierten Lösung) (F.).

Erstickender Katarrh mit Lungenlähmung (Ant-T., Lycop., Phos.) (Bt.).

Kopfschmerzen bei katarrhalischen Beschwerden *(Bry., Kali-B., Puls.)* (G.).

Plötzliches Zurücktreten der Ausschläge, mit kalter Haut und starker Entkräftung (Ant-T., Apis, Carb-V., Phos., Sulph.) (Bt.).

FOLGEN VON SCHOCK DURCH VERLETZUNG; KÖRPEROBERFLÄCHE KALT; GESICHT BLASS; BLAU; LIPPEN LIVID; TIEFE ERSCHÖPFUNG (A.).

Nützlich in Fällen von Masern und Scharlach, wenn der Ausschlag nicht erscheint. *(Ant-T., Bry., Cupr., Hell., Lach., Stram.)* (A.).

Kann bei allen Folgeerscheinungen von Masern gegeben werden *(Carb-V., Kali-C., Phos., Puls.)* (A.).

VERSCHLIMMERUNG: Durch Bewegung; nachts; bei Berührung; in kalter Luft; und in der Dunkelheit.

BESSERUNG: Durch Wärme; beim Denken an seine Beschwerden; in warmer Luft; und durch Trinken kalten Wassers.

VERWANDTE MITTEL: *Camphora* antidotiert oder modifiziert die Wirkung beinahe eines jeden pflanzlichen Arzneimittels wie Tabak, Opium etc.

Ähnlich: Acon., Ant-T., Ars., Carb-V., Cupr., Hydr-Ac., Laur., Nux-V., Phos., Sec. und *Verat.*

Wegen seiner Giftigkeit sollte *Camphora* in seinem natürlichen Zustand nicht im Krankenzimmer erlaubt sein.

BEMERKUNG: Einige große Dosen Kampfer - wenn ganz am Anfang gegeben - stoppen in vielen Fällen sofort Diarrhöe bei einer Choleraepidemie.

CANNABIS INDICA

GEBRÄUCHLICHE BEZEICHNUNG:
INDISCHER HANF, HASCHISCH

Voller Spaß und Mutwillen; danach folgt nicht selten Jammern und Weinen (Puls.).

LACHT UNMÄSSIG BEI JEDEM AN IHN GERICHTETES WORT *(Apis., Bell., Stram.)* (A.).

Quälender Zustand mit Beklemmung *(Ars., Lach.)* (R.).

Beständiges Theoretisieren (A.).

Bildet sich ein, Musik zu hören *(Bell., Calc., Lyc., Merc., Nat-C., Stram.)* (R.).

SEHR VERGESSLICH; VERGISST, WAS ER GERADE GESAGT ODER GEDACHT HAT; BEGINNT EINEN SATZ, ABER DANN VERGISST ER, WAS ER SAGEN WOLLTE (A.).

Schließt die Augen und verliert sich in köstlichen Gedanken (R.).

GEHOBENE, VERZÜCKTE STIMMUNG *(Coff., Phos., Stram.)* (R.).

Er ist nicht fähig, sich irgendeinen Gedanken oder ein Ereignis ins Gedächtnis zurückzurufen, weil andere Gedanken in seinem Gehirn sich aufdrängen *(Anac., Kali-P., Lac-C.)* (A.).

Große Furcht vor dem Tode *(Acon., Ars., Calc., Cimic., Gels., Lac-C., Nit-Ac., Phos., Plat., Verat.)* (A.).

Fixe Ideen (Anac.) (R.).

SÄUFERWAHN *(Agar., Ars., Hyos., Kali-Br., Lach., Nat-M., Nux-M., Nux-V., Op., Stram., Strych., Verat.)* (A.).

EXTREME SCHWATZHAFTIGKEIT *(Bell., Hyos., Lach., Stram., Verat.)* (A.).

SPRECHEN OHNE JEGLICHEN ZUSAMMENHANG *(Lach., Stram.)* (R.).

Wahnidee, doppelt zu sein. *(Anac., Lach.,)* (Bl.).

Größenwahn *(Con., Phos.)* (B.).

ÜBERTREIBUNG HINSICHTLICH DER ZEITDAUER UND RAUMAUSDEHNUNG (A.).

DIE ZEIT VERGEHT ZU LANGSAM *(Arg-N.)*; WENIGE SEKUNDEN ERSCHEINEN IHM WIE EINE EWIGKEIT (A.).

Erzeugt die merkwürdigsten Sinnestäuschungen und Einbildungen (D.).

ENTFERNUNGEN ERSCHEINEN UNGEHEUER GROSS; WENIGE ELLEN SIND WIE MEILEN *(Glon.)* (A.).

Täuschung: Gefühl, als wäre der Kopf ein umgekehrt hängendes Pendel, das hin und her schwingt (K.).

Sieht einen monströsen Kopf an der gegenüberliegenden Zimmerwand (K.).

Hellsehen (Anac., Crot-C., Hyos., Lach., Lyss., Nux-M., Op., Phos., Pyrus., Stram.) (Br.).

Bewußtlos, alle paar Minuten (R.).

GEFÜHL, ALS ÖFFNE UND SCHLIESSE SICH DAS SCHÄDELDACH *(Act-R.)* (A.).

Betäubender Schmerz im Hinterkopf (R.).

Es geht wie Schläge durch das Gehirn, wenn er wieder zu sich kommt (R.).

Menses: Profus; schmerzhaft; zu früh; zu langdauernd (G.).

Heftige Gebärmutterkolik (Bell., Caul., Cimic., Mag-P., Nux-V., Puls., Vib.) (G.).

Gefühl von Schwellung im Perineum, oder in der Nähe des Afters, als sitze er auf einem Ball *(Sep.)*.

Gesteigerter Geschlechtstrieb und hysterisches Verhalten während der Periode (Bl.).

HARNRÖHRENENTZÜNDUNG MIT EITRIGEM AUSFLUSS, STARKES BRENNEN UND EMPFINDLICHKEIT BEIM URINLASSEN *(Canth.)*; EICHEL DUNKELROT UND GESCHWOLLEN (D.).

Harnorgane: Drang nach dem Wasserlassen, mit viel Zwängen; wenn der Strahl aufhört, tröpfelt der Urin nach (Thuj.); muß lange warten, ehe der Urin kommt (Alum., Arn., Caust.,

Cop., Hep., Rhus-T., Sep.); Stechen und Brennen in der Harnröhre vor, während und nach dem Urinlassen (R.).

Chorda (Canth., Cann-S., Nux-V., Pic-Ac.) (D.).

Heraussickern eines weißen, glänzenden Schleims beim Zusammendrücken der Eichel *(Hep., Kali-B., Sil.)* (R.).

Es ist eines unserer wichtigsten Mittel bei Gonorrhöe (Bt.).

SPASMODISCHE VERENGERUNG DES BLASENSCHLIESSMUSKELS BEIM URINLASSEN (D.).

Dumpfer Schmerz in der rechten Nierengegend (Br.).

Nierenkolik *(Berb., Lyc., Ocim-C., Puls.)* (B.).

Summen und Klingen im Ohr *(Bell., Chin., Puls.)* (R.).

Außerordentliche Empfindlichkeit gegen Lärm *(Bell., Bor., Coff., Nux-V., Stram., Sulph.)* (Br.).

Hört Geräusche wie kochendes Wasser (R.).

Unwillkürliches Schütteln des Kopfes *(Agar., Alum., Caust., Hell., Lyc., Merc., Nat-M., Zinc.)* (Br.).

HEISSHUNGER *(Amm-C., Arg-M., Ars., Calc-P., Chin., Cina., Ferr., Graph., Jod., Lyc., Nat-M., Nux-V., Petr., Phos., Sulph.)* (K.).

Schwäche der Extremitäten, bis zur Lähmung (Gels., Kali-P., Plb., Sil.) (R.).

Rückenschmerzen nach Koitus (Nit-Ac., Sabal-Ser.) (Br.).

Rückenschmerzen schlimmer beim Sitzen (Kobalt, Sep., Zinc) (F.).

Satyriasis (Canth., Phos., Stram.) (Br.).

Verlängertes Lustgefühl beim Koitus (Br.).

Träume von den Toten *(Anac., Ars., Calc., Sil., Crot-H., Graph., Kali-C., Mag-C., Med., Phos., Sulph., Thuj.)* (K.).

Prophetische Träume (Asaf., Bor., Mang., Sulph.).

Bei Nierenkrankheiten ist *Cannabis Ind.* indiziert, wenn die Harnvergiftung beginnt, begleitet von heftigen Kopfschmerzen (F.).

Lähmung, mit Prickeln in den befallenen Teilen *(Staph.)* (F.).

Stammeln und Stottern *(Caust., Stram.)* (C.).

Brustbeklemmung, mit tiefem, mühsamem Atem. Erstikkungsgefühl, muß Luft zugefächelt bekommen *(Ant-T., Apis, Ars., Carb-V., Chin., Ferr., Med., Sulph.)* (C.).

VERSCHLIMMERUNG: Durch Kaffee; durch Essen; von Alkohol und Tabak; durch Liegen auf der rechten Seite; und morgens.

BESSERUNG: Von frischer Luft; von kaltem Wasser; und durch Ruhe.

VERWANDTE MITTEL: *Vergleiche: Anac., Arg-N., Bell., Hyos., Kali-P., Lach., Lyc., Merc., Nat-M., Phos., Stram.,* und *Zinc.*

Bei Harnkrankheiten und Gonorrhöe hat *Canth.* mehr Harnzwang; *Cann-I.* mehr Brennen und Stechen.

CANNABIS SATIVA

GEBRÄUCHLICHE BEZEICHNUNG:
HANF; GALGENGRAS

Husten mit grünem, zähem Auswurf *(Kali-S., Merc., Nat-S., Puls., Sil.)*.

ASTHMA ODER ATEMNOT: DER PATIENT KANN NUR IM STEHEN ATMEN (A.).

Würgen beim Schlucken, als wenn die Nahrung den falschen Weg gehen würde *(Anac.)* (A.).

Rasselndes, keuchendes Atmen *(Seneg.)* (Br.).

Schnelle Ermüdung nach körperlicher Anstrengung (Ars., Bry., Calc., Con., Crot-H., Lach., Nat-C., Phos-Ac., Phos., Pic-Ac., Rhus-T., Sel., Spong.).

Große Schwäche nach dem Abendessen (Amm-M., Bov., Carb-V., Dig., Graph., Jod., Lyc., Nat-M., Ox-Ac., Phos-Ac., Sil., Sulph., Thuj.) und bei Bewegung (Agar., Arg-M., Ars., Bry., Cocc., Hydr-Ac., Lach., Nux-V., Phos., Spong., Staph., Sulph., Tab.).

Der Geist ist überaktiv; voller Ideen *(Coff., Lach., Stram.)*.

Gefühl wie berauscht *(Gels., Hyos., Nux-V., Op.)*.

Traurigkeit *(Ign., Nat-M., Puls.)*. (C.).

Tetanische Spasmen, besonders der oberen Extremitäten (Ars., Bry., Cham., Cic., Cocc., Crot-C., Cupr., Hyos., Ign., Ipec., Merc-C., Op., Plat., Sec., Sil., Stram., Strych., Sulph., Verat.)

Kontraktion der Finger nach einer Verstauchung (A.).

LÄHMENDER, REISSENDER SCHMERZ *(Caust., Rhus-T.)*.

Tiefe, reißende Stiche (Bry., Kali-C., Nit-Ac.). Rheumatisches Reißen, wie in der Knochenhaut, besonders bei Bewegung.

Gefühl von Kneifen in den Fingern.

Kniescheibenluxation beim Treppensteigen (A.).

Das erste beste Heilmittel, mit dem man die Behandlung der Gonorrhöe beginnt (N.).

Akutes, entzündliches Stadium der Gonorrhöe (A.).

SCHMERZHAFTER SCHLEIMAUSFLUSS AUS DER HARNRÖHRE *(Canth., Clem., Dig., Gels., Hep.,*

Kali-B., Kali-P., Kali-S., Lyc., Merc., Nat-M., Nat-S., Puls., Sep.).

HARNRÖHRE SEHR EMPFINDLICH GEGEN BERÜHRUNG ODER DRUCK; MUSS MIT GESPREIZTEN BEINEN GEHEN; SONST SCHMERZEN IN DER HARNRÖHRE (A.).

DIE HARNRÖHRE IST IN IHRER GANZEN LÄNGE WIE ENTZÜNDET UND BEI BERÜHRUNG SEHR EMPFINDLICH; WÄHREND DER EREKTION SPANNUNGSSCHMERZ (N.).

ABGANG DES URINS SEHR SCHMERZHAFT UND NUR TROPFENWEISE *(Canth., Con., Hep., Nux-V., Puls., Sars., Sep., Thuj.).* ER IST BLUTIG, MIT BRENNEN *(Canth., Merc., Sars.).*

STECHEN, BRENNEN UND SCHMERZEN WÄHREND UND NACH DER MIKTION *(Cann-I., Canth., Clem., Merc-C., Nit-Ac.).*

Starker Schmerz im Rücken in der Nierengegend, mit Urindrang und blutigem Urin (N.).

Wundheitsgefühl in der Nierengegend (Berb., Lyc.).

Ziehende Schmerzen von der Nierengegend nach den Leistendrüsen, mit ängstlichem Übelkeitsgefühl in der Herzgrube (N.).

Schmerz von der Harnröhrenmündung nach hinten reichend, Brennen-Beißen; hinten mehr Stechen beim Urinlassen (A.).

Reißen längs der Harnröhre in Zick-Zack-Richtung (A.).

Eichel und Vorhaut sind dunkelrot (Bt.).

STARKE SCHWELLUNG DER VORHAUT, FAST BIS ZUR PHIMOSEBILDUNG *(Apis, Canth., Merc., Rhus-T., Sulph.)* (Frn.).

GESTEIGERTER SEXUALTRIEB BEI BEIDEN GESCHLECHTEN *(Canth., Phos., Plat.)*

Druck, zerrendes Gefühl in den Hoden beim Stehen *(Berb.)* (C.).

IMPOTENZ BEI SEXUELLEN AUSSCHWEIFUNGEN *(Agn., Calad., Calc., Dig., Graph., Kali-P., Lyc., Nat-M., Phos., Sulph.)* (G.).

Schmerzhafte Stöße im Bauch, als bewege sich etwas im Bauch *(Croc.)* (C.).

Drohende Fehlgeburt infolge zu häufigen Geschlechtsverkehrs (Bt.).

Drohende Fehlgeburt, durch Gonorrhoe kompliziert (Bt.).

Starke geschlechtliche Erregung, mit Unfruchtbarkeit (G.).

Augentripper (Arg-N., Hep., Merc., Nat-S., Sep.) (Br.).

Hornhauttrübung (Calc., Merc., Nat-M., Sil.) (G.).

Trübsichtigkeit (Caust., China, Merc., Phos., Sep., Sil.,) (G.).

Gefühl, als fielen kalte Wassertropfen auf den Kopf.

Heftiges Herzklopfen *(Ars., Nat-M.)*.

GEFÜHL, ALS FIELEN TROPFEN VOM HERZ (N.).

Dumpfe Stiche in der linken Seite, direkt unter den Rippen, beim Atmen und beim Atemanhalten (C.).

Herzbeutelentzündung *(Apis, Ars-I., Bry., Lach., Phos., Rhus-T., Sulph.)* (Br.).

Schocks und Schläge in der Herzgegend.

Hartnäckige Verstopfung, verursacht Harnverhaltung *(Caust.)* (A.).

Zusammenschnüren des Afters (Bell., Lach.) (A.).

Schwindel: beim Stehen oder Gehen; mit Neigung, seitwärts zu fallen (C.).

Nasenbluten (Acon., Bell., Carb-V., Ferr., Glon., Ipec., Kali-P., Lach., Merc., Nit-Ac., Puls.) (G.).

Aufstoßen bitterer, scharfer Flüssigkeit *(Ambr., Dios., Lyc., Sep.)* (C.).

Beschwerden des Fußballens oder der unteren Teile der Zehen (G.).

VERSCHLIMMERUNG: Vormittags; beim Urinlassen; nach Bewegung; durch Sprechen; beim Hinlegen; durch Stehen; beim Treppensteigen und nach dem Abendessen.

BESSERUNG: Beim Stehen (Atemnot); durch Expektoration; durch Sich-Ruhig-Verhalten.

VERWANDTE MITTEL: *Ähnlich: Acon., Apis, Ars., Bell., Canth., Caps., Gels., Hep., Kali-M., Lach., Merc.* und *Puls.* im frühen Stadium der spezifischen Urethritis.

Cannabis Sativa ist Cantharis in seinen Harnröhrensymptomen sehr ähnlich. Es hat den gleichen gelben Ausfluß aus der Harnröhre. Es scheint bei *Cannabis* mehr Stechen und Brennen zu geben, bei *Cantharis* mehr Harndrang.

ANTIDOTE: *Camph;* in großen Dosen: Zitronensaft

CANTHARIS

GEBRÄUCHLICHE BEZEICHNUNG: SPANISCHE FLIEGE

Canth. paßt am besten bei heftigen, destruktiven Erkrankungen (G.).

Die brennenden Schmerzen und der unerträgliche Harnzwang sind die Leitsymptome von *Canth.* bei allen entzündlichen Affektionen (A.).

Heftiges Brennen, mit Wundheitgefühlen an allen Körperteilen, besonders in den Hohlräumen.

Schlund und Kehlkopf sind schmerzhaft zusammengeschnürt und feurig-brennend *(Bell., Lach., Phyt.)* (B.).

Bläschen und Krebs im Mund (J.).

Schneidendes Gefühl in den inneren Teilen (Bell., Merc., Nit-Ac.).

Gefühl von Trockenheit in den Gelenken (Croc., Lyc., Nux-V., Phos-Ac., Puls.).

Prickeln in den inneren Teilen (Bry., Ign., Kali-B., Kali-C., Phos., Sil.).

Brennender Durst, aber scheu vor Flüssigkeiten *(Ars.)* (B.).

Heftiges Würgen und Erbrechen *(Ars., Cupr., Nux-V., Sec., Tab., Verat.)* (B.).

Reißen und Stechen von außen nach innen (Bell., Ign., Ran-B.).

Brennen im After *(Aloe, Caps., Lach., Nux-V., Sulph.)* (G.).

Sehr heftiger brennender Schmerz durch den ganzen Verdauungkanal *(Iris)* (Ra.).

Stühle wie Geschabsel von der Schleimhaut (Merc-C.), mit Blut vermischt, mit brennendem und spärlichem Urin (Bt.).

Erysipel, mit Bläschen oder großen Blasen, mit Wasser gefüllt und mit brennenden Schmerzen (N.).

VESIKULÄRES ERYSIPEL *(Anac., Apis, Crot-T., Rhus-T., Urt-U.)* (Frn.).

BRANDWUNDEN UND VERBRÜHUNGEN, MIT BLASENBILDUNG (Frn.).

TETANISCHE SPASMEN, ZWINGEN DEN PATIENTEN SICH NACH VORNE ODER RÜCKWÄRTS ZU BEUGEN; OFT SCHLIMMER BEIM ANBLICK VON WASSER *(Bell., Hyos., Lyss., Stram.)*.

Das Denken an Trinken, das Hören von laufendem Wasser oder die Berührung des Kehlkopfes erzeugen Krämpfe *(Lyss.)* (Bt.).

Starker Drang zum Wasserlassen, mit schmerzhaftem Blasenzwang und Tenesmus des Blasenhalses (Bell., Caps., Con., Merc-C., Tereb.) (Bt.).

Heftige, schneidende und brennende Schmerzen in der Blase, vor, während und nach der Miktion *(Merc-C.)* (G.).

HARVERHALTUNG, MIT KRAMPFHAFTEM SCHMERZ IN DER BLASE *(Bell., Caust., Con., Gels., Lyc., Nux-V., Op., Pareir., Tarant., Tereb.)*.

NEPHRITIS *(Apis, Ars., Merc-C., Tereb.)* (G.).

STÄNDIGER DRANG ZUM URINIEREN; ABER NUR WENIGE TROPFEN GEHEN AUF EINMAL AB; MANCHMAL MIT BLUT VERMISCHT *(Merc-C., Nux-V., Sars., Sulph., Thuj.)* (G.).

STARKE BRENNENDE SCHMERZEN IN DER HARNRÖHRE *(Apis, Cann-S., Merc-C., Nit-Ac., Tereb.)* (Bt.).

Wäre der Urin flüssiges Blei, könnten die Schmerzen nicht schlimmer sein (F.).

Schneidende, brennende Schmerzen in der Harnröhre, mit vergeblichem Drang zum Urinieren (Arg-N., Calc., Caps., Con., Eup-Pur., Ipec., Kali-C., Lyc., Merc., Nat-M., Nit-Ac., Nux-V., Op., Phos-Ac., Puls., Sars., Sep., Sulph., Thuj., Zinc.) (Bt.).

Es erzeugt und heilt heftigste Blasenentzündung *(Merc-C., Tereb.)* (R.).

Nur kleine, unbefriedigende Mengen von Urin gehen auf einmal ab (N.).

Heftige, schneidende oder brennende Schmerzen breiten sich von den Nieren, den Harnleiter entlang zur Blase aus (F.).

Jammern oder Wehklagen *(Bell., Hyos., Puls., Stram.)* (G.).

Nicht zu meisternder qualvoller Zustand, höchste Wut und wütendes Delirium *(Bell., Stram.)* (N.).

Bellen *(Bell., Calc., Stram.)* (G.).

SATYRIASIS *(Bell., Hyos., Phos., Stram.).*

EROTISCHES DELIRIUM *(Phos., Stram., Verat.)* (B.).

DER PATIENT IST UNRUHIG, RASTLOS, ELEND UND UNZUFRIEDEN (G.).

SEXUALTRIEB ZU STARK; ÜBERMÄSSIGES VERLANGEN NACH GESCHLECHTSVERKEHR *(Nux-V., Phos., Stram.)* (Bt.).

Schwäche, an Lähmung grenzend (Agar., Con., Gels., Kali-P., Lach., Nux-V., Op., Phos., Pic-Ac., Rhus-T., Sil.).

Schmerzen in der Nierengegend (F.).

Tiefe Stimme (Arg N., Carb V., Phos.).

Schwellung der Vulva, mit Reizung *(Rhus-T.)* (R.).

Menses zu früh und zu reichlich *(Calc., Ferr., Puls., Sab.)* (G.).

Eierstöcke sehr empfindlich gegen Berührung *(Bell., Lach.)* (R.).

Membranöse Dysmenorrhöe *(Acet-Ac., Bor., Brom., Cham., Cycl., Kali-B., Lac-C., Lach., Phos., Rhus-T., Sab., Ust., Vib.)* (G.).

Sterilität *(Alet., Aur., Bar-M., Bor., Con., Graph., Kreos., Nat-C., Nat-M., Sep.)* (G.).

Wochenbettkonvulsionen *(Apis, Bell., Cupr., Hyos., Stram.)* (F.).

Mannstollheit, mit Blasensymptomen *(Bell., Hyos., Stram.)* (D.).

Es treibt Molen, abgestorbene Leibesfrucht und Nachgeburt aus; fördert die Fruchtbarkeit (G.).

Klebrige und zähe Absonderungen der Schleimhäute *(Hydr., Kali-B.)* (N.).

Brennen in der Harnröhre, besser beim ruhigen Liegen auf dem Rücken, schlimmer vom Stehen oder Gehen (R.).

WASSERSCHEU, VON JAMMERN UND HEFTIGEM SCHREIEN BEGLEITET; ZWISCHENDURCH EIN BELLEN, WIE VON EINEM HUND *(Bell., Lyss., Stram.)* (G.).

Beim Urinlassen ziehende Schmerzen im Samenstrang (R.).

PRIAPISMUS: MIT GESCHLECHTSTRIEB; STÖRT DEN SCHLAF; SCHMERZHAFTE EREKTIONEN, AM HEFTIGSTEN NACHTS MIT KONTRAKTION UND SCHMERZ IN DER GANZEN HARNRÖHRE (R.).

Schneidende Schmerzen gehen die Samenstränge entlang zu den Hoden und den Penis hinunter, mit zurückgezogenem Hoden (F.).

Blutige, nächtliche Samenausflüsse *(Led., Merc., Petr.)* (A.).

Herzbeutelentzündung mit Ergüssen *(Bry., Phos., Sulph.)* (C.).

Das männliche Kind spielt häufig mit den Genitalien *(Bell., Bufo, Hyos., Merc., Stram.)* (F.).

Es ist ein wertvolles Mittel zur Förderung des Abganges von Nierensteinen, besonders wenn die Schmerzen sehr heftig sind (F.).

Ekel vor allen Dingen — Trinken, Essen, Tabak (Br.).

Das Trinken selbst einer geringen Menge Wasser vermehrt den Schmerz in der Blase (A.).

Stiche in der Brust *(Bry., Kali-C., Merc., Phos., Sulph.)* (C.).

Pleuritis exsudative (Apis , Bry., Kali-I., Nit-Ac., Phos., Sulph.) (B.).

Zähneknirschen *(Ars , Bell., Calc.)* (C.).

Gegenstände sehen gelb aus *(Aloe, Ars., Bell., Cann-I., Cina, Crot-H., Cycl., Dig., Kali-B., Plb., Sant., Sep., Sulph., Zinc.)* (D.).

Gesicht: blaß oder gelblich, mit dem Ausdruck eines tiefsitzenden Leidens (F.).

Gesichts-Erysipel: es fängt an der Nase an, entweder mit oder ohne Blasen. Es breitet sich oft über eine oder beide Wangen aus (F.).

Erythem durch Sonnenbestrahlung (Sonnenbrand) (A.).

Funkelnder, starrer Anblick (C.).

Dick belegte Zunge *(Ant C., Bry., Kali-M., Puls.)* (C.).

Schmerz in den Lenden, mit ständigem Harndrang *(Lyc.)* (C.).

Die rechte Seite besonders befallen *(Lyc.)*.

VERSCHLIMMERUNG: Durch Kaffee; vor, während und nach Urinlassen; beim Anblick von Wasser; beim Anblick heller Gegenstände; beim Trinken; bei Berührung oder Annäherung; und nachts.

BESSERUNG: Durch Reiben; und bei ruhigem Liegen auf dem Rücken.

VERWANDTE MITTEL: *Vergleiche: Acon., Apis, Ars., Bell., Bry., Camph., Cann-S., Caps., Cop., Dig., Equis., Ferr-P., Gels., Hep., Hyos., Kali-B., Lyc., Merc., Merc-C., Nit-Ac., Op., Phos., Puls., Rhus-T., Sab., Sep., Sulph., Tereb., Thuj.* und *Urt-U.*

Antidote: Acon., Camph., Laur. und *Puls.*

KOMPLEMENTÄR: *Apis, Arg-N., Merc-C., Sep.* und *Tereb.*

Bemerkung: Es wurde bei Brandwunden sowohl örtlich als auch innerlich verwendet (örtlich 1 zu 40).

CAPSICUM

GEBRÄUCHLICHE BEZEICHNUNG: CAYENNE-PFEFFER

Phlegmatisches Gemüt und Schlaffheit der Muskeln *(Calc.).*

NEIGUNG ZUM DICKWERDEN *(Amm-M., Ant-C., Calc., Calc-Ars., Cupr., Ferr., Graph., Kali-B., Kali-C., Lac-D., Lyc., Nat-C., Sep.).*

Steifheit und Schmerzhaftigkeit der Gelenke, bei Beginn einer Bewegung (Rhus-T.).

KNACKEN DER GELENKE *(Led., Nit-Ac., Petr., Rhus-T.)*

HEIMWEH *(Aur., Bell., Calc-P., Carb-An., Caust., Clem., Dros., Eup-Pur., Hyos., Ign., Kali-P., Lach., Mag-C., Merc., Nat-M., Phos-Ac., Puls., Sil., Staph., Verat.)*

MIT ROTEN WANGEN UND SCHLAFLOSIGKEIT.

Ist gerne heiter, jedoch wird er beim geringsten Anlaß wütend (A.).

Schweigsam und halsstarrig *(Ign., Nat-M., Sulph.)* (G.).

Mürrisch, leicht gekränkt (Aur., Bry., Nux-V., Staph., Sulph.)

Will allein gelassen werden *(Cham., Ign., Nat-M., Nux-V., Phos-Ac., Sep.)* (Br.).

Furcht vor jeder Art von Anstrengung *(Bry., Nux-V., Phos-Ac.).*

Brennen in der Harnröhrenmündung; vor, während und nach dem Urinlassen (N.).

SEHR STARKES BRENNEN DER URETHRA ENTLANG *(Canth., Merc-C., Sars., Sulph.)* (G.).

SCHMERZHAFTER BLASENZWANG *(Bell., Canth., Merc-C.)* (Br.).

HÄUFIGER, ABER ERFOLGLOSER HARNDRANG *(Apis, Bell., Canth., Ferr-P., Gels., Hyos., Nux-V., Puls., Sars., Sep., Sulph., Tereb., Thuj.)* (G.).

GONORRHÖE MIT CHORDA *(Arg-N., Canth., Merc., Nux-V., Phos.)* (Br.).

AUSFLUSS AUS DER HARNRÖHRE, EITRIG, BLUTIG, SAHNIG (N.).

Geschrumpfter Samenstrang (geschrumpfte Geschlechtsorgane - *Arg-N., Carb-S., Lyc., Merc.)* (Hm.).

KÄLTE DES SCROTUMS *(Aloe, Berb., Brom., Dios., Irin., Merc.),* MIT IMPOTENZ *(Agn., Bar-C., Calad., Con., Graph., Lyc., Med., Phos., Sel., Sep., Sulph.)* (Hm.).

ATROPHIE DER HODEN *(Ant-Ox., Aur., Bufo, Carb-An., Gels., Jod., Kali-I., Lyss., Staph., Zinc.)* (Hm.).

Fieber, bei dem Frösteln vorherrscht *(Nux-V., Rhus-T.)* (Bt.).

Grippe, mit heftigem Niesen und Halsweh (All-C., Ars., Rhus-T., Sabad.) (Bt.).

HUSTEN, MIT SCHMERZ WEIT WEG VON DER BRUST.

Heftige Erektionen, Besserung nur durch kaltes Wasser (G.).

Nervöser, krampfhafter Husten, in plötzlichen Paroxysmen, als würde der Kopf in Stücke fliegen (A.).

BEIM HUSTEN SCHMERZ IN WEIT WEG LIEGENDEN TEILEN (WIE: BLASE, KNIE, BEINE ODER OHREN) (A.).

BEI JEDEM EXPLOSIVEN HUSTENSTOSS (UND SONST ZU KEINER ANDEREN ZEIT) ABGANG EINES QUANTUMS BEISSENDER, ÜBELRIECHENDER LUFT. (A.).

Sehr schmerzhaftes Gefühl im Schlund beim Husten, mit Stichen im Blasenhals (G.).

Zusammenschnürung; in Rachen, Schlund, Nasenlöchern, Brust, Blase, Harnröhre oder Mastdarm *(Bell., Lach.)* (A.).

BRENNENDES UND STECHENDES GEFÜHL, WIE VOM ROTEN PFEFFER, IM SCHLUND UND IN ANDEREN TEILEN, KEINE BESSERUNG DURCH HITZE (A.).

DIPHTHERIE *(Ars., Merc-Cy., Nit-Ac.,)* (G.).

Mandelentzündung: mit brennendem, stechendem Schmerz; sehr wehes Gefühl; Zusammenschnürung des Schlundes mit Brennen; dunkelrot, entzündet, geschwollen (A.).

Atonische Verdauungsstörung (Chin., Hep., Nux-V., Puls., Sep., Sulph.) (Br.).

Sehr starkes Verlangen nach Reizmitteln *(Ars., Asar., Crot-H., Hep., Lach., Nux-V., Sulph.)* (Br.).

BRENNENDE, SPASMODISCHE, ZUSAMMENSCHNÜRENDE UND ANDERE SCHMERZEN, SCHLIMMER ZWISCHEN DEN SCHLUCKAKTEN *(Ign.)* (A.).

Schmerz im Kopf, als würde er bersten; schreit und hält den Kopf beim Husten (Bry.).

REAKTIONSMANGEL *(Ambr., Amm-C., Ars., Brom., Calc., Carb-V., Con., Gels., Hell., Laur.)*, BESONDERS BEI KORPULENTEN LEUTEN (N.).

Kalter Schweiß auf den Oberschenkeln.

Hämorrhoiden, mit Brennen und Tenesmus des Rektums und Schmerz im Kreuz (R.).

Katarrhalisches Asthma, mit rotem Gesicht und sehr deutlichen pfeifend-zischenden Rasselgeräuschen. Er hustet und durch einen erfolgreichen Hustenstoß wird Schleim ausgeworfen, wodurch das Asthma besser wird (F.).

Jeder Stuhlgang ist von Durst und jedes Trinken von Schaudern gefolgt (A.).

Reißendes Ziehen von oben nach unten.

Brennen und Stechen, als würde roter Pfeffer auf die Teile gestreut *(Ars.)* (Bt.).

Mastdarm- und Blasenzwang gleichzeitig (N.).

Gesteigerte Schärfe aller Sinne *(Bell., Coff., Op.)* (G.)

Kältegefühl im Magen (Ars., Camph., Carb-An., Chin., Hipp., Kali-B.)

Starke Bauchauftreibung durch Flatulenz *(Arg-N., Carb-V., Chin., Nat-S., Podo., Puls., Sulph.)* (Bt.).

Diarrhöe: mit heftigem Brennen im unteren Teil des Mastdarms; er brennt weiter nach dem Stuhlgang (G.).

WUNDHEIT DES AFTERS *(Aloe, Ars., Hep., Nit-Ac., Sulph., Thuj.)* (D.).

BLUTIGE SCHLEIMSTÜHLE MIT TENESMUS *(Aloe, Coloc., Merc., Nux-V., Rhus-T., Sulph.)*; BRENNEN IM AFTER, SCHLIMMER NACHTS *(Ars., Jod., Nit-Ac., Sulph.)*.

ÜBERMÄSSIGES BRENNEN UND WUNDHEITSGEFÜHLE IM MUND UND SCHLUND MIT STARKER KONGESTION DER SCHLEIMHÄUTE; SCHMERZEN IM SCHLUND WIE VON ROTEM PFEFFER UND GEFÜHL DES ZUSAMMENSCHNÜRENS BEIM SCHLUCKEN (Bt.).

ENTZÜNDUNG DES FELSENBEINS; SEHR EMPFINDLICH GEGEN BERÜHRUNG *(Hep., Lach.)* (G.).

KARIES DES WARZENFORTSATZES *(Aur., Fluor-Ac., Hep., Sil.)* (N.).

Schwellung und Schmerz hinter den Ohren *(Merc., Sil.)* (Br.).

Übler Mundgeruch *(Ars., Aur., Bry., Carb-V., Nux-V., Puls.)* (Br.).

Es sollte studiert werden bei Malaria, wo Leber und Milz vergrößert sind, besonders wenn die Milz empfindlich, geschwollen, verhärtet ist und große Mengen Chinin verwendet wurden (Bl.).

WECHSELFIEBER, FROST VORHERRSCHEND; DURST BEIM FROST, ODER WÄHREND FROST UND HITZE, VIEL SCHMERZ IN RÜCKEN UND GLIEDERN (Ma. & Ht.).

FROST BEGINNT ZWISCHEN DEN SCHULTERBLÄTTERN (N.).

Frost vorherrschend im Rücken, mit außerordentlichem

Verlangen nach kaltem Wasser (Bt.).

DER FROST FÄNGT IM RÜCKEN, MIT DURST AN, ABER DAS TRINKEN VERURSACHT SCHAUDERN (D.).

Während des Frostes muß er etwas Warmes im Rücken haben (Br.).

MIT ANSTEIGENDER KÄLTE DES KÖRPERS WIRD GLEICHZEITIG DIE LAUNE SCHLECHTER (A.).

VERSCHLIMMERUNG: Abends; nach dem Essen; nach dem Trinken; bei Beginn der Bewegung; in frischer Luft; und durch Aufdecken.

BESSERUNG: Nachdem er sich eine Weile bewegt hat; und durch Hitze.

VERWANDTE MITTEL: *Vergleiche: Apis, Arg-N., Ars., Bell., Bry., Calad., Canth., Cinch., Ign., Lach., Lyc., Merc., Nat-M., Nit-Ac., Nux-V., Phyt., Puls., Rhus-T., Sep., Sulph.* und *Thuj.*

Cina folgt gut bei Wechselfieber.

ANTIDOTE: *Calad., Camph., Cina, Cinch* und *Sulph.*

Es antidotiert: *Calad., Cinch.* und *Coff.*

CARBO ANIMALIS

GEBRÄUCHLICHE BEZEICHNUNG: TIERKOHLE

Krankheiten alter Leute mit ausgeprägter venöser Plethora, blauen Wangen, blauen Lippen und großer Schwäche (A.).

Taubheitsgefühl, als wären in der Tat viele Teile eingeschlafen, besonders der Kopf (Caust., Kali-Br., Nux-V., Phos., Rhus-T.).

RHEUMATISCHE STEIFHEIT DER GELENKE *(Agar., Ars., Bell., Calc., Caust., Colch., Form., Kali-C., Led., Lyc., Nat-M., Petr., Rhus-T., Sep., Sil., Staph., Sulph.)*.

Drückender Schmerz in den Gelenken und Muskeln der Glieder *(Alum., Calc., Clem., Coloc., Kali-C., Led., Nat-S., Par.)*.

Schmerz in den Hüftgelenken, nachts (Bell., Coloc., Ferr., Kali-B., Kali-C., Kali-I., Lach., Merc., Nat-S., Petr., Rhus-T., Sulph., Syph., Tarant.).

Brennende Schmerzen *(Apis, Ars., Caps., Carb-V., Lach., Phos., Sep., Sulph.)*.

SCHWÄCHE UND LEICHTE VERRENKUNG DER GELENKE *(Calc., Caust., Coloc., Lyc., Puls., Rhus-T., Sulph., Thuj.)*.

Spannung und Zusammenziehen der Teile *(Cupr., Mag-P., Rhus-T., Sec.)*.

Erdfarbenes Gesicht, mit kupferfarbigen Flecken auf dem Gesicht und Körper (Bt.).

GROSSE EMPFINDLICHKEIT GEGEN FRISCHE, KALTE, TROCKENE LUFT *(Bell., Hep., Sil.)*.

Leidet oft unter heftigen Kopfschmerzen *(Bell., Bry., Ferr., Gels., Kali-B., Lach., Nat-M., Nux-V., Puls., Rhus-T., Sep., Sil., Verat-V.)* (Bt.).

Zähne sehr empfindlich gegen die geringste kalte Luft (Acon., Bell., Calc., Mag-P., Nat-M., Ox-Ac., Sin-N.). (Bt.).

Reißende Schmerzen in den Zähnen bei salzigen Speisen (Bt.).

Fußgelenke knicken um beim Gehen (A.).

Gelenke schwach: schnell verstaucht bei geringer Anstrengung *(Led.)* (A.).

Verhebt sich leicht, selbst bei leichten Lasten (Rhus-T.). (A.).

Saurer Geschmack im Mund *(Arg-N., Calc., Ign., Lyc., Mag-C., Nat-Ars., Nat-C., Nux-V., Phos.)* (K.).

DIE ZÄHNE WERDEN LOCKER *(Amm-C., Bry., Carb-V., Caust., Hyos., Lyc., Merc., Merc-C., Nit-Ac., Phos., Sil., Staph.)* MIT BLUTENDEM ZAHNFLEISCH *(Bar-C., Bov., Calc., Carb-V., Crot-H., Lach., Merc., Merc-C., Nat-M., Nit-Ac.)* (Bt.).

Große Verdauungsschwäche (ein sehr wertvolles Heilmittel für eine Anzahl Verdauungsstörungen).

GEFÜHL DER SCHWÄCHE UND LEERE IN DER HERZGRUBE *(Ant-C., Cocc., Dig., Hell., Hydr., Ign., Lac-C., Merc., Murx., Nux-V., Phos.).*

Drüsenkrankheiten skirrhöser Natur mit übelriechenden Absonderungen, von großer Entkräftung und Schwäche begleitet (Bt.).

SCHMERZHAFTE VERHÄRTUNG DER MAMMAE *(Aster., Bell., Bry., Calc., Caust., Cham., Con., Graph., Jod., Merc., Phyt., Sil., Sulph., Thuj., Ust.).*

HARTE; SCHMERZHAFTE KNOTEN IN DEN BRÜSTEN *(Bell-P., Bufo., Calc-F., Carb-V., Con., Cund., Graph., Jod., Kreos., Lac-C., Lyc., Nit-Ac., Phyt., Sil.)* (B.).

SCHWAMMGESCHWÜRE UND AUSWÜCHSE *(Lach., Phos., Thuj.).*

Starke Taubheit und Mattigkeit in den Oberschenkeln, besonders während der Menstruation (G.).

ÜBELRIECHENDE, ERSCHÖPFENDE, GELBFÄRBENDE NACHTSCHWEISSE *(Graph., Lach., Merc., Sil.)* (B.).

Kupferfarbige Hautausschläge (Alum., Ars., Ars-I., Aur., Calc., Cor-R., Kali-I., Kreos., Lyc., Merc., Mezer., Nit-Ac., Psor., Syph.).

Bei allen gynäkologischen Krankheiten ist die Patientin äußerst entkräftet; sie kann kaum noch stehen (Cocc., Sep., Stann.) (Bt.).

DIE PERIODE SCHEINT SIE AUSSERORDENTLICH ZU ERSCHÖPFEN, SO DASS SIE KAUM SPRECHEN KANN *(Alum., Cocc., Stann.)* (G.).

Menses; zu früh; langwährend, aber nicht zu reichlich; fühlt sich so erschöpft während der Blutung, daß sie kaum sprechen kann (G.).

Heftiges Drücken in Lenden, Kreuz, Oberschenkeln, während der Menstruation *(Kali-C, Nux-V., Sab., Vib-O.)* (G.).

WÄSSERIGER, FRESSENDER, BRENNENDER FLUOR *(Alum., Bor., Calc., Calc-S., Kreos., Puls., Sep., Sulph.)* BESONDERS BEIM GEHEN *(AEsc., Alum., Aur., Bov., Calc., Graph., Kreos., Lac-C., Mag-M., Nat-M., Phos., Sars., Sep., Sulph., Tub.)*; FÄRBT DIE WÄSCHE GELB *(Chel., Kreos., Prun.)* (G.).

Uterus hart und geschwollen (Alum., Alumn., Aur., Aur-M., Bell., Chin., Con., Helon., Jod., Kali-Br., Lyss., Pall., Plat., Sep., Tarant.) (Bt.).

BÖSARTIGE GESCHWÜRSBILDUNG IM GEBÄRMUTTERHALS, MIT ÜBELRIECHENDEN ABSONDERUNGEN *(Ars., Ars-I., Con., Graph., Hydr., Kreos., Lach., Lyc., Murx., Phos., Sep., Sil., Thuj.)* (G.).

Lochien halten zu lang an, scharf, die Teile wundfressend, und sehr übelriechend (Bapt., Kreos., Pyrog., Rhus-T., Sep.) (G.).

Ein stechender Schmerz bleibt in der Brust zurück nach Abklingen einer Rippenfellentzündung (Bor., Kali-C., Ran-B.) (A.).

Alle Drüsen können mehr oder weniger verhärtet werden (Bad., Bar-M., Brom., Calc., Calc-F., Clem., Con., Iod., Phyt., Spong., Sulph.) (Bt.).

DRÜSEN: VERHÄRTET, GESCHWOLLEN, SCHMERZHAFT; IM NACKEN, ACHSELN, LEISTEN, BRÜSTEN; SCHMERZEN LANZINIEREND, SCHNEIDEND, BRENNEND *(Ars-I., Con., Phyt.)* (A.).

Gutartige Eiterungen werden jauchig oder bösartig (Calc., Hep., Sil.) (A.).

Konfuses Hören; er weiß nicht, woher die Töne kommen *(Phos., Puls.)* (A.).

Kopfschmerzen, wie von einem Wirbelsturm im Kopf; als würde der Kopf in Stücke zerrissen; muß nachts aufsitzen, um ihn mit den Händen zusammenzuhalten (Syph.) (A.).

Schwindel, gefolgt von Nasenbluten (Br.).

Akne rosacea *(Aur-M., Calc.-Sil., Carb-V., Caust., Eug., Lach., Psor., Rhus-T.)* (Br.).

Rote Nasenspitze *(Aur., Bell., Calc., Crot-H., Lach., Nit-Ac., Sulph.)* (K.).

Bubonen: verhärtet und schlecht behandelt (Bad.); sie heilen nicht (Sulph.); eiternd; und von Brennen begleitet (Ars., Ars-I., Bell., Tarant.) (K.).

Jauchiger Ohrenausfluß, oft mit Schwellung der Ohrspeicheldrüse *(Amm-C., Ars., Carb-V., Lyc., Nit-Ac., Psor., Sep., Sil.)* (G.).

Klingen in den Ohren beim Nasenschnauben *(Teucr.)* (K.).

Summen und Singen in den Ohren *(Acon., Amm-M., Bell., Calc., Chin., Ferr., Graph., Hyos., Kali-C.)* (G.).

KANN INDIZIERT SEIN BEI ANGEBORENER ODER TERTIÄRER SYPHILIS, NACH MERKERMISSBRAUCH *(Aur., Nit-Ac.)* (F.).

Beim Gehen die Straße entlang scheinen die Gegenstände weit weg zu sein (F.).

Schwachsichtigkeit beim Versuch zu Lesen, besser beim Reiben der Augen *(Sulph.)* (F.).

VERSCHLIMMERUNG: Beim Essen; beim Liegen auf der Seite; nach dem Rasieren; bei der geringsten Berührung; nach Mitternacht; durch Säfteverlust; in trockener, kalter Luft; durch Heben; und während der Menstruation.

BESSERUNG: Durch Handauflegen; und beim Reiben der Augen.

VERWANDTE MITTEL: *Ähnlich: Bad., Brom., Carb-V., Jod., Merc-I-F., Phos., Sep., Sulph.*

KOMPLEMENTÄR: *Calc-P.*

Es ist oft nützlich bei Folgen von verdorbenem Fisch und Gemüsen.

Antidote: Ars., Camph., Nux-V..

CARBO VEGETABILIS

GEBRÄUCHLICHE BEZEICHNUNG: HOLZKOHLE

Besonders geeignet bei adynamischen Krankheiten mit großer Prostration *(Ars.)* (Bt.).

Heruntergekommener Zustand, gravierende, ernste Erkrankungen oder Kachexie *(Ars., Chin., Phos., Sec.)* (B.).

Entzündung der Ohrspeicheldrüse (Mumps); mit Metasta-

sierung in den Hoden (Ars., Jab., Nat-M., Puls., Rhus-T.; mit Metastase nach den Brüsten - *Puls.)* (K.).

Brennender Schmerz in den äußeren Teilen; in Geschwüren und in den Knochen (Ars.).

Gefühl von Drücken in den inneren Teilen *(Bell., Coloc., Nux-V., Puls.).*

Morgens beim Aufstehen aus dem Bett, Gefühl, als wären die Glieder gebrochen *(Cocc., Eup-P., Plb.).*

Lähmiges Reißen in den Gliedern mit Blähungen und schwierigem Atmen (Lyc., Nux-V.).

FOLGEN VON SÄFTEVERLUST *(Carb-An., Cinch., Phos-Ac.).*

Große Schwäche, viel schlimmer bei der geringsten körperlichen oder geistigen Anstrengung, schlimmer gegen Mittag (Ars.).

Stechen von oben nach unten.

Schmerz mit Angstgefühlen, Hitze, Verzweiflung und Hoffnungslosigkeit, und Schwäche nach dem Schmerz.

Pulsieren hier und da im Körper *(Nat-M.).*

Zittern und Zucken der Glieder den ganzen Tag hindurch.

FOLGEN VON RAUSCH DURCH WEINTRINKEN AM TAG VORHER *(Cocc., Ipec., Nux-V., Puls.).*

Folgen von kalten Getränken, wenn überhitzt *(Ant-C., Bry., Puls.).*

Chronische, schlecht behandelte Fälle von Wechselfieber; unregelmäßige Anfälle *(Ipec., Puls.)* (Bt.).

Wechselfieber, mit Durst nur während des Kälte-Stadiums (Apis, Arn., Ign., Nat-M.).

Frost herrscht in den Händen und Füßen vor; Gesichtsfarbe

sehr blaß-gelb; starke Sammlung von Flatus; Magen aufgetrieben; Milz geschwollen und schmerzhaft; mit sauren und reichlichen Schweißen (Bt.).

Häufiges Niesen, mit ständigem und heftigem Kribbeln und Kitzeln in der Nase *(All-C., Ars., Sabad.)* (N.).

HEFTIGES NASENBLUTEN, LANGANDAUERNDES, ODER WOCHENLANG MEHRMALS TÄGLICH *(Phos.)* (N.).

Ohren zu trocken *(Calc., Graph., Lach., Nux-V.)* (N.).

Taubheit: nach akuten Hautausschlägen, oder Mißbrauch von Merkur *(Puls., Sil., Sulph.)* (N.).

Ohrenausflüsse: blutig; bräunlich; wundmachend; stinkend; jauchig; übelriechend; eitrig; unterdrückt; oder wässrig (K.).

OHRENFLUSS ALS FOLGEERSCHEINUNG VON MASERN ODER SCHARLACHFIEBER *(Bov., Crot-H., Lyc., Merc., Nit-Ac., Puls., Sulph.)* (K.).

GESICHT SEHR BLASS, GRAU-GELB ODER HIPPOKRATISCH *(AEth., Ant-T., Ars., Chin., Lach., Sec., Tab., Verat.)* (N.).

SCHON NACH WENIGEN BISSEN GEFÜHL DES VOLLSEINS *(Chin., Lyc., Plat., Sep., Sulph.)* (D.).

BLÄHUNGEN: SEHR ÜBELRIECHENDER GESTANK; KOLIK MIT FLATULENZ *(Chin., Coloc., Dios., Mag-P., Nux-V., Puls.)*.

Magenschmerz: Magen aufgetrieben von Blähungen; schlimmer beim Liegen (Dios., Nux-V., Puls.) (N.).

WINDKOLIKEN *(Arg-N., Coloc., Dios., Nat-S., Nux-V., Sep.)* (N.).

BAUCH IST VOLL ZUM PLATZEN *(Arg-N., Chin., Lyc., Nux-V., Puls., Raph.)* (N.).

Gefühl, als wäre die Speiseröhre zusammengeschnürt *(Cact., Ign., Kali-C., Merc-C., Phos., Sulph-Ac.)* (Bt.).

Die einfachste Nahrung bekommt nicht *(Calc-P., Chin., Hep., Lach., Lyc., Nux-M., Sep.)* (G.).

HÄUFIGES AUFSTOSSEN, WAS ABER NUR VORÜBERGEHEND ERLEICHTERT *(Ant-T., Arg-N., Carb-S., Dios., Graph., Ign., Kali-B., Kali-C., Lyc., Sang.)* (G.).

Verschleppte Lungenentzündung mit schmutzigem, gelbem, übelriechendem Auswurf *(Kali-C.)* (G.).

Es hat bei einigen hoffnungslosen Fällen von Lungenentzündung im letzten Stadium geholfen, mit ausgeprägter Atemnot, kaltem Atem, allgemeiner Kälte, schwachem Puls, und Neigung zum Kollaps. (R.).

Giemen und Rasseln durch Schleim in der Brust (Ant-T.) (Br.).

Große und lange währende Heiserkeit *(Caust.)* (G.).

HEISERKEIT ABENDS *(Arg-M., Brom., Carb-An., Carb-S., Caust., Graph., Kali-B., Mang., Phos., Rumx., Sulph.).*

Indiziert, wenn der Patient unter zeitweilig aussetzenden Anfällen von langanhaltendem Husten leidet (Ars., Con., Kali-B., Kali-C., Lach., Phos., Seneg.).

Grünlicher und übelriechender Auswurf *(Kali-I., Sil.)* (G.).

LUFTHUNGER *(Ars., Aur., Calc-I., Chin., Jod., Kali-I., Lach., Lyc., Puls., Sulph.)* (B.).

Bronchitis bei alten Leuten mit reichlichem, gelbem, übelriechendem Auswurf (Bl.).

WILL LUFT ZUGEFÄCHELT BEKOMMEN *(Ant-T., Apis, Chin., Ferr., Med., Sulph.)* (K.).

ATEMNOT: SCHLIMMER BEIM LIEGEN; WILL TÜREN UND FENSTER OFFEN HABEN; BESSER DURCH AUFSTOSSEN *(Aur., Nux-V.)* (K.).

Reichlicher und ständiger Speichelfluß mit strähnigem Speichel *(Kali-B.)* (Be.).

Zunge schmerzhaft empfindlich beim Kauen; Zahnfleisch wird locker und zieht sich von den Zähnen zurück *(Kali-P., Merc., Nit-Ac., Staph.)* (N.).

Brennen in der Brust wie von glühenden Kohlen *(Ars., Phos.)* (R.).

Menstruation zu früh und zu reichlich (Ars., Bell., Bov., Calc., Calc-P., Chin., Cocc., Cycl., Ferr., Ipec., Nat-M., Nux-M., Nux-V., Phos., Plat., Rat., Rhus-T., Sab.).

Varizen der Vulva und um das äußere Genitale *(Ambr., Calc., Ham., Lyc., Nux-V., Thuj., Zinc.)* (N.).

Husten, mit Auswurf morgens, grünlich, eitrig, manchmal bräunlich (N.).

Große Schwäche oder allgemeine Entkräftung mit kalten Knien nachts im Bett (N.).

Geschwüre: mit Absonderung eines fauligen jauchigen Eiters, mit übelriechendem Gestank *(Nit-Ac.)* (Bt.).

Häufige, unwillkürliche, faulige, aashaft stinkende Stühle, gefolgt von Brennen im After *(Aloe)* (N.).

Große, hervortretende, blaue Hämorrhoiden, manchmal eiternd; brennend, und schrecklich riechend (Lach.) (N.).

Gestörte Verdauung: durch Überessen oder bei üppiger Lebensweise (Ant-C., Kali-M., Nux-V., Puls.) (D.).

Abneigung gegen Milch, welche Blähungen verursacht (R.).

VIEL AUFSTOSSEN SAUREN, RANZIGEN ESSENS *(Alum., Bar-C., Calc., Cycl., Ferr-I., Graph., Kali-B., Laur., Merc., Phos., Puls., Sulph.)* (G.).

Lebhaftes Verlangen nach saueren, süßen und salzigen Dingen (Arg-N., Calc., Calc-S., Med., Nat-M., Plb., Sulph.) (K.).

Brennende Schmerzen im Magen (Ars., Canth., Caps., Cic., Colch., Phos., Sec., Sulph.) (Bt.).

Chronische Dyspepsie bei alten Leuten *(Ant-C., Lyc., Sil.)* (D.).

Herzschmerzen bei stillenden Frauen (G.).

Magenbeschwerden durch Alkoholmißbrauch *(Nux-V.)* (D.).

STÄNDIGER ABGANG VON BLÄHUNGEN AUS DEM MASTDARM *(Agar., Aloe, Arg-N., Carb-S., Chin., Coloc., Dios., Graph., Lyc., Nat-S., Olnd., Puls., Staph., Sulph.)* (G.).

KANN ENGE KLEIDUNG UM DIE TAILLE ODER UM DEN BAUCH NICHT ERTRAGEN *(Lach., Lyc., Nux-V.)* (Br.).

Feuchtigkeit der Haut (feuchte Hautausschläge)

Blaue Körperfarbe mit schrecklicher Angst und eiskalter Körperoberfläche *(Dig., Lach., Phos.)*.

Zunge hat Zahneindrücke (Ant-T., Ars., Chel., Dulc., Hydr., Ign., Jod., Kali-I., Merc., Plb., Podo., Rhus-T., Sep., Stram., Syph.) (K.).

Lockere Zähne mit Zahnfleischbluten, Zahnfleisch sehr empfindlich beim Kauen (Hep.) (N.).

Blutung durch desolaten Zustand der Schleimhäute, von großer Blässe der Haut begleitet (N.).

Heruntergekommene Lebenskräfte, das Venensystem stagniert, venöse Stase *(Lach., Sec.,).*

DAS ZAHNFLEISCH BLUTET LEICHT; ES IST SCHWAMMIG *(Lach., Merc., Nit-Ac., Phos., Sulph.)* (Bt.).

Reines Blut fließt in den Mund beim Saugen an den Zähnen *(Amm-C., Bov., Kali-B., Nit-Ac., Rat., Zinc.)* (R.).

Verhärtung der Drüsen, Leisten- und Achseldrüsen, besonders syphilitischem Ursprungs, wenn die Verhärtung steinhart ist (Bad., Carb-An., Jod., Merc-IF., Sil.) (D.).

Gedächtnisschwäche und langsames Denken *(Bar-C., Calc., Con., Kali-P., Lyc., Nat-M., Phos., Sil.)* (A.).

IN DEN ENDSTADIEN VON KRANKHEITEN MIT REICHLICHEM, KALTEM SCHWEISS, KALTEM ATEM, KALTER ZUNGE, UND STIMMVERLUST, KANN DIESES HEILMITTEL VIELLEICHT DAS LEBEN RETTEN (A.).

Folgen von Chinin, von Merkurmißbrauch, von Salz, eingepökeltem Fleisch, verdorbenem Fisch, Fleisch oder Fett, oder durch Überhitzung *(Ant-C.)* (A.).

PULS UNFÜHLBAR, KLEIN ODER WEICH *(Camph., Verat.)*

Lungenblutung, mit brennenden Schmerzen in den Lungen, Kälte der Haut und Verlangen, Luft zugefächelt zu bekommen *(Chin.)* (R.).

Blutarm, besonders nach akuten Krankheiten, die die Patienten völlig erschöpft haben (N.).

Nützlich bei Personen, die nach irgendeiner vorangegangenen Krankheit nie wieder ganz gesund wurden; oder bei denen eine vollständige Wiederherstellung nach einem Typhoid etc. nicht eintrat (N.).

Reaktionsmangel bei passenden Heilmitteln (Ambr., Laur., Psor., Op., Sulph., Valer.) (A.).

Dunkler, trüber Urin *(Apis, Arn., Ars., Benz-Ac., Kali-C., Op., Tereb.)* (F.).

Es ist ein ausgezeichnetes Heilmittel bei der starken Atemnot der chronischen Aortitis, besonders wenn der Patient sehr blutarm, wassersüchtig, etc. geworden ist *(Ars., Cupr., Lach.)* (F.).

Kann beim Karbunkel gegeben werden, besonders wenn die befallenen Teile bläulich oder livid sind, und die Absonderungen übelriechend und von brennenden Schmerzen begleitet sind (F.).

Flatus heiß, feucht und übelriechend (Br.).

Scharfe, fressende Flüssigkeit aus dem Mastdarm (Paeon.). (Br.).

Blutabgang aus dem Rektum (Ham., Ipec., Nit-Ac., Phos.) (Br.).

Wundheit des Afters (Aloe, Merc., Sulph.) (Br.)

Stühle von fauligem Blut und Schleim *(Ham., Merc-C., Nit-Ac., Sulph.)* (Bt.).

Lymphdrüsenschwellungen, mit Eiterungen und brennenden Schmerzen *(Ars-I., Lach.)*.

Fluor morgens, Absonderung sehr scharf, die Teile wundfressend (G.).

Aphthen der Vulva, mit viel Jucken, Hitze und Rötung *(Calc., Kreos., Graph., Nit-Ac., Sulph.)* (G.).

Wollüstige Phantasien *(Canth., Hyos., Phos., Plat.)* (G.).

Häufige Samenergüsse (Dios., Kali-P., Nux-V., Phos-Ac., Sulph.) (Bt.).

Onanie im Schlaf (Camph., Plat., Thuj.) (G.).

Eiseskälte der Teile; sie sehen livid und purpurn aus (Altersbrand) (Bt.).

VERSCHLIMMERUNG: Morgens; nachts; vor dem Einschlafen; durch Mißbrauch von Chinin und Merkur; beim Aufstehen aus dem Bett; beim Gehen in frischer Luft; von Butter, Schweinefleisch oder Fettem; durch Singen oder Lautlesen; und bei warmem, feuchtem Wetter.

BESSERUNG: Durch Aufstoßen; wenn er Luft zugefächelt bekommt; durch Lockern enger Kleidung um die Taille; und beim Hinlegen.

VERWANDTE MITTEL: *Komplementär: China und Kali-C. Antidote: Ars., Camph., Coff., Lach-*, und *Sp-Nitr-D.; Carb-V.* antidotiert selbst: *Chin., Lach.*, und *Merc. Vergleiche: Ant-T., Ars., Calc., Carbo-A., Chin., Ferr., Graph., Kali-C., Lach., Lyc., Merc., Nat-M., Nux-V., Phos., Phos-Ac., Sec., Sep., Sulph.* und *Verat.*

CARBOLICUM ACIDUM

GEBRÄUCHLICHE BEZEICHNUNG: KARBOLSÄURE

Nützlich bei Brandwunden, wenn die befallenen Teile Geschwüre bilden *(Ars., Canth., Nat-C.)* (F.).

Übelriechende Ausflüsse aus Mund, Nase, Schlund, Nasenlöchern, Mastdarm und Vagina *(Anthr., Ars., Bapt., Carb-V., Lach., Merc., Nit-Ac., Psor., Pyrog., Sulph.)* (A.).

Kopfschmerzen besser vom festen Binden des Kopfes *(Arg-N., Bry., Mag-M., Puls., Sil.)* (K.).

KOPFSCHMERZEN, MIT EINEM GEFÜHL, ALS WÄRE EIN BAND FEST UM DIE STIRN GEBUNDEN *(Ant-T., Gels., Merc., Sulph.)* (F.).

Dumpfe, schwere Stirn-Kopfschmerzen (Bry., Nux-V., Sep.) (A.).

Kopfschmerzen, schlimmer von geistiger Anstrengung, und *besser durch Rauchen (Am-C., Aran., Calc-P., Naja.) oder starken Tee (Glon.)* (K.).

Flatulenz bei alten Leuten, mit einer fehlerhaften Verdauung. *(Anti-C., Carb-V., Lyc.)* (D.).

Magensäuerung und Brennen im Magen *(Ars., Calc., Carb-V., Nat-P., Sulph.)* (D.).

Menses zu reichlich und dunkelfarbig *(Cycl., Kali-P., Lach., Sec.)* (C.).

Scharfer Fluor, Jucken und Brennen verursachend *(Kreos., Nit-Ac., Sulph.)* (Br.).

SCHWARZER URIN *(Colch., Dig., Nat-M.)* (F.).

ALKALISCHER URIN *(Bapt., Ferr., Fluor-Ac.)* (C.).

Leukorrhöe: scharf, reichlich, übelriechend, grün (Apis, Arg-N., Bov., Carb-V., Cub., Kali-P., Lach., Merc., Nat-M., Nit-Ac., Puls., Sep.) (A.).

Erosionen der Zervix; übelriechende, scharfe Absonderung (Aur., Nit Ac., Rhus-T.) (Br.).

Wochenbettfieber, mit übelriechender Absonderung *(Arn., Ars., Bry., Carb-V., Kali-P., Pyrog.)* (Br.).

Geistige und körperliche Trägheit *(Ars., Con., Gels., Kali-P., Sil.)* (Br.).

Abneigung gegen das Studieren *(Aloe, Bapt., Chel., Chin., Lec., Nux-V., Phos.)* (Br.).

FÖTOR EX ORE *(Ars., Aur., Bapt., Carb-V., Graph., Hep., Kali-P., Lach., Merc., Nit-Ac., Phos., Sulph.)* (B.).

Ständiges Aufstoßen großer Mengen von Luft *(Carb-V., Lyc., Puls.)* (C.).

Verlangen nach Whisky und Tabak *(Asar., Carb-V.)* (A.).

Erbrechen: bei Trinkern, in der Schwangerschaft, Seekrankheit, oder Krebs; dunkler, oliv-grüner Flüssigkeit *(Pyrog.)* (A.).

Bösartiger Scharlach und Pocken (Amm-C., Ars., Lach., Phos., Stram.) (A.).

Bläschenförmige Ausschläge am ganzen Körper, außerordentlich juckend; besser durch Reiben, aber einen brennenden Schmerz hinterlassend (Sulph.) (N.).

Jucken der Kopfhaut *(Caust., Graph., Sep., Sil., Sulph.)* (C.).

DIE SCHMERZEN SIND SCHRECKLICH; SIE KOMMEN PLÖTZLICH, SIND NUR VON KURZER DAUER, UND VERSCHWINDEN AUCH PLÖTZLICH *(Arg-N., Bell., Ign., Kali-B., Mag-P., Nit-Ac., Phyt., Spig.)* (A.).

Körperliche Anstrengung, sogar viel Gehen verursacht einen Abszeß irgendwo, aber im allgemeinen im rechten Ohr (Cp.).

Rißwunden durch stumpfe Gegenstände; die Knochen sind bloßgelegt; zerquetscht; starkes Verschorfen der Teile *(Calend.)* (A.).

SCHWERE PROSTRATION, KOLLAPS, KÖRPEROBERFLÄCHE BLASS; IN KALTEM SCHWEISS GEBADET *(Camph., Carb-V., Verat.)* (A.).

Dysenterie: flüssiger Schleim, wie Geschabsel der Schleimhäute, und starker Stuhldrang (Canth., Merc-C.) (A.).

Diarrhöe: Stuhl dünn, unwillkürlich, schwarz, von unerträglichem Geruch (Ars., Carb-V., Kali-P., Sulph.) (A.).

Scharlachfieber, mit ausgeprägter Neigung zu innerem Gewebezerfall, mit üblem Geruch *(Ars., Bapt., Kali-P., Lach.)* (Br.).

VERSTOPFUNG, MIT SCHRECKLICH ÜBELRIECHENDEM ATEM *(Aur., Carb-V., Nux-V., Op., Psor.)* (A.).

Ozaena mit Gestank und Geschwürsbildung *(Kali-B., Merc-C., Nit-Ac., Sil., Thuj.)* (Br.).

Schlund: geschwürige Flecken an den Innenseiten der Lippen und Wangen, Partien rot mit Exudaten bedeckt; übelriechende Absonderung; kann kaum mehr schlucken (Lach., Mur-Ac., Nit-Ac.) (Br.).

Krämpfe an der Vorderseite der Beine, in der Schienbeingegend, beim Gehen (Br.).

Schnell ermüdet beim kürzesten Spaziergang (C.).

Lendenschmerz, schlimmer beim Sichstrecken und von der Erschütterung beim Reiten (C.).

Schnarchende Atmung (Amm-C., Ant-T., Apis, Ars., Camph., Chin., Cupr., Gels., Glon., Hyos., Lach., Laur., Lyc., Nit-Ac., Nux-V., Op., Phos., Puls., Spong., Stram.) (K.).

Orbitalneuralgien über dem rechten Auge (C.).

VERSCHLIMMERUNG: Beim Gehen; beim Sichstrecken; bei Erschütterung; und von geistiger Anstrengung.

BESSERUNG: Vom Rauchen; durch starken Tee; durch Reiben; und durch festes Binden.

VERWANDTE MITTEL: *Ähnlich: Ars., Bapt., Carb-V., Gels., Hydr-Ac., Kali-P., Kreos., Lach., Merc-C., Nux-Ac.,*

Nit-Ac., Petro., Phos., Pic-Ac., Rhus-T., Sil., Sulph. und *Thuj.*

Vergleiche: Ars., Kreos und *Sulph.* bei Brandwunden, und *Gels., Merc.* und *Sulph.* bei Geschwüren mit übelriechenden Absonderungen.

Carbolicum Acidum wird von verdünntem Apfelessig antidotiert, entweder örtlich oder innerlich, wenn die genannte Säure versehentlich geschluckt, oder beim Suizidversuch getrunken wurde.

CARDUUS MARIANUS

GEBRÄUCHLICHE BEZEICHNUNG: ST. MARIENDISTEL

Traurig, niedergeschlagen und hypochrondrisch *(Ign., Nux-V., Sep., Staph., Sulph.)* (Bl.).

Dumpfe Kopfschmerzen an der Stirn *(Bry., Chin., Kali-M., Nux-V., Puls., Sep.)* (B.).

Dunkler oder brauner Urin (Benz-Ac., Bry., Chel., Merc-C., Phos., Sep., Sulph., Zinc.) (K.).

Mangel an Appetit, mit Übelkeit und Erbrechen saurer, grüner Flüssigkeit *(Calc.)* (Bl.).

SCHWERE ANFÄLLE VON GALLENSTEINKOLIK *(Ars., Bell., Berb., Chel., Chin., Dios., Lyc., Mag-P., Nat-S., Nux-V., Podo., Sep., Verat.)* (A.).

Schmerz in der Lebergegend, mit Schwindel, schlechtem Geschmack im Mund und gelbgefärbter Haut *(Chel., Merc., Nat-M., Nat-S., Podo.)* (N.).

Die Gallenblase ist vergrößert und empfindlich *(Chin., Lach., Merc., Nat-S., Sep.)* (Bl.).

LEHMFARBENE STÜHLE *(Aur-M-N., Berb., Chel., Chin-Ars., Chion., Dig., Gels., Hep., Jod., Kali-B., Lach., Lept., Merc., Nat-S., Podo., Sep.)* (K.).

Gelbsucht: mit dumpfen Kopfschmerzen, bitterem Geschmack im Mund, und weißem Zungenbelag (besonders in der Mitte mit roten Spitzen und roten Rändern); Stühle gallig, und Urin goldgelb. (F.).

LEBERZIRRHOSE: *(Chel., Cupr., Hep., Hydr., Mur-Ac., Phos., Plb., Sulph.)* (A.).

Unangenehmes Vollheitsgefühl in der Lebergegend *(Chel., Chin., Lach., Merc., Nat-S., Sep., Sulph-Ac.)* (F.).

Schwindel, mit Neigung nach vorne zu fallen *(Alum., Calc-P., Ferr., Graph., Kali-P., Lach., Lyc., Nat-M., Nux-V., Podo., Rhus-T., Sil., Sulph.)* (K.).

Diarrhöe und Verstopfung abwechselnd (Aloe, Ant-C., Bry., Dig., Lach., Lyc., Nat-M., Nit-Ac., Nux-V., Op., Podo., Sulph.) (Br.).

Spannung in der Leber beim Liegen auf der rechten Seite *(Aloe, Bry., Calc., Carb-V., Ferr., Mur-Ac., Nat-M., Nat-S., Nit-Ac., Sulph.)* (K.).

Stiche in der Gegend der siebten Rippe beim Bücken; danach breitet sich der Schmerz über dem ganzen Vorderteil der Brust aus, so daß die Bewegung der Arme, das Gehen und Bücken fast unmöglich ist *(Chel.)* (C.).

Heftiger Hustenanfall, er muß dabei im Bett aufsitzen *(Hyos.)* (Bl.).

VERSCHLIMMERUNG: Beim Liegen auf der rechten Seite; beim Bücken; von Bewegung; und durch Druck.

BESSERUNG: Durch Aufsitzen im Bett; und beim Liegen

auf der gesunden Seite.

VERWANDTE MITTEL: *Ähnlich: Alum., Bry., Chel., Chin., Dig., Hep., Jod., Lach., Lyc., Merc., Nat-M., Nat-T., Nit-Ac., Plb., Podo., Sep., Sulph.,* und *Zinc.*

CASCARILLA

GEBRÄUCHLICHE BEZEICHNUNG: RINDE VON CROTON ELUTERIA

Nagender, drückender Schmerz *(Caust., Puls., Sep., Sulph.)*

Schmerz im Magen, wie von einem Schlag.

Drückende Kolik *(Bell., Bry., Chel., Chin., Dios., Mag-P., Nux-V., Puls., Sep., Verat.)*

VERLANGEN NACH HEISSEN GETRÄNKEN *(Ang., Ars., Bell., Bry., Calad., Cedr., Chel., Eup-P., Eup-Purp., Graph., Hyper., Kreos., Lac-C., Lyc., Merc-C., Sabad., Sulph.)* (A.).

VERLANGEN NACH HEISSEN GETRÄNKEN WÄHREND DES FIEBERS *(Cedr., Eup-P., Lyc.)* (K.).

Hunger genau so stark vor, wie nach dem Essen (Calc., Cina , Lac-C., Lyc., Stront.) (A.).

Stühle; schwierig und hart *(Alum., Bry., Chel., Graph., Jod., Kali-M., Lyc., Mur-Ac., Nat-M., Plb., Sep., Sulph.)*

Blutung aus dem Mastdarm *(Alum., Alumn., Ham., Lept., Lyc., Nat-M., Nit-Ac., Phos., Sulph.).*

Hitze mit Durst auf warme Getränke (Cedr.).

Verstopfung: Stuhl in harten Stückchen und mit Schleim bedeckt *(Graph.).*

Diarrhöe und Verstopfung abwechselnd *(Ant-C., Chel., Lyc., Nux-V., Podo., Sulph.)* (K.).

Brennende Hitze im Innen- und Außenohr *(Sulph.)*

Flatulenz und Schmerz im Mastdarm *(Aloe, Nux-V., Puls., Sulph.)*.

Leeres Aufstoßen *(Arg-N., Carb-V., Jod., Lyc.)* (K.).

VERSCHLIMMERUNG: Durch Kälte und vom Aufstoßen.

BESSERUNG: Von heißen Getränken; und durch Druck.

VERWANDTE MITTEL: Ähnlich: *Ars., Bry., Chel., Eup-P., Graph., Hydr., Lyc., Merc., Nat-M., Sep., Sulph.* und *Thuj.*

CASTOR EQUI

GEBRÄUCHLICHE BEZEICHNUNG:
PFERDEZEHE, RUDIMENTÄR WARZENÄHNLICH

Wirkt auf Nägel und Knochen *(Sil.)* (Br.).

Wirkt hauptsächlich auf die weiblichen Organe *(Carb-An., Lach., Phos.)* (Br.).

Schwellung und heftiges Jucken der Brüste (Bl.).

WUNDE BRUSTWARZEN *(Graph., Nit-Ac., Sil.)*, RISSE DORT UND RAUHHEIT, SIE HÄNGEN HERUNTER (F.).

Blutende und eitrige Brustwarzen *(Graph., Sil., Sulph.)*

Warzen auf den Brüsten (Br.).

Schmerz im rechten Schienbein und im Steißbein (Br.).

Aufgesprungene Hände (*Calc., Calend., Graph., Hep., Petr., Rhus-T., Sars., Sep., Sulph.)* (Br.).

Warzen auf der Stirn (Br.).

VERWANDTE MITTEL: *Vergleiche: Arn., Caust., Fluor-Ac., Graph., Phyt., Rat.* und *Sil.*

CASTOREUM

GEBRÄUCHLICHE BEZEICHNUNG: BIBER

Nervös, furchtsam und traurig während der Menses (F.).

Vorherrschender Frost *(Ant-C., Aran., Arn., Bry., Camph., Chin., Meny., Nat-M., Nux-V., Sabad., Sec., Staph., Verat.)*

Indiziert in Fällen von nervösen, hysterischen Frauen, die sehr entkräftet sind, wegen einer erschöpfenden Krankheit (Bl.).

Unruhiger Schlaf, mit schrecklichen Träumen und plötzlichem Auffahren *(Ars., Bell., Cham., Hyos., Stram.).*

Beständiges Gähnen *(Brom., Chel., Cocc., Graph., Lyc., Nat-M., Sulph.)* (Bl.).

Frostanfälle mit Eiseskälte im Rücken *(Amm-M., Cocc.).*

ATEMNOT, SCHLIMMER BEIM LIEGEN AUF DEM RÜCKEN ODER AUF DER RECHTEN SEITE, UND BESSER BEIM LIEGEN AUF DER LINKEN SEITE (K.).

Nützlich bei einigen Formen von chronischer Bronchitis *(Ant-T., Carb-V., Hep., Kali-B., Lyc., Nat-S., Phos., Sil., Sulph.)* (Bt.).

Menstruationskolik, mit Blässe und kaltem Schweiß (Verat.) (N.).

Menstruationsblutung geht wegen Stuhl-Tenesmus nur tropfenweise ab *(Amm-C., Cycl., Graph., Sep.)* (F.).

Schmerzen besser durch Druck (Bry., Coloc., Mag-P., Rhus-T.) (N.).

Reaktionsmangel *(Ambr., Amm-C., Caps., Laur., Op., Psor., Sulph.)* (K.).

Sommerdiarrhöe *(Bry., Camph., Chin.);* grüne Schleimstühle (B.).

Fühlt sich erschöpft (Carb-An., Carb-V., Chin., Cocc., Ferr., Kali-P., Lach., Mosch., Nat-M., Phos-Ac., Sep., Stann., Verat.) (N.).

Erschöpfende Schweiße nach Fiebern *(Bry., Camph., Carb-An., Carb-V., Chin., Chin-S., Ferr., Jod., Merc., Phos., Psor., Samb., Sep., Tub.)* (B.).

Reißender Druck in verschiedenen Teilen während Menses

Neigung zu Stuhlgang während der Menses. *(Amm-M., Bov., Caust., Nux-V., Verat.)* (F.).

Bauch von Blähungen aufgetrieben *(Carb-V., Chin., Lyc., Nat-S., Puls.)* (F.).

Schneiden um den Nabel *(Aloe, Bell., Coloc., Dios., Ipec., Mag-C., Nux-V., Puls., Stann.)* (F.).

Schneidende Kolik vor dem Stuhlgang, besser durch Druck, oder Zusammenkrümmen *(Bell., Coloc., Nux-V., Puls.)* (F.).

VERSCHLIMMERUNG: Während der Menses; vom Liegen auf dem Rücken oder auf der rechten Seite; und bei heißem Wetter.

BESSERUNG: Durch Liegen auf der linken Seite; durch Druck; und Zusammenkrümmen.

VERWANDTE MITTEL: Vergleiche: *Ambr., Ign., Mosch., Mur-Ac., Puls., Sep., Valer.,* und *Zinc.*

Antidot: *Colch.*

CAULOPHYLLUM

GEBRÄUCHLICHE BEZEICHNUNG:
BERBERIDEN, FRAUENWURZEL

Besonders geeignet für Erkrankungen der Frauen während der Schwangerschaft, der Entbindung und des Stillens (A.).

Ist verdrießlich und unzufrieden *(Bell., Cham., Nux-V., Sulph.)*

Leukorrhöe: scharf, erschöpfend, verhindert Empfängnis (Alum., Calc-C., Carb-A., Nat-C., Nit-Ac.) (A.).

FLUOR BEI KLEINEN MÄDCHEN *(Calc., Cann-S., Cub., Merc., Merc-I-F., Puls., Senec., Sep.)* (A.).

Gefühl von Völle und Spannung in der Unterbauchgegend (D.).

SOLLTE WÄHREND DER WEHEN VERWENDET WERDEN, WENN DIE SCHMERZEN ZEITWEILIG AUSSETZEND, SCHARF UND KRAMPFARTIG SIND *(Bell., Cupr., Mag-P., Puls.)* UND IN DER LEISTE, BLASE UND IN DEN UNTEREN EXTREMITÄTEN ERSCHEINEN; SIE SIND SPASTISCH UND LAUFEN SCHNELL VON EINER STELLE ZUR ANDEREN (D.).

Kann erforderlich sein bei falschen Wehen in den letzten Monaten der Schwangerschaft (Gels., Mag-P., Nux-V., Puls., Sep.) (D.).

Habitueller Abort durch Gebärmutterschwäche (Alet., Gels., Helon., Sep.) (A.).

Spastische Rigidität des Muttermundes verzögert die Geburt (Bell., Cupr., Sec.) (A.).

Schmerz wie von Nadelstichen im Gebärmutterhals (A.).

Gebärmutterblutung, von zittriger Schwäche am ganzen Körper begleitet (G.).

WEHEN: KURZ, UNREGELMÄSSIG, KRAMPFHAFT; QUÄLEND; WEHEN MACHEN KEINEN FORTSCHRITT *(Act-R., Bell., Cupr., Gels., Mag-P., Nux-V., Puls., Sec., Sep., Vib.,)* (A.).

Wird die vorhandene Schwäche beseitigen und wirksame Wehen erzeugen, wenn die Symptome übereinstimmen. (A.).

Nachwehen: nach langen, erschöpfenden Wehen; krampfartig, quer durch den Unterbauch; in die Leisten gehend (A.).

Blutungen, nach übereilten Wehen *(Arn., Chin., Sec.)*; es fehlt der Muskeltonus; Passivität; nach Fehlgeburt *(Sec., Thlaspi.)* (A.).

Mangelhafte Rückbildung der Gebärmutter nach Fehlgeburt oder Entbindung *(Cimic., Kali-Br., Puls., Sep., Sulph.)* (C.).

Gebärmuttervorfall (Abies-C., Alet., Calc-P., Helon., Lac-D., Nat-M., Sep.) (F.).

RHEUMATISMUS DER KLEINEN HAND- UND FUSSGELENKE, UND FLIEGENDE SCHMERZEN IN DEN GLIEDERN.

Schmerzhafte Steifheit der befallenen Glieder (Bell., Calc-F., Rhus-T.) (A.).

Im Körper herumwandernde Schmerzen, alle paar Minuten die Stelle ändernd (Ign., Lac-C., Puls.) (A.).

Heftige Schmerzen und Schwellung in den Hand- und Fingergelenken; heftige Schmerzen beim Schließen der Hände (N.).

Muttermale auf der Stirn, mit Leukorrhöe (C.).

Häufiges Aufschwulken saurer, bitterer Flüssigkeit, mit Schwindel *(Iris, Nux-V., Puls., Sep.)* (C.).

Lochien: dauernde starke Erschöpfung; passives Sickern aus den erschlafften Gefäßen, tagelang (Sec.).

VERSCHLIMMERUNG: Während der Menses; in frischer Luft; durch Kaffee; und von Bewegung

BESSERUNG: Durch Wärme.

VERWANDTE MITTEL: *Vergleiche: Act-S., Bell., Cimic., Gels., Ign., Kali-B., Lil-T., Mag-P., Sec., Sep., Thlas.* und *Vib.*

Caulophyllum ist dem *Gelsemium* sehr ähnlich bei Menstruationsbeschwerden und folgt gut darauf.

Feindlich: Coffea.

CAUSTICUM

GEBRÄUCHLICHE BEZEICHNUNG:
HAHNEMANNS ÄTZKALK

Geeignet für Personen, die unter Atmungs- und Harnwegsbeschwerden leiden *(Lyc., Merc., Nat-M.)* (A.).

Nützlich bei dunkelhaarigen Personen mit straffen Fasern von psorischer Veranlagung, die unter schon lange unterdrückten Hautkrankheiten leiden (N.).

Funktionsstörungen der Gehirn- und Rückenmarktätigkeit, bedingt durch erschöpfende Krankheiten oder heftigen seelischen Schock, die zu Lähmungen führt.

Spannung in den Gliedern mit Lähmung, besonders der Streckmuskeln (Plb.).

Rheumatisches und gichtisches Reißen in den Gliedern, besser durch Wärme, besonders Bettwärme.

Verkürzung der Beugemuskeln.

Lähmiges Zittern, Schwäche der Glieder, wenn er nicht im Bett liegt.

Taubheit der einzelnen Teile, oder der rechten Körperseite.

Bei Kindern, Bauchweh, Schwellung des Bauches; sie fallen leicht hin und lernen spät laufen *(Bar-C., Calc-P., Sil.)*.

Abends und beim Sitzen, unerträgliche Unruhe durch den ganzen Körper und Ängstlichkeit um das Herz herum.

Brennen der äußeren Teile (Geschwüre) (Ars., Lach., Phos., Sulph.)

Warzen an den Augenbrauen und der Nase.

Trockenheit des Kehlkopfes *(Bell., Con., Lach.)* (D.).

HEISERKEIT MORGENS *(Calc., Calc-P., Carb-V., Kali-B., Mang., Phos., Sil., Sulph.)*.

VÖLLIGE STIMMLOSIGKEIT *(Am-Caust., Phos.)* (D.).

Schwäche der Stimme durch Überanstrengung (Hg.).

PARALYTISCHE APHONIE *(Alumn., Arg-M., Brom., Carb-V., Phos., Stram.)* (D.).

Husten; muß gelöstes Sputum schlucken (Arn., Cann-S., Con., Dros., Gels., Kali-C., Kali-S., Lyc., Nux-M., Sep., Spong., Staph., Zinc.)

HUSTEN BESSER DURCH EINEN SCHLUCK WASSER (D.).

Husten schlimmer durch Vorwärtsbeugen (N.).

HUSTEN MIT UNWILLKÜRLICHEM WEGSPRITZEN VON URIN *(Apis., Bry., Hyos., Nat-M., Nux-V., Phos-Ac., Phos., Puls., Rumx., Sep., Squil., Staph., Sulph., Thuj., Verat., Zinc.)* (D.).

Kann nicht laut sprechen (Phos.) (D.).

Husten, mit dem Gefühl, als könnte er nicht tief genug husten, um den Schleim hochzubringen (N.).

Husten mit Schmerz in der Hüfte (N.).

Schleim im Schlund, den man nicht aushusten kann und welcher Übelkeit erzeugt (Bt.).

Gefühl von Spannung und Schmerz im Kiefer; sie konnte den Mund deshalb nur schwer öffnen; sie konnte auch nicht gut essen, weil ihr ein Zahn lang zu sein schien (N.).

Kann die Oberlider nicht offenhalten; sie sind fast gelähmt, und fallen herunter (N.).

LÄHMUNG DER AUGENLIDER *(Alum., Con., Dulc., Gels., Graph., Mag-P., Nat-C., Nit-Ac., Nux-M., Plb., Rhus-T., Sep., Spig., Stann., Zinc.)* (D.).

Hitze, Brennen, Gefühl von Sand in den Augen *(Arg-N., Ars., Sulph.)* (D.).

Doppeltsehen *(Alumn., Aur., Bell., Cann-I., Cycl., Dig., Gels., Hyos., Jod.)* (D.).

Klagt ständig wegen kalter Schauer *(Kali-I.)*.

Häufiger, erfolgloser Stuhldrang *(Anac., Nux-V., Sulph.)*, mit viel Schmerz, Angstgefühlen und Röte im Gesicht (N.).

STUHL GEHT BEIM STEHEN LEICHTER AB (D.).

Hämorrhoiden: schlimmer beim Predigen oder von Überanstrengung der Stimme, oder beim Stehen (N.).

Fistel im After (Berb., Calc-P., Fluor-Ac., Phos., Sil.) und Zahnfistel (Fluor-Ac., Hep., Merc., Sil.).

Hartnäckige Verstopfung, mit Varizen im After (G.).

Stuhlentleerung im Sitzen unmöglich, muß stehen (D.).

WÖRTER, GERÄUSCHE UND SEINE EIGENE STIMME WIDERHALLEN IN DEN OHREN (D.).

Afterfissuren und andere After- oder Mastdarmbeschwerden machen das Gehen unerträglich schmerzhaft *(Nit-Ac., Sulph.)* (N.).

Schleim sammelt sich im Hals, kann nicht ausgehustet, sondern muß geschluckt werden (N.).

Warzen hinten auf der Zunge (N.).

Stimmlosigkeit durch Lähmung der Sprechorgane *(Gels., Plb.).* (N.).

Neuralgie von der rechten Seite des Jochbeins zum Warzenfortsatz verlaufend, schlimmer nachts (Ra.).

GESICHTSLÄHMUNG *(Agar., Anac., Bar-C., Cocc., Cupr., Cur., Dulc., Graph., Kali-Chl., Kali-P., Nux-V., Op., Plb., Strych., Zinc.),* NACHDEM ER SICH TROCKENEN, KALTEN WINDEN AUSGESETZT HAT (D.).

Brennendes Jucken im Gesicht, mit Absonderung einer scharfen Flüssigkeit, die beim Trocknen eine Kruste bildet (Ra.).

Ein weißer Belag auf beiden Seiten der Zunge (N.).

Lähmung der Zunge, der Lippen und des Schlundes (Gels., Plb.) (D.).

BLASENLÄHMUNG *(Alum., Arn., Ars., Bell., Camph., Canth., Cupr., Dulc., Gels., Hyos., Kali-P., Lach., Merc., Nux-V., Op.)* (D.).

UNWILLKÜRLICHES URINLASSEN BEIM HUSTEN *(Apis, Caps., Ferr-P., Kreos., Lyc., Nat-M.)* (D.).

Schwieriges, häufiges und schmerzhaftes Urinlassen *(Canth., Dig., Gels., Lyc.)* (Hg.).

Urin überladen mit Harnsäure und Harngries, mit großer Schwäche (Hg.).

Bettnässen bei Kindern, im ersten Schlaf *(Benz-Ac., Cina, Kreos., Phos-Ac., Sep.)* (D.).

UNWILLKÜRLICHER URINABGANG BEIM NIESEN, NASEPUTZEN ODER GEHEN (N.).

Jucken der Harnröhrenmündung *(Petrosel., Thuj.)* (N.).

Taubheit oder Unempfindlichkeit der Harnröhre; kann den Urinabgang im Dunklen nicht empfinden, nur durch Tasten spürt er den Urin (N.).

Plötzlicher und häufiger Verlust des Sehvermögens, mit Gefühl, wie von einem Schleier vor den Augen (G.).

Die Teile, auf denen er liegt, werden wund *(Arn., Bapt., Pyrog.)* (D.).

MENSTRUATION NUR TAGSÜBER *(Cact., Coff., Cycl., Ham., Puls.;* Menses nur nachts- *Bor., Bov., Coff., Cycl., Mag-C., Nat-M.)* (D.).

Menstruation hört nachts auf und fließt tagsüber, während die Leukorrhöe nachts und nicht tagsüber auftritt (N.).

Spasmen des Mastdarms, das Gehen hindernd *(Aesc., Nit-Ac., Thuj.)* (G.).

Große Neigung zur Hämorrhoiden, sie werden unerträglich beim Gehen *(Aesc., Brom., Carb-An., Mur-Ac., Sulph.*; besser durch Gehen— *Ign.)*.

Schmerzhafte Pusteln in der Aftergegend; mit Absonderung von Eiter, Blut und Serum (Ra.).

Folgen und Beschwerden von langjährigem Gram *(Gels., Nat-M., Phos-Ac.)* (Br.).

Fettiger Geschmack im Mund *(Asaf., Cham.)* (Br.).

GEFÜHL, ALS WÜRDE KALK IM MAGEN GELÖSCHT (N.).

Flatulenz *(Chin., Dios., Lyc., Nat-S., Puls., Sep., Sulph.)* (Ra.).

Wasseraufschwülken (Ars., Bar-C., Bry., Calc., Carb-V., Graph., Lyc., Mezer., Nux-V., Par., Petr., Puls., Sabad., Sang., Sil., Staph., Sulph., Verat.) (Ra.).

Druck und Völle im Bauch, als wollte er platzen; Schmerzen viel schlimmer durch das Essen (G.).

Schwere Melancholie; betrachtet alles von der schwärzesten Seite; besonders während der Menstruation (G.).

Sehr argwöhnisch und mißtrauisch (G.).

Übermäßiges Mitleid mit anderen (G.).

Geistesabwesend *(Apis, Cann-I., Lach.)* (G.).

Bauchschmerzen, so daß sie sich zusammenkrümmen muß *(Bell., Coloc., Mag-P., Nux-V., Puls.)*; viel schlimmer durch die geringste Nahrungsaufnahme *(Calc-P.)*, oder wenn sie die Kleider eng anliegend hat *(Arg-N., Lach., Lyc., Nux-V.)* (G.).

Menses zu früh und zu reichlich; nachdem sie aufgehört haben, geht noch tagelang von Zeit zu Zeit ein wenig übelriechendes Blut ab (G.).

Alte Geschwüre, die ursprünglich Blasen waren, mit Brennen oder Jucken (N.).

Brandwunden, die nur langsam heilen, oder wenn Folgen zurückbleiben (N.).

Trockener, hohler Husten, mit Wundheit in der Brust, von Kitzeln und Schleim im Schlund verursacht, mit Auswurf eines scharfschmeckenden Schleims nur nachts, welcher nicht ganz ausgehustet werden kann, sondern wieder geschluckt werden muß (J.).

Gefühl der Rauheit und Wundheit der Kopfhaut, des Schlundes, der Luftwege, des Mastdarms, der Harnröhre, der Vagina etc. (N.).

Saurer Schweiß (Ars., Bry., Calc., Colch., Hep., Jod., Lyc., Mag-C., Merc., Nit-Ac., Psor., Sep., Sil., Sulph., Verat.) (Bt.).

Drüsenverhärtungen *(Bad., Carb-An., Jod., Merc., Nit-Ac., Phyt., Rhus-T., Sil.)* (Bt.).

Narben brechen auf; alte Wunden gehen wieder auf *(Graph.)* (Br.).

Abneigung gegen Süßigkeiten *(Ars., Graph., Merc., Nit-Ac., Phos., Sulph., Zinc.)* (Br.).

Frisches Fleisch verursacht Übelkeit; Rauchfleisch ist ihm angenehm.

Stiche in der Leber (Bell., Berb., Bry., Calc., Chel., Con., Lept., Mag-M., Merc., Nux-V., Ran-B., Sep.).

Epileptische Krämpfe (nachts im Schlaf.).

Ischias, auf der linken Seite (Am-M., Cimic., Kali-B., Kali-C., Lach., Phos., Thuj.) mit Taubheit (Coloc., Gnaph., Nux-V., Phyt., Rhus-T.) (Br.).

Ischiasschmerzen, schlimmer durch Kälte und beim Husten, und besser in der Wärme oder in der Bettwärme (K.).

Unwillkürliches Nicken des Kopfes beim Schreiben *(Phos-Ac.).*

Schwachsichtigkeit, als wäre ein dicker Nebel vor den Augen *(Ars., Calc., Chin., Croc., Cycl., Gels., Merc., Phos., Puls., Sulph., Zinc.).*

Rechte Seite mehr befallen (A.).

Schwindel: nachts im Bett, beim Aufstehen und Wiederhinlegen; wenn er einen Gegenstand fixiert *(Cur., Kali-C.,*

Lach., Nat-M., Phos., Sil., Spig., Sulph.); und während der Menstruation (C.).

Lichtscheu, muß fortwährend blinzeln (C.).

Leukorrhöe: reichlich, fließt wie die Regel und hat denselben Geruch (C.).

Kann bei Krampfkrankheiten, sogar bei Konvulsionen verwendet werden. Beim Gehen im Freien fällt der Patient hin, aber er kommt bald wieder zu sich. Im Ohnmachtsstadium uriniert er. Diese Anfälle wiederholen sich besonders bei Neumond (F.).

Kann förderlich sein bei Kolik, nachdem *Colocynth.* versagt hat. Die Schmerzen sind kneifend und schneidend und werden besser durch Zusammenkrümmen (F.).

VERSCHLIMMERUNG: Abends; in frischer Luft; nach Genuß von Kaffee; beim Schwitzen; bei klarem, schönem Wetter; bei Neumond; durch Naßwerden oder Baden; und beim Betreten eines warmen Zimmers aus der frischen Luft.

BESSERUNG: Durch Wärme; bei feuchtem, nassem Wetter.

VERWANDTE MITTEL: *Komplementär: Carb-V., Petrosel.*

Feindlich: Phos.; darf nicht vor oder nach *Phos.* verwendet werden; sie sind einander immer feindlich; *die Säuren; Coffea.*

CEANOTHUS AMERICANUS

GEBRÄUCHLICHE BEZEICHNUNG:
„NEW JERSEY" TEE, SÄCKELBLUME

Leukorrhöe *(Arg-N., Calc., Kali-S., Lyc., Merc., Nat-M., Phos., Sep.)* (B.).

Periodischer Nervenschmerz *(Ars., Bell., Cedro., Kali-B., Nat-M., Spig., Stann., Sulph.)* (B.).

RIESIGE VERGRÖSSERUNG DER MILZ (Br.).

TIEFLIEGENDE, SCHNEIDENDE SCHMERZEN UND VOLLHEIT IN DER MILZGEGEND (N.).

Akute Milzentzündung von heftigen Schmerzen und einer zunehmenden Flauheit begleitet (Bl.).

Auch bei chronischer Milzentzündung nützlich, die von Malaria und Mißbrauch von Chinin herrührt (Bl.).

Es geht ihm schlechter bei kaltem, feuchtem Wetter. Es fröstelt ihn immer und er fürchtet die Kälte *(Psor., Sil.)* (Bl.).

Dieses Heilmittel scheint in einem spezifischem Verhältnis zur Milz zu stehen (Br.).

Chronische Bronchitis, mit reichlichem Auswurf (Br.).

Heftige Atemnot *(Ars., Kali-P., Lach., Puls.)* (Br.).

LEUKÄMIE *(Ars., Ferr., Nat-M., Sep., Sulph.)* (Br.).

Wunder Mund *(Bor., Kali-M., Merc., Nat-M., Sulph.)* (Bl.).

SCHMERZ IN DER LEBERGEGEND UND IM RÜCKEN *(Chel., Merc., Nat-S., Phos., Podo., Sep., Sulph.)* (Br.).

GRÜNER URIN *(Ars., Aur., Berb., Camph., Carb-Ac., Chel., Colch., Jod., Merc-C., Phos.)* (B.).

Beständiger Urindrang *(Bell., Canth., Dig., Ferr-P., Nux-V., Puls., Sep., Thuj.)* (Br.).

VERSCHLIMMERUNG: Bei Bewegung; durch Liegen auf der linken Seite; und bei feuchtem Wetter.

BESSERUNG: Bei warmem Wetter.

VERWANDTE MITTEL: *Ähnlich: Ars., Berb., Cedr., Chin-S., Dig., Ferr., Ferr-M., Hep., Jod., Lach., Merc-C., Nat-M., Phos., Sep.* und *Thuj.*

KOMPLEMENTÄR: *Nat-M.*

CHAMOMILLA

GEBRÄUCHLICHE BEZEICHNUNG: ECHTE KAMILLE

Äußerst reizbar, verdrießlich *(Nux-V.)* (A.).

Alles ist „zu häßlich, um zu leben" (A.).

Es ist ihm unerträglich, wenn man ihn anredet *(Ars., Con., Hyos., Nit-Ac., Nux-V., Sep.)* (A.).

Abneigung gegen Sprechen *(Aur., Carb-An., Cocc., Glon., Phos-Ac., Plat., Sulph.)* (A.).

Kann niemanden um sich leiden *(Anac., Ign., Nat-M., Nux-V.)* (A.).

Folgen von Zorn, von Kaffee und von Narkotika.

Schnippisch; kann keine höfliche Antwort geben.

Verdrießlich und mürrisch, zornige Gemütslage (Bell., Cina, Lyc., Nux-V., Sulph.).

Ununterbrochenes Weinen und Schreien (Bell., Cina, Nat-M., Stram.).

Ängstliche Unruhe von Geist und Körper, mit Herumwerfen (Ars.).

DAS KIND WILL GETRAGEN WERDEN, ERST DANN WIRD ES RUHIGER *(Cina).*

Das Kind verlangt weinend dies und jenes und stößt es von sich, wenn es ihm gereicht wird (D.).

DAS KIND IST AUSSERORDENTLICH VERDRIESSLICH; MUSS DIE GANZE ZEIT IM ZIMMER HERUMGETRAGEN WERDEN; ERST DANN WIRD ES RUHIG (G.).

Oft läßt sie, trotz des Versuchs, sich zu beherrschen, ihrer schlechten Laune freien Lauf (G.).

Überempfindlichkeit gegen Schmerz, desgleichen der Sinnesorgane gegen frische Luft und Wind (Bell., Coff., Nux-V.).

Der Schmerz scheint unerträglich zu sein, zur Verzweiflung treibend; schlimmer bei Hitze; schlimmer abends, vor Mitternacht; wird begleitet von Hitze, Durst und Ohnmacht (A.).

Streckt die Füße aus dem Bett; die Sohlen brennen *(Sulph.)* (Hr.).

ZUCKUNGEN UND KONVULSIONEN BEI ZAHNENDEN KINDERN *(Acon., Bell., Calc., Cupr., Hyos., Mag-P., Stram.).*

STÜHLE WIE GEHACKTE EIER UND SPINAT (G.).

HEISSE DIARRHÖE-STÜHLE, NACH FAULEN EIERN RIECHEND (G.).

Pulsierender Schmerz, wie von einer versteckten Eiterung. *(Bell., Hep., Nat-M.).*

Bitterer Geschmack im Mund mit galligem Erbrechen (Bry., Ipec., Nat-S., Nux-V., Sep.). (Bt.).

Gelber Zungenbelag *(Chel., Nat-P., Nat-S.)* (Bt.).

Kolik, mit grüner Diarrhöe und Unruhe *(Acon., Ars.,*

Colch., Coloc., Merc.) (G.).

Heftige Kolik; Bauch wie eine Trommel aufgetrieben; die Winde gehen nur in geringen Mengen ab (G.).

Hitze und Röte einer Backe *(Cina, Ferr., Lachn.).*

Schmerzen von Durst und Hitze begleitet *(Bell., Ferr-P., Stram.)*

Kopfschweiß, besonders an den Haargrenzen *(Calc., Calc-P., Chin., Merc., Nat-M., Rhus-T., Sil.).*

Rheumatische Schmerzen treiben den Patienten aus dem Bett und zwingen ihn zum Umhergehen (D.).

Er wird vor Schmerz halb wahnsinnig *(Acon., Ars., Coff.)* (D.).

Schläfrigkeit, mit Jammern und Auffahren (Bell., Gels., Hyos., Lyc., Podo., Stram.).

Schläfrig, aber er kann nicht schlafen *(Bell., Caust., Op.)* (A.).

Schmerz mit Taubheit des befallenen Teiles (Acon., Ars., Con., Kali-N., Plat., Plb., Puls.) (A.).

Ein trockener, kitzelnder Husten, das Kind wachhaltend, oder sonst ein rasselnder Husten, als wären die Bronchien voll Schleim (D.).

ZAHNSCHMERZEN: WENN IRGENDETWAS WARMES IN DEN MUND GENOMMEN WIRD *(Bism., Bry., Coff., Kali-C., Lach., Puls., Sep.)*, BEIM BETRETEN EINES WARMEN ZIMMERS *(Ant-C., Bry., Iris , Kali-S., Mag-C., Nux-V., Phos-Ac., Puls.)*, IM BETT, DURCH KAFFEE, WÄHREND DER SCHWANGERSCHAFT ODER MENSTRUATION *(Acon., Bell., Calc., Lyss., Mag-C., Merc., Puls., Sep.)* (A.).

Pulsierende Kopfschmerzen in einer Gehirnhälfte *(Bell., Glon., Lach., Nat-M., Verat-V.)* (Bt.).

Blähungskolik, nach Zorn, mit roten Backen und heißem Schwitzen (Br.).

Bauch wie eine Trommel aufgetrieben (Arg-N., Ars., Carb-V., Chin., Cocc., Colch., Hyos., Lach., Lyc., Phos., Tereb.) (N.).

Diarrhöe: durch Kälte; bei Zorn oder Verdruß; beim Zahnen; nach Tabak; im Wochenbett; durch Bewegung; von Abwärtsbewegung *(Bor., Sanic.)* (A.).

Stuhl: grün, wässerig und wundmachend (Merc., Sulph.) (A.).

Stechendes Grimmen in der Herzgrube und unter den kurzen Rippen, die Atmung hindernd (R.).

Schwindel nach dem Essen, oder beim Aufstehen vom Bett, mit Neigung zu Ohnmacht (C.).

Kälte des einen Teiles, Hitze des anderen (B.).

Aufstoßen, nach faulen Eiern riechend *(Agar., Ant-T., Arn., Psor., Sep.)* (C.).

Großer Durst auf kaltes Wasser *(Bry., Nat-M., Phos., Sulph.)* (C.).

Profuser Schweiß an den bedeckten Teilen *(Bell., Chin., Ferr., Nit-Ac., Nux-V., Sec., Thuj.)* (C.).

Hohes Fieber mit Schweißen, besonders am Kopf (Bell.); Durst; eine Backe rot und heiß, die andere blaß und kalt (N.).

Schweiße bei den Schmerzen *(Ant-T., Bell., Bry., Chel., Coloc., Hep., Lach., Merc., Nat-C., Sep.)* (N.).

Schweiß im Gesicht, nach dem Essen oder Trinken (N.).

Warmer Schweiß am Kopf, das Haar durchnässend *(Bell.)* (N.).

Unruhiger Schlaf; Jammern, Auffahren, Weinen, Herumwerfen und Sprechen im Schlaf (N.).

Häufiger Ausfluß geronnenen Blutes, mit reißenden Schmerzen und häufigem Urindrang (G.).

Heftige wehenartige Schmerzen in der Gebärmutter *(Bell., Cimic., Mag-P., Puls., Sec., Sep., Vib.)* (Bt.).

IHRE WEHEN SIND KRAMPFHAFT UND QUÄLEND; SIE KANN SIE KAUM ERTRAGEN; SIE WILL SIE LOSWERDEN; IST SEHR UNGEDULDIG (G.).

Wehenschmerzen aufwärts laufend; die Patientin ist heiß und durstig, verdrießlich, neigt zum Schimpfen (N.).

Brennen in der Vagina, wie wund *(Ars., Kreos., Sulph.)*, mit gelbem, scharfem Weißfluß *(Calc., Kreos., Nat-S., Sep.)* (G.).

KONVULSIONEN DER KINDER BEIM STILLEN NACH EINEM WUTANFALL DER MUTTER *(Nux-V.*; nach einem Schreck der Mutter - *Op.)* (A.).

VERSCHLIMMERUNG: nachts; nach dem Frühstück; nach unterdrücktem Schweiß; beim Warmwerden im Bett; abends; durch Zorn; in frischer Luft; im Wind; vom Aufstoßen.

BESSERUNG: Wenn getragen; beim Fasten; und bei warmem, feuchten Wetter.

VERWANDTE MITTEL: *Komplementär: Bell.* bei Kinderkrankheiten, oder Krankheiten der Kranialnerven.

Nützlich in Fällen, wo eine Behandlung mit *Opium* oder *Morphine* die Krankheiten der Kinder verschlimmert hat.

Seelisch geistige Ausgeglichenheit ist eine Kontra-Indikation für *Chamomilla.*

VERGLEICHE: *Bell., Bor., Bry., Coff., Puls.* und *Sulph.*

CHELIDONIUM

GEBRÄUCHLICHE BEZEICHNUNG:
SCHÖLLKRAUT

Oft erforderlich bei Leberbeschwerden mit viel Schmerz und Wehtun dieses Organs (N.).

Husten locker und rasselnd, störend, in Verbindung mit Leberstörung (D.).

Abneigung gegen Bewegung, er bewegt sich sehr ungern (Bry., Gels., Op.).

Atemnot mit Brustbeklemmung und -zusammenschnürung, schlimmer auf der rechten Seite *(Lyc.)* (D.).

Kapillarbronchitis oder Lungenentzündung mit Leber- oder Gallensymptomen (D.).

Lähmiges Ziehen und Lähmigkeit in einzelnen Teilen *(Plb., Rhus-T., Sil.).*

QUÄLENDE SCHMERZEN UNTER DEM RECHTEN SCHULTERBLATT *(Bry., Card-M., Chen-A., Con., Lac-C., Lycps., Nat-M., Nux-V., Phos., Pic-Ac., Podo., Ruta., Sec.)* (D.).

Schläfrigkeit und Verlangen, sich hinzulegen, aber ohne schlafen zu können *(Gels., Nux-V., Puls.).*

Auswurf kommt nur mit Schwierigkeit hoch (Ant-T., Bry., Caust., Kali-C., Phos., Sulph.) (D.).

FÄCHERARTIGE BEWEGUNG DER NASENFLÜGEL *(Am-C., Ant-T., Brom., Jod., Kreos., Lyc., Merc-I-F., Phos., Pryrog., Spong., Sulph-Ac., Zinc.)* (D.).

Alle Beschwerden werden nach der Hauptmahlzeit besser (N.).

Gelbe Zunge, an der man die Zahneindrücke sehen kann *(Ant-T., Ars., Carb-V., Dulc., Hydr., Jod., Merc., Plb., Podo., Rhus-T., Sep.)* (D.).

Frösteln vorherrschend (Anac., Bry., Calc., Camph., Caust., Colch., Ferr., Graph., Hep., Lyc., Mezer., Nux-V., Puls., Tarax.).

Magenschmerzen besser vom Essen (Anac., Graph., Petros., Sep.) (D.).

Große Schwäche und große Müdigkeit morgens beim Erwachen und nach dem Essen.

Übelkeit und Erbrechen werden nur durch heiße Getränke besser (N.).

GELBSUCHT *(Ars., Bry., Chin., Dig., Jod., Lach., Lyc., Merc., Nat-S., Phos., Podo., Sep., Sulph.).*

Schmerz in der Lebergegend und quer über den Nabel, als wäre der Bauch mit einem Strick zusammengeschnürt (N.).

VERSTOPFUNG: STUHL HART, RUNDE BÄLLCHEN, WIE SCHAFKOT *(Alum., Alumn., Mag-M., Merc., Nat-M., Nit-Ac., Op., Plb., Sulph.)* (A.).

Verstopfung und Diarrhöe abwechselnd *(Ant-C., Nit-Ac., Nux-V., Op., Podo., Sulph.)* (A.).

Brennen und Jucken im After *(Aesc., Carb-V., Lyc., Merc., Sulph.)* (Br.).

Diarrhöe; nachts; schleimig, hellgrau; hellgelb; braun oder weiß; wässerig; pastös; unwillkürlich.

GALLENSTEINE, MIT SCHMERZ UNTER DEM RECHTEN SCHULTERBLATT *(Card-M., Chin., Podo.)* (A.).

Menstruation zu spät, aber dann Blutung zu lange (Bt.).

Menses zu spät und zu reichlich *(Graph., Puls., Sep.).*

Große und schlaffe Zunge *(Hydr., Lyss., Merc., Nat-Ars., Sep.)* (Br.).

Übler Mundgeruch *(Ars., Bry., Carb-Ac., Merc., Nux-V., Puls., Sil., Sulph.)* (Br.).

Verlangen nach sehr heißen Getränken (Ars., Bry., Graph., Kreos., Lac-C., Lyc., Sabad.); sie bleiben nur dann im Magen, wenn sie fast kochend heiß getrunken wurden. (Ars., Casc.) (A.).

ZIEHT HEISSE NAHRUNG UND GETRÄNKE VOR *(Ang., Ars., Cupr., Lyc., Sabad.)* (Br.).

Verlangen nach Milch *(Apis, Ars., Aur., Bry., Calc., Elaps., Lac-C., Merc., Nat-M., Nux-V., Phos-Ac., Rhus-T., Sabad., Sil., Sulph.)* (Bl.).

BESTÄNDIGER SCHMERZ UNTER DEM UNTEREN UND INNEREN WINKEL DES RECHTEN SCHULTERBLATTES *(Kali-C., Merc.,* unter dem linken Schulterblatt - *Chenop., Sang.)* (N.).

GELBSUCHT, WENN SKLEREN, GESICHT, URIN UND STUHL SEHR GELB SIND (N.).

Ekel vor allem Essen *(Ant-C., Puls., Sep.)* (Bt.).

Urin: dunkelgelb; trüb beim Abgang; dunkelbräunlichrot; färbt Wäsche oder Windel dunkelgelb (N.).

Gesicht, Stirn, Nase, Backen, markant gelb (Sep.) (A.).

Schwindel; schlimmer beim Aufstehen vom Bett oder vom Sitzen; oder beim Schließen der Augen *(Alum., Arn., Cycl., Lach., Sep., Ther., Thuj.)* (Br.).

Gefühl, als ob er nach vorne fallen würde (Bl.).

RECHTE SEITE ZUMEIST ANGEGRIFFEN; DAS RECHTE AUGE, DIE RECHTE LUNGE, DAS RECHTE HYPOCHONDRIUM UND DIE RECHTE BAUCHSEITE, DIE RECHTE HÜFTE UND DAS RECHTE BEIN; DER RECHTE FUSS EISKALT, DER LINKE NORMAL *(Lyc.)* (A.).

Mutlosigkeit *(Ars., Aur., Calc., Cimic., Crot-C., Ferr., Graph., Ign., Kali-P.)* (B.).

Neigung zum Weinen *(Gels., Ign., Puls., Stann.).*

Abneigung gegen geistige Arbeit oder Gespräche *(Aur., Bapt., Carb-An., Gels., Nux-V., Phos., Plat., Puls., Sulph., Verat., Zinc.)* (B.).

Alte, faulige, sich ausbreitende Geschwüre; aus der Vorgeschichte sind Leberkrankheiten bekannt, oder eine tuberkulöse Diathese (A.).

Periodische Orbitalneuralgien (rechter Seite), mit übermäßiger Tränenabsonderung; die Tränen fließen nur so herab *(Rhus-T.)* (A.).

Akute und chronische Hepatitis *(Aloe, Bry., Chin., Kali-M., Lach., Lyc., Merc., Nat-S., Podo., Sep., Sulph.)* (Bt.).

LUNGENENTZÜNDUNG DER RECHTEN LUNGE, MIT LEBERKOMPLIKATIONEN *(Ant-T., Jod., Merc., Sang.)* (A.).

Stimmritzenkrampf *(Ars., Bell., Brom., Chlor., Cupr., Gels., Ign., Jod., Lach., Mosch., Phos., Samb., Spong., Verat.)* (Bt.).

Krampfartiger Husten; kleine Schleimklumpen fliegen aus dem Mund beim Husten (Bad., Kali-C.) (A.).

Verlust des Hörvermögens beim Husten (Puls.; besser beim Husten - *Sil.*).

Verstopfungsgefühl in den Ohren *(Asar., Carb-V., Con., Lyc., Merc., Puls., Sil.)* (C.).

Schwere im Hinterkopf *(Bry., Cocc., Gels., Petrol., Sil.)* (C.).

EIN FUSS KALT, DER ANDERE HEISS *(Dig., Ipec., Lyc., Puls.)* (K.).

VERSCHLIMMERUNG: Bei Witterungswechsel; bei Bewegung; durch Berührung; beim Liegen auf der rechten Seite; früh morgens; und um 4.00 Uhr früh und 16.00 Uhr nachmittags.

BESSERUNG: Nach der Hauptmahlzeit; durch heiße Getränke; durch Druck; von heißem Essen; während der Hauptmahlzeit; und durch Rückwärtsbeugen.

VERWANDTE MITTEL, KOMPLEMENTÄR: *Ars., Lyc., Merc-D.,* und *Sulph.*

ANTIDOTE: *(Acon., Cham.* und *Coff.).*

Chel. antidotiert den Mißbrauch von *Bry.,* besonders bei Leberbeschwerden.

VERGLEICHE: *Acon., Bry., Kali-B., Lyc., Merc., Nux-V., Op., Sang., Sep., Sulph.*

CHINA

GEBRÄUCHLICHE BEZEICHNUNG: CHINARINDE

Kopfschmerzen, schlimmer bei Luftzug, in frischer Luft, und durch die leiseste Berührung; besser von starkem Druck.

HEFTIGE PULSIERENDE KOPFSCHMERZEN, NACH ÜBERMÄSSIGER BLUTUNG *(Carb-V., Ferr.)* (Bt.).

Überempfindlich, niedergeschlagen mit Abneigung gegen jegliches Geräusch (Coff., Nat-M., Nux-V., Sulph.).

Langanhaltende kongestive Kopfschmerzen *(Bell., Lach., Nat-M., Sang., Verat-V.),* mit Taubheit und Geräuschen in den Ohren *(Carb-V., Lyc., Nat-M., Phos., Sep., Sulph.)* (Br.).

SCHWÄCHE DURCH VERLUST VON KÖRPERSÄFTEN (EINE AUSGEZEICHNETE INDIKATION BEI ERSCHÖPFENDEM SCHWEISS).

Schweres Gefühl im Kopf, mit Verlust des Sehvermögens, Ohnmacht und Klingen in den Ohren *(Puls., Sep., Sulph.)* (Hr.).

Unerquicklicher Schlaf oder beständige Schläfrigkeit; schlimmer nach 3.00 Uhr morgens; erwacht früh (A.).

BESCHWERDEN DURCH VERLUST VON LEBENSWICHTIGEN KÖRPERSÄFTEN, BESONDERS NACH BLUTUNGEN, ÜBERMÄSSIGE MILCHABSONDERUNG, DIARRHÖE ODER EITERUNGEN *(Carb-V., Ferr., Phos.)* (A.).

Kopfschmerzen, schlimmer beim Sitzen oder Liegen; muß stehen oder gehen, nach Blutung oder übermäßigem Geschlechtsverkehr (A.).

Kopfschmerzen: als wollte der Schädel bersten *(Bry.)*; heftiges Pulsieren in Kopf und Halsschlagadern, mit Hitze zum Gesicht *(Bell.)* (A.).

Schmerzanfälle bei der geringsten Berührung des Körpers, sie werden allmählich schlimmer und sind schließlich außerordentlich stark.

Schlaflosigkeit nachts; er liegt fast die ganze Nacht wach, voller Gedanken, unruhig und ängstlich, und es geht ihm sehr schlecht am folgenden Tag (Hm.).

Einschlafen der Körperteile, auf denen man liegt *(Calc., Graph., Puls., Rhus-T.).*

Unruhe der befallenen Teile.

Eine Hand eiskalt, die andere warm *(Dig., Ipec., Puls.)* (A.).

Dicker, schmutziger, gelber Zungenbelag, mit bitterem Geschmack *(Bry., Chel., Nat-P., Nat-S.)* (Bt.).

Totaler Appetitverlust, besonders bei Menschen, die unter Malaria leiden *(Carb-V., Ferr., Nat-S., Puls., Sep.)* (Bt.).

Viel Kolikschmerzen jeden Nachmittag *(Lyc.)* (Bt.).

Exzessive Flatulenz des Magens und der Eingeweide; Gärung oder Kollern (A.).

Großes Verlangen nach Saurem (Ant-C., Ars., Calc., Cor-R., Hep., Mag-C., Phos., Puls., Sec., Sep., Sulph., Thuj., Verat.) (Bt.).

Saures Erbrechen von Wasser, Schleim und Nahrung *(Nat-P., Nux-V., Sulph-Ac.)* (J.).

HEISSHUNGER, BESONDERS NACHTS *(Aran., Ign., Lyc., Phos., Psor., Sep., Sulph., Tarent.)* (Bt.).

Kolik: jeden Tag zu einer bestimmten Stunde; periodisch, bei Gallensteinen *(Chel., Card-M.)*; schlimmer nachts und nach dem Essen; besser durch Zusammenkrümmen *(Bell., Coloc.)* (A.).

Enorme Auftreibung des Bauches, Gefühl als wäre er vollgestopft, keinerlei Besserung durch Aufstoßen oder Stuhlgang (Bt.).

Gefühl von Vollheit und Beengung im Bauch, wie vollgestopft; nicht besser durch Aufstoßen (Bt.).

Diarrhöe: gelbe, wässerige, unverdaute Stühle mit viel Blähungen, ohne Schmerz (Podo., Puls., Sulph.) (Bt.).

Nach dem Genuß von Obst unverdaute Stühle, manchmal unwillkürlich (Hr.).

Diarrhöe, wässerig oder von unverdauter Nahrung, meistens nachts *(Ferr., Puls., Sulph.)* (Bt.).

BLUTUNGEN: AUS MUND, NASE, EINGEWEIDEN, ODER GEBÄRMUTTER: ANHALTEND *(Carb-V., Phos.)* (A.).

Atemnot: will Luft zugefächelt haben *(Ant-T., Apis, Carb-V., Ferr., Med., Sulph.)* (K.).

NEIGUNG ZU HÄMORRHAGIEN AUS JEDER KÖRPERÖFFNUNG *(Carb-V., Crot-H., Ferr., Lach., Merc., Nit-Ac., Phos., Sec.)*, MIT KLINGEN IN DEN OHREN, OHNMACHT, VERLUST DES SEHVERMÖGENS, ALLGEMEINER KÄLTE, UND MANCHMAL MIT KONVULSIONEN *(Ferr., Phos., Sec.)* (A.).

BLUTUNG NACH DEN WEHEN *(Arn., Ipec., Sec.)* (N.).

BLINDHEIT *(Arg-M., Bell., Con., Gels., Kali-I., Nat-M., Phos., Puls., Sec., Sil., Stram., Sulph.)* (Br.).

NACHTBLINDHEIT *(Bell., Chels,m Hyos., Lyc., Merc., Nit-Ac., Puls., Stram., Verat., Zinc.)* (Br.).

Flecken vor den Augen *(Alum., Caust., Con., Cycl., Jab., Kali-C., Phos., Sulph., Verat-V.)* (Br.).

HÄUFIGE SAMENERGÜSSE, VON GROSSER SCHWÄCHE GEFOLGT *(Gels., Kali-P., Phos-Ac., Sulph.)* (Br.).

Fieber alle sieben oder vierzehn Tage wiederkehrend (Ars., Sulph.) (A.).

Schüttelfrost am ganzen Körper (N.).

Wechselfieber ohne Durst oder mit Durst nur zwischen dem kalten und dem heißen Stadium.

Schwächende Nachtschweiße bis zum Morgen *(Ant-T., Ars., Carb-V., Lach., Lyc., Nit-Ac., Psor.)* (Hr.).

PAROXYSMEN BEGINNEN JEDEN TAG BZW. JEDEN ZWEITEN TAG EIN ODER ZWEI STUNDEN FRÜHER *(Ars., Ign., Nat-M., Nux-V.)* (Bt.).

Die drei Stadien sind deutlich ausgeprägt: Frost, Fieber und Schweiß.

Frost kann fehlen, aber Fieber und Schweiß müssen vorhanden sein (Bt.).

DER SCHWEISS IST GEWÖHNLICH PROFUS UND ERSCHÖPFEND *(Carb-V., Merc., Nat-M., Phos., Sulph.)* (Bt.).

Frisch aufgetretene Wechselfieber, mit gastro-biliösen Symptomen, gefolgt oder begleitet von erschöpfendem Schweiß (Bt.).

Das Malariafieber, das China braucht, kehrt nachts niemals zurück (eine Ausnahme von der allgemeinen *China*-Regel) (A.).

Schwitzt überreichlich am ganzen Körper, wenn dieser bedeckt ist oder im Schlaf *(Con.)* (A.).

Beim Schließen der Augen sieht er Gesichter *(Bell., Calc., Op.)* (K.).

Besonders abends und nachts schmiedet er viele Pläne *(Coff.)* (Hm.).

Sie bildet sich ein, sehr unglücklich und ständig von Feinden verfolgt zu sein (G.).

Teilnahmslos, gleichgültig, schweigsam (Aur., Ign., Nat-M., Phos-Ac., Sep.) (A.).

Verzweifelt, hoffnungslos; hat keine Lebenslust, aber hat nicht den Mut, sich umzubringen *(Aur., Hep., Merc., Nit-Ac., Nux-V.)* (A.).

Gesicht blaß, hippokratisch *(Carb-V., Sec., Verat.)*; Augen eingefallen, mit blauen Ringen *(Cina, Staph.)*; blasses, kränkliches Gesicht, wie nach Ausschweifungen *(Carb-V., Nat-M., Phos-Ac.)* (A.).

Zahnschmerzen beim Stillen des Kindes (A.).

Zahnschmerzen besser, wenn man die Zähne fest zusammenpreßt und von der Wärme (Br.).

Nützlich beim Wechselfieber, das oft vom Typ Tertiana oder Tertiana duplex, Quotidiana oder Quotidiana duplex sein kann (Bl.).

Mangel an Appetit bei nebligem Wetter (K.).

Anorexie; Appetit kommt nach dem ersten Bissen wieder *(Anac., Calc., Mag-C., Sabad.)* (K.).

Die Speisen bleiben meist lange im Magen liegen und werden schließlich unverdaut erbrochen (D.).

Leber und Milz geschwollen und vergrößert *(Calc., Chel., Merc., Nat-M., Nux-V., Podo.)* (Br.).

Gelbsucht *(Chel., Jod., Nat-S., Nux-V., Sep., Sulph.)* (Br.).

Wassersucht nach schwerem Säfteverlust (N.).

Herzklopfen *(Carb-V., Ferr., Kali-C., Lach., Lyc., Nat-M., Puls.)* (G.).

Kopfhaut empfindlich gegen Berührung; die Haarwurzeln tun weh, wenn das Haar berührt wird (N.).

Ununterbrochener Speichelfluß Tag und Nacht (Jahre andauernd, nachdem man Merkur genommen hat) (N.).

Folgen von Masturbation und übermäßigen Samenverlusten *(Phos-Ac.)* (N.).

VERSCHLIMMERUNG: nachts; vom geringsten Luftzug; nach Milchgenuß; alle zwei Tage; von der geringsten Berührung; durch Bewegung; nach dem Essen oder Trinken; beim Gehen; und durch Säfteverlust.

BESSERUNG: Durch starkem Druck und bei Zusammenkrümmen; beim Hinlegen.

VERWANDTE MITTEL: Vergleiche: *Arn., Ars., Bell., Calc., Carb-V., Cedr., Coff., Ferr., Graph., Lyc., Merc., Nat-M., Nux-V., Phos-Ac., Phos., Puls., Sec., Sep., Sulph.* und *Tarant.*

Antidote: Arn., Ars., Carb-V., Ferr., Ipec., Lach., Nat-M., Nux-V., Puls., Sep., Sulph. und *Verat.*

China antidotiert: Ars., Cupr., Ipec., Ferr. und *Merc.*

Nützlich bei Folgen von übermäßigem Teegenuß *(Puls.)*

Komplementär: Calc-P., Carb-V., und *Ferr.*

CHININUM ARSENICOSUM

GEBRÄUCHLICHE BEZEICHNUNG: CHININ ARSENIT

Geistige Stumpfheit *(Gels., Kali-P., Lyc.)* (C.).

Will seine Ruhe haben und alleingelassen werden *(Gels., Ign., Nat-M., Phos-Ac.)* (C.).

Niedergeschlagen *(Act-R., Ign., Kali-P., Nat-M., Sep.)* (C.).

Große Reizbarkeit *(Aur., Nat-M., Nux-V.)* (Br.).

Druck im ,,Sonnengeflecht'' mit Empfindlichkeit der Wirbelsäule direkt dahinter (F.).

Wässerige, übelriechende, breiartige Stühle (Aloe, Podo.) (R.).

Brennen im After nach dem Stuhlgang (Aloe., Carb-V., Iris , Lach., Sulph.) (Bl.).

Durchfall, nach Eiern oder Fisch (K.).

Wechselfieber: Frost immer vormittags, nicht regelmäßig; manchmal einmal am Tag, manchmal alle zwei Tage; einmal enden die Paroxysmen mit Schweiß, ein andermal ohne Schweiß (C.).

Schneller, schwacher Puls *(Ars., Carb-V., Hydr-Ac., Nat-M., Phos., Verat-A.)* (R.).

Kopfschmerzen, Gähnen und Strecken vor einem Fieberanfall (C.).

ERSTICKUNGSANFÄLLE, IN PERIODISCHEN PAROXYSMEN ERSCHEINEND *(Ars., Cact., Calc-P., Colch., Plb., Sulph.)* (Br.).

KARDIALE ATEMNOT *(Ars., Dig., Lach., Naja., Phos., Sulph.)* (Br.).

STARKE ENTKRÄFTUNG *(Ars., Carb-V., Gels., Phos., Sep.)* (R.).

Angina pectoris mit Wassersuchtsymptomen, venöser Hyperämie und Cyanose *(Carb-V., Lach., Verat.)* (C.).

PROFUSE SCHWEISSE *(Carb-V., Ferr., Graph., Hep., Jod. Kali-C., Lyc., Merc., Nat-S., Sep., Sulph.)* (R.).

Muß nach vorn gebeugt sitzen und womöglich am offenen Fenster, während des Erstickungsanfalls *(Ars., Carb-V., Lach.)* (C.).

Schwindel, schlimmer beim Aufwärtssehen *(Calc., Caust., Cupr., Graph., Lach., Nux-V., Petr., Phos., Puls., Sang., Sep., Sil., Tab., Thuj.)* (Br.).

HEISSER TRÄNENSCHWALL AUS DEN AUGEN *(Apis, Ars., Chin., Euphr., Rhus-T., Sulph.)* (C.).

INTENSIV LICHTSCHEU *(Arg-N., Bell., Con., Euphr., Graph., Nat-M., Nux-V., Rhus-T., Sulph.)* (Br.).

Klingen in den Ohren *(Bell., Calc., Chin., Chin-S., Kali-C., Kali-S., Petr., Puls., Sep.)* (C.).

Hyperazidität des Magens (Calc., Iris., Lyc., Nat-P., Puls., Sulph-Ac.) (Br.).

Migräne *(Arg-N., Coff., Kali-P., Plat., Puls., Spig.)* (C.).

Kälte der Hände und Füße *(Camph., Carb-V., Sec., Verat.)* (Br.).

VERSCHLIMMERUNG: Vormittags; beim Hochblicken, durch Bewegung.

BESSERUNG: In frischer Luft; und beim Aufsitzen.

VERWANDTE MITTEL: Vergleiche: *Apis, Ars., Chin., Lach., Lyc., Nat-M., Phos., Puls., Sep., Sulph.).*

Komplementär: Ferr., Nat-M., Sep.

CICUTA VIROSA

GEBRÄUCHLICHE BEZEICHNUNG: WASSERSCHIERLING

Schmerzen wie von Quetschungen, Prellungen oder Schlägen an vielen Körperteilen.

Frösteln und Verlangen nach Wärme *(Ign.).*

Beim Lesen kreisen die Buchstaben, sie tanzen auf und nieder, oder verschwinden *(Cocc.)* (A.).

Schläge im Gehirn, wie von Strom, durch Kopf, Arme und Beine.

Ekzem: Kein Jucken; die Ausschwitzung bildet eine harte zitronenfarbige Kruste (A.).

Eiterbläschen laufen zusammen und bilden dicke, gelbe Schorfe auf Kopf und Gesicht (A.).

Wochenbettkonvulsionen (Eklampsie): einige Augenblicke hört das Atmen auf, als ob der Tod einträte; Oberkörper ist am meisten befallen; sie setzen sich nach der Geburt fort (A.).

KONVULSIONEN: HEFTIG, MIT SCHRECKLICHEN VERDREHUNGEN DER GLIEDER UND DES KÖRPERS; MIT VERLUST DES BEWUSSTSEINS ODER OPISTHOTONUS; BEI DER LEISESTEN BERÜHRUNG, BEI GERINGSTEM GERÄUSCH ODER BEI GERINGSTER ERSCHÜTTERUNG KEHREN DIE KRÄMPFE ZURÜCK *(Sulph.)* (A.).

VERDREHUNGEN DER GLIEDER, BLÄULICHES GESICHT, UNTERBROCHENES ATMEN, SCHAUM VOR DEM MUND, GEFOLGT VON BEWUSSTLOSIGKEIT *(Cupr., Hyos., Oena.)*.

KONVULSIONEN DER KINDER BEI WURMLEIDEN *(Bell., Calc., Cupr., Mag-P., Nat-P., Op., Sil.)*.

Zucken, besonders in den Extremitäten (Bell., Gels., Hyos., Ign., Lach., Plb., Stram.).

Brennende Schmerzen und brennende, feuchte Ausschläge mit gelben Krusten.

Kataleptische Starre: die Glieder hängen herunter und der Patient scheint leblos (C.).

Kaumuskelkrampf und Wundstarrkrampf durch Splitter, die in das Fleisch eingedrungen sind *(Hyper.)* (A.).

Plötzliche Starre mit Zuckungen, danach Erschlaffung und Schwäche (C.).

Chronische Folgen von Gehirn- und Rückenmarkerschütterung *(Arn., Hyper., Nat-S.)*, besonders treten Krämpfe auf (A.).

Epilepsie: mit Anschwellen des Magens wie von heftigen Zwerchfellkrämpfen; Schreien, rotes oder bläuliches Gesicht, Kiefersperre; Verlust des Bewußtseins und Verdrehung der Glieder; häufig während der Nacht; kehrt wieder, zuerst nach kurzen, dann nach langen Pausen (A.).

Gehirnkrankheiten durch unterdrückte Hautausschläge *(Caust., Cupr., Zinc.)* (A.).

Zähneknirschen (Ars., Bell., Bry., Calc., Cina, Merc., Nat-P., Sulph.) (C.).

UNNORMALER APPETIT AUF KREIDE, KOHLE ODER HOLZKOHLE UND ANDERE UNVERDAULICHE SACHEN *(Alum., Calc., Ferr., Nat-M., Nit-Ac., Nux-V.)* (A.).

HEFTIGER SCHLUCKAUF *(Bell., Cupr., Hyos., Nat-M., Nicc., Nux-V., Sec., Stram.)* (C.).

LAUTER SCHLUCKAUF (K.).

SCHLUCKAUF MIT KONVULSIONEN *(Bell., Cupr., Hyos., Ran-B.)* (K.).

Rumpeln und Poltern im Bauch *(Crot-T., Nat-S., Podo., Verat.)* (C.).

Blutandrang zum Kopf mit Erbrechen und Abführen (B.).

Irresein: treibt alle möglichen verrückten, blödsinnigen Dinge; verwechselt Gegenwart mit Vergangenheit; glaubt, er sei ein kleines Kind.

Unwillkürliches Urinlassen *(Bell., Calc., Hyos., Nat-M., Puls., Sep.)* (C.).

Wegspritzen des Urins (Calc-P., Helon., Puls., Spig.) (C.).

Schreckliche Dinge ergreifen sie tief.

Gegenstände erscheinen doppelt *(Aur., Bell., Caust., Cycl., Dig., Gels., Hyos., Lyc., Nat-M., Nit-Ac., Stram.)* (C.).

Heftiger Schwindel, so daß der Patient hinfällt *(Ars., Bell., Carb-An., Cocc., Con., Ferr., Gels., Kali-P., Lyc., Nux-V., Rhus-T., Stram., Sulph., Zinc.)* (Hm.).

Vorübergehende Blindheit *(Chin., Puls.)* (G.).

Bewußtlosigkeit *(Apis, Bell., Cupr., Hyos., Gels., Hydr-Ac., Op., Phos-Ac., Verat.)* (C.).

Weinen, Jammern, und Heulen *(Bell., Cina., Cupr., Hyos., Stram.)* (C.).

Erregung, Angst vor der Zukunft *(Bry., Calc., Chin-S., Gels., Lach., Nat-M., Phos., Puls., Staph., Sulph.)* (C.).

Wichtig in vielen Fällen von Zerebro-Spinal-Meningitis *(Cocc., Hyos., Lach., Nux-V., Op., Stram.)* (Tr.).

Beißt sich in die Zunge während der Konvulsionen *(Art-V., Bufo, Caust., Cupr., Oena., Sec., Op., Tarent., Valer.)* (F.).

Speiseröhrenkrampf; der Patient kann nicht schlucken, dabei tritt Erstickungsgefahr ein *(Nat-M.)* (Bl.).

Die Krampfsymptome sind von großer Erschöpfung gefolgt *(Strych.)* (F.).

Ist wie ein Bogen nach rückwärts gebeugt *(Cup., Nux-V., Sec.)* (R.).

Starrt ständig auf einen Gegenstand *(Hyos.)* (Br.).

Kolik mit Konvulsionen (Br.).

Brennende Ausschläge auf der behaarten Kopfhaut; auch im Gesicht (Milchschorf) (N.).

Wiederholte Kopfbewegungen, wie Zucken, Rucken, Werfen des Kopfes nach rückwärts usw. (N.).

VERSCHLIMMERUNG: Von Tabakrauch; bei Berührung; von Zugluft; bei Erschütterung; durch Wurmleiden; beim Kopfdrehen; durch unterdrückte Hautausschläge; durch Geräusche; Mißtöne, bei Kälte.

BESSERUNG: Durch Wärme

VERWANDTE MITTEL: Vergleiche: *Absinth., Acon., Apis , Bell., Calc., Con., Cupr., Hydr-Ac., Hyos., Ign., Kali-P., Lach., Lyc., Mosch., Nux-V., Op., Puls., Rhus-T., Sec., Sil., Stram., Strych., Sulph., Verat., Verat-V.*

Antidote: *Arn., Op.;* bei großen Dosen: *Tabak.*

Cicuta antidotiert: Opium.

CINA

GEBRÄUCHLICHE BEZEICHNUGNG:
WURMSAMEN, ZITWERSAMEN

Hauptsächlich ein Heilmittel für Kinder; es entspricht vielen intestinalen Reizzuständen wie z.B. Wurmleiden etc. (D.).

Wurmleiden bei Kindern *(Bell., Calc., Calc-P., Ferr., Graph., Ipec., Kali-M., Kali-P., Lach., Lyc., Merc., Nat-M., Phos., Sep., Sil., Sulph., Zinc.)*

ZÄHNEKNIRSCHEN, UND DAS KIND BOHRT MIT DEN FINGERN IN DER NASE.

Gesicht blaß (kalt, mit kaltem Schweiß); (Camph., Carb-V., Sec., Verat.)

Schlaflosigkeit nachts, mit Unruhe und Herumwerfen *(Acon., Ars., Kali-P., Rhus-T.)*.

Unwillkürliche Absonderungen (Urin und weißliche, durchfällige Stühle).

DAS KIND WILL NICHT BERÜHRT WERDEN *(Ant-C., Arn., Cham., Kali-C.)*.

Heftige Schreianfälle nachts, der Patient liegt auf dem Rücken und schlägt und stößt mit den Händen und Füßen (Bell., Hyos., Lyc., Stram.)

Kränkliches, blasses Gesicht, mit Ringen um die Augen *(Staph.)*; Zähneknirschen nachts; Heißhunger, oder wechselnder Appetit; das Kind bohrt in der Nase und schreit im Schlaf; Zucken der Hände und Füße; Urin milchig (D.).

Das Kind schreckt plötzlich auf, schreit, zittert und kann nicht beruhigt werden; die Kinder lehnen Liebkosungen strikt ab; sie sind verdrießlich, reizbar, nervös, mürrisch; Hin- und Herwiegen bessert (Cham.) (D.).

Schlecht gelaunt; will getragen werden, aber dies bringt keine Besserung (A.).

Beim kleinsten Spaß beleidigt.

Kein Kind ist schwieriger als das *Cina*-Kind. Es ist schnell gereizt; schwach; es schreit, schlägt und beißt; ist verdrießlich und eigensinnig (R.).

Zucken und Verdrehen der Glieder (Bell., Cic., Cupr., Hyos., Ign., Nux-V., Op., Stram.).

Verlangt viele Dinge, stößt aber alles, was angeboten wird, zurück (Cham.) (A.).

Häufiges Schlucken, als wollte es etwas hinunterschlucken (Bt.).

Herumwerfen im Schlaf (Bt.).

Eine Backe rot, die andere blaß (Cham.).

Gefühl, als komme eine Kugel im Schlund hoch *(Asaf., Ign., Mosch.)* (Bt.).

Verweigert die Muttermilch *(Ant-C., Lach., Merc., Sil., Stann., Stram.)* (A.).

Heftiges Verlangen nach Süßigkeiten und verschiedenen anderen Dingen *(Kreos., Phos.)* (A.).

HEISSHUNGER: TROTZ REICHLICHEM ESSEN BALD WIEDER HUNGRIG *(Chin-S., Jod., Lyc., Phos.)* (A.).

HEISSHUNGER, WÄHREND ODER VOR WECHSELFIEBER.

Bauch hart und aufgetrieben, mit Schleimstühlen (Bt.).

Heißhunger wechselt mit völliger Appetitlosigkeit ab (N.).

Weinen beim Husten *(Ant-T., Arn., Bell., Hep.)* (K.).

Würmer im Stuhl, Verwurmung, *(Calc., Merc., Nat-P., Sulph.)* (Bt.).

Jucken im After *(Aloe, Calc., Caust., Graph., Lyc., Merc., Sulph.)* (Bt.).

Ständiges Graben und Bohren in der Nase; zupft immer an der Nase; Jucken in der Nase; reibt die Nase auf dem Kopfkissen oder der Schulter der Wärterin *(Merc-V.)* (A.).

Husten endet in einem Krampf (Cupr., Ipec.) (Br.).

Diarrhöe immer nach dem Trinken *(Arg-N., Ars., Crot-T., Ferr., Ferr-Ars., Nux-V., Podo., Tromb., Verat.)* (Bt.).

Kneifende Kolik in der Nabelgegend (Bt.).

REGELMÄSSIG WIEDERKEHRENDE STICKHUSTEN-

ANFÄLLE, DANACH GURGELN DEN SCHLUND HINUNTER (B.).

KEUCHHUSTEN BEGINNT MIT STEIFWERDEN DES KINDES; GROSSE BLÄSSE DES GESICHTS.

Das Kind hat Angst vor dem Sprechen oder einer Bewegung, weil es befürchtet, daß dadurch ein Hustenanfall ausgelöst werden könnte *(Bry.)* (A.).

Tränenabsonderung beim Husten *(Euphr., Nat-M., Puls., Squil.)* (K.).

URIN WIRD NACH STEHENLASSEN MILCHIG *(Phos-Ac., Stann.)* (G.).

Epileptiforme Krämpfe bei Kindern *(Bell., Calc., Cupr., Lach., Stram., Sulph.)* (Bt.).

Kind wird steif beim Husten (B.).

Das Sehen wird trüb, sieht eine Zeitlang besser beim Reiben der Augen (N.).

Schwachsichtigkeit durch Onanie *(Phos.)* (Br.).

Lichtscheu *(Con., Nat-M., Nux-V.)*.

Erweiterte Pupillen *(Arg-N., Bell., Calc., Chin., Gels., Hyos., Mang., Sec., Stram.)* (B.).

Farbensehen (Agar., Bell., Bry., Calc., Cic., Cycl., Dig., Jod., Kali-B., Mag-P., Merc., Nat-M., Phos., Puls., Sep., Stram., Sulph.) (B.).

GRÜN- ODER GELBSEHEN *(Cann-I., Canth., Cycl., Dig., Kali-Ars., Kali-C., Lac-C., Sep., Stront., Sulph., Zinc.)* (Br.).

Fieber mit blassem Gesicht (Ars., Cocc., Croc., Ipec., Lyc., Nat-M., Puls., Rhus-T., Sep., Spong., Thuj., Verat.) (B.).

Kalter Schweiß um Nase und Stirn (B.).

BLASS UND KRÄNKLICH UM DIE AUGEN ODER WEISS UND BLAU UM DEN MUND (N.).

Häufige, plötzliche Anfälle sehr hohen Fiebers, mit glühendrotem, heißem Gesicht, mit Blässe um den Mund und die Lippen oder manchmal mit blassem Gesicht und dunklen, bläulichen Ringen um die Augen abwechselnd (N.).

Schwere im Kopf beim Gebrauch der Augen (Nat-M., Ruta) (Br.).

Aufsteigende Hitze und glühende Röte der Wangen, ohne Durst; nach dem Schlaf; mit Verwurmungszeichen (N.).

HÄUFIG FIEBER IN VERBINDUNG MIT REINER ZUNGE (Br.).

Fieber täglich, um dieselbe Stunde *(Cact.)* (C.).

DURST WÄHREND DES FROSTES *(Apis, Arn., Caps., Eup-P., Ign., Nat-M., Nux-V., Pyrog., Sep., Sil., Tub., Verat.)* (K.).

Wurmleiden bei Kindern; mit Konvulsionen (N.).

Häufiger Schluckauf (Am-M., Ars., Ars.-I., Cic., Cycl., Hyos., Ign., Jod., Lyc., Mag-P., Merc., Nat-Ars., Nat-C., Nat-M., Nicc., Nux-M., Nux-V., Sec., Stram., Teucr.).

Erbrechen von Würmern; von Nahrung und Schleim.

Gefühl von Leere im Bauch *(Carb-An., Ign., Sep., Sulph.).*

Schlaflosigkeit mit Unruhe, Weinen und Wehklagen *(Bell., Hyos., Puls.).*

Das Kind schläft nur bei kräftigem Wiegen ein (N.).

Das Kind dreht sich auf den Bauch; schläft besser so (N.).

VERSCHLIMMERUNG: Nachts, beim Fixieren eines Gegenstandes; durch äußeren Druck; in der Sonne; im Sommer; bei Wurmleiden; und beim Gähnen.

BESSERUNG: Bei Bewegung; durch Liegen auf dem Bauch; und beim Wischen der Augen.

VERWANDTE MITTEL: *Antidote: Camph., Caps., Chin.* und *Ipec.*

Vergleiche: *Ant-C., Ant-T., Bell., Bry., Calc., Cham., Kreos, Nat-M., Nux-V., Sil., Staph.* und *Sulph.* bei Reizbarkeit der Kinder.

Nützlich bei Keuchhusten, nach Besserung der schlimmsten Symptome durch *Drosera. Santonine* (Das Alkaloid von *Cina*) heilt manchmal bei Wurmleiden, wenn *Cina* indiziert zu sein scheint, aber versagt.

Cina antidotiert: Caps., Chin. und *Merc.*

CINNABARIS

GEBRÄUCHLICHE BEZEICHNUNG: ZINNOBER

Ein ausgezeichnetes Heilmittel bei einer Kombination von Syphilis und Sykose (F.).

Druck an der Nasenwurzel, wie von einer schweren Brille (D.).

Blutandrang zum Kopf (Aur., Bell., Cact., Ferr., Gels., Glon., Lach., Meli., Nat-M., Op., Sulph., Verat-V.).

Gesicht purpurrot (Bapt., Bell., Bry., Gels., Hyos., Op., Sang., Sec., Sulph., Verat-V.).

Kälte der Füße, Tag und Nacht.

Kälte der Gelenke (Camph., Nat-M., Petr., Rhus-T., Sumb.).

Jucken, besonders um die Gelenke (F.).

Leukorrhöe: blutig, reichlich, eitrig oder gelb (K.).

BUBONEN *(Ars., Bad., Bufo., Carb-An., Hep., Kali-M., Lyc., Merc., Nit-Ac., Sil.)* (Br.).

Hoden vergrößert *(Arg-N., Aur., Bar-M., Iod., Puls., Rhod., Sulph.)* (Br.).

FEUERROTE GESCHWÜRE (Bl.).

Heftiges Jucken der Corona glandis.

HARTER SCHANKER *(Merc., Merc-C., Merc-I-F., Merc-I-R.)* (K.).

SYPHILITISCHE GESCHWÜRE *(Ars., Aur., Hep., Kali-B., Lach., Merc., Merc-C., Nit-Ac., Sulph., Thuj.).*

Röte und Schwellung, oder Warzen auf der Vorhaut, juckend, blutend und empfindlich (N.).

Kleine, glänzende rote Flecken auf der Eichel.

Schuppender, syphilitischer Hautausschlag *(Ars., Kali-Ars., Kali-Chl., Kreos., Merc., Nit-Ac., Sil.)* (Bl.).

Leicht blutendes Kondylom *(Med., Nit-Ac., Sulph., Thuj.)* (Br.).

Heftige Erektionen abends *(Alum., Bar-C., Cact., Fago., Nat-S., Phos.).*

Die Feigwarzen sind meist fächerförmig (F.).

Verdrießlich, schnell gereizt *(Aur., Nit-Ac., Sulph.).*

Nachts schlaflos, aber beim Erwachen morgens, ein Gefühl, als hätte er keinen Schlaf gebraucht.

Heiserkeit abends *(Carb-V., Caust., Phos.).*

Geschwollener und trockener Schlund, mit geschwollenen Mandeln und strähnigem Schleim in den Choanen, der in den Rachen läuft *(Hydr., Kali-B.) (D.).*

Nasopharyngealer Katarrh (Calc-S., Ferr-P., Hep., Kali-B., Lyc., Nat-C., Nat-M., Psor., Sep., Sil., Thuj.) (B.).

Ziliar-Neuralgie (Merc-C.) (D.).

Knoten an den Schienbeinen (G.).

SCHMERZ FÄNGT IN EINEM AUGENWINKEL AN UND GEHT UM DIE AUGENBRAUEN ZUM ANDEREN AUGENWINKEL *(Gels., Ign., Mag-M., Merc-C., Nit-Ac., Phyt., Spig.)* (D.).

Feuerrot aussehende Geschwüre im Mund und Schlund (Br.).

Reichlicher Schweiß zwischen den Oberschenkeln (Aur., Hep., Nux-V.), welcher übelriechend und ätzend ist.

Brustbeklemmung, Gefühl der Zusammenschnürung, besser durch Strecken.

Speichelfluß (Chin., Kali-I., Merc., Nit-Ac., Puls., Rhus-T.).

Heftige Kopfschmerzen; er kann den Kopf nicht vom Kissen heben; besser durch äußeren Druck.

VERSCHLIMMERUNG: Abends; nachts (nur nicht beim Schweiß, der am Mittag schlimmer ist); nach dem Schlaf; durch Liegen auf der rechten Seite; von Berührung; von Licht; und durch Feuchtigkeit.

BESSERUNG: In frischer Luft; nach dem Abendessen; und in der Sonne.

VERWANDTE MITTEL: *Vergleiche: Carb-An., Hep., Kali B., Kali-M., Merc., Merc-C., Nit-Ac., Sep.,* und *Thuj.*

Antidote: Hep. und *Sulph.*

Komplementär: Thuj.

CINNAMOMUM

GEBRÄUCHLICHE BEZEICHNUNG: ZIMT

Menses: zu früh, überreichlich, langdauernd und hellrot *(Calc., Ipec., Phos.)* (Br.).

Abwärtsdrängen, Senkungsgefühl *(Bell., Nux-V., Sep.)* (Br.).

Sexualtrieb vermehrt *(Nux-V., Phos., Sulph.)*.

PROFUSE BLUTUNG NACH ÜBRANSTRENGUNG ODER EINEM FALSCHEN TRITT (F.).

GEBÄRMUTTERBLUTUNG NACH DER GEBURT; DAS BLUT IST DÜNN UND BLASS *(Carb-V., Chin., Ferr., Sabin., Sec., Ust.)*.

Profuser Ausfluß, die Extremitäten sind kalt und die Körperoberfläche ist blaß *(Carb-V., Chin., Sec.)* (Bl.).

BLUTUNG NACH DER GEBURT *(Arn., Canl., Chin., Erig., Ferr., Ham., Ipec., Sec.)*; ES VERMEHRT DIE WEHEN UND HEMMT ÜBERREICHLICHE ODER GEFÄHRLICHE BLUTUNGEN (A.).

Nachgeburtblutungen, oder solche, die durch Überheben verursacht sind; Absonderung plötzlich, reichlich und hellrot (N.).

Nasenbluten (Acon., Bell., Carb-V., Ferr-P., Lach., Merc., Nit-Ac., Phos., Sep.) (Br.).

Bluthusten (Acaly., Bry., Ferr., Lach., Phos., Sec., Sulph.) (Br.).

Schwache Patienten, mit trägem Kreislauf *(Carb-V., Chin., Ferr., Nat-M.)* (Br.).

VERSCHLIMMERUNG: Nach den Wehen; durch Überanstrengung oder Fehltreten; und von Überanstrengung durch Heben.

BESSERUNG: Durch Ruhe.

VERWANDTE MITTEL: *Vergleiche: Acon., Bell., Carb-V., Chin., Ferr., Ham., Ipec., Lach., Merc., Nit-Ac., Phos., Sabin., Sec., Sep., Sulph., Trill., Ust.*

Antidot: Acon.

CLEMATIS ERECTA

GEBRÄUCHLICHE BEZEICHNUNG:
AUFRECHTE WALDREBE

Arthritische Beschwerden, infolge unterdrückter Gonorrhöe *(Med., Puls., Thuj.)* (A.).

Muskeln erschlafft (Calc., Caps., Cocc., Gels., Kali-C., Phos.).

Zucken der Muskeln *(Agar., Asaf., Cact., Hyos., Ign., Jod., Kali-C., Mezer., Nat-C., Stram., Zinc.).*

Starke Abmagerung (Abrot., Ars., Ars-I., Bar-C., Calc., Calc-I., Chin., Ferr., Graph., Hell., Jod., Lyc., Nat-H., Nat-M., Nit-Ac., Nux-V., Phos.).

Nach dem Essen, Schwäche in allen Gliedern und Pulsieren in den Arterien.

Zahnschmerzen: schlimmer nachts und durch Tabak (Br.).

ZAHNSCHMERZEN, BESSER DURCH KALTES WASSER IM MUND *(Bry., Coff., Puls.)* (N.).

Gefühl, als wären die Zähne zu lang *(Caust., Lach., Mag-C.)*

Dumpfer Schmerz in einem hohlen Zahn, besser durch kaltes Wasser oder Saugen daran (N.).

Schmerzhafte Schwellung und Verhärtung der Drüsen (Carb-An., Jod., Merc-I., Phyt., Rhus-T.).

Verschlimmerung aller Hautsymptome durch Bettwärme und durch Waschen.

Ausschläge rot und feucht bei zunehmendem Mond; blaß und trocken bei abnehmendem Mond.

Schmerzhafte Hautflechte, jedoch nicht juckend, am ganzen Körper.

Hautausschlag am Hinterkopf, an der Haargrenze, feucht mit Eiterbläschen bedeckt, empfindlich und juckend (Br.).

Schreckliches Jucken, schlimmer nach dem Waschen mit kaltem Wasser (Br.).

Erzeugt brennende Blasen, die eitrig werden und einen gelblichen, fressenden, jauchigen Eiter absondern (F.).

Heftige Schmerzen, die Harnröhre entlang zur Eichel gehend (F.).

Muß lange warten, bis er beim Urinlassen Erfolg hat (Y.).

Der Urin geht ruckweise ab (F.).

Schleim im Urin *(Cop., Merc., Nat-M.)* (F.).

Kann den Urin nur unvollständig entleeren *(Caust., Con., Op.)* (Br.).

Kann nur mit großer Anstrengung ein paar Tropfen Urin entleeren, mit unwillkürlichem Nachträufeln *(Cann-I., Hep., Nat-M., Sep., Thuj.)* (R.).

VERENGUNG DER HARNRÖHRE *(Canth., Cop., Dig., Nux-V., Petr., Puls., Verat.)*.

LANGSAMER ODER AUSSETZENDER HARNFLUSS *(Agar., Arg-N., Con., Gels., Hep., Merc., Op)* (N.).

LANGSAME ODER UNTERBROCHENE HARNENTLEERUNG, MIT BRENNEN WÄHREND, ABER HAUPTSÄCHLICH BEIM BEGINN DES WASSERLASSENS, ODER IN DEN PAUSEN (C.).

Die Harnröhre ist empfindlich gegen Druck.

HODENENTZÜNDUNG DURCH GONORRHOE; HODEN VERHÄRTET, STEINHART UND SEHR SCHMERZHAFT (D.).

SCHMERZ ENTLANG DES SAMENSTRANGES *(Berb., Calc., Ham., Merc., Nux-V., Ol-An., Ox-Ac., Phos., Puls., Sars., Spong., Thuj.)* (Br.).

RECHTER SAMENSTRANG EMPFINDLICH; HODEN ZURÜCKGEZOGEN *(Rhod.)* (C.).

Schwellung und Verhärtung der Brustdrüse (Carb-An., Con., Phyt., Sil.).

Heftige, fortwährende Erektionen *(Canth., Pic-Ac.).*

Brustkrebs (Apis, Ars., Brom., Bufo, Carb-An., Cond., Con., Graph., Kreos., Lach., Merc., Nit-Ac., Phos., Phyt., Sil., Sulph., Thuj.).

Scharfer Stich im Herz, von innen nach außen.

Chronische Bindehautentzündung *(Arg-N., Con., Kali-B., Lyc., Nat-M., Puls., Sep., Sil., Sulph., Thuj.)* (B.).

Epithelzellengeschwulst (Ars., Con., Hydr.) (F.).

Unterlippenkrebs (Ars., Merc-I-F., Phos., Sep., Sil.) (K.).

Gefühl, wie von einem Schleier vor den Augen *(Ars., Calc., Caust., Chin., Croc., Cycl., Gels., Merc., Phos., Puls., Sulph., Zinc.)* (C.).

Gedächtnisschwäche *(Agn., Arg-M., Caust., Con., Kali-P., Lyc., Nat-M., Phos-Ac.).*

Abneigung gegen das Sprechen *(Bry., Nat-M., Nux-V.).*

Niedergeschlagen *(Caust., Gels., Med., Nat-M., Puls., Sep.).*

VERSCHLIMMERUNG: Vom Waschen; durch Bettwärme; bei Bewegung des Kopfes; durch Tabakrauchen; nachts; bei zunehmendem Mond.

BESSERUNG: Durch Kratzen; von kaltem Wasser im Mund; in frischer Luft; und durch Schwitzen.

VERWANDTE MITTEL: *Vergleiche: Ars., Berb., Brom., Bry., Calc., Carb-An., Cimic., Con., Graph., Merc., Nat-M., Nux-V., Petr., Phyt., Puls., Rhod., Rhus-T., Sars., Sep., Sil., Staph., Sulph.* und *Thuj.*

Antidote: Bry., Camph. und *Cham.*,

Komplementär: Merc.

COCA

GEBRÄUCHLICHE BEZEICHNUNG: KOKASTRAUCHBLÄTTER

Die Einheimischen in Südamerika verwenden *Coca* wie wir *Kaffee, Tee* und *Tabak.* (C.).

Sein Hauptalkaloid ist *Kokain.*

Das Bergsteigermittel. Nützlich für viele verschiedene Beschwerden beim Bergsteigen, wie z.B. Herzklopfen, Atemnot, Angstgefühle und Schlaflosigkeit (Br.).

Meist bei Personen angebracht, die körperlichen und geistigen Streß ein Leben lang ertragen mußten und die unter Erschöpfung der Nerven und des Gehirns leiden (Fluor-Ac., Kali-P., Nux-V.) (A.).

Gefühl, als wäre ein Band über die Stirn gezogen, von der einen Schläfe zur anderen (C.).

LUNGENEMPHYSEM *(Am-C., Ant Ars., Ant-T., Ars., Brom., Camph., Carb-V., Chlor., Dig., Hep., Lach., Lob., Phos., Sulph.)* (Br.).

KURZATMIGKEIT BEI ALTEN LEUTEN *(Bar-C., China, Seneg.)* (A.).

Atemnot bei Sportlern, Athleten (Ars., Calc., Lach., Lyc., Lycs., Nat-M.) (A.).

Stimmlosigkeit *(Am-Caust., Arg-N., Carb-V., Caust., Phos., Stann.)* (Br.).

Erregte Phantasien; wunderbare Visionen (C.).

Melancholie, schüchtern, furchtsam, fühlt sich nicht wohl in Gesellschaft (A.).

Traurig oder reizbar *(Ign., Nat-M.)* (A.).

Genießt sehr das Alleinsein und die Zurückgezogenheit *(Ign.)* (Bl.).

Gefühl, als würde er bald sterben *(Acon.)* (B.).

Kopfschmerzen mit Schwindel, vorher Lichtblitze *(Bell., Phos.)* (Br.).

Karies der Zähne *(Calc-F., Merc., Sil.)* (Br.).

Ohnmachtsanfall beim Bergsteigen *(Agar.)* (Br.).

Verlangen nach alkoholischen Getränken und Tabak; nach den gewohnten Reizmitteln (A.).

Doppeltsehen, beim Schreiben *(Graph.)* (K.).

Bluthusten, mit Brustbeklemmung und Atemnot (Acon., Bell., Cact., Ferr., Ferr-P., Ipec., Kali-P., Lach., Nit-Ac., Phos., Sulph.) (A.).

Diabetes *(Acet-Ac., Berb., Lyc., Merc., Phos-Ac., Sep., Sulph.)* (Br.).

Häufiges Urinieren *(Gels., Kali-P., Lyc., Nat-M., Phos-Ac.).* (C.).

Samenergüsse mit wollustigen Träumen *(Nux-V., Phos.)* (C.).

Folgen vom Bergsteigen oder Fliegen (Ars.); von Reizmitteln, Alkohol und Tabak (A.).

Singen, Brausen und Klingen in den Ohren *(Chin., Merc., Puls.)* (C.).

Puls.) (C.).

Beständige Atemnot, mit dem Verlangen, tief zu atmen *(Bry., Phos.)* (C.).

Heftiges Herzklopfen; von eingeklemmten Blähungen *(Arg-N., Lyc., Nux-V.);* durch Überanstrengung *(Ars.);* und von Überanstrengung des Herzens *(Arn., Bor., Caust., Rhus-T.)* (A.).

Tympanitische Auftreibung des Bauches *(Arg-N., Carb-V., Chin., Lyc., Tereb.)* (Br.).

Appetitverlust *(Alum., Calc., Kali-M., Nux-V., Puls., Sep.)* (C.).

Ameisenlaufen der Arme *(Cocc., Graph., Rhus-T.).* (B.).

Erwacht wie von einem Schlag im Gehirn (B.).

Schläfrig, kann aber nirgends Ruhe finden (A.).

Bettnässen *(Kreos., Merc., Nat-P., Puls., Rhus-T., Sep., Sil.)* (Br.).

VERSCHLIMMERUNG: Beim Steigen; Bergsteigen und in großer Höhe.

BESSERUNG: Durch Wein; vom Reiten; in frischer Luft; und nach dem Abendessen.

VERWANDTE MITTEL: *Komplementär: Fluor-Ac.*

Antidote: Gels.

Vergleiche: Arn., Ars., Bell., Caust., Ferr., Flur-P., Kali-P., Lach., Nux-V., Phos., Sep., Sulph., Verat., Verat-V.

COCCULUS INDICUS

GEBRÄUCHLICHE BEZEICHNUNG:
INDISCHE KOCKELSKÖRNER

Innerhalb der Wirkungssphäre von *Cocculus* gibt es viele spastische und paretische Affektionen, besonders solche, die nur auf einer Körperhälfte auftreten (Br.).

Oft nützlich bei Krankenpflege (D.).

Folgen von Zorn *(Bry., Ign., Nux-V., Staph.);* Beschwerden von Chamomilla *(Coff., Nux-V.).*

Abneigung gegen frische Luft (warm und kalt). *(Nux-V., Psor., Sil.).*

VON GROSSEM WERT BEI SEEKRANKHEIT *(Colch., Con., Kreos., Nux-V., Petr., Tab.).*

GEFÜHL VON SCHWEBEN UND SCHWINDEL MIT ÜBELKEIT *(Acon., Bry., Camph., Carb-V., Chin-S., Ferr., Glon., Lob., Nat-M., Petr., Phos., Sep.)*

Schwindelanfälle, wie betrunken, mit Übelkeit *(Nux-V., Tab.)* (N.).

Heftige Kopfschmerzen: kann nicht auf dem Hinterkopf liegen; muß auf der Seite liegen; kann nicht die geringste Helligkeit vertragen; Lärm erzeugt Übelkeit und Erbrechen (N.).

Leere und Gefühl des Hohlseins im Bauch *(Ign., Sep., Sulph.)* (N.).

Wechselfieber mit Lähmigkeit im Kreuz und Kolik.

Übelkeit bei Wagenfahren, bei Schiffsreisen etc. (N.).

Nützlich bei Nervenfieber niedrigen Typs, mit heftigen Hinterhauptkopfschmerzen, Schwindel und Übelkeit (Bl.).

Abneigung gegen Saures *(Bell., Ferr., Ign., Nux-V., Phos-Ac., Sabad., Sulph.)* (K.).

Harte, kalte Schwellung der Drüsen, mit stechenden Schmerzen *(Con., Jod., Sil.)*.

ABNEIGUNG GEGEN SPEISEN *(Ars., Bry., Colch., Lyc., Puls., Sep.)* (N.).

EKEL BEIM BLOSSEN ANBLICK VON SPEISEN *(Ant-T., Colch., Kali-B., Kali-C., Lyc., Phos-Ac., Sil., Sulph., Xanth.)* (N.).

Verlangen nach kalten Getränken, besonders Bier (C.).

Reißen und Nagen in den Knochen *(Am-M., Bell., Phos., Ruta, Staph.)*.

Knochen wie zerschlagen *(Aur, Bry., Cupr., Eup-P., Hep., Nat-M., Ruta, Verat., Vip.)*.

Von der geringsten körperlichen Anstrengung sehr ermüdet, es kommt sogar zur Ohnmacht (Ars., Carb-V., Sep., Verat.).

Ausfluß blutigen Schleims aus der Gebärmutter während der Schwangerschaft (N.).

Harte und schwierige Stuhlentleerung *(Bry., Nux-V., Op., Plat.)* (C.).

Gefühl, als bewegten sich Würmer im Magen (C.).

Schwarze Flecken vor den Augen *(Cycl., Puls., Sep.)*.

Schwitzen der befallenen Teile *(Ambr., Ant-T., Merc., Rhus-T., Sep.)* (K.).

LEEREGEFÜHL IN DEN INNEREN ORGANEN *(Phos., Sep., Stann.)*, ODER GEFÜHL DER ZUSAMMENSCHNÜRUNG *(Bell., Coloc., Lach., Plb., Sec.)*.

Schwäche der Halsmuskeln; kann den Kopf nicht aufrechthalten *(Nat-M.)* (N.).

Hysterische Krämpfe der Brust, mit Seufzen und Jammern.

Lähmender Schmerz unten im Rücken, mit Schwäche der Hüften, Knie und Beine (N.).

Steifheit und Knacken der Gelenke *(Calc., Kali-B., Led., Petr., Rhus-T.).*

Neigung zu Zittern *(Agar., Gels., Kali-Br., Kali-P., Lach., Merc., Nux-V., Phos.).*

Lähmung vom Kreuz an abwärts (Blase, Mastdarm und Beine) (Alum., Plb., Op.).

EINSEITIGE LÄHMUNG, MIT TAUBHEIT DER GLIEDER *(Caust., Nux-V.).*

Viel lähmender Schmerz im Kreuz; macht das Gehen schwierig, manchmal sogar unmöglich; Hände und Füße taub (N.).

Diarrhöe durch Autofahren (Bl.).

Schmerzen im Hinterkopf und Nackem, mit Neigung den Kopf nach rückwärts zu beugen (D.).

Folgen von Schlafmangel durch lange Nachtwachen (N.).

Schlaf oft unterbrochen durch Wachwerden und Auffahren *(Bell., Hyos., Stram., Sulph.)* (Bl.).

Gefühl, als öffne und schließe sich der Schädel (Cann-I., Cimic., Lyc.) (D.).

Durst, ohne trinken zu wollen (Ang., Merc-C., Mezer., Nat-M., Nux-V.) (K.).

Spricht hastig (Bell., Hep., Hyos., Lach., Merc., Stram.) (·A.).

Dumpfheit und Verwirrung *(Bar-C., Kali-P., Nux-V., Phos-Ac.)* (R.).

Muß etwas einige Male lesen, um es verstehen zu können *(Agar., Alum., Calc., Lyc., Nat-M., Nux-M., Phos-Ac.)* (R.).

Kann Widerspruch nicht vertragen (A.).

Tiefe Traurigkeit *(Ars., Aur., Caust., Gels., Ign., Nat-M., Puls., Sep.)* (Br.).

DIE ZEIT VERGEHT IHM ZU SCHNELL *(Atrop., Coca, Elaps., Op., Sulph., Ther., Thuj.)* (K.).

Bauch von Blähungen aufgetrieben, mit dem Gefühl bei Bewegung, als wäre er voll scharfer Steine (Br.).

Blähungskolik um Mitternacht (Bt.).

Sie fühlt sich zu schwach, laut zu lesen *(Stann.)* (G.).

Sie ist so schwach während der Menstruation, daß sie kaum stehen kann *(Alum., Carb-An., Graph., Helon., Kali-C., Phos., Sep., Verat.)* (Br.).

Konvulsion durch Schlafmangel (K.).

Menstruationskolik; die Schmerzen sind krampfartig und unregelmäßig (Caul., Mag-P., Nux-V., Sep.) (G.).

Erschöpfende Menses; schlimmer beim Stehen auf den Fußspitzen; an ihrer Stelle ein stoßweises Auftreten von Fluor (B.).

DREHSCHWINDEL BEIM AUFSTEHEN VOM BETT *(Bry., Chel., Ferr., Nat-M., Nux-V., Phos., Phyt., Sep., Sil., Stram., Sulph., Verat-V.)* (N.).

Metallischer Geschmack im Mund *(Merc., Nat-C., Rhus-T., Seneg.)* (K.).

Leukorrhöe: an Stelle der Menses, oder zwichen den Perioden *(Jod., Xanth.)*; wie Fleischwasser *(Alum., Kreos., Lyc., Nit-Ac.)*; wie Serum, jauchig; blutig; während der Schwangerschaft *(Kreos., Murx., Puls., Sep.)* (A.).

Kann abends nicht ein oder zwei Stunden länger aufbleiben, ohne sich am nächsten Tag matt und erschöpft zu fühlen (F.)

Nabelbruch, mit hartnäckiger Verstopfung (A.).

VERSCHLIMMERUNG: Durch Mangel an Schlaf; vom Sprechen; beim Fahren; vom Tabakrauchen; beim Lachen; durch Weinen; beim Gehen; vom Kaffeetrinken; in frischer Luft; nach dem Trinken; an Bord eines Schiffes; beim Aufstehen vom Bett; vom Essen; und durch Nachtwachen.

BESSERUNG: In einem warmen Zimmer; beim ruhigen Liegen.

VERWANDTE MITTEL: *Antidote: Camph., Cham., Cupr., Ign.* und *Nux-V.*

Cocculus antidotiert: Alkohol, Cham., Cupr., Ign., Nux-V.

Vergleiche: Alum., Ars., Bell., Bry., Coff., Cupr., Ferr., Gels., Ign., Ipec., Kali-P., Lyc., Nux-V., Petr., Phos., Plb., Puls., Sep., Sil., Sulph., Tab., Ther. und *Verat.*

COFFEA CRUDA

GEBRÄUCHLICHE BEZEICHNUNG: ROHKAFFEE

Es erzeugt einen nervösen Erregungszustand (Überempfindlichkeit). Alle Sinne werden schärfer, und die Schmerzen werden stark empfunden (D.).

ERREGT UND ÜBEREMPFINDLICH *(Bell., Hyos., Lach., Nux-V., Stram.).*

GROSSE EMPFINDLICHKEIT GEGEN SCHMERZ *(Acon., Bell., Cham., Hep., Lach., Plat., Stram.)*; TREIBT ZUR VERZWEIFLUNG, MIT WEINEN *(Puls.).*

Große Beweglichkeit der Muskeln.

Gesteigerte Aktivität der Lebenskräfte (Cann-I., Nux-V., Piper-M.).

Zucken der Glieder (Bell., Hyos., Ign., Mygale, Tarant.)

KOPFSCHMERZEN: WIE VON EINEM IN DIE KOPFSEITE GETRIEBENEN NAGEL; SCHLIMMER IN FRISCHER LUFT (D.).

Migräne (Bry., Cimic.. Iris, Kali-B., Lach., Lyc., Nat-M., Puls., Spig., Tab.) (D.).

BESCHWERDEN DURCH ÜBERMÄSSIGE FREUDE, BENIMMT SICH ÜBERSCHWENGLICH; VON ZU VIEL WEINTRINKEN UND DURCH KÄLTE.

Schlaflosigkeit nach den Wehen (G.).

Hellwacher Zustand; kann die Augen nicht schließen (A.).

Lange und lebhafte Träume (C.).

Schlaflosigkeit: vor oder nach Mitternacht; von übermäßiger Freude; durch Krankenpflege (Cocc.); überwach durch Gedanken (Ars., Calc., Hep., Nux-V., Puls.) (K.).

SCHLAFLOSIGKEIT DURCH ÜBERMÄSSIGE GEISTIGE UND KÖRPERLICHE ERREGUNG.

WACHT BEI JEDEM GERÄUSCH AUF, ODER HÖRT JEDES GERÄUSCH (B.).

SCHMIEDET PLÄNE; STELLT THEORIEN AUF (D.).

Abneigung gegen frische Luft *(Nux-V., Psor., Sil.)*

Weinen vor Freude *(Lach., Plat.)* (A.).

Heiterkeit und gehobene Stimmung (Piper-M.) (D.).

Einmal freudig, einmal schwermütig (Ign., Puls.) (B.).

Lachen und Weinen abwechselnd *(Puls.)* (A.).

Fällt leicht in Ohnmacht (Ars., Asaf., Ign., Lach., Nat-C., Verat.) (B.).

ALLE SINNE SIND SCHÄRFER — GESICHT, GEHÖR, GERUCH, GESCHMACK UND DER TASTSINN *(Bell., Cham., Nux-V., Op.)* (A.).

SCHARFES ÜBEREMPFINDLICHES GEHÖR: HÖRT GERÄUSCHE VON WEIT HER *(Bell., Chin., Lach., Nux-V., Op.)* (B.).

Unablässiger Husten, besonders bei Masern (Cop., Eup-P, Spong., Squil.) (B.).

Ungewöhnliche geistige und körperliche Aktivität (A.).

Voller Ideen; handelt schnell erregt; dabei Schlaflosigkeit (A.).

FOLGEN VON PLÖTZLICHEN GEMÜTSERREGUNGEN ODER ANGENEHMEN ÜBERRASCHUNGEN (A.).

ZAHNSCHMERZEN, ERLEICHTERT DURCH EISKALTES WASSER *(Puls.)* (B.).

Zeitweilig aussetzende oder zuckende Zahnschmerzen (A.).

Nächtliche Zahnschmerzen *(Merc.)* (Bt.).

Überempfindlich gegen Schmerzen; sie scheinen fast unerträglich zu sein; sie treiben den Patient zur Verzweiflung *(Acon., Cham.)* (A.).

Herumwerfen in Qual (Acon., Ars., Cham.) (A.).

Hastiges Essen und Trinken (Bell., Hep.) (A.).

Er ist in einem vollkommenen Ekstasezustand (G.).

Kopfschmerzen: bei geistger Überanstrengung, vom Denken oder Sprechen (A.).

Gefühl, als würde das Gehirn zerrissen oder in Stücke geschlagen (A.).

Das Kind weint bei jedem Anlaß; beim Weinen lacht es

plötzlich ganz herzlich und fängt schließlich wieder an zu weinen (G.).

Kleindruck kann leicht gelesen werden (Hr.).

Brennendes, saures Aufstoßen *(Lyc., Sulph., Sulph-Ac.)* (T.).

Heftiges, krampfhaftes Aufstoßen, mit Hochkommen der Speisen (T.).

Kolik so schmerzhaft, daß der Patient halb wahnsinnig wird (G.).

Gefühl, als wäre der Magen überladen *(Bry., Chin., Kali-C., Lyc., Nux-M., Nux-V., Puls., Sep.)* (B.).

Profuser Abgang wässerigen Urins *(Acet-Ac., Gels., Phos-Ac.)* (Bt.).

NÄCHTLICHE SAMENERGÜSSE, GEFOLGT VON GROSSER MATTIGKEIT UND NERVÖSER GEREIZTHEIT *(Nux-V., Staph., Sulph.)* (Bt.).

ÜBERMÄSSIGE ERREGBARKEIT DES SEXUALTRIEBS *(Anan., Bar-M., Calc., Calc-P., Cann-I., Canth., Con., Lyc., Lyss., Nux-V., Phos., Pic-Ac., Plat., Puls., Sil., Staph., Tub., Zinc.)* (Bt.).

Starke nervöse Erregung und Unruhe *(Ars., Phos.)* (Br.).

Neuralgien in verschiedenen Teilen; immer dabei Aufgeregtheit und Unerträglichkeit der Schmerzen (Br.).

Heftiges, unregelmäßiges Herzklopfen, besonders nach einer übermäßigen Freude oder Überraschung (Bad., Puls.,) (Br.).

Husten und Schlaflosigkeit nach Masern (N.).

Überempfindlichkeit des Geruchsinns *(Acon., Agar., Bell., Colch., Hep., Lyc.)* (C.).

Erschöpfungsgefühl nach dem Husten (Bt.).

Krampfhafter, trockener Husten *(Alum., Bell., Cimic., Hyos.)* (C.).

Cruralneuralgie schlimmer von Bewegung, nachmittags und nachts; besser durch Druck (Bt.).

Frösteln verschlimmert durch jede Bewegung *(Apis, Arn., Bry., Caps., Merc-C., Nux-V., Rhus-T., Sep., Sil., Squil.)* (C.).

Inneres Frösteln mit äußerlicher Hitze von Gesicht und Körper.

Vermehrter Hunger, mit schnellem, hastigem Essen.

Genitalien wollüstig juckend, und sehr empfindlich *(Plat.)* (G.).

Übermäßige Empfindlichkei der Vulva, mit wollüstigem Jucken; will die Teile reiben oder kratzen, aber sie sind zu empfindlich (G.).

Wehen unerträglich; sie empfindet sie übermäßig stark; schreckliches Weinen und Wehklagen (G.).

Menses zu früh und von zu langer Dauer *(Calc., Carb-An., Carb-V., Ferr., Kali-C., Nat-M., Nux-V., Plat., Rat., Rhus-T., Sabin.)* (Br.).

Übermäßige Reizbarkeit der Geschlechtsorgane *(Nux-V., Phos., Sulph.)* (Bt.).

Masernartiger Hautausschlag, mit trockener Hitze nachts (N.).

Gesichtsneuralgie bis zu den Molaren, den Ohren, zur Stirn und Kopfhaut reichend (Br.).

Konvulsionen nach übermäßiger Erregung (C.).

VERSCHLIMMERUNG: In frischer Luft; vom Weintrinken; durch Erkältung; nachts; von starken Gerüchen; durch Geräusche; von plötzlicher, angenehmer Überraschung; durch übermäßige Freude; durch Narkotika.

BESSERUNG: Von kaltem Wasser, und beim Hinlegen.

VERWANDTE MITTEL: *Vergleiche: Acon., Ars., Bell., Bry., Caust., Cham., Chin., Cocc., Hyos., Ign., Lyc., Mag-P., Nux-V., Op., Phos., Plat., Puls., Sep., Sulph., Zinc.*

ANTIDOTE: *Cham., Ign., Nux-V.* und *Puls.*

Coffea antidotiert: Cham., Coloc. und *Nux-V.*

COLCHICUM

GEBRÄUCHLICHE BEZEICHNUNG: HERBSTZEITLOSE

Wirkt auf Muskelgewebe, Knochenhaut und Gelenkinnenhaut.

Schwäche und Ermüdung durch nächtliches Studieren und durch Schlafmangel *(Nux-V.)*.

Reißen in den Gliedern bei warmem Wetter, und Stechen bei kaltem Wetter.

Prickeln in vielen Teilen des Körpers, wie erfroren bei jedem Witterungswechsel.

Schläge wie von Strom durch eine Körperhälfte gehend, mit Lähmungsgefühl.

Empfindlichkeit des ganzen Körpers, besonders der befallenen Teile, gegen Berührung und bei Bewegung.

Häufiges Aufschrecken *(Bell., Hyos., Kali-C., Stram., Sulph.)*.

Prickeln in den Finger- und Zehenspitzen.

Allgemeine geistige und körperliche Erschöpfung *(Gels., Kali-P., Phos.)* (D.).

Wassersucht der Gebärmutter von unterdrückter Menstruation (Bt.).

Wassersüchtige Schwellung und Wassersucht der Haut.

BRAUNE ZUNGE *(Ars., Bapt., Bry., Chin-Ars., Hyos., Kali-P., Lach., Phos., Plb., Rhus-T., Sec.)* (D.).

Spärlicher Abgang dunkelroten Urins, mit Harnzwang (Canth., Lyc., Tereb.).

Außerordentliche Abneigung gegen Speisen *(Bry., Kali-M., Puls.)* (D.).

ÜBELKEIT BEI GERUCH VON FETTEM FLEISCH ODER VON EIERN.

ÜBELKEIT UND EKEL SCHON BEIM DENKEN AN DAS ESSEN *(Ars., Cocc., Graph., Sep.)* (D.).

WÜRGEN BEIM BLOSSEN ERWÄHNEN DES ESSENS (D.).

Appetitverlust (Chin., Graph., Hep., Ipec., Lyc., Merc., Nat-S., Puls., Sep.) (D.).

Bauch sehr stark aufgetrieben, mit Stuhldrang und Abgang von gallertartigem Schleim (D.).

DYSENTERIE, MIT GASTRISCHEN SYMPTOMEN UND ABGANG WEISSEN SCHLEIMS MIT VIEL STUHLZWANG *(Aloe, Merc-C., Nux-V., Sulph.).*

Afterschließmuskelkrampf *(Caust., Ferr., Tab.)* (D.).

PLÖTZLICHES SINKEN DER KÖRPERKRÄFTE *(Ars., Camph., Hydr-Ac., Kali-P., Verat.)* (Ra.).

Folgen von unterdrücktem Schweiß (Sil.).

METASTASE DER GICHT ZUM HERZEN *(Benz-Ac., Kalm., Led., Puls.)* (D.).

Schneidende Schmerzen um das Herz und Beklemmung *(Ars., Bry., Cact., Jod.)* (D.).

Rheumatische Herzbeutelentzündung (Acon., Bry., Kalm., Lach., Lyc., Merc., Rhus-T.) (Bt.).

Trockener, kurzer Husten mit Brennen und dem Gefühl der Zusammenschnürung der Brust (Bt.).

Brennen oder Eiseskälte in Magen und Bauch *(Camph.)* (A.).

Cholera: Serös-schleimiges Erbrechen und Reiswasserstühle; sie gehen mit großer Gewalt ab, Krämpfen der Bauchmuskel und der Arm-und Fußbeugenmuskel, mit eingefallenem Gesicht (Ars., Bism., Kali-P., Verat.) (Bt.).

Körperoberfläche, Zunge, Atem sind kalt; gefleckte Haut und bläuliche Nägel (Camph., Carb-V., Laur.) (Bt.).

Ödematöse Schwellung des Gesichtes *(Apis, Phos.).*

Heftiger, bohrender oder spannender Schmerz im Eierstock, so daß sie sich zusammenkrümmen muß, mit großer Unruhe (N.).

Befallene Teile sind sehr empfindlich gegen Berührung und bei Bewegung (Apis., Arn., Bry., Hep., Lach.) (A.).

ARTHRITISCHE GELENKSCHMERZEN; DER PATIENT SCHREIT VOR SCHMERZEN BEI BERÜHRUNG EINES GELENKES ODER WENN ER SICH DIE ZEHE ANSTÖSST (A.).

RÖTE, HITZE UND SCHWELLUNG DER BEFALLENEN TEILE *(Apis, Led., Rhus-T.)* (G.).

Weißlicher Satz im Urin *(Calc., Phos-Ac.)* (C.).

Beschwerden von Kummer oder Folgen von üblem Verhalten anderer *(Staph.)* (A.).

Puls; klein, schwach, unregelmäßig; manchmal schnell, manchmal langsam, zeitweilig aussetzend, kaum fühlbar (R.).

Jede Bewegung verursacht oder erneuert das Erbrechen; kann nicht aufrechtsitzen (Bry., Verat-V.) (C.).

Speichelfluß *(Merc., Nit-Ac., Sep.)* (K.).

GERUCHSINN SCHARF, ÜBEREMPFINDLICH; ÜBELKEIT UND OHNMACHTSGEFÜHL DURCH GERUCH VON KOCHENDEN SPEISEN, BESONDERS VON FISCH, EIERN ODER FETTEM FLEISCH *(Ars., Sep.)* (A.).

Verdrießlich, mit nichts zufrieden *(Sulph.)* (C.).

Die kleinen Gelenke sind am meisten befallen (Bl.).

Brustwassersucht; mit ausgeprägter Atemnot und Ödem der Extremitäten *(Merc-Sulph.)* (Bl.).

Schwellung der Gelenke, von Ort zu Ort wandernd (Kali-S., Puls., Spig.) (N.).

HERBSTDYSENTERIE, WENN DIE TAGE WARM UND DIE NÄCHTE KALT SIND; STÜHLE FETZIG UND BLUTIG, WIE GESCHABSEL *(Canth., Merc-C.)* (N.).

VERSCHLIMMERUNG: Abends; nachts; beim Ausatmen; von Anstrengung; von Bewegung; beim Atemholen; bei Berührung der Teile; beim Gehen; durch Geruch kochender Speisen; durch Gemütserregungen; durch Schlafmangel.

BESSERUNG: Beim Bücken; nach Stuhlentleerung; in der Ruhe; beim Sitzen; von ruhigem Liegen; und in frischer Luft.

VERWANDTE MITTEL: *Vergleiche: Arn., Ars., Benz-Ac., Berb., Bry., Carb-V., Cocc., Ipec., Kali-B., Merc., Nat-M., Nux-V., Phos., Puls., Rhod., Rhus-T., Tereb., Thuj., Urt-U., Verat.*

Antidote: Camph., Cocc., Nux-V., Puls. und *Thuj.*
KOMPLEMENTÄR: *Ars* und *Spig.*

COLLINSONIA

GEBRÄUCHLICHE BEZEICHNUNG: GRIESSWURZEL

Becken- und Pfortaderkongestion, Menstruationsbeschwerden und Hämorrhoiden verursachend *(Aloe, Podo., Sulph.)* (A.).

Hitzeüberlaufen, mit Atembeklemmung *(Amyl-N., Arg-N., Ferr-P., Graph., Sang., Sep., Sulph.)* (Br.).

Bitterer Geschmack im Mund *(Bry., Carb-V., Chel., Chin., Coloc., Merc., Nat-M., Nat-S., Nux-V., Puls., Sulph.)* (Br.).

BLUTANDRANG ZU DEN BECKENORGANEN, MIT HÄMORRHOIDEN, BESONDERS IN DEN LETZTEN MONATEN DER SCHWANGERSCHAFT *(AEsc., Am-M., Caps., Lach., Nat-M., Nux-V., Sep.)* (A.).

Jucken im After (Aesc., Aloe, Am-C., Calc., Caust., Fluor-Ac., Graph., Lyc., Nit-Ac., Nux-V., Sulph.) (Br.).

Stuhlgang eher abends (F.).

CHRONISCHE, SCHMERZHAFTE, BLUTENDE HÄMORRHOIDEN *(Aesc., Aloe, Carb-V., Graph., Ham., Lach., Lyc., Mur-Ac., Nat-M., Nit-Ac., Rat., Sep., Sulph., Thuj.)* (A.).

Hämorrhoidale Dysenterie, mit Stuhldrang (Aloe, Caps., Coloc., Merc-V., Nux-V., Rhus-T., Sulph.) (A.).

Verstopfung mit Gebärmuttervorfall und Hämorrhoiden (Nat-M., Sep.) (D.).

Stühle klumpig und hellfarbig, mit Drängen und dumpfem Schmerz im After (Bt.).

GEFÜHL, ALS BLIEBEN STÖCKCHEN, SAND ODER KIES IM MASTDARM STECKEN *(AEsc., Caust., Graph., Iris., Nux-V., Sulph.)* (A.).

Gefühl von einer Last im Mastdarm *(Aloe, Cact., Caust., Hep., Sep., Sil., Thuj.)* (C.).

Stühle wie Bällchen *(Alum., Alumn., Mag-M., Nat-M., Op., Plb.)* (C.).

Diarrhöe und Verstopfung abwechselnd *(Ant-C., Chel., Hep., Ign., Kali-B., Lach., Nit-Ac., Nux-V., Op., Podo., Sulph.)* (A.).

Vor und nach Stuhlgang heftiger Schmerz in der Unterbauchgegend (Bt.).

Kongestive Stauung in den unteren Eingeweiden; Stühle träge und hart; mit Schmerz und starker Flatulenz (A.).

Kopfschmerzen von unterdrückten Hämorrhoiden (Aloe, Lach., Sep., Sulph.) (C.).

Membranöse Dysmenorrhöe *(Bor., Brom., Cycl., Kali-B., Lac-C.)* (Br.).

Juckreiz während der Schwangerschaft (Ambr., Fluor-Ac., Helon., Merc., Sep.), mit Hämorrhoiden; kann sich nicht hinlegen (A.).

Wassersucht bei Herzkrankheit *(Apis, Ars., Aur., Dig., Lach., Lyc., Merc., Naja, Phos., Rhus-T.)* (A.).

Herzklopfen bei Patienten mit Hämorrhoiden und Verdauungsstörungen *(Carb-V., Dios., Lach., Lyc., Nux-V., Sep.)* (A.).

Herztätigkeit anhaltend schnell, aber schwach *(Dig., Lach., Phos., Sep.)* (A.).

Nach Besserung am Herzen tauchen die alten Hämorrhoiden wieder auf, unterdrückte Menses kehren zurück (A.).

Husten durch Überanstrengung der Stimme *(Arg-N., Arum-T., Caust., Rhus-T.)* (Br.).

Gelber Belag in der Mitte oder am Grund der Zunge *(Ant-C., Calc-S., Chin., Kali-S., Merc., Merc-I-F., Nat-P., Nux-V.)* (C.).

Funktionelle Lähmung, durch Ermüdung oder Gemütsbewegung *(Cocc., Ign., Nat-M., Phos., Stann.)* (F.).

VERSCHLIMMERUNG: Durch Gemütserregung; durch Aufregungen; von der Kälte; nachts; und während der Schwangerschaft.

BESSERUNG: Durch Hitze.

VERWANDTE MITTEL: *Vergleiche: AEsc., Aloe., Caps., Carb-V., Dios., Ham., Lach., Lyc., Lycps., Merc., Mur-Ac., Nat-M., Nit-Ac., Op., Plb., Rat., Sep., Sil., Sulph.*

Antidot: Nux-V.

Hat geheilt bei Koliken, nachdem *Coloc.* und *Nux-V.* versagt haben.

Bei Herzkrankheit mit hämorrhoidalen Komplikationen, denke man an *Coll.*, wenn *Cact., Dig.* und andere Heilmittel versagen.

COLOCYNTHIS

GEBRÄUCHLICHE BEZEICHNUNG: KOLOQUINTE

Die Symptome entwickeln sich bei diesem Mittel hauptsächlich im Bauch und im Kopf und verursachen Nervenschmerzen. Die Nerven um das Hüftgelenk sind ebenfalls ein markanter Wirkungsbereich (D.).

Alle Glieder sind zusammengezogen.

Verkürzung der Muskeln (Am-M., Cup., Mag-P., Rhus-T.).

Zucken der Muskeln (Bell., Cupr., Hyos., Ign., Mag-P., Stram.).

Steifheit der Gelenke (Calc., Calc-F., Caust., Kali-C., Lach., Nat-S., Rhus-T.).

Reißende längslaufende Schmerzen.

Zusammenschnürung und -ziehung der inneren und äußeren Teile.

Schmerz in der Hüfte, und beim Gehen Gefühl, als wäre der Psoasmuskel zu kurz.

Beschwerden der rechten, oberen Extremität; auch der rechten, unteren Extremität, des rechten Auges, der rechten Brustseite etc. (G.).

Neigung zu Zorn und Entrüstung, (Cham., Ign., Nux-V., Staph.).

Folgen entweder von Kränkung durch eine Beleidigung, oder von Zorn mit Entrüstung (Staph.).

Will nicht sprechen oder antworten, will niemanden - sogar seine Freunde nicht - sehen *(Bry., Ign., Staph.)* (N.).

Außerordentlich reizbar; er wird zornig, wenn man ihn etwas fragt *(Bry.)* (Br.).

Reizbar; wirft Sachen weg (Ars., Bry., Cham., Cina, Kreos., Staph., Stram.) (A.).

Schlaflosigkeit nach Ärger *(Nux-V.).*

Man soll daran denken bei Rheumatismus der Gelenke, wenn die Gelenke steif und unbeweglich bleiben, und die Schmerzen in den befallenen Teilen bohrend sind (F.).

KOLIKARTIGE SCHMERZEN IM BAUCH, SO DASS MAN SICH ZUSAMMENKRÜMMEN MUSS *(Caust., Cham., Mag-P., Plb., Puls., Sep.),* QUÄLENDER ZUSTAND UND STÄNDIGES ZUSAMMENZIEHEN DER EINGEWEIDE, ODER SCHMERZ WIE VON MESSERN, ODER MIT EINEM GEFÜHL, ALS WÜRDEN DIE EINGEWEIDE ZWISCHEN ZWEI STEINEN ZUSAMMENGEPRESST *(Cocc.).*

HEFTIGE UND QUÄLENDE BAUCHKOLIK, BESSER DURCH ZUSAMMENKRÜMMEN UND DURCH HARTEN DRUCK AUF DEN BAUCH (D.).

KOLIK BESSER DURCH LIEGEN AUF DEM BAUCH *(Aloe, Am-C., Bell., Bry., Ind., Phos., Plb., Rhus-T., Stann.)* (K.).

Erbrechen und Diarrhöe, mit Kolik *(Acon., Cupr., Nux-V., Sec.);* Zusammenkrümmen; nach Zorn und Entrüstung (N.).

Kolik so quälend, daß man Erleichterung sucht, indem man den Bauch gegen Tischecken oder Bettpfosten drückt (Hr.).

Heftige kolikartige Schmerzen, hauptsächlich um den Nabel; muß sich zusammenkrümmen, schlimmer in jeder anderen Lage; große Unruhe und lautes Schreien, sowie er die Lage ändert; schlimmer periodisch alle fünf oder zehn Minuten (N.).

Kolikartige Schmerzen, schlimmer nach dem geringsten Essen oder Trinken (G.).

Rumpeln in den Eingeweiden *(Podo.).*

Dysenterieartige Diarrhöe, welche jedesmal durch das geringste Essen oder Trinken erneut auftritt (Arg-N., Colch., Crot-T., Ferr., Sulph.) (N.).

Es war nützlich bei Dickdarmkatarrh, wenn der Patient

Grimmen und schneidende Schmerzen hatte, so daß er sich vor Schmerz winden und zusammenkrümmen und sich auf den Bauch drücken mußte und heiße Umschläge verlangte.

Chronische wässerige Diarrhöe morgens, mit Schmerzen in den Bauchseiten (Ra.).

Neuralgie des Ovars; scharfer Schmerz in der Eierstockgegend, besser durch Zusammenkrümmen und Druck *(Mag-P.)* (D.).

Ischias: Scharfe, krampfartige Schmerzanfälle den Ischiasnerv entlang schießend bis zu den Füßen; krampfartige Schmerzen, als wären die Teile in einem Schraubstock gepreßt; schlimmer auf der rechten Seite, und Neigung, in Paroxysmen aufzutreten; besser durch Wärme und in der Ruhe (D.).

Krampfhafte Schmerzen im Hüftgelenk, als wären die Teile in einem Schraubstock gespannt; liegt auf der schmerzhaften Seite, mit angezogenen Knien (N.).

Schwindel beim Drehen des Kopfes nach links *(Calc-P.)* (Br.).

Häufiger Urindrang (Nux-V.), mit spärlichem Urin; und manchmal dickem, übelriechendem, zähem, oder gallertartigem Urin (N.).

Ständiger, bitterer Geschmack im Mund *(Bry., Chin., Nat-S., Nux-V., Sep.)* (B.).

Dysurie: erfolgloses Drängen; schlimmer vor, bei und nach Urinlassen, Harnmenge gering (Hm.).

Heilt Diarrhöe, die durch Ärger, durch Obst und durch Trinken eiskalten Wassers oder von Limonade verursacht wurde (R.).

Grimmen in der Magengrube nach jeder Mahlzeit; schlimmer gegen Abend (C.).

VERSCHLIMMERUNG: Abends; durch Ärger; nach dem Essen; in der Ruhe; und von Bewegung.

BESSERUNG: Durch Zusammenkrümmen; von hartem Druck; von Kaffee, durch Wärme; von Abgang von Blähungen; und durch Liegen auf dem Bauch.

VERWANDTE MITTEL: *Komplementär: Merc.* bei Dysenterie mit starkem Stuhldrang, und *Caust.* bei Kolik etc.

Vergleiche: Gnaph. bei heftigem Schmerz, den rechten Ischiasnerv entlang; Schießen; Schneiden vom rechten Hüftgelenk zum Fuß, mit Taubheit abwechselnd.

Vergleiche: auch *Staph.* bei Bauchschmerzen etc., nach Zorn, aufgestauter Entrüstung oder von stillem Gram.

Antidote: Camph., Coff., Op. und *Staph.*

CONIUM MACULATUM

GEBRÄUCHLICHE BEZEICHNUNG:
GEFLECKTER SCHIERLING

Geeignet für: alte Männer, alte Jungfern, Frauen mit fester, straffer Faser; skrofulöse und krebsgefährdete Menschen; frühreife Kinder (N.).

Beschwerden und Schwäche bei alten Männern (Hautblutung).

SCHWELLUNG UND VERHÄRTUNG DER DRÜSEN, MIT STECHEN UND PRICKELN NACH PRELLUNGEN UND QUETSCHUNGEN.

Starkes Schwächegefühl morgens im Bett *(Ambr., Carb-V., Lach., Nat-M., Phos., Puls., Sil., Staph.).*

Verhärtungen nach Prellungen und Quetschungen.

Trübung der Hornhaut *(Calc., Caust., Merc., Sil.)*.

LEIDET SEHR UNTER SCHWINDEL, SCHLIMMER BEIM DREHEN DES KOPFES, BEIM UMDREHEN IM BETT ODER BEIM HINLEGEN (N.).

Leicht berauscht (Bt.).

Lähmung und Gehirnschlag bei alten Leuten (Bar-C., Gels., Glon., Op.).

Nützlich bei Paresen und Lähmungen, die von unten nach oben gehen (Bl.).

SCHWINDEL, ALS OB SICH DAS BETT UND DIE GEGENSTÄNDE IM ZIMMER IM KREISE DREHTEN *(Alum., Bry., Calc., Cycl., Ferr., Lyc., Mosch., Nat-M., Phos., Puls.)* (N.).

Hysterische und hypochondrische Anfälle nach übermäßigem Geschlechtsverkehr, oder nach völliger Enthaltung.

Schwäche der unteren Glieder, Taumeln; schlimmer beim Drehen des Kopfes oder Seitwärtsgehen (N.).

Kann keine geistige Anstrengung vertragen (A.).

Große Sorge um Kleinigkeiten (Bt.).

Fürchtet sich vor dem Alleinsein, aber meidet trotzdem Gesellschaft.

Sehr schnell erregt *(Nux-V., Phos.)* (Bt.).

Konvulsives Zucken der Glieder *(Acon., Bell., Cocc., Cupr., Glon., Hyos., Lach., Merc., Nat-M., Puls.)*.

GROSSE EMPFINDLICHKEIT GEGEN LICHT, OHNE EINE ENTSPRECHENDE ENTZÜNDUNG DER AUGEN *(Nux-V., Sulph.)* (N.).

Keine Neigung sich zu beschäftigen oder zu studieren (A.).

Beim Öffnen der Augen schießen die Tränen heraus (Apis, Ipec., Merc-C., Rhus-T.) (N.).

Lippen und Zähne haben schwarze Krusten (Bt.).

Häufiges, saures Aufstoßen, mit hartem und aufgetriebenem Bauch (G.).

SCHWEISS TAG UND NACHT, GLEICH BEIM EINSCHLAFEN, SOGAR BEIM SCHLIESSEN DER AUGEN *(Calc., Carb-An., Lach., Thuj.)* (N.).

Erbrechen, das wie Kaffeesatz aussieht (Ars., Cadm-S., Lyc., Merc-C., Nat-M., Phos.) (G.).

Husten; in krampfhaften Paroxysmen, durch einen trockenen Fleck im Kehlkopf bedingt (A.).

Husten während der Schwangerschaft *(Puls.)* (A.).

KURZER, TROCKENER, FAST UNUNTERBROCHENER HUSTEN, SCHLIMMER NACHTS BEIM NIEDERLEGEN *(Hyos., Kali-Br., Puls., Sulph.)* (N.).

GROSSE SCHWIERIGKEITEN DER HARNENTLEERUNG; DER STRAHL IST PLÖTZLICH UNTERBROCHEN, KOMMT WIEDER; ÖFTERS SO, BEI JEDER ENTLEERUNG (N.).

Urin fließt besser beim Stehen (Urinlassen nur beim Stehen möglich - *Hyper., Sars.)* (K.).

Ausfluß von Vorsteherdrüsensaft beim Abgang von Winden, bei Zärtlichkeiten mit Frauen, bei wollüstigen Gedanken und beim Stuhlgang (K.).

FOLGEN VON UNTERDRÜCKTEM SEXUALTRIEB, ODER ÜBERMÄSSIGEM GENUSS DAVON (N.).

Geschwächter Zustand der Sexualorgane durch Masturbation *(Nux V., Phos.)* (D.).

Verhärtung der Hoden *(Brom., Rhod.)* (Bt.).

Unvollständige Erektion während Koitus *(Camph., Graph., Lyc., Phos., Sulph.)* (K.).

SAMENERGÜSSE BEIM SCHERZEN MIT FRAUEN *(Phos., Sars.)* (K.).

Scharfe, wundmachende Leukorrhöe *(Ars., Calc., Nit-Ac., Sulph.)* (Bt.).

Leukorrhöe zehn Tage nach der Menstruation (A.).

Verhärtung und Vergrößerung des Eierstockes *(Jod., Merc., Sep., Thuj.)* (G.).

Schwellung und Wehtun der Brüste vor der Menstruation (Calc., Kali-C., Kali-S., Lac-C., Murx., Tub.) (N.).

Menstruationsbeschwerden, mit Schmerzen um das Herz (N.).

Verhärtungen der Mammae, steinhart, besonders nach einem Schlag oder einer Verletzung (N.).

STECHENDE, LANZINIERENDE SCHMERZEN IM GEBÄRMUTTERHALS, MIT VERHÄRTUNGEN UND SZIRRHOSE (N.).

Verstopfung, mit beständigem, erfolglosem Stuhldrang *(Nux-V., Sulph.)* (Bt.).

Verstopfung alle zwei Tage *(Alum., Bry., Caust., Nat-M., Nux-V., Sep., Sulph.)* (B.).

Herzklopfen, schlimmer nach dem Trinken, bei Anstrengung und nach Stuhlgang (Ars., Caust.) (K.).

Gegenstände sehen rot aus *(Bell., Hyos., Jod., Nux-M., Phos., Stront.)* (K.).

Lähmung der Sehnerven *(Bell., Gels., Kali-I., Nat-M., Phos., Puls., Sil.)* (G.).

Nasenpolyp *(All-C., Calc., Graph., Kali-B., Merc., Nit-Ac., Sang., Teucr., Thuj.)* (B.).

Auswurf nur nach langem Husten *(Caust., Nux-V., Puls.)* (Br.).

Schleim kann nicht ausgehustet - muß geschluckt werden *(Arn., Cann-S., Caust., Kali-C., Kali-S., Sep., Spong., Staph., Zinc.)* (D.).

Blutrotes Ohrenschmalz (C.).

Beim Naseschnauben, Gefühl, als seien die Ohren verstopft (Alum., Calc., Mang., Spig., Sulph.; Gefühl der Verstopfung im Ohr besser beim Naseschnauben - *Merc., Stann.)* (C.).

VERSCHLIMMERUNG: Nachts; beim Essen; durch Licht; von Milch; in der Schneeluft; beim Stehen; beim Hinlegen; nach sexuellen Exzessen; von Onanie; beim Heben der befallenen Teile; und beim Umdrehen im Bett.

BESSERUNG: Beim Fasten; in der Dunkelheit; beim Herunterhängenlassen der Glieder; von Bewegung; vom Gehen; durch Druck und beim Hinsetzen.

VERWANDTE MITTEL: *Ähnlich: Bar-C., Carb-An., Caust., Curare, Gels., Hydr., Hyos., Kali-P., Lyc., Nat-M., Nux-V., Phos., Puls., Rhus-T., Sep., Sil., Sulph., Thuj.* und *Zinc.*

Vergleiche: Arn., Ham. und *Rhus-T.* bei Quetschungen; *Ars., Ast-R., Bar-C., Brom., Carb-An., Jod., Phos., Phyt.* und *Sil.* bei Krebs; und *Brom., Calc., Calc-I., Merc-I., Phyt.* und *Psor.* bei Drüsenschwellungen.

CORALLIUM RUBRUM

GEBRÄUCHLICHE BEZEICHNUNG: ROTE KORALLE

Nützlich bei Syphilis, wenn mit Psora kombiniert (F.).

Blutandrang zum Gesicht und zum Kopf (nach dem Abendessen).

Trockener Schnupfen; Gefühl von Verstopfung der Nase *(Ars., Nux-V., Stict.)* (Br.).

Schmerzhafte Geschwüre in den Nasenlöchern (Bor., Calc-S., Hep., Merc., Nit-Ac.) (Br.).

EINGEATMETE LUFT FÜHLT SICH KALT AN *(Aesc., Ant-C., Ars., Brom., Cist., Hydr., Kali-B.)* (N.).

Profuser Ausfluß dicken, gelben, zähen Schleims aus den Nasenwegen *(Hydr., Kali-B., Nat-S.)* (A.).

Nasenbluten, besonders nachts *(Bell., Carb-V., Merc., Nit-Ac., Puls.)* (C.).

Reichliche Schleimabsonderung aus den hinteren Nasenlöchern, so daß man oft räuspern muß.

Nützlich bei Husten, wie Keuchhusten. Die nächtlichen Anfälle sind sehr heftig (N.).

HUSTENANFÄLLE SCHNELL HINTEREINANDER WÄHREND DES TAGES, UND KEUCHHUSTEN NACHTS (A.).

Kann bei jeder Art Husten verwendet werden, wenn der Anfall mit einem ganz plötzlichem Husten beginnt und die Anfälle so dicht aufeinander folgen, daß sie fast ineinander laufen (G.).

Erstickungsgefühle, starke Erschöpfung nach Keuchhusten (Br.).

Laryngismus, Stimmritzenkrampf (Brom., Chlor., Jod., Phos., Samb.,) (Bl.).

Paroxysmen heftigen, krampfhaften Hustens beginnen mit Schnappen nach Luft und gehen mit wiederholtem, krähendem Einatmen weiter, bis der Patient purpurrot oder schwarz im Gesicht wird (Dn.).

RÖTLICHE GESCHWÜRE AUF DEM PENIS, SEHR EMPFINDLICH GEGEN BERÜHRUNG *(Hep.).*

Ulcus molle oder weicher Schanker (Merc., Nux-V.) werden durch Cor-R. schnell und sicher geheilt (N.).

Auch nützlich bei Schanker. Das Geschwür ist rot (korallenrot), flach und sehr empfindlich. Manchmal schmerzhaft (N.).

Schanker auf jeglichem Teil des Penis oder Skrotums (N.).

Geschlechtskraft vermindert *(Calad., Nux-V., Sel., Sulph.).*

Profuser Schweiß an den Geschlechtsorganen *(Aur., Calad., Fluor-Ac., Hydr., Lyc., Merc., Petr., Sel., Sep., Sil., Thuj.)* (Br.).

Kurzer, schneller, klingender Husten (D.).

Husten, sobald er ißt *(Ant-T., Ars., Bry., Carb-V., Coc-C., Ipec., Kali-B., Nux-V., Phos., Rumx., Sep.)* (B.).

Schwieriges Atmen, Beklemmung *(Brom., Carb-V., Lach., Phos., Sulph.)* (C.).

Schuppenflechte auf den Handtellern und Fußsohlen *(Ars., Ars-I., Graph., Kali-Ars., Merc., Petr., Sep.)* (Br.).

Kupferfarbige Flecken auf der Haut (Carb-An., Merc., Kali-I., Nit-Ac., Syph., Thuj.) (Br.).

Es ist ihm zu heiß, wenn er zugedeckt ist, aber es fröstelt ihn, wenn er sich aufdeckt (B.).

Glatte Flecken am Körper, hauptsächlich auf den Handtellern. Am Anfang korallenfarbig, werden sie dunkler und bekommen die für Syphilis wohlbekannte typische Kupferfarbe (F.).

VERLANGEN NACH SAUEREM UND SALZIGEM ESSEN *(Arg-N., Calc., Calc-S., Carb-V., Con., Med., Merc-I-F., Nat-M., Phos., Plb., Sulph., Thuj., Verat.).*

Gefühl, als wäre der Kopf zu groß (Arg-N., Bell., Glon., Nux-M., Nux-V., Ran-B.).

Sehr heftiger Kopfschmerzen, als würden Seitenknochen mit Gewalt auseinander gerissen; schlimmer beim Bücken (C.).

VERSCHLIMMERUNG: Von tiefem Einatmen; nachts; beim Bücken; nach dem Abendessen; bei Berührung; wenn man nicht zugedeckt ist; und in frischer Luft.

BESSERUNG: Wenn zugedeckt.

VERWANDTE MITTEL: *Vergleiche: Ant-T., Bell., Brom., Chlor., Coc-C., Cupr., Hyos., Dros., Kali-B., Merc., Meph., Nit-Ac., Phos., Rumx., Sep., Sil.* und *Sulph.*

Komplementär: Sulph.

CRATAEGUS OXYACANTHA

GEBRÄUCHLICHE BEZEICHNUNG: WEISSDORN

Die wenigen Prüfungen, die bisher gemacht wurden, beweisen, daß er direkt auf das Herz wirkt, welches er in erster Linie mäßig, aber deutlich erregt; es zeigt sich, daß die Herzkraft bei fortwährender Verwendung dieses Mittels vermindert, und die Herztätigkeit abgeschwächt wird.

Große Blässe der Haut, mit Blutandrang zum Kopf (Bl.).

Urin: vermindert; enthält Spuren von Eiweiß und ein Übermaß von Phosphaten (Bl.).

Schwindel *(Calc., Dig., Ferr-P., Kali-P.)* (Br.).

Ängstlich und mutlos *(Ars., Aur., Dig., Lach., Nit-Ac.)* (C.).

Schmerz im Hinterkopf und Nacken *(Coc-C., Petr., Rhus-T., Sil.).* (Br.).

Extremitäten sind kalt und ödematös *(Ars., Carb-V., Phos.)* (Bl.).

Allgemeine Hautwassersucht (Apis, Blatta, Dig., Merc-Sulph., Nat-S., Phos.) (C.).

HERZERWEITERUNG *(Ars., Aur., Cact., Dig., Lach., Mur-Ac., Phos.)* (B.).

Schwach und erschöpft *(Gels., Kali-P., Phos., Sep.)* (B.).

AUSSERORDENTLICHE ATEMNOT BEI DER GERINGSTEN ANSTRENGUNG *(Ars., Calc., Coca, Ipec., Lach., Lob., Lyc., Lycps., Nat-M., Spong.)* (C.).

Unregelmäßige Atmung *(Ail., Ang., Bell., Cupr., Dig., Morph., Op.)* (C.).

Nützlich beim Beginn von Herzstörungen nach Rheumatismus *(Colch., Kalm., Led., Lyc., Phos.)* (Br.).

Schmerz in der Herzgegend (Acon., Ars., Aur., Bry., Cact., Dig., Lat-M., Rhus-T., Spig., Verat-V.) (C.).

Angina pectoris (Arg-N., Glon., Naja., Tab.) (B.).

Herzklopfen und Tachykardie bei Blutarmut *(Carb-V., Chin., Ferr., Phos., Sep.)* (Bl.).

Dekompensation *(Ars.)* (Br.).

Puls unregelmäßig und zeitweilig aussetzend (Gels., Lach., Nat-M., Phos., Verat.) (C.).

Schlaflosigkeit bei Patienten mit Aortaerkrankungen (Br.).

Übermäßiges Schwitzen *(Calc., Camph., Carb-V., Chin., Merc., Nat-M., Sulph., Verat.)* (Br.).

VERSCHLIMMERUNG: In einem warmen Zimmer; bei der geringsten Anstrengung; nachts; und bei rheumatischen Erkrankungen.

BESSERUNG: Von frischer Luft; und durch Ruhe und ruhiges Verhalten.

VERWANDTE MITTEL: *Vergleiche: Apis, Ars., Bry., Conva., Dig., Ferr-P., Gels., Ipec., Kali-Ars., Kali-C., Lach., Lat-M., Lyc., Merc-Sulph., Nat-S., Phos., Rhus-T., Stroph., Sulph.* und *Verat-V.*

CROCUS SATIVUS

GEBRÄUCHLICHE BEZEICHNUNG: SAFRAN

Wehes Brennen in den Augen nach dem Lesen; auch Schwachsichtigkeit; muß oft blinzeln und sich die Augen wischen, als wäre ein dünnes Häutchen darüber (N.).

Gefühl in den Augen, als hätte sie heftig geweint, als käme ständig Wasser in die Augen (N.).

STIMMUNG VERÄNDERLICH *(Ign., Mosch., Puls.).*

Nasenbluten, klumpiges Blut, mit kaltem Schweiß auf der Stirn, gelblichem Gesicht und Ohnmacht (N.).

GEBÄRMUTTERBLUTUNG, WENN DER AUSFLUSS DUNKEL, SCHWARZ, ZÄH UND STRÄHNIG IST; SEHR ÜBELRIECHEND, UND SCHLIMMER VON BEWEGUNG (N.).

Stiche im Bauch, den Atem raubend (Bt.).

Gefühl von Hüpfen und Springen im Bauch oder in der Brust, als wäre etwas Lebendiges darin.

Prickeln in verschiedenen Körperteilen *(Acon., Alum., Kali-P., Nux-V., Phos., Plat., Plb., Rhus-T., Zinc.).*

BLUTUNGEN AUS VERSCHIEDENEN ORGANEN *(Acaly., Calc., Carb-V., Chin., Ferr-P., Ham., Merc., Nit-Ac.);* DAS BLUT IST SCHWARZ UND ZÄH.

Haut scharlachrot *(Bell., Ferr-P., Stram., Verat-V.).*

Veitstanz (Agar., Tarant.).

Diese Anfälle kehren am Abend wieder, mit Sing-, Lach- und Tanzanfällen verbunden.

Singt im Schlaf (Bell., Phos-Ac.) (Bt.).

Schlimmer jeden Abend, Abwechslung zwischen übermäßiger, glücklicher, liebevoller Zärtlichkeit und Wut (G.).

HÜPFEN, TANZEN, LACHEN UND PFEIFEN *(Bell., Stram.)* (G.).

WILL ALLE KÜSSEN (G.).

DUNKLE, ÜBELRIECHENDE, STRÄHNIGE MENSES *(Plat., Ust.)* (B.).

Große Schwäche und Herzklopfen beim Treppensteigen *(Ars., Calc., Phos.)* (G.).

Der Patient ist abwechselnd fröhlich oder niedergeschlagen. Wenn fröhlich, singt, tanzt, hüpft, lacht und pfeift sie, sie liebt alle und will alle küssen. Wenn niedergeschlagen, weint sie, sie wird wütend und beleidigt ihre Freunde, was ihr dann leid tut. (N.).

Kopfschmerzen, schlimmer während der Menstruation *(Bell., Glon., Graph., Kreos., Lyc., Nat-M., Sep.)* (Br.).

Krampfhafte Zusammenziehungen und Zuckungen einzelner Muskelgruppen *(Agar., Ign., Zinc.)* (A.).

Schwindel mit Ohnmacht *(Chin., Kali-P., Phos-Ac.).*

Kältegefühl im Rücken *(Bol., Cact., Caps., Eup-P., Eup-Purp., Lach., Nat-M., Nat-S., Puls., Sil., Sulph., Verat.).*

Augen trocken beim Lesen *(Arg-N.)* (T.).

Musik ergreift sie; sie singt unwillkürlich mit, wenn sie jemanden singen hört; aber die Musik bessert nichts (F.).

VERSCHLIMMERUNG: Morgens; vom Fasten; in einem warmen Zimmer; vor dem Frühstück; während der Schwangerschaft; wenn sie einen Gegenstand fixiert; vom Hinlegen.

BESSERUNG: In frischer Luft; und nach dem Frühstück.

VERWANDTE MITTEL: *Vergleiche: Acon., Bell., Calc., Chin., Ham., Ign., Ipec., Kali-B., Lach., Merc., Nat-M., Plat., Phos., Sab., Sep., Thuj., Tril.* und *Ust.*

Komplementär: Nux-V., Puls. und *Sulph.*

Antidote: Acon., Bell., und *Opium.*

CROTALUS HORRIDUS

GEBRÄUCHLICHE BEZEICHNUNG:
GIFT DER KLAPPERSCHLANGE

Indiziert bei adynamischen Zuständen, gekennzeichnet durch Neigung zu Blutungen (Bl.).

Apoplektische Konvulsionen bei Trinkern oder bei Menschen, die zu Blutungen neigen oder gesundheitlich völlig heruntergekommen sind (A.).

BLUTUNGEN AUS ALLEN KÖRPERÖFFNUNGEN, SOGAR AUS DEN HAUTPOREN (Ra.).

Moderiger Mundgeruch (Nd.).

Indiziert bei Gelbfieber, im Stadium des schwarzen Erbrechens, mit leisem Delirium, gelbe Haut und Blutungen aus jeder Körperöffnung (D.).

BLUT TRITT AUS DEN AUGEN *(Arn., Both., Carb-V., Lach., Nux-V., Phos.)* (N.).

Netzhautblutung (Arn., Bell., Glon., Ham., Lach., Merc-C., Phos., Prun., Sulph.) (K.).

Neigung zu Karbunkeln oder Furunkeln *(Anthr.)* (A.).

Verstopfungsgefühl in den Ohren, schlimmer im rechten, mit Gefühl, als sickere heißes Ohrenschmalz aus den Ohren (F.).

BLUTUNGEN AUS ZAHNFLEISCH, NASE, MAGEN, LUNGEN, HARNRÖHRE, GEBÄRMUTTER UND EINGEWEIDEN (Nd.).

BLUTIGER SCHWEISS *(Cur., Lach., Lyc., Nux-V., Petr.)* (A.).

Gelbe Konjunktiva (Nux-V., Phos., Sep.) (A.).

Plötzliche Prostration, Verfall der Körperkräfte (Ars., Camph., Carb V., Phos., Sec.) (Bt.).

BÖSARTIGE GELBSUCHT *(Ars., Bry., Chel., Chin., Dig., Hep., Jod., Lach., Merc., Nat-S., Phos., Sep.)* (A.).

Fieber immer wie beim milden Typhoid *(Ars., Bapt., Hyos., Kali-P., Lach.)* (Bt.).

Purpura Hämorrhagica: Plötzliche Blutungen aus allen Körperöffnungen: aus Haut, Nägeln, Zahnfleisch (A.).

Dunkles Gesicht, wie betrunken *(Bapt., Gels., Stram.)* (B.).

Die meisten Symptome erscheinen auf der rechten Seite (linke Seite - Lach.) (Bt.).

Zunge: scharlachrot, oder braun und geschwollen (Hr.).

Atem sehr übelriechend, mit geschwollenem Gesicht (Hr.).

Bösartige Diphtherie oder Scharlach; Ödem oder gangräner Fauces oder Mandeln; Schmerz schlimmer beim Leer schlucken; wenn Erbrechen oder Diarrhöe beginnen (A.).

Heftige Stirn-Kopfschmerzen, mit Koma und Delirium (Bapt., Nat-M., Stram.) (Bt.).

Zerebro-Spinal-Meningitis *(Bell., Gels., Hyos., Lach., Op., Rhus-T., Stram., Verat.)* (Bt.).

Stinkende Diarrhöe *(Ars., Bapt., Chin., Graph., Lach., Merc., Nat-S., Podo., Sulph.)* (Bt.).

Ängstliches, angestrengtes Atmen (Ant-T., Ars., Lyc., Phos., Verat.) (Bt.).

Der ganze Körper ist gelb gefärbt (C.).

Schwindel und Zittern des ganzen Körpers *(Agar., Kali-Br., Kali-P., Lach., Nux-V., Phos., Sep.)* (Bt.).

Erbrechen: gallig; mit Angstgefühlen und schwachem Puls; jeden Monat nach der Menstruation; kann nicht auf der rechten Seite oder auf dem Rücken liegen, ohne sogleich dunkelgrün zu erbrechen (A.).

Wunder Schmerz von der Herzgrube nach der Lebergegend, mit Unbehagen und Übelkeitsgefühl und Erbrechen einer grünen, galligen Substanz (Nd.).

Diarrhöe: Stühle schwarz, dünn, wie Kaffeesatz; übelriechend; während Gelbfieber, Cholera, Typhoid, Typhus (A.).

Folgen von Impfungen, Insektenstichen oder Sektionsverletzungen *(Ars.)* (A.).

Extremitäten entzündet, geschwollen und gangränös *(Ars., Carb-V., Lach., Sec.)* (C.).

Schnell ermüdet von der geringsten Anstrengung *(Ars.)* (C.).

DARMBLUTUNG: BLUT DUNKEL, FLÜSSIG, GERINNT NICHT *(Carb-V., Lach., Nit-Ac., Phos.)* (A.).

Weinerliche Stimmung *(Nat-M., Puls.)* (Br.).

Verschwommenes Wahrnehmen und schwaches Gedächtnis *(Bapt., Kali-P., Lyc., Op.)* (Br.).

Vikariierende Menses (Bry., Ferr., Lach., Phos., Puls.) (A.).

Bösartige Krankheiten des Uterus; große Neigung zu Blutungen; Blut dunkel, flüssig und übelriechend (Lach., Sec.) (A.).

Geschwätzig; versucht zu entfliehen (Hyos., Stram.) (Br.).

Ungeduldig (Cham., Ign., Nux-V., Sep., Sulph.) (Br.).

Kopfschmerzen: muß auf den Fußspitzen gehen, um Erschütterungen zu vermeiden (Br.).

Erstickungsgefühl beim Erwachen *(Grind., Lach., Sulph.)*

Zähneknirschen im Schlaf *(Ars., Bell., Cann-I., Cina., Tub.)* (K.).

Delirium, besonders nachts *(Ars., Bapt., Bell., Canth., Lach., Plb., Stram.)* (C.)

VERSCHLIMMERUNG: Beim Liegen auf der rechten Seite; beim Einschlafen; bei warmem Wetter; im Frühling; durch Alkohol; beim Erwachen; und durch Erschütterung.

BESSERUNG: Durch Bewegung.

VERWANDTE MITTEL: *Vergleiche: Ars., Bapt., Canth., Carb-V., Elaps., Lach., Naja., Nit-Ac., Phos., Pyrog., Sep. und Tarant.*

Antidote: Alkohol, Am-M., Camph. und *Lach.*

CROTON TIGLIUM

GEBRÄUCHLICHE BEZEICHNUNG: PURGIER-BAUM

Kann nicht tief genug atmen (B.).

Ödematöse Schwellung der Augenlider (sie sehen gedunsen aus).

Ausschläge um die Augen (Br.).

Asthma mit Husten *(Ant-T., Lyc., Nat-S.)* (Br.).

Drückender Schmerz in der Stirn, besonders in den Augenhöhlen (Sang., Spig.).

Sobald der Kopf das Kissen berührt, beginnt ein krampfhafter Hustenanfall (Caps., Con., Dros.) (A.).

Erstickungsgefühl beim Husten; muß im Zimmer hin und her gehen oder in einem Stuhl schlafen (wegen Angst vor Hustenanfällen) (A.).

Kolik, besser durch heiße Milch *(Chel., Op.).*

ÜBELKEIT *(Ant-C., Bry., Cina, Ipec., Nux-V., Podo., Tab., Verat.).*

BRENNEN IN DER SPEISERÖHRE *(Alumn., Ars., Camph., Carb-Ac., Cycl., Euph., Hep., Kreos., Lyc., Merc-C., Nit-Ac., Phos., Sang.).*

Ziehender Schmerz durch die Brust von der Mamma nach dem Schulterblatt der gleichen Seite, jedesmal beim Stillen (A.).

Knoten in den Brustdrüsen *(Carb-An.)* (B.).

Sehr wunde Brustwarzen (Arn., Bapt., Caust., Cham., Fluor-Ac., Lach., Nit-Ac., Phel., Sil.) (A.).

Reichliche Tränenabsonderung *(Euphr., Merc., Nat-M., Sulph.)* (C.).

Trübung der Hornhaut *(Arg-N., Calc., Caust., Con., Kali-B., Merc-C., Sil.)* (K.).

Bindehaut voll von dunklen Blutgefäßen *(Apis, Bell., Con., Euphr., Graph., Kali-B., Merc-C., Nat-M., Sep., Sulph.)* (K.).

Lichtscheu (Euphr., Graph., Lyc., Merc., Nat-M., Nux-V., Rhus-T., Sulph.) (K.).

Pustulöse Bindehautentzündung (Apis, Calc., Clem., Graph., Kali-Chl., Petr., Puls., Sep., Sulph.) (K.).

Eingeweide spastisch gereizt. Stuhlentleerung plötzlich, mit großer Gewalt (*Gamb.)* (A.).

STUHLABGANG, SOBALD DER PATIENT ETWAS ISST, TRINKT, ODER SOGAR WÄHREND DES ESSENS *(Arg-N., Ars., Chin., Ferr., Sanic.)* (A.).

GELBE, WÄSSERIGE STÜHLE *(Aloe, Dulc., Gamb., Nat-S., Olnd., Pic-Ac., Podo.)* (A.).

STÜHLE SCHIESSEN WIE WASSER AUS EINEM HYDRANTEN HERAUS *(Gamb., Olnd., Podo.)* (D.).

Diarrhöe begleitet von Übelkeit und Erbrechen *(Ars., Camph., Ipec., Verat.)* (D.).

Wässerige Stühle, plötzlich mit großer Gewalt aus den Eingeweiden abgehend, mit starker Entkräftung *(Ars., Bism., Camph., Phos.)* (Bt.).

Heftiges Jucken der Sexualorgane bei beiden Geschlechtern (Petr., Rhus-T., Sulph.); bläschenförmiger Ausschlag auf den männlichen Geschlechtsorganen; so empfindlich und wund, daß er nicht kratzen darf. (A.).

BLÄSCHENFÖRMIGER AUSSCHLAG AUF DEM SKROTUM UND PENIS, MIT HÄUFIGEM, FRESSENDEM JUCKEN *(Rhus-T.)* (N.).

Bläschen auf der Haut, mit gelber, wachsiger Absonderung, welche wie Feuer brennt (Bt.).

Nesselausschlag der Bauchhaut (Bt.).

Blasen-Pustel-Ausschlag *(Canth., Rhus-T., Sep., Sulph.)* (B.).

Bläschenförmige Erysipel *(Apis, Canth., Rhus-T.)* (Br.).

Gürtelrose *(Ars., Clem., Graph., Iris, Merc., Mezer., Ran-B., Rhus-T.)* (Br.).

SCHARLACHROTE HAUT *(Agar., Am-C., Apis, Bell., Graph., Merc., Rhus-T., Stram.)*.

HEFTIGES JUCKEN DER HAUT, ABER SO EMPFINDLICH, DASS ER NICHT KRATZEN DARF; BESSER VON LEICHTEM REIBEN *(Rhus-T.)* (A.).

EKZEM AM GANZEN KÖRPER *(Ars., Graph., Mezer., Petr., Psor., Rhus-T., Sulph.)* (A.).

Kälte der Füße, die Beine hoch bis zu den Waden (C.).

Schweiß auf der Stirn *(Verat.)*.

Stiche in der Herzgegend beim Ausatmen.

Herzklopfen, so daß er nicht einschlafen kann.

Brennen in der Harnröhre beim Wasserlassen *(Canth., Merc., Nat-M., Sep., Sulph., Tereb., Thuj.)*.

BESTÄNDIGER STUHLDRANG, GEFOLGT VON PLÖTZLICHER ENTLEERUNG, AUS DEM REKTUM SCHIESSEND *(Gamb., Grat., Podo, Thuj.)* (A.).

Kolik und Diarrhöe gleich nach dem Stillen (G.).

Cholera infantum: Exzessive Übelkeit und häufige Absonderungen von grünlichen oder gelblichen Stühlen (Sm.).

Kolikartiger Schmerz im Querdarm vor jedem Stuhlgang.

GEFÜHL VON PLÄTSCHERN IM DARM WIE VON WASSER, VOR DEM STUHLGANG *(Aloe, Kali-C., Merc., Nat-M., Phos-Ac.)* (A.).

Stühle mit Brennen im After *(Aloe, Ars., Sulph.)*.

VERSCHLIMMERUNG: Von jeder Bewegung; nach dem Trinken; beim Essen oder Stillen; im Sommer; durch Obst und Süßigkeiten; vom geringsten Essen oder Trinken; durch Kratzen; und beim Hinlegen.

BESSERUNG: Von leichtem Reiben; und nach dem Schlaf.

VERWANDTE MITTEL: Vergleiche: *Aloe, Arg-N., Ars., Chin., Ferr., Kali-Br., Phos* und *Sulph.* bei chronischer Säuglingsdiarrhöe; und *Sil.* bei Schmerz von der Brustwarze bis zum Rücken beim Stillen.

Antidot: Ant-T.

Croton Tig. antidotiert: *Rhus*-Vergiftung.

CUPRUM ARSENICOSUM

GEBRÄUCHLICHE BEZEICHNUNG: KUPFERARSENIT

Eiseskälte des ganzen Körpers, mit Krämpfen (R.).

Hageres Gesicht *(Carb-V., Sec., Verat.)* (R.).

Erbrechen und Diarrhöe *(Acon., Ars., Cupr., Kali-P., Nux-V., Verat.)* (B.).

Schreckliche neuralgische Schmerzen im Darm oder Bauch mit großer Unruhe (Acon., Ars., Bell., Coloc., Cupr., Dios., Mag-P., Plb., Staph., Verat.) (D.).

Scharfe, schießende Bauchschmerzen (B.).

Heftige Krämpfe und Koliken *(Cupr., Mag-P., Sec., Verat.)* (B.).

Reiswasserstühle *(Ars., Camph., Cupr., Kali-P., Phos-Ac., Phos., Sec., Verat.)* (B.).

Periodische Kolik (Ars., Cham., Chin., Cupr., Ipec., Nux-V., Sulph.) (K.).

Kalter, klebriger teilweise aussetzender Schweiß *(Calc., Camph., Carb-V., Phos., Verat.)* (B.).

Hartnäckiger Schluckauf *(Ars., Cic., Cupr., Cycl., Hyos., Ign., Mag-P., Nicc., Nux-V., Sec., Stram., Verat.)* (B.).

Heftiger Durst *(Acon., Ars., Bry., Phos., Sec., Sulph., Verat.)* (R.).

Brennen die Speiseröhre entlang, vom Magen zum Mund *(Iris)* (R.).

Erbrechen und Abführen, mit Krämpfen und Kollaps *(Cupr., Phos., Sec., Verat.)* (R.).

Bronchialasthma und Emphysem *(Carb-V., Lyc., Sulph.)* (Br.).

URÄMISCHE KONVULSIONEN *(Canth., Crot-H., Cupr., Hydr-Ac., Kali-S., Mosch., Plb., Tereb.)* (K.).

Nephritis in der Schwangerschaft *(Apis, Canth., Merc-C., Phos., Sep.)* (Br.).

Niereninsuffizienz und Harnvergiftung *(Apis, Ars., Bell., Camph., Canth., Kali-P., Lach., Lyc., Op., Phos., Plb., Sec., Verat.)* (Br.).

VERSCHLIMMERUNG: Nach dem Essen und Trinken zu einem bestimmten Zeitpunkt; und während Diarrhoe.

BESSERUNG: Durch harten Druck.

VERWANDTE MITTEL: *Vergleiche: Acon., Ars., Bell., Camph., Cupr., Dios., Kali-P., Lach., Lyc., Merc-C., Nux-V., Op., Phos., Plb., Sec., Sulph., Verat.*

CUPRUM METALLICUM

GEBRÄUCHLICHE BEZEICHNUNG: KUPFER

Berührung erneuert und verschlimmert Beschwerden. *(Nux-V.)*.

Schwindel begleitet fast alle Beschwerden; der Kopf fällt dabei nach vorne und auf die Brust.

Metastasen von den anderen Organen zum Gehirn (N.).

Kälte und blaue Verfärbung der Körperoberfläche *(Lach.)* (D.).

Wahnzustände anfallsweise von Schwitzen gefolgt (Bell., Canth., Hyos., Stram., Verat.).

Delirium, mit Verbeißen in die Bettwäsche, der eigenen Hände oder der der anderen *(Bell.)* (N.).

Nachwehen: heftig, quälend, in den Waden und Fußsohlen auftretend (A.).

Fehlerhaftes, stammelndes Sprechen (A.).

Beständige Erschöpfung und Zusammenziehen der Zunge wie bei einer Schlange *(Lach.)* (A.).

KONVULSIONEN MIT BLAUEM GESICHT UND EINGESCHLAGENEN DAUMEN (A.).

Stimmritzenkrampf *(Brom., Chlor., Lach., Phos., Samb.)* (Br.).

Darminvagination *(Alum., Op., Plb., Verat.)* (Br.).

Schluckauf vor den Krämpfen (Br.).

Schaum vor dem Mund, während der Konvulsionen *(Art-V., Bufo, Cina, Hyos.)* (D.).

Die Augäpfel sind verdreht (D.).

Blaufärbung des Gesichts und der Lippen *(Carb-V., Lach., Verat.)* (D.).

Anfallsweises Delirium, mit unaufhörlichem, unzusammenhängendem Sprechen (R.).

Brüllen *(Bell., Canth.)* (K.).

Konvulsionen nach Cholera *(Canth.)* (D.).

HEFTIGE KONVULSIONEN, MIT DURCHDRINGENDEM GESCHREI *(Apis, Bell., Glon., Hyos., Plb., Stram., Verat-V.)*.

Zuckungen nachts *(Ars., Bell., Kali-C., Strych., Sulph.)*

Krämpfe oder Konvulsionen beginnen in den Fingern und Zehen; von hier breiten sie sich aus (N.).

Beim Nichtherauskommen von Hautkrankheiten, Konvulsionen etc. (N.).

Konvulsionen während der Schwangerschaft *(Apis, Cedr., Cham., Cic., Hyos., Lyc.)* (G.).

Wochenbettkonvulsionen *(Bell., Cic., Hyos., Stram.)* (G.).

Krampfhafte Bewegungen der Bauchmuskeln (Krämpfe) (N.).

Beim Trinken Gurgeln im Ösophagus (Ars., Cina, Hydr-Ac., Laur.).

HEFTIGER KRAMPFHAFTER BAUCHSCHMERZ MIT KONVULSIONEN *(Plb.)*.

EISESKÄLTE DES GANZEN KÖRPERS *(Camph., Carb-V., Kali-P., Laur., Phos., Sec., Verat.)*.

Erbrechen, flockig, mit Kolik und Krämpfen (Acon., AEth., Ipec., Verat.).

Flockige Diarrhöe (Acon., Colch., Ipec., Merc-C., Sulph.).

CHOLERA *(Acon., Ant-T., Ars., Carb-V., Kali-P., Phos., Ricin., Verat.).*

Der Puls ist langsam und kaum fühlbar *(Acon., Ars., Camph., Carb-V., Hydr-Ac., Laur., Op., Sec., Verat.).*

Schmerzhafte, krampfhafte Zusammenziehung der Brust (Ant-T., Arg-N., Hydr-Ac., Laur., Naja, Phos., Sec., Verat.).

Metallischer Geschmack im Mund *(Cocc., Merc., Nat-C., Rhus-T., Seneg.)* (B.).

MUSKELKRÄMPFE, DIE MUSKELN DER WADEN UND OBERSCHENKEL SIND KNOTIG ZUSAMMENGEZOGEN (D.).

Schmerz in der Herzgrube und große Atemnot (D.).

Messerscharfe, heftige Schmerzen im Bauch, besser durch Druck, aber nicht durch Wärme (D.).

Husten besser von einem Schluck kalten Wassers (Am-Caust., Caust., Coc-C.,Jod., Kali-C., Op., Sulph., Verat.)(D.).

Kaltes Wasser erleichtert auch das Erbrechen (Phos., Puls.) (D.).

Keuchhusten: die Anfälle kommen schnell nacheinander, begleitet auch von Krämpfen, mit drohender Erstickung *(Ipec.)* (D.).

Die Symptome erscheinen öfters periodisch und gruppenweise (A.).

Epilepsie: Aura des Anfalls geht von den Knien aus nach oben; schlimmer nachts im Schlaf *(Bufo)*; zur Zeit des Neumonds; durch einen Sturz, oder von einem Schlag auf den Kopf; in regelmäßigen Intervallen; (Menses) von Durchnässung (A.).

Geistige oder körperliche Erschöpfung von geistiger Überanstrengung, oder Mangel an Schlaf *(Nux-V.)* (N.).

Kopf wird nach hinten gezogen *(Cic., Hyos., Stram.)* (R.).

Urämische Konvulsionen mit geschwätzigem Delirium und von Apathie, kalter Zunge, kaltem Atem und Kollaps gefolgt *(Sec.)* (Bl.).

Bohrt den Kopf in die Kissen (Apis, Bell., Hell., Stram., Tarant., Tub.) (B.).

Zähneknirschen (Apis., Ars., Bell., Cina) (B.).

Spärlicher oder total verhaltener Urin *(Apis, Camph., Op., Sec., Verat.)* (C.).

Atemnot: kann nichts in der Nähe des Mundes vertragen (B.).

Katalepsie beim Husten (Bt.).

VERSCHLIMMERUNG: Nachts; bei Berührung; von zurückgetretenen Ausschlägen; während der Schwangerschaft; um den Neumond; durch Schlafmangel; in kalter Luft; durch kalten Wind; durch unterdrückten Fußschweiß; und vor der Menses.

BESSERUNG: Durch Druck; von kalten Getränken; und beim Schwitzen.

VERWANDTE MITTEL: *Komplementär: Calc-C., Ipec., Kali-P., Lach., Laur., Naja, Op., Phos., Sec., Stram., Tereb.* und *Verat.*

Verat. folgt gut bei Keuchhusten und Cholera; und *Apis* und *Zinc.* bei Konvulsionen, nach unterdrückten Hautausschlägen.

CYCLAMEN

GEBRÄUCHLICHE BEZEICHNUNG: ALPENVEILCHEN

Es hat viel gemeinsam mit *Pulsatilla* (Bl.).

Bestens geeignet für: leuko-phlegmatische Personen, blutarm oder bleichsüchtig (A.).

Leicht ermüdet, und deshalb nicht geneigt, irgendwelche Arbeit zu tun (A.).

Blaß, bleichsüchtig, mit Menstruationsstörungen und von Schwindel, Kopfschmerzen und Schwachsichtigkeit begleitet (A.).

Völlegefühl schon nach den ersten Bissen (Lyc.); dann ekelt ihn das Essen an, verursacht Übelkeit im Hals und Gaumen (A.).

DURSTLOSIGKEIT *(Ant-T., Apis., Chin., Colch., Gels., Hell., Ipec., Meny., Nux-M., Phos-Ac., Puls., Sabad.).*

FOLGEN VON REICHLICH FETTEN SPEISEN (SCHWEINEFLEISCH) *(Puls.).*

Speichel, und alle Speisen schmecken salzig (A.).

Verlangen nach Limonade *(Bell., Calc., Eup-Per.)* (K.).

Schluckauf während der Schwangerschaft *(Op.)* (B.).

Abneigung gegen Brot und Butter *(Mag-C.)* (C.).

Frösteln am ganzen Körper *(Nux-V., Puls.)* (B.).

MENSES ZU REICHLICH *(Bor., Calc., Chin., Cocc., Erig., Ferr., Helon., Ipec., Mill., Murx., Nat-M., Phos., Sabin.).*

MENSES ZU FRÜH; ZU REICHLICH; SCHWARZ UND KLUMPIG; FETZIG; SIE FÜHLT SICH WÄHREND DER BLUTUNG BESSER *(Lach., Zinc.)* (A.).

Blutungen nach der Geburt, mit kolikartigen, abwärtsdrängenden Schmerzen, die nach einem Blutabgang besser werden (Bl.).

Milch bei nichtschwangeren Frauen *(Asaf., Merc., Puls., Tub., Urt-U.)* (B.).

Gefühl, als wäre etwas Lebendiges im Bauch *(Croc., Hyos., Sep., Thuj.)* (K.).

Neigung zum Weinen (Gels., Ign., Puls.) (A.).

Reizbar, mürrisch, schlecht gelaunt (A.).

Große Traurigkeit und Verdrießlichkeit (Nat-M.) (A.).

Beschwerden von unterdrücktem Gram mit unruhigem, schlechtem Gewissen; als ob er seine Pflicht versäumt oder ein Verbrechen begangen hätte (A.).

Verlangen nach Einsamkeit (Anac., Gels., Ign., Nat-M., Nux-V.) (A.).

Drückender, ziehender und reißender Schmerz, hauptsächlich in der Knochenhaut.

Frostbeulen an den Füßen *(Agar., Anac., Carb-An., Lyc., Merc., Petr., Puls., Zinc.)*.

Solange er herumgeht, fühlt er sich — mit Ausnahme der Müdigkeit — wohl, aber sobald er sich hinsetzt, besonders am Abend, leidet er unter verschiedenen Beschwerden.

Brennender, wunder Schmerz in den Fersen, beim Sitzen, Stehen oder Gehen in der frischen Luft *(Agar., Caust., Phyt., Valer.)* (A.).

Abneigung gegen frische Luft (Gegenteil von *Puls.)* (A.).

Akne bei jungen Frauen *(Calc-P.)* (Br.).

Herzklopfen abends *(Puls.)* (C.).

Kopfschmerzen bei blutarmen Patienten *(Calc-P., Ferr., Nat-M.)*, mit Flimmern vor den Augen oder Schwachsichtigkeit, morgens beim Aufstehen (A.).

Flimmern vor den Augen (Bell., Carb-S., Graph., Lach., Nat-M., Phos., Sep., Sulph.) (A.).

Sieht feurige Funken von verschiedener Farbe und glitzernde Nadeln (A.).

Nebel- oder Rauchsehen (Ars., Calc., Chin., Croc., Gels., Phos., Puls., Sulph., Zinc.) (A.).

Sieht unzählige Sterne (Aur., Calc., Con., Hyos., Kali-C., Puls.) (Br.).

Die katarrhalischen Ausflüsse sind dick und mild *(Kali-M., Puls., Stann.)* (Bl.).

Nasenkatarrh, mit Verlust des Geruchs- und Geschmackssinnes *(Puls.)* (F.).

Periodische, halbseitige Kopfschmerzen mit Schwindel (Bt.).

Häufiges Niesen *(Am-M., Ars., Carb- ., Coc-C., Merc., Nux-V., Sulph.)* (K.).

Spasmodisches Niesen *(Ars., Gels., Kali-I., Rhus-T., Sabad.)*.

VERSCHLIMMERUNG: Abends; in der Ruhe; in frischer Luft; von kaltem Wasser; von kaltem Baden; vor der Menses; durch fette Speisen; beim Sitzen; und beim Stehen.

BESSERUNG: Beim Gehen; während der Menses; in einem warmen Zimmer; beim Herumbewegen.

VERWANDTE MITTEL: *Antidot: Camph., Coff.* und *Puls.*

Vergleiche: Ambr., Chin., Ferr., Kali-P., Lach., Merc., Nux-V., Puls., Rhus-T., Sep., Sil. und *Sulph.*

Vergleiche besonders *Chin., Ferr.* und *Puls.* bei Bleichsucht und Blutarmut.

DIGITALIS PURPUREA

GEBRÄUCHLICHE BEZEICHNUNG: ROTER FINGERHUT

Puls: Voll, unregelmäßig; sehr langsam und schwach; jeden dritten, fünften oder siebten Schlag aussetzend (A.).

Stechender Schmerz in den Muskeln der oberen und unteren Extremitäten *(Apis , Bry., Dulc., Guai., Kali-C., Kali-S., Rhus-T., Valer.)*

Die Finger schlafen oft und leicht ein (A.).

Beständiges Verlangen, tief zu atmen, aber dabei ein Gefühl, als ob die Brust durch ein Hindernis nur halb gefüllt werden könne. (R.).

Große Schwäche der Brust; kann nicht sprechen (Stann.) (A.).

Ohnmachtähnliche Schwäche mit Schweiß (Ars., Chin., Cocc., Kali-P., Verat.).

Anfälle übermäßiger Schwäche, besonders nach dem Frühstück und Abendessen (Carb-V., Phos-Ac., Sil.).

GEFÜHL VON SCHWÄCHE, LEERE ODER HINFÄLLIGKEIT IM BAUCH *(Carb-An., Cocc., Kali-P., Olnd., Petr., Phos., Podo., Puls., Sep., Stann., Sulph., Tab.).*

Übelkeit und Erbrechen (Ars., Ipec., Nux-V., Tab., Verat.).

Bei Magen- oder anderen Störungen eine saubere Zunge (N.).

Oft nützlich bei nächtlichen Samenergüssen, die von großer Schwäche und depressiven Verstimmungen begleitet sind (Bl.).

Übermäßiges Verlangen allein zu sein *(Ign., Nat-M., Phos-Ac.)* (Bt.).

Schwermütig und ängstlich *(Ars., Kali-P., Nat-M.)* (D.).

Große Schwäche der Genitalien nach Koitus *(Calad., Con., Gels., Lyc., Nux-V., Phos., Sulph.)* (A.).

Heftige Erektionen, sogar Chorda *(Canth., Pic-Ac., Sulph.)*.

Wassersucht äußerer und innerer Teile (Apis, Apoc., Ars., Blatta., Chin., Ferr., Lyc., Nux-V., Phos., Sulph.).

URINABSONDERUNG ZU SPÄRLICH *(Apis, Berb., Lach., Lyc., Merc-C., Phos., Tereb.)*.

Bleichsucht (Carb-V., Lach., Verat.).

Blaue Zunge (Ant-T., Ars., Carb-V., Cupr-S., Iris, Mur-Ac., Op., Tab.).

LANGSAMER PULS (EINE AUSGEZEICHNETE INDIKATION).

Häufiger Urindrang mit nur spärlicher Entleerung (Apis, Canth., Gels., Kali-C., Lyc., Merc., Nux-V., Thuj.).

Harnabsonderung vermehrt (Apis, Kali-C., Lyc., Merc., Phos-Ac., Sulph.).

Husten nach dem Essen mit Erbrechen der Speisen *(Ant-T., Bry., Coc-C., Dros., Ferr., Ipec., Kali-C., Laur., Nat-M., Puls., Sep.)* (N.).

Vergrößerte Prostata (Con., Gels., Lyc., Puls., Sep.) (Br.).

Dicker, gelber Ausfluß aus der Harnröhre (Alum., Arg-M., Cann-S., Caps., Cup., Hep., Hydr., Med., Merc., Psor., Puls., Sil., Sulph.) (D.).

HEFTIGES, HÖRBARES HERZKLOPFEN *(Aesc., Agar., Am-C., Apis, Ars., Bell., Calc., Colch., Jod., Nat-M., Sep., Spig., Thuj.).*

Herztätigkeit langsam, schwach oder unregelmäßig *(Gels., Kalm., Op., Sep., Stram.)* (B.).

Blaue Lippen *(Ars., Asaf., Bapt., Bell., Bry., Camph., Cann-I., Carb-V., Cupr., Hyos., Ipec., Lach., Morph., Op., Verat., Verat-V.).*

Beim Einschlafen wird die Atmung immer schwächer, bis sie aufzuhören scheint, und das Herz schlägt langsamer oder hört ganz auf zu schlagen; dann wacht er keuchend auf, um Atem zu holen (N.).

Vergrößerte, schmerzhafte Leber *(Chel., Chin., Hyos., Merc., Nat-S., Sep.)* (Br.).

Atmung unregelmäßig, schwierig, tief oder seufzend (Br.).

Herzwassersucht *(Apis, Ars., Cact., Lach., Lyc., Nat-M., Spig.)* (Br.).

GEFÜHL, ALS HÖRE DAS HERZ AUF ZU SCHLAGEN, WENN SIE SICH BEWEGT (Ha.).

Die geringste Bewegung erzeugt heftiges Herzklopfen (Carb-V., Con., Phos., Spig.) (Bt.).

Die Stühle sind grau, aschfarben oder weiß *(Ars., Calc., Chel., Hydr., Kali-C., Merc., Nat-M., Op., Phos-Ac., Phos., Sep.).*

Wassersüchtige Schwellung der Genitalien *(Apis, Ars., Sulph.)* (B.).

Ödematöse Infiltration von Penis und Skrotum (C.).

Lungenentzündung bei alten Leuten, mit Auswurf wie

Pflaumensaft, Symptome von Kollaps und Herzversagen (C.).

Gegenstände erscheinen in verschiedenen Farben, wie blau oder grün (F.).

VERSCHLIMMERUNG: Beim Sitzen, besonders beim Aufrechtsitzen; durch Bewegung; nach Mahlzeiten; durch Musik; bei Anstrengung; beim Liegen auf der linken Seite; und von übermäßigem Geschlechtsverkehr.

BESSERUNG: Durch Liegen auf dem Rücken; in frischer Luft, wenn der Magen leer ist; und in der Ruhe.

VERWANDTE MITTEL: *Antidote; Camph.* und *Chin.*

Digitalis antidotiert: Wein.

Vergleiche: Ant-C., Apis., Apoc., Ars., Bell., Bry., Calc., Con., Ferr-P., Hell., Ipec., Kali-P., Lach., Lob., Lyc., Merc., Nux-V., Op., Phos., Puls., Rhus-T., Sep., Spig., Sulph., Tab., Verat. und *Zinc.*

DIOSCOREA VILLOSA

GEBRÄUCHLICHE BEZEICHNUNG:
WILDE YAMSWURZEL

Nennt Dinge beim falschen Namen (C.). Reizbarkeit und Ruhelosigkeit *(Ars., Phos.)*.

Menschen, alt oder jung, mit schwacher Verdauungstätigkeit *(Ant-C., Carb-V., Lyc., Nux-V., Puls., Sep.)* (A.).

Aufstoßen großer Mengen von übelriechender Luft *(Asaf., Carb-V., Lyc., Nat-S.)* (Br.).

Brennen im Magen *(Ars., Carb-V., Iris, Lach., Lyc., Nat-P., Phos., Sulph.)* (G.).

Mund sehr trocken, bitter und pappig morgens (N.).

Schmerzen von der Leber nach der rechten Brustwarze schießend *(Chel.)* (B.).

Bauchgrimmen um den Nabel (Coloc., Nux-V.) (A.).

Plötzlicher Stuhldrang *(Aloe, Sulph.)* (B.).

Flatulenz nach dem Essen, besonders bei Teetrinkern (Chin., Lach., Puls., Thuj.). (A.).

Quälendes Sodbrennen *(Nux-V., Puls.)* (Hlm.).

HEFTIGE, SCHRAUBENDE KOLIKEN, IN REGELMÄSSIGEN PAROXYSMEN ERSCHEINEND, ALS WÄREN DIE EINGEWEIDE VON EINER KRÄFTIGEN HAND VERDREHT WORDEN (A.).

Dumpfer, harter, mahlender Schmerz in der Leber oder in der Gegend der Gallenblase (N.).

KOLIKARTIGE SCHMERZEN, SCHLIMMER BEIM VORWÄRTSBEUGEN UND BEIM LIEGEN; BESSER BEIM AUFRECHTSTEHEN ODER BEIM RÜCKWÄRTSBEUGEN (Gegenteil von *Coloc.*) (A.).

Kolik mit Knurren und viel Abgang von Blähungen *(Carb-V., Lyc.)* (N.).

Kolikschmerzen beginnen um den Nabel und strahlen nach überall hin, sogar nach den Extremitäten, aus (N.).

Samenergüsse im Schlaf; lebhafte Träume von Frauen die ganze Nacht hindurch *(Staph.)*; Kniee schwach; Genitalien kalt; große Verzweiflung *(Phos., Staph.)* (A.).

Stark riechender Schweiß auf Hodensack und Schambein (Br.).

Hämorrhoidale Knoten wie rote Kirschen, mit quälenden Schmerzen im After (C.).

Diarrhöe früh morgens, aus dem Bett treibend *(Aloe, Sulph.)* (C.).

Profuser, dünner, gelber Stuhl morgens *(Aloe.)* (C.).

Ischias; rechte Seite; spürbar nur beim Bewegen des Beines oder beim Sitzen; besser, wenn er ganz still liegt (C.).

Heftige Dysmenorrhöe *(Bell., Coloc., Mag-P., Nux-V., Puls., Sep.)* (B.).

Dysenterie mit heftigen, lanzinierenden Schmerzen in den Eingeweiden (Rg.).

Krampfhafte Harnröhrenverengungen (Apis, Berb., Canth., Clem., Gels., Hep., Kali-B., Lyc., Merc., Nat-M., Petr., Sep., Sil., Thuj.) (Bt.).

Nierenkolik (Berb., Lyc., Nux-V., Ocimum, Puls.).

Schmerz besonders im rechten Harnleiter *(Lyc.).*

Schmerz vom Harnleiter nach dem Penis und den Hoden gehend. *(Nux-V.).*

Beständiger Urindrang.

Neigung zu Panaritien (Hep., Sil.) (A.).

Panaritien: früh, wenn die Schmerzen scharf und quälend sind; vorher Stechen (A.).

Nägel brüchig (Ant-C., Graph., Thuj.) (A.).

VERSCHLIMMERUNG: Vom Hinlegen; im Sitzen; durch Zusammenkrümmen; abends; nachts; durch Samenergüsse.

BESSERUNG: Bei Bewegung; beim Rückwärtsbeugen; durch Aufrechtstehen; bei Druck; vom Gehen; und vom Reiten.

VERWANDTE MITTEL: *Vergleiche: Bell., Bry., Cham., Coloc., Gels., Kali-C., Lyc., Mag-C., Nux-V., Phos., Podo., Rhus-T., Sil., Staph., Thuj.*

Antidote: Camph., Cham.

DIPHTHERINUM
GEBRÄUCHLICHE BEZEICHNUNG: NOSODE

Die Erkrankung neigt von Anfang an zur Bösartigkeit *(Lac-C., Merc-Cy.)* (A.).

Schwach und unruhig, aber ohne Schmerz (B.).

Gelber, dicker Nasenausfluß (B.).

Spricht im Schlaf mit offenen Augen (B.).

Zucken einzelner Teile (B.).

Dunkelrote Schwellung der Mandeln und des Gaumenbogens; Ohrspeichel- und Nackendrüsen stark geschwollen; Atem und Absonderungen aus Schlund, Nase und Mund sehr übelriechend; Zunge geschwollen, sehr rot, mit geringem Belag. (A.).

Atem schrecklich riechend *(Ars., Carb-V., Merc., Mur-Ac., Nit-Ac., Phos., Sulph.)* (A.).

Diphtherische Membranen, dick, dunkelgrau oder bräunlich-schwarz; Temperatur niedrig oder subnormal; Puls schwach und schnell; Extremitäten kalt, ausgeprägte Schwäche; der Patient liegt halb betäubt wie betrunken da; Augen trüb *(Apis, Bapt.)* (A.).

Schluckt ohne Schmerz, aber Flüssigkeiten werden erbrochen oder laufen aus der Nase (Gels., Kai-P., Lach.) (A.).

Nasenbluten oder schwere Prostration zu Beginn der Erkrankung *(All-C., Apis, Carb-ac.)* (A.).

Kehlkopfdiphtherie *(Chlor., Kali-B. Lac-C.)*.

Sopor oder Betäubung, aber leicht daraus zu erwecken, wenn man mit dem Patient spricht *(Bapt., Sulph.)* (A.).

Lähmung nach Diphtherie *(Gels., Lach., Mur-Ac.)* (B.).

Flüssigkeiten kommen durch die Nase zurück.

Wenn der Patient von Anfang an verloren zu sein scheint, und auch die sorgfältigst gewählten Heilmittel versagen oder auf Dauer nicht bessern.

VERWANDTE MITTEL: Ähnlich *Ars.*, *Bapt.*, *Brom.*, *Carb-Ac.*, *Caust.*, *Chlor.*, *Gels.*, *Lach.*, *Mur-Ac.*, *Phos.*, *Sulph.*

DROSERA

GEBRÄUCHLICHE BEZEICHNUNG: SONNENTAU

Schmerzhaftes Niesen *(Ars., Carb-An., Cina, Kali-P.)* (B.).

KEUCHHUSTEN, MIT MUND- UND NASENBLUTEN MIT NÄCHTLICHER VERSCHLIMMERUNG.

Bellender Husten, so häufig, daß der Patient kaum Atem holen kann (D.).

Beständiger, kitzelnder Husten bei Kindern, beginnt nachts, sobald der Kopf die Kissen berührt *(Bell., Hyos., Puls., Rumx.(* (A.).

Heftige Bronchitis (Ant-T., Bry., Kali-M., Phos., Sulph.).

Krampfhafter Husten, beginnt abends; Versuche, den Schleim hochzubringen enden in Würgen und Erbrechen (D.).

Zusammenschnürung und Kribbeln im Kehlkopf; Heiserkeit und gelber oder grüner Auswurf *(Phos.)* (A.).

Zusammenschnürung der Brust (Ars., Cact.) (B.).

Schwindsucht *(Calc., Merc., Nit-Ac., Phos., Puls., Sep., Sil., Sulph., Tub.)* (D.).

Gefühl wie von einer Feder im Kehlkopf, die zum Husten reizt (A.).

Kehlkopfschwindsucht nach Keuchhusten (nach Bronchialkatarrh - *Coc-C.*) (A.).

Tiefsitzender, heiserer Bellhusten, schlimmer nach Mitternacht, während oder nach Masern (A.).

BEIM HUSTEN ERBRECHEN VON WASSER, SCHLEIM, UND OFT MUND- UND NASENBLUTEN *(Cupr.)* (A.).

Anfälle von Zuckungen in den Gliedmaßen, danach träge und schläfrig.

Nagende, stechende Schmerzen in den Gliedern.

Wundes Gefühl der Glieder, auf denen er liegt, als wäre das Bett zu hart (Arn., Bapt., Pyrog.).

Nagender, stechender Schmerz durch alle Röhrenknochen, schlimmer in der Ruhe.

Halsweh der Geistlichen; mit rauhem, schabendem, trockenem Gefühl tief in den Fauces; Stimme: heiser, tief, tonlos, unterbrochen; das Sprechen strengt an *(Arum-T., Caust.)* (A.).

Wechselfieber mit Halsentzündung und Übelkeit.

Beständiges Frösteln, kann nicht warm werden *(Aran.)* (A.).

Profuser, wässeriger Speichelausfluß während der Fieberstadien (Hm.).

Abneigung gegen und Folgen von Saurem.

Essen geschmacklos; Brot schmeckt bitter (A.).

Fauliger Geschmack *(Puls.)* (B.).

ANHALTENDE PERIODISCHE ANFÄLLE EINES SCHNELLEN, UNUNTERBROCHENEN, TIEFEN, BELLENDEN ODER ERSTICKENDEN HUSTENS (B.).

Schüttelfrost oder kurzfristiges Frieren (G.).

Zusammenschnürender Schmerz in den Hypochondrien, der den Husten hemmt; muß sich beim Husten die Brust mit beiden Händen halten (C.).

Husten, mit eitrigem oder blutigem Auswurf *(Chin., Ferr-P., Lyc., Merc., Phos., Plb., Sep., Sil.)* (C.).

Ängstliche, niedergeschlagene Stimmung mit düsteren Ahnungen (C.).

Häufiger Urindrang, mit spärlichem Urin — oft nur wenige Tropfen.

Drückende Kopfschmerzen (Schläfen) betäubend und mit Übelkeit (morgens); schlimmer beim Bücken und durch Wärme, besser von Bewegung und in der kalten Luft.

VERSCHLIMMERUNG: Gegen Morgen; durch Hitze; in der Ruhe; von der Wärme; durch Trinken; beim Singen; vom Lachen; vom Weinen; beim Hinlegen und nach Mitternacht.

BESSERUNG: Von Bewegung; in kalter Luft; durch Aufsitzen im Bett; durch Ruhigverhalten.

VERWANDTE MITTEL: *Komplementär: Nux-V.* und *Sulph.*

Folgt gut: nach Samb., Sulph. und Verat.

Wird von Calc., Puls. und *Sulph. gefolgt.*

Vergleiche: Ant-T., Bell., Cina, Coc-C., Coral., Cup., Hep., Ipec., Kali-C., Meph., Naph., Puls., Rumx., Sil. und *Sulph.*

Antidote: Camph.

DULCAMARA

GEBRÄUCHLICHE BEZEICHNUNG: BITTERSÜSS

REISSEN IN DEN GLIEDERN UND ANDERE BESCHWERDEN DURCH ERKÄLTUNG, UNTERKÜHLUNG.

LÄHMUNG EINZELNER TEILE *(Caust., Phos., Zinc.)*.

LÄHMUNG DURCH LIEGEN AUF DEM FEUCHTEN BODEN (D.).

Wassersüchtige Schwellungen *(Apis, Dig., Rush-T., Sulph.)*.

Hautwassersucht; nach Wechselfieber, Rheumatismus oder Scharlachfieber (A.).

Wassersucht: nach unterdrücktem Schweiß, unterdrückten Ausschlägen, oder nachdem er sich der Kälte ausgesetzt hat (A.).

Schwellung und Verhärtung der Drüsen (Bad., Carb-An., Con., Merc-I-F., Sil.).

Einseitige Spasmen mit Sprachverlust (Zinc.).

Starke Abmagerung *(Abrot., Calc-P., Nat-M., Sars.)*.

Entnervende und aufwühlende Schmerzzustände.

Übermäßige Absonderungen der Schleimhäute *(Hydr., Puls., Rhus-T.)*.

KOPFGRIND *(Caust., Graph., Kali-S., Psor.)*.

MILCHSCHORF *(Ars., Calc., Clem., Graph.)*.

FLECHTENARTIGE AUSSCHLÄGE *(Merc., Mez., Nat-M.)*.

Zucken der Augen in kalter Luft.

Urticaria am ganzen Körper, kein Fieber; Jucken, es brennt nach dem Kratzen; schlimmer in der Wärme, besser in der Kälte (A.).

Herpes am männlichen Genitale (C.).

Trockenheit der Haut und juckende Flecken (Apis, Bry., Clem., Graph., Lyc., Sulph.).

HAUTAUSSCHLAG WIE NESSELSUCHT *(Apis, Ars., Bov., Calc., Puls., Rhus-T., Sulph.).*

AUSSCHLÄGE VOR UND WÄHREND DER MENSES *(Aur-M.).*

Dicke, braungelbe Borken auf Kopfhaut, Gesicht, Stirn, Schläfen, Kinn; mit rötlichen Rändern, beim Kratzen blutend (A.).

UNTERDRÜCKTE MENSES.

Kolik, als ob Diarrhöe einsetzen wollte, durch Unterkühlung, Erkältung (N.).

Diarrhöe durch vertriebene Ausschläge (D.).

Schleimdiarrhöe im Sommer, an den kühlen Tagen (Acon., Rhus-T., Sulph.).

Schleimige, grüne oder wechselnde Stühle, sauer riechend (D.).

Gelbe, wässerige Diarrhöe bei feuchtem Wetter *(Nat-S.)* (D.).

SCHNEIDEN UM DEN NABEL, DANN SCHMERZHAFTE, GRÜNE, SCHLEIMIGE STÜHLE (B.).

Schweiß auf den Handtellern *(Calc., Carb-V., Cham., Con., Fluor-Ac., Hep., Ign., Jod., Kali-C., Nux-V., Sep., Sil., Sulph.).*

Lähmung der Blase oder irgendeines Körperteiles verursacht oder verschlimmert durch feuchtes Wetter (Rhus-T.) (D.).

Katarrhalische Harnverhaltung bei Jugendlichen, mit milchigem Urin; vom Barfußlaufen bei kaltem Wetter; unwillkürlicher Urinabgang (A.).

Häufiges Urinieren *(Phos-Ac., Sep.)* (B.).

Folgen oder Mißbrauch von Merkur (A.).

VON ERKÄLTUNG, UNTERKÜHLUNG STEIFER HALS; RÜCKENSCHMERZ, KNOCHENSCHMERZEN (Hr.).

Husten mit hellem Blutauswurf *(Acon., Bell., Ferr-P.)*

Brustbeklemmung durch Schleim (Ant-T., Phos., Sulph.).

Sie müssen lange husten, um den Schleim auszuwerfen, besonders bei Säuglingen und alten Leuten, bei drohender Lähmung der Vagus (Hg.).

Nach Verschwinden von Flechten im Gesicht, Gesichtsschmerz und heftiges Asthma (Hr.).

Zäher, seifiger Speichel *(Berb., Merc., Phos.)* (B.).

SCHWIERIGES SPRECHEN *(Bell., Crot-C., Gels., Lach., Nat-M., Op., Stann., Stram.)* (K.).

Übelriechender Schweiß, nachts und morgens, am ganzen Körper (A.).

VERSCHLIMMERUNG: Von kalter Luft; von feuchtem Wetter; beim Liegen; beim Sitzen; nachts; in der Ruhe; von unterdrückter Menstruation; durch unterdrückte Ausschläge; durch unterdrückten Schweiß.

BESSERUNG: Durch Bewegung; von Bewegung des befallenen Teils; beim Gehen; von der Wärme; und bei trockenem Wetter.

VERWANDTE MITTEL: *Komplementär: Bar-C., Kali-S.* und *Nat-S.*

Feindlich: Acet-Ac., Bell. und *Lach.* (sollte nicht davor oder danach verwendet werden.).

Folgt gut nach: Calc., Bry., Lyc., Rhus-T. und *Sep.*
Antidot: Camph.

ECHINACEA ANGUSTIFOLIA

GEBRÄUCHLICHE BEZEICHNUNG: KORBBLÜTLER

Indiziert in Fällen von Blutvergiftung und septischen Zuständen (Bl.).

SCHWACH, MÜDE UND ZERSCHLAGEN *(Arn., Bapt., Gels., Nux-V., Rhus-T.)* (B.).

Scharfer Schmerz, tief im Gehirn *(Apis, Bell., Glon., Nux-V.)* (B.).

KANN SICH GEISTIG NICHT ANSTRENGEN *(Kali-P., Phos-Ac., Sil.)* (B.).

Niedergeschlagen oder verdrießlich und schlecht gelaunt, *(Bry., Cham., Nux-V., Sulph.)* (B.).

Langsames Sprechen, Gehen, Antworten etc. (B.).

Hitze- und Kälte-Überlaufen im Rücken (Bl.).

Schwere Prostration (Ars., Kali-P., Lach., Mur-Ac., Phos., Zinc.) (Bl.).

Urin spärlich und enthält Eiweiß *(Apis, Kali-C., Rhus-T.)* (Bl.).

Aphthen *(Bor., Kali-M., Merc., Nat-M., Nux-V., Sil., Sulph.)* (B.).

Gefühl, als wäre das Gehirn zu groß *(Arg-N., Arn., Bell., Glon., Nux-M., Nux-V., Ran-B., Spig.)* (B.).

HEFTIGE KOPFSCHMERZEN *(Bell., Bry.)* (Bl.).

Blut folgt auf den Stuhl *(Am-C., Carb-V., Lach., Phos., Sulph.)* (B.).

Dekubitus (Arn., Ars., Bapt., Lach., Mur-Ac., Sil.) (Bl.).

Beschleunigter, aber veränderlicher Puls (B.).

Zahnfleisch zieht sich zurück und blutet leicht (Merc., Nit-Ac., Phos.) (C.).

Zahnbelag, Sordes (Ars., Babt., Carb-Ac., Chin., Hyos., Kali-P., Merc., Mur-Ac., Phos-Ac., Phos., Pyrog., Rhus-T., Sulph-Ac.) (C.).

Puerperalsepsis; Ausflüsse unterdrückt; Bauch empfindlich und wie eine Trommel aufgetrieben *(Bry., Chin., Kali-P., Lach., Lyc., Puls., Rhus-T., Sec.)* (C.).

Weißer Zungenbelag mit roten Rändern *(Ars., Bry., Merc., Nux-V., Rhus-T., Sulph.)* (C.).

Übelriechende Ausflüsse irgendwo am Körper *(Arn., Ars., Bapt., Carb-Ac., Graph., Hep., Kali-P., Lach., Merc., Nit-Ac., Pyrog., Sec.)* (C.).

VERWANDTE MITTEL: *Ähnlich: Ars., Bapt., Calc-S., Hep., Kali-P., Lach., Mur-Ac.* und *Rhus-T.*

Örtlich angewendet als reinigendes und keimtötendes Mittel.

EQUISETUM HYEMALE

GEBRÄUCHLICHE BEZEICHNUNG: SCHACHTELHALM

Dumpfer Schmerz in der rechten Nierengegend, mit Harndrang (C.).

Brennen in der Harnröhre beim Urinlassen (Canth., Merc., Sulph.) (N.).

BLASENREIZUNG MIT URINDRANG *(Apis, Bell., Canth., Dulc., Ferr-P., Merc-C., Nux-V., Puls., Sep., Thuj.)* (Bl.).

Schmerz in der Blase, wie gedehnt, nicht besser durch Uriinieren (C.).

Häufiger Urindrang *(Canth., Merc., Tereb., Thuj.)* (N.).

Bettnässen (Apis, Benz-Ac., Caust., Ferr., Graph., Kreos., Lac-C., Mag-P., Nat-M., Puls., Sep., Sil., Sulph.) (Bl.).

SCHMERZ UND EMPFINDLICHKEIT IN DER BLASENGEGEND *(Bell., Canth., Lach., Merc-C., Tereb.)*.

Dysurie nach der Entbindung und während der Schwangerschaft *(Arn., Canth., Lyc., Nux-V., Puls.)* (Bl.).

BLASENENTZÜNDUNG *(Bell., Canth., Con., Gels., Staph., Thuj.)* (D.).

Scharfer, brennender, schneidender Schmerz in der Harnröhre beim Wasserlassen *(Canth., Merc-C., Tereb.)* (A.).

Wenn der Urin eine Weile steht, zeigt sich eine Unmenge Schleim (C.).

Lähmung der Blase bei alten Frauen *(Con., Gels., Kali-P.)* (Bl.).

HÄUFIGER UND UNERTRÄGLICHER HARNZWANG (A.).

Beständiges Drängen mit spärlichem Abgang (C.).

Heftiger Schmerz am Ende des Urinierens (Berb., Nat-M., Sars., Thuj.) (N.).

URIN HOCHGESTELLT UND SPÄRLICH *(Acon., Apis, Berb., Lyc., Sep., Tereb.)* (C.).

Tröpfelnder Urin *(Canth., Clem., Lil-T., Merc., Merc-C., Nux-V., Plb., Sulph., Tereb.)* (B.).

Viel Blut und Schleim im Urin *(Canth., Merc-C., Tereb.)* (C.).

VERWANDTE MITTEL: *Komplementär: Sil.*

Ähnlich: Apis, Berb., Canth., Dig., Ferr-P., Gels., Hep., Kali-B., Lyc., Merc., Merc-C., Nat-M., Puls., Sep., Tereb. und *Thuj.*

ERIGERON CANADENSE

GEBRÄUCHLICHE BEZEICHNUNG:
KANADISCHES BERUFSKRAUT

Blutungen aus allen Körperöffnungen (Crot-H., Ipec., Mill., Phos.) (A.).

BLUTUNG: HELL UND STOSSWEISE *(Bell., Ipec., Phos., Sab.)* (B.).

HARN- UND STUHLDRANG *(Canth., Merc-C., Nux-V., Sulph.)* (B.).

Blutung schlimmer bei jeder Bewegung (D.).

Nasenbluten, mit Blutandrang zum Kopf (N.).

DYSURIE *(Bell., Canth., Nux-V., Staph.)* (B.).

Bluthamen mit Blasenstein (Berb., Canth., Lyc., Sep.) (N.).

Stuhl wenig, blutgestreift; mit Bauchgrimmen; Brennen in den Eingeweiden und im Mastdarm *(Sulph.)* (C.).

Urinieren schmerzhaft oder unterdrückt *(Apis, Bell., Canth., Stram.)* (C.).

GEBÄRMUTTERBLUTUNG *(Arn., Calc., Kali-P., Lach., Nit-Ac., Phos., Sab., Sec., Sulph.)* (N.).

Gebärmutterblutung mit Gebärmuttervorfall (Bl.).

Blutungen nach der Geburt (Arn., Chin., Ferr., Kali-P., Lach., Sec.) (Bl.).

Leukorrhöe: viel Schleim mit Blut vermischt (Bl.).

Blässe und Schwäche *(Calc-P., Carb-V., Chin., Ferr., Graph., Kali-C., Nat-M., Sep.)* (C.).

Bluterbrechen, mit heftigem Würgen und Brennen im Magen *(Crot-H., Lach., Phos., Sec.)* (N.).

Bluthusten und-spucken (Bry., Chin., Ferr., Ham., Ipec., Kali-P., Mill., Nux-V., Phos., Puls., Sep.) (N.).

Lungentuberkulose, Anfangsstadium *(Calc-P., Ferr., Phos., Sep.)* (C.).

Blutige Lochien, nach der geringsten Bewegung wiederkehrend (C.).

Hämorrhoidal-Blutungen, mit Brennen *(Caps., Lach., Sulph.)* (N.).

VERSCHLIMMERUNG: Bei jeder Bewegung

BESSERUNG: Durch Ruhigliegen.

VERWANDTE MITTEL: *Ähnlich: Acon., Bell., Canth., Chin., Cinnamon., Ferr-P., Ipec., Nux-V., Sab., Sec., Tereb.* und *Trill.*

EUPATORIUM PERFOLIATUM

GEBRÄUCHLICHE BEZEICHNUNG: WASSERHANF

Kräfteverfall durch fortwährende oder häufige Anfälle von Gallen- oder Wechselfieber *(Ars., Chin., Ferr., Lach., Lyc., Nat-M., Puls., Sep.)* (A.).

Schmerzen, Wehtun der Augäpfel *(Arn., Bell.)* (N.).

WEHTUN WIE IN DEN KNOCHEN, MIT STÖHNEN (N.).

Heftige Rückenschmerzen, wie zerschlagen *(Rhus-T.)* (B.).

KNOCHENSCHMERZEN IN RÜCKEN, KOPF, BRUST, GLIEDERN, BESONDERS HANDGELENKEN (A.).

Gefühl in den Waden, wie zerschlagen (N.).

Wehtun, Zerschlagenheit in Armen und Vorderarmen (N.).

Martervolle Kopfschmerzen, mit wundem Schmerz der Kopfhaut und der Augäpfel, Röte im Gesicht, Übelkeit etc. (Bl.).

QUETSCHUNGSGEFÜHLE, WIE GEBROCHEN, AM GANZEN KÖRPER *(Arn., Bapt., Bellis, Nux-V., Pyrog.)* (A.).

Durst lange vor dem Frost, er bleibt während Frost und Hitze und fehlt beim Schweiß (N.).

Heftiger Durst, aber das Trinken kalten Wassers verursacht Schaudern und Galleerbrechen (N.).

WECHSELFIEBER: FROST BEGINNT ETWA UM 7.00 ODER 9.00 UHR MORGENS IM RÜCKEN, VON DURST BEGLEITET; ALLE KNOCHEN SIND WIE WUND, WIE GEBROCHEN; DANACH HITZE UND STEIGERUNG DER SCHMERZEN; ZULETZT FOLGT SPÄRLICHER ODER PROFUSER SCHWEISS (D.).

Heißhunger (nach Chinin) (A.).

ERBRICHT WASSER ODER SPEISEN, ODER GALLE, WENN DER FROST AUFHÖRT (D.).

Frost von 7 bis 9 Uhr morgens an einem Tag, und um Mittag am folgenden Tag (A.).

Unstillbarer Durst vor und während Frost und Fieber; er weiß, daß der Frost bald beginnt, weil er sich nicht satt trinken kann.

Verlangen nach Eiscreme (Calc., Phos., Tub., Verat.) (A.).

Influenza (oder Grippe): große Zerschlagenheit und Schmerzen am ganzen Körper; Heiserkeit und Husten, mit starkem Wundheitsgefühl des Kehlkopfes und der Brust; kräftiger Schnupfen und Durst; Trinken verursacht Erbrechen; beim Husten tun der Kopf und die Brust weh, und der Patient hält sich die Brust mit beiden Händen (Bry.) (B.).

Prostration bei epidemischer Grippe *(Ars., Phos.)* (N.).

Husten: chronisch; locker mit hektischer Röte; Brust wund, muß sie mit den Händen halten *(Bry., Nat., Phos.)*; schlimmer nachts; nach Masern oder unterdrückten Wechselfiebern (A.).

SEHR UNRUHIG, KANN NICHT STILL BLEIBEN, OBWOHL ER ES UNBEDINGT WILL; NICHT BESSER DURCH BEWEGUNG (Dr. Kl.).

Biliöse Störungen; Augen, Gesicht, Erbrochenes etc. gelb (Bry., Chel., Chin., Nat-S.) (B.).

Wehtun und Schwellung der Füße *(Dn.)*.

Dicker, gelber Zungenbelag *(Ant-C., Chel., Merc., Nux-M., Rhus-T., Spig., Sulph.)* (Bt.).

Schwindel: fällt nach links (Calc., Lach., Nat-M., Stram., Sulph., Zinc.) (B.).

Urin spärlich, dunkelmahagonifarbig (Ha.).

Große Schwäche während des Fiebers (Ant-T., Ars., Bapt., Bry., Carb-V., Ign., Mur-Ac., Nat-M., Phos-Ac., Phos., Puls., Rob., Rhus T., Sulph.) (Dg.).

Gelbe, gelbsüchtige Haut *(Chel., Chin., Merc., Nat-M., Nat-S., Sep.)* (R.).

Wundheitsgefühl in der Lebergegend bei Bewegung oder beim Husten (R.).

Spärlicher Urin, mit einem weißlichen, tonartigen Satz (R.).

VERWANDTE MITTEL: *Vergleiche: Chel., Lyc., Nat-S., Podo.* und *Sep.* bei gelbsüchtigen Affektionen.

Gut gefolgt von: Nat-M und *Sep.*

Bry ist vergleichbar; Schweiße erleichtern; der Patient hält sich still bei den Schmerzen; während *Eup-P.* einen spärlichen Schweiß erzeugt und die Schmerzen ihn ruhelos machen.

EUPHORBIUM

GEBRÄUCHLICHE BEZEICHNUNG: WOLFSMILCH

Rheumatische Schmerzen, die reißend, drückend und stechend sind, aber nur in der Ruhe.

Lähmende Schwäche in den Gelenken, besonders dann, wenn er sich zu bewegen beginnt.

Brennender Schmerz in den inneren Teilen (Ars., Carb-V., Phos., Sec., Sulph.).

Erkrankungen der Schleimhäute

BLÄSCHENFÖRMIGER, ERYSIPELARTIGER AUSSCHLAG IM GESICHT *(Anac., Canth., Rhus-T.).*

Stechender Hautausschlag (Apis).

Gelblicher Hautausschlag (Ant-C.).

Stechen in der Haut *(Apis., Nit-Ac.)*.

Schnupfen mit verschwollener Nase; erfolglose Ansätze zum Niesen (B.).

Brennen im Schlund, bis zu dem Magen gehend *(Ars., Canth., Caps., Merc-C.)* (C.).

Gefühl von brennender Hitze auf einer Wange, im allgemeinen links (G.).

Bulböses Erysipel; Blasen groß wie Erbsen, gefüllt mit einer gelben Flüssigkeit (A.).

Stiche vom Epigastrium in die Brustseiten, beim Husten (B.).

SCHRECKLICHER, BRENNENDER SCHMERZ, ALS LÄGE BRENNENDE KOHLE AUF ODER IN DEN TEILEN; BEI KREBS, KARBUNKEL ODER ERYSIPEL (wenn *Ars.* oder *Anthr.* keine Besserung bringen) (A.).

Profuse Diarrhoe und Erbrechen *(Crot-T., Podo., Verat.)* (C.).

DURCHFÄLLIGE STÜHLE: PROFUS, DYSENTERISCH, GÄREND UND DÜNN WIE WASSER (C.).

Gangrän oder Furunkel bei alten Leuten *(Ars., Carb-V., Sec.)* (A.).

Durst auf kalte Getränke *(Acon., Ars., Bry., Nat-M., Phos., Puls., Verat.)* (C.).

Häufiger Schluckauf *(Mag-P.)* (C.).

Brennen bei Karies und Knochennekrose (A.).

Zahnschmerzen: Zähne wie eingeschraubt; mit Zucken und Pulsieren (C.).

Viel Knurren im Bauch, gefolgt von Flatus (C.).

Alte, torpide, indolente Geschwüre, mit beißenden, lanzinierenden und reißenden Schmerzen (A.).

VERSCHLIMMERUNG: In der Ruhe, besonders beim Sitzen; bei Berührung des befallenen Teiles; und wenn er sich zu bewegen beginnt.

BESSERUNG: Bei Bewegung; durch fortwährende Bewegung beim Gehen.

VERWANDTE MITTEL: *Ähnlich: Apis, Ars., Canth., Graph., Iris., Kreos., Lach., Nat-S., Petr., Phos., Rhus-T., Sec., Sep., Sulph.* und *Verat.*

EUPHRASIA

GEBRÄUCHLICHE BEZEICHNUNG: AUGENTROST

Schmerz krampfig.

Wie *Arnica Montana* erprobt bei der Beseitigung der Folgen von Quetschungen, Prellungen und anderen mechanischen Traumen *(Arn., Ham.)*

Die ganze Nacht wandernde, juckende Stiche, hier und da, mit großer Unruhe.

Ausbleiben der Regelblutung, mit katarrhalischen Symptomen der Augen und Nase (A.).

MENSES: SCHMERZHAFT, EINMAL NUR EINE STUNDE DAUERND *(Psor.)*; EIN ANDERES MAL ZU SPÄT, SPÄRLICH, KURZ, NUR EINEN TAG DAUERND *(Alum., Apis, Bar-C., Nux-V., Psor. Sep., Thuj.)* (A.).

Sykotische Wucherungen in Verbindung mit Hartleibigkeit.

KATARRHALISCHE BESCHWERDEN DER SCHLEIMHÄUTE, BESONDERS JENER DER AUGEN UND DER

NASE *(All-C., Calc., Kali-M., Merc., Nat-M., Puls.)* (A.).

Bei Augenentzündungen ausgezeichnet (die scharfe, brennende Tränenabsonderung ist am auffallendsten).

Hornhaut bläulich.

DIE AUGEN TRÄNEN DIE GANZE ZEIT, SIE SIND MORGENS VERKLEBT; LIDRÄNDER ROT, GESCHWOLLEN, BRENNEND *(All-C.)* (A.).

LICHTSCHEU *(Bell., Calc., Con., Graph., Merc., Nat-M., Phos., Sep., Sulph., Zinc.)* (A.).

Blepharitis; injizierte Augen; Absonderung dick und wundmachend, die Tränen brennen und reizen die Wangen; lichtscheu, schlimmer bei künstlichem Licht. Traumatische Bindehautentzündung (D.).

Gefühl, als wäre die Hornhaut mit viel Schleim bedeckt, er verdunkelt die Sicht; der Kranke muß oft die Lider schließen und zusammenpressen (N.).

FLIESSSCHNUPFEN *(All-C., Am-C., Arg-M., Ars., Bell., Calc., Dulc., Kal-Ars., Kali-I., Lac-C., Merc., Merc-C., Nat-C., Nat-M., Nit-Ac., Nux-V., Puls., Sabad., Sulph., Tell., Thuj.)*

Profuser Fließschnupfen morgens, mit heftigem Husten und reichlichem Auswurf *schlimmer, wenn er sich dann warmen Südwind aussetzt* (A.).

Beim Versuch morgens, den übelriechenden Schleim im Hals auszuwerfen, Würgen, bis er sein gerade genossenes Frühstück erbricht *(Bry.)* (A.).

ÜBERREICHLICHE, SCHARFE TRÄNENABSONDERUNG, MIT PROFUSEM MILDEM SCHNUPFEN (Gegenteil von *All-C.)* (A.).

Reichlicher Schleimauswurf durch absichtliches Räuspern, schlimmer morgens beim Aufstehen (A.).

KEUCHHUSTEN: ÜBERMÄẞIGE TRÄNENABSONDERUNG BEIM HUSTEN; HUSTEN NUR TAGSÜBER *(Am-C., Arg-M., Calc., Ferr., Lach., Mang., Nat-M., Phos., Staph., Thuj., Viol-O.)* (A.).

Bei Masern mit wässerigen Augen und Fließschnupfen manchmal das beste Heilmittel (N.).

Chemosis (Apis, Arg-N., Hep., Kali-I., Lach., Nat-M., Rhus-T., Vesp.) (B.).

Katarakt (wenn die Augen sehr stark tränen) (G.).

Schwachsichtigkeit *(Agar., Bell., Calc., Caust., Con., Gels., Lach., Nit-Ac., Phos., Puls., Ruta, Sep., Sil., Sulph.)* (B.).

Gefühl, als hinge ein Haar über dem Auge, das weggewischt werden muß (C.).

Flecken, Bläschen und Geschwüre auf der Hornhaut *(Hep., Merc., Sil.)* (C.).

Schmerzen in den Augen, wie von Sand.

VERSCHLIMMERUNG: Abends; nachts; beim Hinlegen; durch grelles Tages- und Sonnenlicht; im Bett; im Haus; durch Wärme; und von Berührung *(Hep.)*.

BESSERUNG: In der Dunkelheit; in frischer Luft; und durch Wischen der Augen.

VERWANDTE MITTEL: *Ähnlich: Puls* bei Augenbeschwerden; das Gegenteil von *All-C.* bei Tränenabsonderung und Schnupfen

Antidote: Camph., Puls..

FERRUM METALLICUM

GEBRÄUCHLICHE BEZEICHNUNG: EISEN

Starke Abmagerung (Ars., Bar-C., Calc., Chin., Graph., Jod., Lyc., Nat-M., Nit-Ac., Phos., Sil., Sulph., Tub.).

Schwäche bis zur Lähmung *(Ars., Caust., Gels., Kali-P., Nux-V., Phos., Plb., Sep.).*

Unruhe in den befallenen Gliedern *(Rhus-T., Zinc.).*

Knacken in den Gelenken *(Calc., Caps., Kali-B., Led., Nat-C., Nit-Ac., Petr., Rhus-T., Sep., Thuj.).*

Neigung zu Müdigkeit und Ruhe wegen innerer Schwäche (Bry., Calc-P., Gels., Kali-P., Phos-Ac., Sep., Sil., Zinc.).

Gehen in frischer Luft verschlimmert seinen Zustand sehr.

Erzeugt eine falsche Plethora: eine unregelmäßige Blutverteilung, mit Kopfschmerzen, Nasenbluten, Atemnot etc. (D.).

Frost mit rotem Gesicht und Durst (D.).

Fieberfälle, die schlecht mit Chinin behandelt wurden (A.).

Profuser langanhaltender Schweiß, erschöpfend und kalt nachts (A.).

Tagsüber Klagen über plötzliche Krämpfe der Glieder.

Erbrechen des Genossenen nach jedem Husten *(Bry., Ipec., Nux-V.)* (N.).

RHEUMATISCHE BESCHWERDEN *(Bry., Calc., Kali-M., Rhus-T., Ruta, Sil.)*

RHEUMATISCHE SCHMERZEN IN DEN LINKEN DELTAMUSKELN *(Rhus-T.)* (D.).

Nächtliche Samenergüsse mit Rückenschmerzen (B.).

Verdrehung der Glieder *(Cupr., Mag-P., Sec.).*

AUSSERORDENTLICHE BLÄSSE IM GESICHT, DAS BEIM LEISESTEN SCHMERZ ODER BEI DER GERINGSTEN BEWEGUNG ODER ANSTRENGUNG, ROT ANLÄUFT *(Amyl-N.)* (A.).

Krampfadern (Calc-F., Ham., Nat-M., Sep.).

Schwindel: Beim Abwärtsgehen; beim Überschreiten von fließendem Wasser (D.).

ERRÖTEN *(Amyl-N., Coca)* (A.).

BLEICHSUCHT *(Alum., Ars., Calc-P., Cycl., Ferr-Ars., Graph., Lyc., Mang., Nat-M., Nit-Ac., Phos., Puls., Sep.).*

GESICHT GELB ODER ERDFARBIG *(Calc., Nat-M., Puls., Sep.).*

Umschriebene rote Stellen auf den Wangen (Lachn., Phos., Sulph.).

ROTE KÖRPERPARTIEN WERDEN WEISS — LIPPEN, GESICHT, ZUNGE (A.).

Kongestionen (nicht auf einen bestimmten Teil beschränkt; Ferr. ist überall nützlich).

Schwellung und Erweiterung der Blutgefäße (Glon., Nat-M., Verat-V.) (G.).

GEBÄRMUTTERBLUTUNG MIT ROTEM GESICHT UND GESCHWOLLENEN VENEN *(Bell., Glon., Sang.).*

Menses ein paar Tage aussetzend *(Puls., Sep.)* (Bl.).

MENSES: ZU FRÜH UND ZU REICHLICH *(Ars., Bell., Bov., Calc., Cocc., Cycl., Ipec., Nat-M., Nux-V., Phos., Plat., Rat., Sab.).*

Milchige, fressende Leukorrhöe *(Calc.)* (R.).

Verstopfung: bei Atonie des Darmes *(Alum., Bry., Op.)*; erfolgloses Drängen; Stühle hart und schwierig, gefolgt von

Rückenschmerzen oder krampfhaftem Schmerz im Mastdarm (A.).

NEIGUNG ZU BLUTUNGEN; BLUT HELLROT; ES GERINNT LEICHT *(Ferr-P., Ipec., Phos.)* (A.).

BLUTSPUCKEN, MIT FLIEGENDEN SCHMERZEN IN DER BRUST, BESSER DURCH LANGSAMES GEHEN (N.).

Blutungen bei entkräfteten oder blutarmen Personen (N.).

Kopfschmerzen: hämmernd, schlagend, pulsierend; muß sich hinlegen; mit Abneigung gegen Essen und Trinken (A.).

Kopfschmerzen nach der Menses (C.).

HERZKLOPFEN MIT ANGST, BESSER BEIM LANGSAMEN GEHEN (N.).

Impotenz (Agn., Bar-C., Calad., Con., Graph., Kali-P., Lyc., Med., Nat-M., Nux-V., Phos., Sel., Sep., Sulph.).

Verdrießlich, zänkisch, streitsüchtig, leicht erregt; ärgert sich über den geringsten Widerspruch *(Anac., Nux-V., Sulph.)* (A.).

Verlangen nach Einsamkeit *(Ign., Phos-Ac., Sep.)* (R.).

Angstgefühl bei geringstem Anlaß (R.).

Blasebalgähnliches Geräusch des Herzen, und Nonnengeräusch in den Arterien und Venen (Bt.).

Abneigung gegen fettes Essen und Erbrechen des Genossenen (Cycl., Phos., Puls.).

Folgen von Mißbrauch von Tee und von Chinin *(Puls.).*

Heißhunger (Jod., Nat-M., Phos., Tub.) (D.).

Wolfshunger und Anorexie abwechselnd (N.).

Regurgieren und Erbrechen von Speisen mundvollweise *(Alum.)*, ohne Übelkeit (A.).

Abneigung gegen Fleisch (B.).

Wassersucht: nach Verlust von Körpersäften *(Chin.)*; Chininmißbrauch *(Ars., Nat-M., Puls., Sep.)*; unterdrücktes Wechselfieber *(Carb-V., Chin.)* (A.).

Diarrhöe: unverdaute, schmerzlose, manchmal unwillkürliche Stühle; Stuhldrang, sobald etwas in seinen Magen kommt (D.).

Diarrhöe, schlimmer nach Mitternacht (D.).

VERSCHLIMMERUNG: Nachts, gegen Morgen; in der Ruhe; beim ruhigen Sitzen; und während der Menses.

BESSERUNG: Bei langsamer Bewegung; von langsamem Gehen; und im Sommer.

VERWANDTE MITTEL: *Komplementär: Alum.* und *Chin.*

Chin., ihm pflanzlich analog, folgt gut bei fast allen Krankheiten, ob akut oder chronisch.

Antidote: Chin., Puls. und *Thea.*

FLUORICUM ACIDUM

GEBRÄUCHLICHE BEZEICHNUNG: FLUORESSIGSÄURE

Beschwerden des Alters, oder vorzeitigen Alterns; bei syphilitisch merkurialer Dyskrasie (A.).

JUNGE LEUTE SEHEN ALT AUS *(Agn., Ambr., Bar-C., Bufo, Kali-C., Lyc., Sel.)* (A.).

Blaß, elend, schwach, schlapp, heruntergekommen (B.).

KRANKHEITEN DER KNOCHEN, BESONDERS DER RÖHRENKNOCHEN *(Calc-F., Calc-P., Kali-I., Merc., Mezer., Nit-Ac., Phos., Sil.)* BESSER BEI KÄLTE (besser von der Wärme - *Sil.)* (N.).

Karies und Nekrose, besonders der Röhrenknochen, bei psorischen oder syphilitischen Personen; oder nach Mißbrach von Merkur oder Silicea (A.).

Abneigung gegen alle; sogar gegen seine eigene Familie *(Sep.);* er fühlt sich von einer Gefahr bedroht.

Vermehrtes Kraftgefühl *(Coca.)* (A.).

Vergeßlichkeit: für Daten und bei seiner täglichen Arbeit.

ZAHN- ODER TRÄNENFISTEL *(Merc., Sil., Sulph.)* (A.).

Rauheit und Härte der Haut, mit starkem fleckweisem Jucken; schlimmer durch Wärme, besser von der Kälte (D.).

Naevus oder Muttermale bei Kindern (N.).

Aneurysma *(Calc-F.)* (A.).

Nützlich bei Leberanschoppung oder -verhärtung; Leberzirrhose mit Bauchwassersucht (Bl.).

SCHNELL ZUNEHMENDE KARIES DER ZÄHNE *(Calc., Calc-F., Kreos., Merc., Phos., Staph.)* (A.).

Alte Narben entzünden sich um die Ränder und jucken heftig (Graph.) (N.).

Geschwüre: rote Ränder und Blasen; Dekubitus; reichliche Absonderung; schlimmer von der Wärme, besser durch Kälte; heftige Schmerzen, blitzartig an kleinen Stellen (A.).

Kann die Extreme von Hitze und Kälte im Sommer und Winter nicht ertragen (N.).

Es ist ihm immer zu heiß; will in kaltem Wasser baden (B.).

Exostosen der Gesichtsknochen *(Aur., Calc., Calc-F., Hecla., Merc., Sil.)* (A.).

Haarausfall (Calc., Graph., Phos-Ac.) (Bl.).

Brüchige, zerzauste Haare *(Bor., Kali-C.)* (B.).

Krampfadern und Geschwüre *(Ham., Nat-M., Sep.)* (A.).

NAGELBETTENTZÜNDUNG *(Ant-C., Graph., Merc., Sil. Thuj.)* (Bl.).

PANARITIUM *(Apis, Ars., Dios., Hep., Lach., Merc., Sil.)* (B.).

Übel- oder scharfriechender Schweiß der männlichen Genitale (K.).

Schweiß an den Händen und Füßen (B.).

Betäubende Kopfschmerzen, besser beim Urinieren (B.).

Heftiger, drückender Schmerz in den Schläfen, von innen nach außen (C.).

Ein kurzer Schlaf genügt; er erfrischt ihn (C.).

Schmerz die Schädelnähte entlang (C.).

Nagender Hunger; auf scharfe oder kalte Sachen (B.).

Wundmachende Leukorrhöe *(Bor., Nit-Ac.)* (C.).

Vermindertes Gehör besser beim Rückwärtsbeugen des Kopfes (B.).

Dekubitus *(Arn., Ars., Bapt., Carb-V., Lach., Lyc., Merc., Nit-Ac., Phos., Sec.)* (B.).

VERWANDTE MITTEL: *Komplementär: Coca, Sil.*

folgt gut nach *Ars.* bei Aszites der Trinker; nach *Kali-C.* bei Hüftgelenkkrankheiten; nach *Coff., Staph.* bei empfindlichen Zähnen; nach *Phos-Ac.* bei Diabetes; nach *Sil., Symph.* bei Knochenkrankheiten; und nach *Spong.* bei Kropf.

Nützlich nach Mißbrauch von *Sil.* bei Eiterungen.

GELSEMIUM

GEBRÄUCHLICHE BEZEICHNUNG: GELBER JASMIN

Geeignet für Kinder und junge Leute, besonders für Frauen, die nervös und „hysterisch" sind *(Croc., Ign., Lyc., Nat-M.)* (A.).

GEISTESVERWIRRUNG *(Calc., Cann-I., Carb-V., Glon., Lach., Merc., Nat-M., Nux-M., Op., Petr., Rhus-T., Sep., Strych.)* (Bt.).

Geistig stumpf, schwerfällig, kann nicht denken; schläfrig, mit dunkelrotem Gesicht (N.).

TOTALER MANGEL AN MUT, COURAGIERTHEIT *(Acon., Bar-C., Chin., Graph., Lyc.)* (A.).

ANGST VOR DEM HINFALLEN *(Bor., Cupr., Lac-C.)*; DAS KIND GREIFT NACH DEM BETT ODER DER AMME *(Bor., Sanic.)* (A.).

Folgen von Schreck, Angst, aufregenden Nachrichten und plötzlichen Gemütserregungen *(Ign., Puls.)* (A.).

WILL RUHIG SEIN, ALLEIN SEIN; WILL NICHT REDEN, WILL KEINEN UM SICH HABEN, AUCH WENN DIE PERSON SICH STILL VERHÄLT *(Ign., Nat-M.)* (A.).

Depressive Verstimmungen bei Menschen, die onanieren und extrem faul sind (Bt.).

Amaurosis durch Onanie *(Con., Nat-M., Phos., Puls., Sulph.)* (Bt.).

LAMPENFIEBER, ANGST, IN DER ÖFFENTLICHKEIT AUFZUTRETEN *(Arg-N.)* (A.).

ERWARTUNGSANGST; ÄNGSTLICH VOR EINEM KIRCHEN-, KINOBESUCH, ODER VOR EINER VERABREDUNG, BEKOMMT DIARRHOE (A.).

Hysterie, mit Spasmen, Herzklopfen und großer nervöser Reizbarkeit *(Kali-P.)* (Bt.).

Sie fürchtet, daß ihr Herz, wenn sie nicht in beständiger Bewegung bleibt, zu schlagen aufhört (fürchtet, es wird aufhören zu schlagen, wenn sie sich bewegt - *Dig.)*.

Kopfschmerzen, hauptsächlich im Hinterkopf, besser wenn Kopf und Schulter auf einem hohen Kissen liegen (N.).

KOPFSCHMERZEN MIT VORANGEHENDER BLINDHEIT *(Hyos., Iris, Kali-B., Lac-D., Nat-M., Podo., Psor., Sep.)* (A.).

Heftiger Blutandrang zum Gehirn *(Acon., Bell., Glon., Verat-V.)* (Bt.).

Kopfschmerzen: schlimmer von geistiger Anstrengung, durch Rauchen, durch Sonnenhitze und wenn der Kopf tief liegt (A.).

Gefühl der Schwere im Kopf (oder Kopfschmerzen), besser durch reichliche Harnabsonderung (Ferr-P., Ign., Kalm., Meli., Sang., Sil.) (N.).

Nervöse Kopfschmerzen: Der Schmerz beginnt in der Nackengegend der Wirbelsäule und breitet sich über den ganzen Kopf aus (Bry., Sang., Sil.) (Bt.).

Gefühl von einem Band rund um den Kopf, oberhalb der Augen *(Carb-Ac., Sulph.)* (A.).

Kopfhaut empfindlich gegen Berührung *(Bell., Chin.)* (A.).

VÖLLIGE ERSCHLAFFUNG UND ENTKRÄFTUNG DES GANZEN MUSKELSYSTEMS MIT MOTORISCHER LÄHMUNG (A.).

Schwäche und Zittern: der Zunge, Hände, Beine; oder des ganzen Körpers (A.).

Hysterische Spasmen, mit großer Erregung und Taubheitsgefühl in den Extremitäten (Bl.).

MANGEL AN MUSKELKOORDINATION; VERWIRRT, MUSKELN GEHORCHEN DEM WILLEN NICHT (A.).

Katarrhalische Schwerhörigkeit mit Schmerz vom Schlund zum Mittelohr (N.).

Progressive lokomotorische Ataxie (Bt.).

Allgemeine Niedergeschlagenheit durch Sonnenhitze oder im Sommer (A.).

Einatmen lang, mit einem krähenden Geräusch; Ausatmen plötzlich und gewaltsam (N.).

Langsamer, schwacher Puls bei alten Leuten (N.).

Taubheit der Zunge; sie fühlt sich so dick an, daß er kaum noch sprechen kann; teilweise gelähmt (N.).

SCHWINDEL: VOM HINTERKOPF SICH AUSBREITEND *(Sil.)*; MIT DOPPELTSEHEN, TRÜBSICHTIGKEIT, VERLUST DES SEHVERMÖGENS; GEFÜHL, WIE BETRUNKEN BEIM VERSUCH SICH ZU BEWEGEN (A.).

Schwere der Augenlider; kann sie nicht offen halten *(Caust., Graph., Sep.)* (A.).

Trübsichtigkeit *(Calc., Cycl., Kali-C., Lyc., Puls., Sep.)* (Bt.).

Beginn des Typhoids: Kopfschmerzen, schläfrig, stumpfsinnig, will still liegen, starke Prostration; Zunge zittert, wenn sie herausgestreckt wird; Augenlider hängen herab; Zittern am ganzen Körper, beim Versuch, sich zu bewegen (N.).

Schlaf: träge und schläfrig; auch überwach durch Gedankenzudrang (N.).

Große nächtliche Samenergüsse mit sexuellen Träumen; am nächsten Tag Schlappheit und Reizbarkeit *(Phos-Ac.)* (Bt.).

Geschlechtsorgane kalt und erschlafft *(Calad.)*.

Unwillkürliche Samenergüsse ohne Erektionen (Chin., Coc., Dios., Graph., Ham., Nat-C., Nuph., Phos-Ac., Sel., Sulph.) (N.).

Krampfhafte Wehen *(Bell., Caul., Mag-P., Puls.)*

Rigidität des Gebärmutterhalses *(Bell., Sec.)*.

Frost: ohne Durst, besonders das Rückrat entlang; den Rücken hinauf und hinunter laufend in einer schnellen, wellenartigen Bewegung; vom Kreuzbein nach dem Hinterkopf (A.).

Nervöses Frösteln: heftiges Schütteln ohne Kältegefühl (N.).

Verlangen nach Stille, kann sich vor Schwäche nicht bewegen *(Bry., Kali-C., Phos-Ac.)* (N.).

WILL GEHALTEN WERDEN, UM DAS STARKE SCHÜTTELN ZU ERLEICHTERN *(Lach.)* (A.).

Allgemeiner, tiefsitzender Muskelschmerz mit Entkräftung (Grippe) (N.).

Kann die Zeit des Frostrückfalles einschätzen, da kurz vorher die Harninkontinenz beginnt (A.).

Katarrh mit heftigen Anfällen; schlimmer morgens, mit Prickeln in der Nase (Heuschnupfen) (N.).

VERSCHLIMMERUNG: Bei feuchtem Wetter; vor einem Gewitter; bei Gemütsbewegung oder Erregung; von schlechten Nachrichten; durch Tabakrauchen; beim Denken an seine Beschwerden.

BESSERUNG: Von reichlichem Urinlassen; wenn er sich ruhig verhält.

VERWANDTE MITTEL: *Vergleiche: Bapt.* bei drohendem Typhoidfieber; *Ipec.* bei stummer Malaria, nach Unterdrückung durch Chinin; und *Arg-N.* bei Nervenschwäche.

GLONOINUM

GEBRÄUCHLICHE BEZEICHNUNG: NITROGLYZERIN

Seine Symptome sind heftig und kommen plötzlich *(Amyl-N., Bell., Ferr-P.)* (Bl.).

Kopfbeschwerden durch Arbeiten bei Gaslicht, wenn die Hitze auf den Kopf strahlt; kann Hitze um den Kopf nicht vertragen, weder Ofenhitze noch die Hitze beim Gehen in der Sonne (Lach., Nat-C.) (A.).

KOPFSCHMERZEN VON UNTEN NACH OBEN; GEFÜHL VON WELLENARTIGER BEWEGUNG DES GEHIRNS (N.).

Kopfschmerzen: schlimmer vom Rückwärtsbeugen des Kopfes; besser in frischer Luft; kann nicht still bleiben; muß sich bewegen (D.).

ZEREBRALE KONGESTION ODER BLUTANDRANG ABWECHSELND NACH KOPF UND HERZ (A.).

Kopfschmerzen, unmittelbar durch die Sonne (N.).
Starke Sonneneinstrahlung, oder Sonnenstich (Acon., Überhitzung in der Sonne.

Kann nichts auf dem Kopf tragen, besonders keinen Hut; oder Druck wie von einem Hut am Kopf (N.).

Plötzlicher örtlicher Blutandrang, besonders zum Kopf oder zur Brust; berstende Kopfschmerzen, vom Nacken hochsteigend, mit heftigem Pulsieren und dem Gefühl der Vergrößerung bis zum Platzen; kann die leiseste Erschütterung nicht ertragen (N.).

Völle des Kopfes; deutliches Gefühl von Pulsieren im Kopf; Klopfen mit oder ohne Schmerz (N.).

Kann Hitze um den Kopf nicht vertragen; kann nicht in die Sonne gehen; muß im Schatten gehen oder einen Sonnenschirm tagen (G.).

HAT ANGST, DEN KOPF ZU SCHÜTTELN; ES VERSCHLIMMERT DEN SCHMERZ UND ES SCHEINT IHM, ALS OB DER KOPF IN STÜCKE AUSEINANDERFALLEN WÜRDE (N.).

Sonnenstich: Gesicht blaß; voller runder Puls; mühsame Atmung; Augen starr; zerebrales Erbrechen; weiße Zunge; Gefühl von Hinsein in der Herzgrube (D.).

Ohrenklingen (Chin.) (Bl.).

Klopfen im Kopf, synchron mit dem Herzschlag (Bl.).

Sonnenkopfschmerzen: Sie nehmen zu und ab mit der Sonne *(Kalm., Nat-c., Nat-M., Spig.)* (A.).

Augen: injiziert, hervortretend, wild, Pupillen erweitert; Gegenstände tanzen synchron mit jeder Pulsation vor den Augen (N.).

Funken und Blitze vor den Augen *(Bell.)* (C.).

Starker Schwindel beim Aufsitzen im Bett, beim Aufstehen von einem Stuhl etc.

„Ménierèsche Krankheit" *(Ther.)* (Bl.).

Blutandrang zum Kopf häufig von Konvulsionen begleitet *(Acon., Bell., Verat-V.)* (Bl.).

Nützlich bei Wochenbettkonvulsionen.

Das Gesicht ist rot, der Puls voll und hart; der Urin enthält Eiweiß; der Patient ist bewußtlos und hat Schaum vor dem Mund (Bl.).

HEFTIGE HERZTÄTIGKEIT; DEUTLICHES PULSIEREN AM GANZEN KÖRPER, BESONDERS IM NACKEN UND HINTERKOPF (N.).

Angestrengte Herztätigkeit; Beklemmung; Blutandrang nach dem Herzen und schnell in den Kopf *(Amyl-N.)* (A.).

Hat erhabene Gedanken; sie glaubt, der Allmächtige zu sein und daß alle ihr unterlegen sind *(Plat.)* (R.).

GEISTESVERWIRRUNG; WEISS NICHT, WO ER IST; BEKANNTE STRASSEN KOMMEN IHM FREMD VOR; VERGISST, AUF WELCHER STRASSENSEITE ER WOHNT (N.).

Gefühl, als wäre das Kinn zu lang.

Außerordentlich lebhaft und geschwätzig, mit starkem Gedankenzudrang *(Cann-I., Coff., Lach., Stram.).*

Akute und chronische interstitielle Nephritis mit hohem Blutdruck (Bl.).

Folgen von seelischer Erregung, Schreck, Angst, mechanischen Verletzungen; nach Haareschneiden *(Acon., Bell.)* (A.).

IN FÄLLEN VON GESTEIGERTER GEFÄSSPANNUNG (HOHEM BLUTDRUCK) BEI ALTEN LEUTEN (Bl.).

Will einen langen, tiefen Atemzug tun.

Kinder werden krank abends beim Sitzen oder Einschlafen vor einem offenen Kohlenfeuer (A.).

Konvulsionen bei Kindern durch Gehirnkongestionen (A.).

Gehirnhautentzündung *(Apis, Bell., Bry., Hell., Hyos., Lach., Nat-M., Op., Sulph., Verat-V.)* (A.).

Hitzewallungen in den Wechseljahren (Amyl-N., Bell., Graph., Lach., Sang.); auch während der Menstruation (Ferr., Sep., Sang., Sulph.) (A.).

Kopfschmerzen nach profuser Gebärmutterblutung *(Chin., Ferr.)* (A.).

Blutandrang zum Kopf bei schwangeren Frauen (A.).

Heftige Gehirnkongestion von verspäteter oder unterdrückter Menstruation (A.).

KOPFSCHMERZEN ANSTELLE DER MENSTRUATION (A.).

Heftige pulsierende Schmerzen im Epigastrium *(Acon., Chin., Ferr., Sep.)* (Bt.).

Herzschmerzen nach allen Teilen ausstrahlend - nach den Armen (B.).

Wacht mit Angst vor einem Schlaganfall auf (K.).

Hitze, mit heißem Schweiß *(Bell.)* (B.).

Schwankender Gang *(Alum., Nux-V., Pic-Ac., Zinc.)*.

VERSCHLIMMERUNG: In der Sonne; durch Sonnenstrahlen; bei Gaslicht; durch Überhitzung; durch Erschütterung; beim Bücken; beim Steigen; durch Hutdruck; nach Haareschneiden; und vom Wein.

BESSERUNG: Durch kalte Umschläge; in kalter Luft; und durch Druck.

VERWANDTE MITTEL: *Vergleiche: Acon., Amyl-N., Bell., Ferr., Ferr-P., Gels., Melil., Stram* und *Verat-V.*

Nützlich in Fällen von zerebraler Kongestion bei Kindern, wenn *Bell* nicht die erwünschte Besserung bringt.

Antidote: Acon., Camph., Coff. und *Nux-V.*

GNAPHALIUM

GEBRÄUCHLICHE BEZEICHNUNG: RÜHRKRAUT

Übelriechende Diarrhöe mit Kolik, schlimmer morgens *(Nat-S., Podo., Sulph.)* (B.).

Choleraerkrankung: mit Kolik und Erbrechen und Abführen *(Ars., Bism., Crot-T., Nux-V., Sec., Verat.)* (Bl.).

HEFTIGER SCHMERZ DEN RECHTEN ISCHIASNERVEN ENTLANG, SCHIESSEND, SCHNEIDEND, VOM RECHTEN HÜFTGELENK ZUM FUSS; SCHLIMMER BEIM HINLEGEN, BEWEGEN, GEHEN UND BESONDERS BEIM SITZEN (A.).

Heftige Ischiasschmerzen, abwechselnd mit Taubheit oder Ameisenlaufen (B.).

Hexenschuß, mit dem Gefühl einer Last in der Beckengegend.

Gichtische Schmerzen in den großen Zehen.

Das Belasten des Fußes ist außerordentlich anstrengend.

Menstruationsbeschwerden: Menses spärlich und am ersten Tag sehr schmerzhaft *(Calc-P., Caust., Graph., Kali-C., Lap-A., Vib.)* (Bl.).

Gefühl von Gewicht und Völle im Becken *(Aloe., Podo., Sep.)* (Bl.).

Dysmenorrhöe mit spärlichen, schokoladenbraunen Absonderungen und quälenden Schmerzen in der Beckengegend (C.)

VERSCHLIMMERUNG: Nachts, beim Hinlegen; durch Bewegung; beim Schreiten; während der Menses, und beim Gehen.

BESSERUNG: Durch Sitzen; und beim Beugen der Glieder

VERWANDTE MITTEL: *Ähnlich: Cham., Coloc., Mag-P.* und *Xanth.*

GOSSYPIUM

GEBRÄUCHLICHE BEZEICHNUNG: BAUMWOLLSTAUDE

Gossypium ist ein starkes Emmenagogum. Bekannt als Abtreibungsmittel. Es erzeugt kräftige, regelmäßige und starke Gebärmutterkontraktionen; *Cimicifuga* ist ähnlich in seiner Wirkung (C.).

Speichelfluß (Am-C., Arum-T., Bar-C., Bor., Fluor-Ac., Jod., Ipec., Kali-C., Lyso., Merc., Merc-C., Nat-M., Nit-Ac., Nux-V., Puls., Sep., Sulph., Verat.) (B.).

Übelkeit beim Erwachen *(Alum., Asar., Bor., Con., Lac-Ac., Petr.)* (B.).

Erbrechen bei Bewegung oder Aufstehen *(Bry., Cocc., Sulph.)*.

SCHWANGERSCHAFTSERBRECHEN *(Ars., Asar., Colch., Cup-Ars., Kreos., Lac-Ac., Nux-V., Petr., Phos., Puls., Sep., Sil., Symphori., Tab., Verat.)* (B.).

ÜBELKEIT, MIT NEIGUNG ZUM ERBRECHEN VOR DEM FRÜHSTÜCK *(Alum., Arg-N., Berb., Bov., Calc., Fago, Lyc., Nit-Ac., Petr., Sep., Tub.)* (C.).

Zeitweilig aussetzende Schmerzen in der Eierstockgegend, schlimmer von Bewegung und besser in der Ruhe (Bl.).

UNTERDRÜCKTE MENSTRUATION *(Bry., Cycl., Ferr., Graph., Kali-C., Lach., Nat-M., Puls., Sep.)* (C.).

Menses: zu spät, spärlich und wässerig (Alum., Calc-P., Nat-M.) (B.).

Gefühl, als wollte die Menstruationsblutung beginnen, aber sie fängt nicht an (C.).

Rückenschmerzen, mit Druck und Ziehen im Becken *(Nat-M., Rhus-T., Sep.)* (C.).

Gebärmuttermyom *(Calc., Calc-F., Lyc., Nux-V., Puls., Sep.)* (Bl.).

Brusttumor *(Carb-An., Con., Sil.)*, mit Schwellung der Achseldrüsen (C.).

Mangelhafte Rückbildung der Gebärmutter (Calc., Cimic., Kali-Br., Kali-C., Puls., Sec., Sep., Sulph., Ust.) (Bl.).

Empfindliche Gebärmuter *(Apis., Bell., Lach.)* (B.).

Vulva gechwollen und juckend (C.).

VERSCHLIMMERUNG: Von Bewegung; durch Druck; und vor dem Frühstück.

BESSERUNG: In der Ruhe.

VERWANDTE MITTEL: *Ähnlich: Alum., Bry., Cimic., Kreos., Lac-Ac., Lil-T., Nat-M., Puls., Sab., Senec., Sep., Symphori.* und *Ust.*

GRAPHITES

GEBRÄUCHLICHE BEZEICHNUNG: REISSBLEI

Geeignet für Frauen mit Neigung zu Fettleibigkeit, die unter habitueller Verstopfung leiden; in der Vorgeschichte verspätete Menstruation (A.).

Sexualtrieb vermindert (Agn., Bar-C., Caust., Ferr., Helon., Hep., Lyc., Mag-C., Nat-M., Phos-Ac., Rhod., Sep., Sulph.) (K.).

„Das, was *Pulsatilla* in der Pubertät bewirkt, leistet *Graphites* in den Wechseljahren" (A.).

MENSES ZU SPÄRLICH UND ZU BLAß *(Alum., Cycl., Ferr., Kali-C., Net-M., Puls., Sep.)*.

Wundheit der Brustwarzen (Arn., Bapt., Caust., Crot-T., Fluor-Ac., Lach., Lyc., Merc., Nit-Ac., Phel., Phyt., Sep., Sil., Sulph.).

Menses: zu spärlich, blaß, spät mit heftiger Kolik; unregelmäßig; verspätet durch Naßwerden der Füße *(Puls.)* (A.).

Morgens Übelkeit während der Menstruation (Am-C., Apoc., Calc., Cupr., Kali-C., Lach., Lyc., Phos., Puls., Sep., Sulph., Verat.) (G.).

Sehr schwach und erschöpft während der Menses (Alum., Ars., Bov., Carb-An., Caust., Cocc., Helon., Jod., Kali-C., Mag-C., Murx., Nux-V., Phos., Sec., Sep., Sulph., Uran., Verat.) (A.).

PROFUSE LEUKORRHÖE; STOSSWEISE, TAG UND NACHT, UND OFT WUNDMACHEND (G.).

Eierstöcke erkranken leicht *(Apis, Bell., Lach., Lyc., Merc., Nit-Ac., Puls., Sep.)* (Hg.).

LEUKORRHÖE VOR UND NACH DER MENSTRUATION (Vor - *Sep.;* nach - *Kreos.*)

Gefühl, als würde die Gebärmutter aus der Vagina herausdrängen, mit hartnäckiger Verstopfung, bei fetten fleischigen Frauen (Bt.).

Harte Narben bleiben nach einem Brustabszeß zurück, die Milchabsonderung hindernd; Brustkrebs, bei alten Narben und wiederholten Abszessen (A.).

TIEFE RISSE IN DEN BRUSTWARZEN *(Caust-Eq., Caust., Fluor-Ac., Hydr., Lyc., Merc-C., Phyt., Rat., Sep., Sil., Sulph.)* (Bt.).

VERHÄRTUNG DER EIERSTÖCKE *(Apis, Arg-M., Ars-*

I., Aur., Bar-I., Brom., Con., Jod., Lach., Pall., Sep., Ust.) (K.).

JUCKEN DES WEIBLICHEN GENITALE, VOR DER MENSES *(Merc., Sulph., Tarant., Zinc.)* (K.).

ENTSCHIEDENE ABNEIGUNG GEGEN KOITUS (bei BEIDEN GESCHLECHTERN) *Agn., Caust., Kali-C., Lyc., Nat-M., Petr., Phos., Psor., Rhod., Sulph.)* (A.).

SCHWÄCHE DER SEXUALKRÄFTE *(Agn., Calad., Con., Dig., Gels., Kali-P., Lyc., Nux-V., Phos., Phos-Ac., Sep., Sulph., Zinc.).*

UNVOLLSTÄNDIGE EREKTION WÄHREND KOITUS *(Camph., Con., Lyc., Phos-Ac., Phos., Sep., Sulph., Ther.)* (K.).

Keine Wollustempfindung beim Koitus *(Agar., Anac., Calad., Lyc., Nat-M., Plat., Sep.)* (K.).

Sexualtrieb sehr stark *(Anan., Bar-M., Calc., Calc-P., Cann-I., Canth., Con., Lyc., Lyss., Nux-V., Phos., Pic-Ac., Plat., Puls., Staph., Tub., Zinc.).*

Feuchte Ausschläge auf den männlichen Genitalien *(Carb-V., Hep., Rhus-T.)* (K.).

NACHTRIPPER, MIT KLEBRIGEM AUSFLUSS AUS DER HARNRÖHRE (K.).

Zucken und Verdrehungen der Glieder *(Bell., Cupr., Kali-Br., Lach., Mag-P., Phos., Plb., Puls., Sep., Zinc.).*

Ziehen durch den ganzen Körper mit Neigung zum Strecken der Glieder.

Steifheit der Glieder *(Bell., Cupr., Nux-V., Plb., Rhus-T.).*

Gefühl vom Zittern im ganzen Körper mit Zucken in allen Gliedern. *(Gels., Kali-Br., Tarant., Zinc.).*

Gliedmaßen schlafen ein *(Agar., Con., Gels., Kali-P., Nux-V., Phos.).*

Zusammenziehung der Muskeln *(Am-C., Bell., Cupr., Nux-V., Sec.).*

Rheumatisches Reißen, besonders in denjenigen Gliedern, die Geschwüre aufweisen.

Beim Gehen in frischer Luft verschwinden viele Schmerzen.

Neigung zur Erkältung und schlimmer durch Unterkühlung (Hep., Kali-C., Sil.).

Klopfen in allen Arterien bei jeder Bewegung.

Große Schwäche ohne Schmerz, welche ihn zum Seufzen bringt.

Schmerzen, die im Schlaf verspürt werden.

Schmerzen bei Witterungswechsel (Nat-S., Rhod., Rhus-T.).

Krampfadern, mit stechender Spannung und Jucken.

Schwellung und Verhärtung der Drüsen (Calc., Jod., Merc., Sil.).

Harte Schwellungen mit Stechen.

ERSTICKUNGSGEFÜHL NACH MITTERNACHT, BESSER DURCH ESSEN (B.).

Blutandrang zum Kopf *(Lach.)* (B.).

Flatulenz (Carb-V., Lyc., Nux-M., Nux-V., Puls.).

Eingeklemmte Blähungen (Carb-V., Lyc., Mag-P., Sulph.).

SAUERES AUFSTOSSEN *(Calc., Carb-V., Chin., Ign., Iris, Kali-B., Kali-S., Lith., Lyc., Mag-C., Nat-C., Nat-M., Nat-P., Nux-V., Phos., Rob., Sulph., Sulph-Ac.).*

ABNEIGUNG GEGEN FISCH, FLEISCH, SÜSSIGKEITEN, WARMES UND SALZIGES ESSEN (K.).

ÜBELKEIT DURCH GENUSS VON SÜSSIGKEITEN *(Arg-N., Ipec.)* (K.).

SCHMERZ IM MAGEN, BESSER NACH DEM ESSEN *(Anac., Brom., Chel., Cina., Ig., Jod., Kali-B., Mag-M., Nat-C., Petr., Phos., Raph., Verat.)* (K.).

Magengeschwüre (Arg-N., Ars., Hydr., Kali-B., Kreos., Lyc., Merc-C., Phos.).

VERSTOPFUNG *(Alum., Bry., Chel., Mag-M., Nat-M., Nux-V., Op., Phos., Sec., Sil., Sulph.).*

Diarrhöe oft von unterdrückten Ausschlägen verursacht *(Psor.)* (A.).

Stuhl riecht sauer (Calc., Hep., Mag-C., Merc., Rheum., Sulph.).

KLUMPIGE STÜHLE, MIT SCHLEIMFÄDEN VERBUNDEN (C.).

Stühle: dunkelfarbig, halbverdaut, unerträglich übelriechend (C.).

Schleim bleibt im After nach dem Stuhlgang (Ant-C.) (C.).

VERSTOPFUNG: GROSSE, SCHWIERIGE, KNOTIGE STÜHLE (G.).

Jucken im After (Alum., Ars., Calc., Cina, Merc., Sulph.) (C.).

AFTERFISSUREN *(Nit-Ac.)* (C.).

Harnabsonderung zu spärlich *(Apis, Bell., Canth., Merc., Sep.).*

Urin riecht auch sauer (Ambr., Benz-Ac., Calc., Chel., Hep., Merc., Nat-C., Petr., Sep.).

OHRENBRUMMEN *(Chin., Puls., Sep.).*

HÖRT BESSER, WENN UM IHN HERUM LÄRM IST, BEIM FAHREN ODER BEI EINEM RUMPELNDEN GERÄUSCH *(Nit-Ac.)* (A.).

Ausschläge an den Ohren (Tell.).

Ekzem der Augenlider; Ausschlag feucht und schrundig; Augenlider rot, ihre Ränder sind mit Schuppen oder Krusten bedeckt *(Alum., Bor., Nat-M., Sulph.)* (A.).

Trockenheit der Haut, mit abgespaltenen Nägeln.

Jede Wunde eitert (Hep., Sulph.) (A.).

Alte Narben brechen auf (A.).

ERYSIPEL *(Apis , Ars., Bor., Canth., Hep., Rhus-T., Sulph.).*

Erysipelas Mierans; wiederkehrendes Erysipel (B.).

EKZEMATÖSE AUSSCHLÄGE MIT KLEBRIGEN ABSONDERUNGEN *(Calc., Carb-S., Nat-M., Sulph.)* (K.).

Ekzemerkrankungen werden sehr gut beeinflußt.

Übelriechender Schweiß (Ars., Merc., Petr., Sil., Sulph.).

Rhagaden (Ant-C., Calc., Carb-S., Kreos., Nat-M., Nit-Ac., Petr., Sars., Sep., Sulph.).

Risse oder Schrunden an den Fingerspitzen, Brustwarzen, Lippenkommissuren; zwischen den Zehen (A.).

NÄGEL WERDEN DICK, SPRÖDE, SIE VERKRÜPPELN (N.).

Traurig und verzweifelt; Neigung zum Weinen; denkt nur an den Tod (Aur., Nit-Ac.) (N.).

Beim Hören von Musik weint sie (A.).

Außerordentlich vorsichtig; schüchtern, unschlüssig; kann sich nie entscheiden *(Puls.)* (A.).

Angst vor der Zukunft.

Vergeßlichkeit; benutzt die falschen Wörter beim Sprechen oder Schreiben.

VERSCHLIMMERUNG: Nachts; während und nach der Menstruation; durch Musik; bei Tageslicht; durch unterdrückte Menstruation; durch Unterkühlung.

BESSERUNG: Beim Fahren; wenn er viel Lärm um sich hat; nach dem Essen; in der Dunkelheit; und durch Aufstoßen.

VERWANDTE MITTEL: *Komplementär: Caust., Hep.* und *Lyc.*

Graphites folgt gut nach: Lyc. und *Puls*; und nach *Calc.* bei Fettleibigkeit der Frauen; folgt gut nach *Sulph.* bei Hautkrankheiten; und nach *Sep.* bei stoßweiser Leukorrhöe.

Ähnlich: Lyc. und *Puls.* bei Menstruationsbeschwerden.

GUAJACUM

GEBRÄUCHLICHE BEZEICHNUNG:
HARZ DES GUAJAKBAUMES

Gichtknoten (Am-M., Caust., Benz-Ac., Lyc., Sars.) (D.).

Die befallenen Teile sind sehr empfindlich gegen Berührung *(Arn., Kali-C., Lach.)*.

Rheumatische Affektionen mit Kontraktion der Beugemuskeln und Steifheit der Gelenke (Am-M., Caust., Cimex., Nat-M.) (A.).

DIE GELENKE SIND DURCH ABLAGERUNGEN VERDREHT *(Apis, Benz-Ac., Calc., Calc-F., Colch., Form., Graph., Led., Lith., Lyc., Sil.)* (D.).

Glieder schlafen ein.

Große Schwäche und Ermüdung in den Beinen mit Abneigung gegen Bewegung *(Cocc., Con., Kali-C., Nat-S., Nux-M., Nux-V., Phos-Ac., Plb., Rhus-T., Sep., Thuj.).*

Steifheit der kontrahierten Teile (Am-M., Caust., Lyc.).

Reißender, stechender Schmerz in den Muskeln der oberen und unteren Extremitäten, mit Hitze in den Teilen.

Schwellung und Erweichung der Knochen *(Calc., Calc-P., Sil.).*

Karies (Calc., Calc-P., Merc., Nit-Ac., Phos., Sil.).

Kleiner Puls *(Ars., Camph., Carb-V., Cupr., Dig., Laur., Sec., Sil., Stram., Verat.)* (G.).

Gefühl von Hervortreten und Schwellung der Augen; die Lider scheinen zu kurz zu sein, um sie zu bedecken (N.).

SCHLUND: BRENNEND, TROCKEN, SCHMERZHAFT BEI BERÜHRUNG *(Ars., Phyt., Sulph.)* (B.).

Einseitige Beschwerden.

Gefühl vom Unwohlsein am ganzen Körper.

Schmerzhaftes Schlucken *(Bell., Merc.)* (Bl.).

Angina follikularis *(Kali-C.)* (Bl.).

Schweiße, reichlich, an einzelnen Teilen, Gesicht etc. (B.).

Nachtschweiße *(Hep., Kali-C., Merc., Nit-Ac., Phos., Sil., Sulph., Thuj.)* (B.).

Trockener Husten, mit scharfen Rippenfellschmerzen *(Bry., Con., Phos.)* (Bl.).

HUSTEN MIT FÖTIDEM EITERAUSWURF *(Ars., Calc., Caps., Kali-C., Merc., Nit-Ac., Phos., Sil.)* (N.).

Wiederkehrende Rippenfellentzündung *(Calc., Carb-An., Kali-C., Phos., Sil., Tub.)* (B.).

Verstopfung (Alum., Bry., Sulph.).

Harte und krümelige Stühle (Am-M.).

VERSCHLIMMERUNG: Von Bewegung; abends; morgens; beim Sitzen; in frischer Luft; vormittags; durch Druck; und bei Hitze, Wärme.

BESSERUNG: Im Zimmer.

VERWANDTE MITTEL: *Ähnlich: Am-M., Bry., Caust., Hep., Merc., Nit-Ac., Phos., Sil.* und *Tub.*

HAMAMELIS

GEBRÄUCHLICHE BEZEICHNUNG: ZAUBERNUSS

Geeignet für venöse Blutungen aus allen Körperöffnungen: Nase, Lungen, Eingeweiden, Gebärmutter und Blase *(Crot-H., Ipec., Lach., Nit-Ac., Phos.)* (A.).

Kleiner Blutverlust verursacht große Entkräftung *(Phos.)* (G.).

Starke Müdigkeit; schnell ermüdet *(Carb-An., Chin., Kali-P., Stann.)* (G.).

NASENBLUTEN, ENTWEDER AKTIV ODER PASSIV; LANGE ANHALTEND *(Carb-V., Lach., Phos.)* (Pr.).

BLUTHUSTEN: AKTIV ODER PASSIV, BLUT VENÖS; ES KOMMT OHNE HUSTEN IN DEN MUND, ODER FAST OHNE JEGLICHE ANSTRENGUNG *(Ferr.)* (Py.).

Kitzelhusten, mit Blut- oder Schwefelgeschmack (A.).

Lange anhaltende Blutung nach Zahnextraktion *(Carb-V., Lach., Phos., Sec.)* (Bt.).

Nasenbluten, dadurch Besserung der Kopfschmerzen *(Ferr-P., Kali-B., Meli., Mill., Petr., Psor.)* (A.).

Blutbrechen, Erbrechen großer Mengen dunkelfarbigen Blutes *(Con., Crot-H., Lach.)* (Pr.).

HÄMORRHOIDEN SEHR STARK BLUTEND, MIT GEFÜHL VON WUNDHEIT, SCHWERE UND BRENNEN IM MASTDARM; SIE TRETEN HERVOR, MIT WUNDEM ROHEM GEFÜHL IM AFTER *(Aloe, Lach., Mur-Ac., Sep., Sulph.)* (G.).

Dysenterieähnliche Stühle, viel dunkles schwarzes Blut enthaltend *(Carb-V., Lach., Sulph.)* (Du.).

Blutausfluß aus dem After in großen Mengen; teerähnlich *(Lept.)*; das Mittel hat spezifische Wirkung bei Typhoid-Fieber mit einer solchen Krise (G.).

Gebärmutterblutung zu jeder Zeit, wenn diese gleichmäßig und langsam fließt (Carb-V., Ferr., Sep.); das Blut ist dunkelfarbig; keine uterinen Schmerzen; überreichliche Absonderung dunklen Blutes (Sab., Sec., Sep., Ust.) (G.).

VIKARIIERENDE MENSTRUATION *(Bry., Lach., Phos., Puls., Sulph.)* (A.).

HÄMATURIE DUNKLEN, SCHWARZEN BLUTES *(Ars., Crot-C., Lach.)* (Pr.).

Blutharnen bei passiver Kongestion der Nieren; dumpfer Schmerz in der Nierengegend (Berb., Lyc., Sep.) (N.).

Alle Beschwerden schlimmer während der Periode (Caul., Cimic., Graph., Puls., Sep.) (A.).

Gebärmutterblutung: von Rütteln beim Fahren auf unebenen Straßen, oder nach einem Fall (A.).

Menstruationsbeschwerden, bei Eierstockreizung (Kn.).

Leukorrhöe, bei Erschlaffung der Gebärmuttermuskulatur *(Calc-P., helon., Sep.)* (Ha.).

Schneidende, reißende Schmerzen im Eierstock, der geschwollen und sehr empfindlich ist (Apis, Lach.) (Bt.).

Traumatische Bindehautentzündung *(Arn., Ferr-P.)* (A.)

Intensive wehe Schmerzen der Augäpfel (Arn., Calend., Led.) (A.).

Euchymosen oder Blutaustritte in den Augen beim heftigen Husten (Arn.).

Augen blutunterlaufen (Bell., Stram.) (B.).

KRAMPFADERN: HART, KNOTIG, GESCHWOLLEN, UND SCHMERZHAFT *(Calc-F., Ferr-P., Flour-Ac., Nat-M., Puls., Sep.)* (G.).

Gelenk- und Muskelrheumatismus *(Arn., Bry., Caul., Ferr., Kali-B., Lyc., Merc., Nat-S., Petr., Rhus-T., Sep., Sil.)* (A.).

ZERSCHLAGENHEIT DER BEFALLENEN TEILE *(Arn., Bapt., Eup-P., Rhus-T.)* (A.).

RÜCKEN WIE ZERBROCHEN *(Nat-M., Rhus-T., Sep., Sulph.)* (G.).

Chronische Folgen mechanischer Verletzungen *(Arn., Con., Sulph-Ac.)* (A.).

HODENENTZÜNDUNG MIT VIEL SCHMERZ, UND STARKER SCHWELLUNG DER HODEN *(Arg-M., Clem., Puls., Spong.)* (Bt.).

VARIZEN DER VENAE SPERMATICAE; HODEN SEHR GESCHWOLLEN, MIT ZIEHENDEN SCHMERZEN IN DEN SAMENSTRÄNGEN *(Clem., Puls., Thuj.)* (Pr.).

Hautblutungen (Arn., Sulph-Ac.) (B.).

HÄMMERNDE KOPFSCHMERZEN *(Bell., Chin., Nat-M.)* (B.).

Phlegmasia alba doleus *(Apis, Ars., Dig., Kali-C., Phos., Sep.)* (C.).

Große Mattigkeit und Müdigkeit in den Gliedern und anderswo (C.).

Schulterblattschmerzen *(Chel., Kali-C., Phos., Sulph.)* (B.).

Erkältet sich leicht bei jeder Gelegenheit, besonders in warmer, feuchter Luft (A.).

Schnitt-, Riß- oder Quetschungswunden *(Calend.)* (A.).

VERLETZUNGEN NACH FALL *(Arn.)* (A.).

VERSCHLIMMERUNG: Durch Druck; wenn er kalter Luft ausgesetzt war; bei Erschütterung; von Bewegung; bei Berührung; bei Fahrten; und nachts.

BESSERUNG: In der Ruhe; und bei ruhigem Liegen.

VERWANDTE MITTEL: *Komplementär: Ferrum,* bei Blutungen und Neigung dazu; und *Fluor-Ac.* bei Krampfadern.

Vergleiche: Arn. und *Calend.* bei traumatischer Blutung und um die Aufsaugung der Blutung innerhalb des Auges zu beschleunigen.

Antidote: Puls.

Wie *Arn.* und *Calend.* hat *Hamamelis* oft bei örtlicher Anwendung eine gute Wirkung.

HELLEBORUS NIGER

GEBRÄUCHLICHE BEZEICHNUNG: CHRISTROSE

Wassersucht nach Scharlach *(Apis, Ars., Calc., Dig., Kali-C., Lach., Lyc., Phos., Sulph.).*

Hautabschuppung *(Ars., Kali-Ars., Sars., Sulph.)*.

Bläschenförmiger Ausschlag zwischen den Fingern und Zehen *(Rhus-T.)*.

Haare und Nägel fallen aus *(Graph.)*.

In frischer Luft fühlt er sich besser, aber er hat das Gefühl, lange krank gewesen zu sein.

Bohrende, stechende Schmerzen in den Teilen, die die Knochen bedecken.

Stechender Schmerz in den Gelenken (Apis, Bell., Berb., Kali-C., Nit-Ac., Sil.).

Wenn unkonzentriert, versagen die Muskeln ihren Dienst bzw. schwankender Gang (Con., Gels.).

KONVULSIVISCHES ZUCKEN DER MUSKELN, BESONDERS IM SCHLAF.

Die Schmerzen stechend, drückend, reißend, laufen kreuz und quer durch die befallenen Teile.

Stumpfheit der Sinne *(Gels., Op., Phos-Ac.)*.

STUPOR *(Arn., Bapt., Cupr., Gels., Kali-P., Lach., Lyc., Nux-V., Op., Phos-Ac., Sulph., Zinc.)*.

GEHIRNWASSERSUCHT *(Apis, Bell., Bry., Canth., Gels., Hyos., Lach., Lyc., Op., Podo., Sulph., Zinc.)* (Bt.).

Langsame Auffassungsgabe (Gels., Op., Phos-Ac., Zinc.) (Ra.).

Koma: Der Patient kann nicht aufgeweckt werden (Op.) (Bl.).

KOPF: ROLLT AUF DEM KISSEN VON EINER SEITE ZUR ANDEREN, ODER IST NACH HINTEN GEZOGEN *(Apis, Bell., Cic., Cupr., Hyos., Lyc., Op., Podo., Stram., Tub., Zinc.)* (Bl.).

Schlägt den Kopf mit den Händen (A.).

Schläge gehen wie elektrischer Strom durch das Gehirn (Ra.).

KIND SCHREIT PLÖTZLICH AUF UND BOHRT DEN KOPF IN DAS KISSEN *(Apis)* (D.).

STIRN IN FALTEN GEZOGEN UND MIT KALTEM SCHWEIß BEDECKT (G.).

Gehirnsymptome beim Zahnen *(Apis, Bell., Pod.)* (A.).

Die Augen sind verdreht (D.).

Augen weit offen und starr, aber unempfindlich gegen Licht (Op.) (Bl.).

Schielen; Pupillen erweitert (G.).

ABGESTUMPFTE SINNE UND LANGSAME REAKTIONEN *(Arn., Bapt., Hyos.)* (B.).

Augen halboffen *(Lyc., Op.)* (A.).

Nasenlöcher schmutzig und trocken (Ra.).

Häufiges Reiben der Nase *(Arum-T., Caust., Cina, Lyc., Merc., Nux-V., Phos-Ac., Sulph., Teucr.)* (G.).

Gesicht blaß und geschwollen *(Apis , Bry., Ferr., Nat-M., Puls., Sep.)* (G.).

Fötor ex ore *(Carb-Ac., Kali-P., Merc., Nit-Ac., Sulph.)* (B.).

KAUENDE MUNDBEWEGUNGEN *(Acon., Bell., Bry., Calc., Cham., Gels., Lach., Merc., Phos., Sep., Stram.)* (Ra.).

TRINKT GIERIG *(Ars., Bry., Sulph.)* (D.).

Beißt in den Löffel, bleibt aber bewußtlos (A.).

Speichelfluß *(Kali-B., Merc., Rhus-T.)* (B.).

Knurren und Rollen in den Eingeweiden (Lyc., Podo., Sulph.) (G.).

Diarrhöe (Apis, Bapt., Kali-P.).

Diarrhöe gallertartigen Schleims *(Kali-B.)* (Ra.).

Diarrhöe bei akuter Gehirnwassersucht, beim Zahnen oder in der Schwangerschaft (A.).

Stühle wässerig, klar, klebrig, farblos, schleimig; wie Froschlaich (Phos.); unwillkürlich (A.).

Urin, Sediment wie Kaffeesatz (G.).

Wassersucht in: Gehirn, Brust, Bauch; nach Scharlach, Wechselfieber; mit Fieber, Schwäche, unterdrücktem Urin; von unterdrückten Hautausschlägen *(Apis, Rhus-T., Zinc.)* (A.).

Unterdrückter Geschlechtstrieb *(Con., Phos.)*

Ausbleiben der Periode durch Unterkühlung *(Puls.)* (B.).

Träume: verwirrt, kann sich nicht auf sie besinnen; und ängstlich (C.).

SOPORÖSER SCHLAF, MIT SCHREIEN UND AUFFAHREN *(Apis, Bell., Hyos., Stram.)* (G.).

Liegt auf dem Rücken mit angezogenen Knien (B.).

Brausen und Klingen in den Ohren *(Chin., Phos., Puls.)* (C.).

Aphthen im Mund *(Bor., Hep., Kali-M., Merc., Nat-M.)* (C.).

Übelkeit und Erbrechen der Nahrung *(Bry., Nux-V., Puls.)* (C.).

Frösteln und Kälte herrschen vor, wenn das Mittel heilt.

Starrheit der Muskeln des Nackens und der Beine; von einem oder beiden (Ra.).

AUTOMATISCHE BEWEGUNG EINES ARMES UND BEINES (Ra.).

Konvulsionen mit außerordentlicher Kälte des Körpers, ausgenommen Kopf und Hinterkopf, die heiß sein können *(Arn.)* (A.).

Langsamer, kleiner Puls *(Apis, Dig., Mur-Ac., Op., Phos., Verat-Alb.).*

Mühsames Atmen *(Ant-T., Carb-V., Lyc., Phos., Sulph.)* (R.).

Brustbeklemmung *(Ars., Cact., Lach., Sulph.)* (C.).

Es schnappt nach Luft *(Ipec., Phos.)* (C.).

Reaktionsmangel (Ambr., Camph., Laur., Op., Sulph., Zinc.) (R.).

VERSCHLIMMERUNG: In kalter Luft; im Schlaf; abends; bei Anstrengung; beim Zahnen; und durch unterdrückte Ausschläge.

BESSERUNG: In frischer Luft; und bei angespannter Aufmerksamkeit.

VERWANDTE MITTEL: Vergleiche *Apis, Apoc., Ars., Bell., Bry., Canth., Dig., Ferr., Gels., Kali-P., Lach., Lyc., Sulph., Tub.* und *Zinc.* bei Gehirn- oder Hirnhaut-Affektionen.

Komplementär: Zinc.

Antidote: Camph., China.

HELONIAS DIOICA

GEBRÄUCHLICHE BEZEICHNUNG: EINKORNWURZEL

Förderlich bei Frauen, die durch schwere geistige oder körperliche Arbeit heruntergekommen oder von Exzessen und Nichtstun schwach geworden sind (A.).

Neigung zu Vorfall und Lageveränderungen der Gebärmutter nach der Entbindung *(Nat-M., Sep.)* (Bl.).

So müde, daß er nicht schlafen kann (A.).

Überanstrengte Muskeln brennen und schmerzen (A.).

Gefühl der Ermüdung und von Schmerzen im Rücken und in den Beinen, bei Ernährungsstörungen (Nat-M.) (D.).

FOLGEN VON ABORTEN UND FEHLGEBURTEN *(Caul., Kali-C., Sec., Sep.)* (A.).

Starkes Wehtun mit Schwere in der Gebärmutter (D.).

„SIE FÜHLT IHREN UTERUS" (D.).

Spürt die Gebärmutter, wenn sie sich bewegt; diese ist so wund und empfindlich (Lyss.) (A.).

Mamma geschwollen, Brustwarzen schmerzhaft und empfindlich *(Con., Lac-C., Puls.)* (A.).

MENSES ZU FRÜH, ZU REICHLICH, DURCH GEBÄRMUTTERATONIE BEI FRAUEN, WELCHE SCHON VOM BLUTVERLUST GESCHWÄCHT SIND *(Chin., Sab., Sec.)*; WENN DER PATIENT MEHR BLUT VERLIERT ALS ZWISCHEN DEN PERIODEN NACHKOMMT (A.).

Übelriechende, klumpige oder geronnene Leukorrhöe *(Calc.)* (B.).

JUCKREIZ DER WEIBLICHEN VULVA *(Calc., Kreos., Sep., Sulph.)* (Ha.).

Heftige Reizung der großen Labien; geschwollen, heiß, rot, juckend und schrecklich brennend (Kreos.) (Ha.).

Passive Menstruationsblutung *(Ham., Puls., Sep.)* (Ha.)

Ausbleiben der Periode, durch Blutarmut, und allgemeine Erschlaffung des Systems (Ha.).

Zucker im Urin *(Lyc., Sep., Sulph.)* (A.).

ÜBERMÄßIGE URINABSONDERUNG *(Apis, Gels., Kali-C., Lyc., Merc., Phos-Ac.)* (B.).

Akute oder chronische Eiweißausscheidung *(Apis, Ars., Kali-C., Phos., Sep.)* (A.).

NIERENENTZÜNDUNG IN DER SCHWANGERSCHAFT *(Apis , Merc-C., Phos.)* (B.).

Brennen in der Nierengegend (D.).

Tiefe Schwermut; Melancholie (Aur., Ign., Nat-M., Puls., Sep., Stann.) (B.).

Reizbar (Bry., Nat-M., Nux-V., Sulph.) (B.).

Will allein gelassen sein *(Ign., Nat-M., Sep.)* (B.).

Krittelig *(Nux-V., Sulph.)* (A.).

Kann nicht den geringsten Widerspruch vertragen, oder den kleinsten Vorschlag anhören *(Anac., Aur., Cham., Nat-M.)* (A.).

IMMER BESSER, WENN BESCHÄFTIGT — WENN ER NICHT AN SEINE BESCHWERDEN DENKT *(Calc-P., Ox-Ac.)* (A.).

Unruhig; muß sich immer hin und her bewegen *(Ars., Phos., Rhus-T.)* (A.).

VERSCHLIMMERUNG: Bei Bewegung; während und nach der Menstruation und bei Widerspruch.

BESSERUNG: Wenn sie nicht an ihre Beschwerden denkt.

VERWANDTE MITTEL: *Vergleiche: Alet., Chin., Ferr., Lil-T., Phos-Ac., Senec.* und *Sep.*

Ähnlich: Alet bei Schwäche bei Vorfall, bei langanhaltender Krankheit, und bei Ernährungsstörungen.

HEPAR SULPHURIS

GEBRÄUCHLICHE BEZEICHNUNG:
KALKSCHWEFELLEBER

Folgen vom Merkurmißbrauch (Fuor-Ac., Nit-Ac., Sil.)

Rheumatische Schwellungen mit Hitze und Röte und dem Gefühl wie verrenkt *(Bell., Rhus-T., Sulph.)*.

Ziehende Schmerzen in den Gliedern *(Rhus-T.)*.

Stiche in den Gelenken *(Bry., Kali-B., Nit-Ac., Sil.)*.

GROSSE EMPFINDLICHKEIT DER BEFALLENEN TEILE GEGEN BERÜHRUNG *(Arn., Bell., Kali-C.)*.

Beim Anfassen der befallenen Partien Schmerz wie von einer Geschwürsbildung unter der Haut.

DIE ENTZÜNDUNG ENDET MIT EINER EITERUNG *(Calc-S., Merc., Sil.)*.

Karies (Calc-T., Fluor-Ac., Kali-B., Merc., Nit-Ac., Phos., Sil.).

Erysipel (Apis, Ars., Bell., Calc-S., Ferr-P., Graph., Lach., Lyc., Merc., Puls., Rhus-T., Sil., Sulph.).

OHNMACHTSANFÄLLE (ABENDS SCHON BEI GERINGSTEN SCHMERZEN) *(Lach.)*.

UNGESUNDE HAUT, JEDE KLEINE WUNDE EITERT *(Sil., Sulph.)* (D.).

Die Haut ist gegen frische Luft empfindlich *(Sil.)*; entzündete Haut; Wunden eitern leicht; Ausschläge und Geschwüre empfindlich, sie bluten leicht *(Lach., Nit-Ac.)*; mit übelriechender Absonderung; kleine Pickel um die Geschwüre *(Rhus-T.)* (D.).

FURUNKEL ODER ABSZESSE MIT VIEL PULSIEREN UND STECHEN, (wenn tief dosiert gegeben, wird die Eiterung gefördert; wenn hoch gegeben, manchmal abgefangen; (es folgt immer nach *Bell.)* (D.).

Verlangen nach stark gewürzten Speisen (Bl.).

Lebhaftes Verlangen nach scharfen Sachen, wie Säuren etc. (D.).

Hunger und Nagen im Magen *(Anac., Graph., Phos.)* (D.).

Lebhaftes Verlangen nach Säuren, Süßigkeiten oder Reizmitteln (B.).

Kann nichts Enges um die Taille vertragen *(Lach., Lyc., Nux-V.)* (D.).

Stuhl mühsam, obwohl weich *(Alum.)* (B.).

Diarrhöe: bei Kindern, sauer riechend (Calc., Mag-C., Rheum., Sulph.).

TONFARBENER STUHL *(Aur-M-N., Berb., Calc., Card-M., Chel., Chion., Dig., Gels., Jod., Kali-B., Lach., Lept., Merc., Nat-S., Podo., Sep.)* (A.).

Kopfschmerzen, rechtsseitig wie von einem Nagel *(Ign., Nit-Ac.)* (D.).

ÜBELRIECHENDE AUSSCHLÄGE AUF DER KOPFHAUT, MIT NICHTFRESSENDEN ABSONDERUNGEN UND GROSSER EMPFINDLICHKEIT (D.).

Profuses Schwitzen Tag und Nacht, ohne Erleichterung *(Merc.)*; Schweiß sauer, übelriechend; leicht bei jeder geistigen oder körperlichen Anstrengung *(Bry., Calc., Psor., Sep.)* (A.).

Eitrige Prozesse um die Augen, Hypopyon etc., schlimmer von kalter Luft, oder kalten Umschlägen (Sil.).

ÜBEREMPFINDLICH, KÖRPERLICH UND GEISTIG; REIZBAR BEIM GERINGSTEN ANLASS (A.).

Schnelles, hastiges Sprechen und eiliges Trinken (Bell.) (A.).

Verdrießlich, zornig wegen Kleinigkeiten; hypochondrisch; außerordentlich ängstlich (A.).

Selbstmörderische Neigung *(Aur., Aur-M., Chin., Nat-S., Nit-Ac., Nux-V., Sep.)* (K.).

Hastig, gewalttätig, reizbar oder unzufrieden (B.).

OHRENSCHMERZEN, SEHR EMPFINDLICH GEGEN ÄUSSERE BERÜHRUNG, IN KEINEM VERHÄLTNIS ZU DEM WIRKLICHEN SCHMERZ STEHEND (N.).

Nützlich bei Lungenentzündungen im Lösungsstadium, mit eitrigem Auswurf und drohender Abszedierung; auch bei Bronchiopneumonie, mit viel Schleim in den Bronchien, der schwierig auszuhusten ist (Bl.).

Nicht zu vergessen bei chronischer Leberentzündung und Leber- und Nierenabszessen, wenn der Eiter abfließt, aber die toxischen Symptome bleiben (Bl.).

Asthma, schlimmer bei kalter, trockener Luft und besser in einer feuchten Atmosphäre (das Gegenteil *Dulc., Nat-S.*) (N.).

SCHARFE SCHMERZEN, WIE VON SPLITTERN, IM SCHLUND *(Arg-N., Nit-Ac., Sil.)* ODER ALS WÄRE EIN KLUMPEN IM HALS *(Ign., Lach., Nux-M., Phyt.)* (D.).

Peritonsillärabszeß, bei drohender Eiterung (A.).

Chronische Mandelhypertrophie, mit Schwerhörigkeit *(Bar-C., Calc., Lyc., Plb., Psor.)* (A.).

Urin: verzögert, langsam und ohne Anstrengung abgehend; tropft senkrecht herunter; muß eine Weile warten, bis er abgeht; Blase schwach, kann sie nicht ganz entleeren; als bliebe immer etwas Urin zurück (Alum., Sil., Thuj.) (A.).

HARNRÖHRENBLUTUNG NACH WASSERLASSEN *(Puls., Sars.)* (K.).

CHRONISCHE OTORRHÖE *(Calc., Calc-S., Merc., Nat-S., Puls., Sil., Tell.)* (B.).

Exkoriation und feuchte wunde Haut der Genitalien und in den Falten zwischen Skrotum und Oberschenkeln *(Petr.)* (N.).

Schwäche und viel Rasseln in der Brust *(Ant-T., Nat-S.)* (B.).

Pfeifendes, würgendes Atmen; muß den Kopf nach rückwärts beugen (B.).

Schwere Erkältungen und alte Katarrhleiden *(Calc., Graph., Kali-S., Lyc., Puls.)* (B.).

Husten mit Auswurf nur tagsüber; nicht in der Nacht (G.).

Erstickungsanfälle der Atmung *(Ant-T., Ars., Samb.)* (G.).

TIEFER, RAUHER, BELLENDER HUSTEN *(Spong.)* MIT HEISERKEIT UND SCHLEIMRASSELN; SCHLIMMER IN KALTER LUFT, DURCH KALTES TRINKEN, VOR MITTERNACHT UND GEGEN MORGEN (A.).

Der Husten von *Hepar* ist nie trocken; eher locker; der Auswurf ist gering, und es ist wenig Fieber vorhanden (D.).

KEUCHHUSTEN *(Bell., Carb-V., Dros., Ipec., Kali-C., Mep., Phos., Sil.).*

WEINEN VOR, BEI ODER NACH HUSTEN *(Arn., Bell.)* (K.).

Husten schlimmer nachts, besonders nach Mitternacht *(Dros., Kali-C.)* (K.).

KRUPP, WENN DER PATIENT GEGEN DEN GERINGSTEN LUFTZUG EMPFINDLICH IST (zu verwenden hier nach *Acon.* und *Spong.*) (D.).

Husten: wenn irgendein Körperteil aufgedeckt wird (Rhus-T.).

KRUPPARTIGER, ERSTICKENDER, WÜRGENDER HUSTEN *(Brom., Chlor., Jod., Spong.)* (A.).

VERSCHLIMMERUNG: Nachts, besonders während des nächtlichen Frostes; beim Liegen auf der schmerzhaften Seite *(Bell., Jod., Kali-C.)*; von kalter Luft; beim Aufdecken, nach kaltem Essen oder Trinken; und durch Berührung der befallenen Teile *(Arn., Lach.)*.

BESSERUNG: Durch Wärme im allgemeinen *(Ars., Sil.)*; durch warmes Einhüllen, besonders des Kopfes *(Psor., Sil.)*, und bei feuchtem, nassem Wetter *(Caust., Nux-V.* - Gegenteil von *Nat-S.)*.

VERWANDTE MITTEL: *Komplementär: Calend* bei Verletzungen der weichen Teile, und *Spong.* bei Krupp.

Komplementär zu Hep.: Jod. und *Sil.*

Hepar antidotiert die Folgen von Merkur und anderen *Metallen*, Chinin, Jod., Jod der Pottasche, und Lebertran.

HYDRASTIS CANADENSIS

GEBRÄUCHLICHE BEZEICHNUNG: KANADISCHE GELBWURZ

Geeignet für geschwächte Personen, mit zähflüssigen Schleimausflüssen (A.).

Kachektische oder bösartige Dyskrasie, mit ausgeprägten Störungen der Magen- oder Lebertätigkeit (A.).

Heruntergekommen durch übermäßigen Alkoholgenuß (Carb-V., Mur-Ac., Nux-V., Puls., Sulph.) (A.).

Gefühl von Hinsein, im Epigastrium Grundleere *(Dig.,*

Hell., Hydr-Ac., Kali-B., Lept., Lyc., Merc., Murx., Nat-M., Nux-V., Sep., Staph., Tab., Verat.) (Bl.).

Wunder Mund vom Stillen *(Bor., Merc., Nat-M., Nux-V., Puls., Rhus-T.)* (A.).

Stomatitis nach Merkur oder Pottasche; pfefferiger Geschmack; Zunge wie verbrannt oder roh (N.).

Atonische Dyspepsie (Carb-V., Hep., Lyc., Nux-V., Puls.) (D.).

Leberverhärtung (Nux-V.) (D.).

ZUNGE GROSS; SCHLAFF; ZEIGT ZAHNEINDRÜCKE *(Ars., Carb-V., Chel., Dulc., Ign., Jod., Kali-I., Merc., Podo., Rhus-T., Sep., Stram., Syph., Tell.)* (A.).

Katarrhalische Gelbsucht (Nux-V., Sep.) (Bl.).

Verstopfung: Stühle wie Schafkot; grau, hart, knotig oder groß; oder hellfarbig (K.).

PROFUSER, DICKER, GELBER, FADENZIEHENDER SCHLEIMAUSFLUSS AUS DEN NASENWEGEN *(Cor-R., Kali-B.)* (A.).

Nasenabsonderung reichlicher wenn draußen an der Luft *(Ars., Carb-Ac., Dulc., Euphr., Jod., Nit-Ac., Puls., Sabad.)* (D.).

Diarrhoe und Verstopfung abwechselnd *(Ant-C., Chel., Nit-Ac., Nux-V., Op., Podo.)* (K.).

Gelber, zähflüssiger Schleimauswurf aus den Choanen und Fauces; Geschwürsbildung, nach Mißbrauch von Merkur oder Pottasche-Chlorat; syphilitische Halsentzündung (Kali-B.) (A.).

Verstopfung, besonders bei Kindern und bei alten Leuten *(Ant-C.)* (Bl.).

Stühle oft mit Schleim vermischt (Graph., Nux-V., Sulph.) (Bl.).

Verstopfung nach Mißbrauch von Arzneimitteln (Bry., Chin., Coloc., Nux-V.) (K.).

Nach Stuhlgang Schmerz im Mastdarm *(Ign., Nit-Ac., Thuj.)* (N.).

LEUKORRHÖE: FADENZIEHEND, DICK, ZÄHFLÜSSIG, GELB; HÄNGT IN LANGEN FÄDEN VON DER ZERVIX HERUNTER *(Kali-B.)* (A.).

Juckreiz der Vulva (Ambr., Ars., Calad., Calc., Caust., Coff., Dulc., Graph., Helon., Kali-Br., Kreos., Lap-A., Merc., Nat-M.) (A.).

Profuse eiweißartige Leukorrhöe, von sexueller Erregung begleitet (Bo.).

BRUSTKREBS: MAMMA VERHÄRTET, HAUT FLEKKIG, RUNZELIG; SCHMERZEN SCHARF, SCHNEIDEND WIE VON EINEM MESSER; BRUSTWARZE EINGEZOGEN (A.).

Erosionen, und oberflächliche Geschwürsbildung der Zervix und der Vagina, mit zähem Ausfluß (Ha.).

Balanitis oder Gonorrhöe *(Cann-S., Kali-B., Puls., Sep.)* (Bt.).

Scheitelschmerzen jeden zweiten Tag um 11 Uhr vormittags, mit sehr starker quälender Übelkeit und Würgen (A.).

Chronische Bronchitis bei alten, entkräfteten Leuten *(Carb-V., Kali-B., Seneg.)* (N.).

Katarrhalische Taubheit *(Calc., Phos., Puls.)* (D.).

Schleimiger Eiterausfluß aus den Ohren (D.).

Brausen in den Ohren *(Chin., Puls.)* (D.).

Pocken: große Schwellung; Röte und Jucken, mit starkem Wundsein des Schlundes (Bt.).

Herzklopfen mit Schwäche *(Kali-P., Nat-M., Phos., Sep.)* (B.).

Profuses Schwitzen *(Calc., Con., Kali-C., Merc., Nat-M., Verat.)* (B.).

Hitze und Frösteln abwechselnd *(Ars., Bry., Chin., Nux-V., Rhus-T.)* (B.).

CHRONISCHER BLASENKATARRH MIT DICKEM, STRÄHNIGEM SCHLEIM IM URIN *(Kali-B.)* (R.).

Katarrhalische Augenentzündung, mit dicker Schleimabsonderung *(Euphr., Kali-M., Nat-S., Puls.)* (C.).

VERSCHLIMMERUNG: Während der Schwangerschaft; durch Mißbrauch von Wein; durch Mißbrauch von Arzneimitteln; nach dem Stuhlgang; jeden zweiten Tag; und in frischer Luft.

BESSERUNG: Bei trockenem Wetter, und durch warmes Einhüllen.

VERWANDTE MITTEL: *Vergleiche: Ars., Bor., Chel., Con., Graph., Hep., Kali-B., Merc-C., Nat-M., Nat-S., Phyt., Puls., Sep., Sil., Stram.* und *Sulph.*.

Antidot: Sulph.

Hydrastis antidotiert: Merc. und *Kali Chlor.*

HYOSCYAMUS

GEBRÄUCHLICHE BEZEICHNUNG: BILSENKRAUT

Folgen von Erkältung und kalter Luft.

Folgen von Eifersucht - (eine psychische Modalität).

Innere Entzündungszustände mit Nervensymptomen.

Starkes Sinken der Körperkräfte.

Spasmen und Konvulsionen (Bell., Cic., Cupr., Gels., Kali-P., Lach., Lyc., Mosch., Nux-V., Op., Sec., Tarant., Verat.).

Epileptische Anfälle, in Schlaf und Schnarchen endend.

Veitstanz (Agar., Gels., Nux-V., Tarant.).

Schwindel, dann Krämpfe (B.).

Kalte, schwankende Gliedmaßen, die einschlafen.

Gefühllosigkeit des Körpers.

UNWILLKÜRLICHE BEWEGUNGEN; VERLIERT DIE KONTROLLE ÜBER DIE BLASE BEIM URINIEREN *(Op.).*

KRÄMPFE WÄHREND DER SCHWANGERSCHAFT, WÄHREND DER ENTBINDUNG; BEIM VERSUCH FLÜSSIGKEITEN ZU SCHLUCKEN, UND BEI WURMLEIDEN *(Bell., Stram.).*

Wasserscheu (Bell., Lyss.) (G.).

Konvulsionen: bei Kindern durch Schreck oder durch Reizzustände bei Wurmleiden (Calc., Cina, Cupr., Mag-P.) (A.).

Nach den Mahlzeiten erbricht das Kind; dann schreit es plötzlich und ist ohne Bewußtsein (A.).

KRÄMPFE OHNE BEWUSSTSEIN *(Arg-N., Bufo, Calc., Cic., Cocc., Cupr., Ipec., Lach., Oena., Op., Plb., Stram., Sulph., Visc.)* (A.).

Zucken aller Muskeln des Körpers von den Augen bis zu den Zehen (A.).

Pupillen erweitert *(Bell.)* (G.).

Beginnende Blindheit und Störungen des Gesichtssinnes (Gels., Phos., Puls.).

Doppeltsehen (Bell., Gels., Stram.) (G.).

Ein nützliches Heilmittel bei Manie und Enzephalitis.

GEILER WAHNSINN: LÜSTERN, WILL NICHT ZUGEDECKT SEIN; WIRFT DIE KLEIDER VON SICH, ENTBLÖSST DEN KÖRPER; SINGT OBSZÖNE LIEDER; LIEGT NACKT IM BETT UND SCHWÄTZT (A.).

Folgen unglücklicher Liebe; mit Eifersucht, Wut, unzusammenhängendem Sprechen oder Neigung über alles zu lachen (A.).

Albern, komisches Verhalten (B.).

Spielt mit den Fingern (B.).

FÜRCHTET: ALLEIN ZU SEIN; GIFT; GEBISSEN ZU WERDEN; VERKAUFT ZU WERDEN; ZU ESSEN ODER ZU TRINKEN; DAS ANGEBOTENE ANZUNEHMEN; VERDACHT VON IRGENDEINEM KOMPLOTT (A.).

Delirium mit Unruhe; springt aus dem Bett, versucht zu entkommen *(Bell., Stram.)*; gibt unpassende Antworten; denkt, am falschen Ort zu sein; erzählt von eingebildeten Tätigkeiten, aber es fehlt ihm nichts und er klagt nicht (A.).

Bauchtyphus: Sensorium betrübt; Augen starr; Flockenlesen, oder Zupfen an der Bettdecke; Sordes der Zähne; Zunge trocken und unbeweglich; unwillkürlicher Stuhl und Urin; Sehnenhüpfen (A.).

Spricht von Geschäften (Bry.) (C.).

Bei jedem Wort spricht er noch lauter (B.).

Beim Murmeln hängt der Unterkiefer hinunter *(Lyc.)* (B.).

Rutscht hinunter im Bett *(Mur-Ac.)* (B.).

Schüttelt den Kopf hin und her; schlimmer beim Vorwärtsbeugen (B.).

Schwachsinn; Gedächtnisschwäche oder -verlust (G.).

Völlige Bewußtlosigkeit; sieht Personen, die weder gegenwärtig sind, noch waren; Verlust des Seh- und Hörvermögens (N.).

Wässerige, schmerzlose Diarrhöe *(Chin., Kali-P., Podo., Rici.)*.

Bauch stark aufgetrieben *(Carb-V., Chin., Lyc., Op., Tereb.)* (Bt.).

Nervöse Schlaflosigkeit (Ambr., Coff., Gels., Nux-V.) (B.).

FÄHRT AUS DEM SCHLAF AUF *(Bell., Gels., Stram.)* (B.).

ANFÄLLE VON TROCKENEM NACHTHUSTEN; DURCH EINE TROCKENE STELLE IM KEHLKOPF *(Con.)*; SCHLIMMER VOM LIEGEN, ESSEN ODER SPRECHEN *(Phos.)* (B.).

Schwerhörigkeit, wie betäubt, besonders nach einem Schlaganfall (N.).

Alle Gegenstände erscheinen rot, größer als sie in Wirklichkeit sind, oder doppelt (Hm.).

Lähmung des After- und des Blasenschließmuskels, mit unwillkürlichem Stuhl und Urin (Hm.).

VERSCHLIMMERUNG: Abends; nach dem Essen und Trinken; in der Ruhe; während der Menstruation; nachts; von Eifersucht; von unglücklicher Liebe; durch Schreck, beim Hinlegen; und bei Beginn der Menstruation.

BESSERUNG: Beim Aufsitzen; beim Bücken.

VERWANDTE MITTEL: Vergleiche *Bell., Lach., Stram.* und *Verat.*.

Phos. heilt oft Laszivität, wenn *Hyos.* versagt.

Antidote: Bell. und *Stram.*

HYPERICUM

GEBRÄUCHLICHE BEZEICHNUNG: JOHANNISKRAUT

Es ist die *Arnica* der Nerven (D.).

Folgen von Erschütterung der Wirbelsäule *(Arn.)* (N.).

Verletzungen der Nerven im allgemeinen (D.).

VERLETZUNGEN DURCH EINTRETEN VON NÄGELN, NADELN, SPLITTERN, ODER VON RATTENBISSEN; VERHÜTET TETANUS (A.).

Folgen von Fallen oder Schlägen auf den Kopf, oder von Erschütterung der Wirbelsäule (N.).

Nervenentzündung: die umgebenden Teile sind entzündet; mit Prickeln, brennendem Schmerz und Taubheit (Bl.).

VERLETZUNGEN VON PARTIEN, WELCHE REICH AN SENSIBLEN NERVEN SIND, BESONDERS VON FINGERN, ZEHEN UND NAGELBETT (N.).

Kopfschmerzen und Gehirnhautentzündung durch Verletzung des Nervensystems *(Arn., Nat-S.).*

RISSWUNDEN, WENN EIN UNERTRÄGLICHER SCHMERZ ZEIGT, DASS DIE NERVEN ANGEGRIFFEN SIND; SOLL KIEFERSPERRE ODER KONVULSIONEN VERHÜTEN ODER HEILEN (N.).

Wundstarrkrampf (Arn., Bell., Nux-V.), nach mechanischen Verletzungen (A.).

Unerträgliche, heftige, schießende oder lanzinierende

Schmerzen die Nerven entlang (B.).

Schmerzen, nach Sturz auf das Steißbein (A.).

Nervöse Depression nach Verletzungen oder Operationen (A.).

Asthma besser durch Expektoration (K.).

Asthmatische Atmung nach Verletzung des Rückgrats (K.).

Druck und Brennen in der Brust *(Phos.)*.

Beseitigt die Folgen von Schock, Schreck oder Mesmerismus (A.).

Nächtlicher Urindrang, mit Schwindel.

Rückgrat sehr empfindlich gegen Berührung *(Phos.)* (A.).

Schwächegefühl und Zittern in allen Gliedern.

Konvulsionen nach Schlägen auf den Kopf oder Gehirnerschütterungen (A.).

Nach einem Fall Aufschreien bei der geringsten Bewegung der Arme und des Halses (C.).

GEQUETSCHTE FINGERSPITZEN (A.).

VERSCHLIMMERUNG: Von Bewegung; von Berührung; durch Druck; und nachts.

BESSERUNG: Durch Stilliegen.

VERWANDTE MITTEL: Vergleiche *Wrn.*, *Calend.*, *Nat-S.*, *Ruta* und *Staph.*

IGNATIA

GEBRÄUCHLICHE BEZEICHNUNG: IGNATIUSBOHNE

Besonders geeignet für Frauen von empfindlichem, leicht erregbarem Naturell *(Puls.)* (A.).

FOLGEN VON SCHRECK UND KUMMER, KRÄNKUNGEN UND UNGLÜCKLICHER LIEBE.

Beim Sprechen oder beim Kauen beißt sie sich leicht in die Wange oder Zunge (N.).

Das Heilmittel der großen Widersprüche: Brausen in den Ohren besser von Musik; Hämorrhoiden besser beim Gehen; Halsweh besser beim Schlucken; Leeregefühl im Magen nicht besser vom Essen; Husten schlimmer, je mehr man hustet; Husten beim Stehenbleiben auf einem Spaziergang; krampfhaftes Lachen bei Kummer; sexuelle Begierde mit Impotenz; Kopfschmerzen besser beim Bücken; Durst während Frost, kein Durst bei Fieber; Gesichtsfarbe ändert sich in der Ruhe (A.).

Schmerz wie durch Druck eines spitzen, harten Gegenstandes, von innen nach außen.

Auseinanderpressen oder Zusammenschnüren in den inneren Organen.

Schmerz wie bei verrenkten Gelenken.

Prickeln und Gefühl, als wären die Glieder eingeschlafen .

Schmerzen besser nach Lagewechsel *(Kali-P., Rhus-T.)* (N.).

SPASTISCHE UND HYSTERISCHE BESCHWERDEN *(Asaf.,Bell., Cupr., Gels., Kali-P., Lach., Lyc., Mosch., Nat-C., Puls.).*

Konvulsivisches Zucken (Agar., Bell., Cupr., Hyos., Stram., Tarant., Zinc.).

Krampfhaftes Gähnen.

Konvulsion mit Atembeklemmung beim Zahnen.

Krampfhaftes Zucken der Arme und Beine, oder einzelne Zuckungen der Glieder beim Einschlafen (N.).

Krämpfe bei Kindern nach Schreck *(Acon., Hyos., Op.)* (Bt.).

Chorea: die Konvulsionen sind am intensivsten im Mund, mit starker Verzerrung des Gesichts (Bt.).

Nervöse Kopfschmerzen, gewöhnlich nur an einer Stelle (R.).

Verstopfung durch Fahren (A.).

Pulsierender Schmerz im Hinterkopf, schlimmer durch Pressen beim Stuhlgang, durch Rauchen, oder bei Rauchgeruch (N.).

Blinde Hämorrhoiden mit Druck im After und Mastdarm; schmerzhaft beim Sitzen und Stehen, weniger beim Gehen (R.).

Klumpengefühl im Hals, wie ein Pflock, besser durch Schlucken (D.).

Halsweh: Stechen oder stechende Schmerzen bei Nichtschlucken; besser vom Schlucken fester Nahrung (N.).

Schneiden und Stechen wie von einem scharfen Messer.

TRAURIGKEIT UND SEUFZEN, MIT SCHLUCHZEN UND TRÄNEN; WILL NICHT GETRÖSTET WERDEN; WILL ALLEIN SEIN; STILLER KUMMER (N.).

WANKELMÜTIG *(Agar., Asaf., Bism., Cimic., Coff., Lac-C., Lach., Nat-C., Sil.)*.

Angenehme Stimmung, wenn er sich wohlfühlt; jegliche Gemütsbewegung bringt ihn durcheinander (N.).

Introvertiert (D.).

Neigung zu Grübeln, über ihre Leiden nachzubrüten (D.).

UNGLAUBLICHE STIMMUNGSWECHSEL; SCHERZEN UND LACHEN IN TRAURIGKEIT UND TRÄNEN UMSCHLAGEND *(Nux-M.)* (N.).

Große Empfindlichkeit gegen äußere Eindrücke; die Patienten lachen und weinen abwechselnd; Blut steigt in das Gesicht bei Gemütsbewegung; krampfhaftes Lachen endet in Schreien; Globus hystericus; profuser, blasser Urin, Blähungszustände; Verzerrung der Muskeln (D.).

Schwere im Kopf, wie gestaut, besser beim Bücken; Schmerz, als wäre ein Nagel in die Scheitelbein- oder Hinterkopfgegend eingetrieben; hysterischer Kopfschmerz; die Kopfschmerzen enden in Erbrechen oder einem reichlichen Abgang blassen Urins.

UNWILLKÜRLICHES SEUFZEN; MUSS EINEN TIEFEN ATEMZUG MACHEN *(Bry., Phos.)* (N.).

Juckreiz der weiblichen Vulva, bis zur Vagina hinauf *(Calad., Calc., Graph., Kreos., Merc., Nit-Ac., Petr., Sep., Sulph.)* (N.).

Bohrender Schmerz in den Vorderzähnen und Wehtun in allen Zähnen; schlimmer nach Kaffee, Rauchen, nach dem Mittagessen, abends nach dem Hinlegen, und morgens (Hr.).

Wird nach jedem Hustenanfall schläfrig. (N.).

Trockener, krampfhafter Husten, in schnellen, hintereinanderfolgenden Anfällen, als wäre eine Feder im Schlund; je mehr der Patient hustet, desto mehr wird er dazu gereizt; kann nur durch den Willen unterdrückt werden; Husten abends beim Hinlegen (D.).

Schmerz an kleinen umschriebenen Stellen (A.)

Menses: Spärlich, schwarz und übelriechend *(Cycl., Sep., Sulph.)* (G.).

Metrorrhagien *(Ham., Lach., Puls., Sec., Sep.).*

Menstruation zu früh, und zu reichlich (Sep.).

Gebärmutterspasmen, mit lanzinierenden oder wehenartigen Schmerzen.

Eitrige, fressende Leukorrhöe *(Ars., Calc., Kreos., Merc., Nit-Ac., Sep.)* (C.).

Erektion bei Stuhlgang (C.).

Völliger Verlust des Geschlechtstriebs *(Agn., Graph., Sep., Sulph.)* (C.).

Konvulsive Bewegungen der Augen und Lider *(Agar.)* (C.).

Beschwerden kehren um genau die gleiche Stunde wieder (A.).

INTERMITTENS, MIT DURST NUR WÄHREND DES FROSTES *(Apis, Arn., Caps., Cina., Eup-P., Ferr., Nat-M., Nux-V., Pyrog., Sep., Sil., Tub., Verat.).*

Äußerliche Hitze mit innerlichem Frieren, Schaudern (Ars., Bry., Calc., Lyc., Meny., Nux-V., Pyrog., Sep., Thuj.).

SCHÜTTELFROST MIT RÖTE DES GESICHTES *(Am-M., Arn., Cham., Ferr., Nux-V., Stram.)* (N.).

Frieren, besser in einem warmen Zimmer oder an einem heißen Ofen (N.).

Hämorrhoiden, fallen vor mit jedem Stuhl und müssen reponiert werden; sie sind wund wie aufgescheuert; Blutung und Schmerz sind schlimmer, wenn die Stühle breiig sind (Dn.).

Schwitzt im Gesicht beim Essen (N.).

Bluten nach und bei Stuhlgang *(Lach., Nux-V., Sulph.)* (Dn.).

Neuralgien des Mastdarms (Bt.).

Verstopfung bei ständigem, erfolglosem Stuhldrang *(Nux-V.)* (Bl.).

Jucken am After, wie von Askariden *(Calc., Cina, Teucr.)* (D.).

Schmerzhaftes Zusammenziehen des Schließmuskels, nach dem Stuhlgang *(Bell., Lach.)* (D.).

AFTERVORFALL *(Podo., Sulph.)*.

Grobe Stiche im After bis tief in den Mastdarm hinein *(Nit-Ac., Sil.)* (N.).

Erbrechen von leichten Speisen, aber nicht von solchen wie Kohl (D.).

SCHWACHES, LEERES, HINFÄLLIGES GEFÜHL IN DER HERZGRUBE, NICHT BESSER DURCH ESSEN (N.).

Bitterer Geschmack im Mund *(Ars., Bry., Chin., Nat-M., Nux-V., Puls., Sep., Sulph.)* (D.).

Außergewöhnliche Abneigung gegen Tabakrauch (N.).

Regurgieren bitterer Flüssigkeit *(Eup-P., Nat-M., Puls., Sep.)* (D.).

Schlappheitsgefühl im Magen; Magen und Eingeweide scheinen schlaff herunter zu hängen (N.).

Leeres Brechwürgen, besser durch Essen (D.).

Schluckauf *(Bell., Mag-P., Nux-V.)* (D.).

Bauch aufgetrieben nach dem Essen *(Carb-V., Lyc.)* (D.).

VERSCHLIMMERUNG: Abends; nach dem Hinlegen; morgens; nach dem Erwachen; nach dem Essen; nach Tabak und Kaffee; bei der geringsten Berührung; und durch Gemütsbewegungen.

BESSERUNG: Bei Lagewechsel; durch Liegen auf der schmerzhaften Seite; durch harten Druck; bei reichlichem Urinlassen; und durch die Wärme.

VERWANDTE MITTEL: *Antidote: Coff., Nux-V.* und *Puls.*

Ähnlich: Agar., Apis, Bell., Cimic., Cycl., Ferr., Gels., Hep., Kali-B., Kali-P., Lach., Lyc., Mosch., Nat-M., Nux-V., Op., Puls., Sep. und *Sulph.*

Komplementär: Aur., Nat-M. und *Phos-Ac.*

JODUM

GEBRÄUCHLICHE BEZEICHNUNG: JOD

Geeignet für Personen mit skrofulöser Diathese, bei einem schlechten, heruntergekommenen Allgemeinzustand, und starker Abmagerung, tiefsitzender Erschöpfung *(Abrot., Nat-M., Sanic.)* (A.).

Folgen von Merkur *(Chin., Dulc., Hep., Lach., Nit-Ac.)* (Bt.).

BIS ZUM SKELETT ABGEMAGERT.

Große Hinfälligkeit; die geringste Anstrengung erzeugt Schweiße (Calc., Chin., Kali-C., Sep.).

Heftiges Zittern der Glieder *(Agar., Gels., Kali-Br., Lach., Merc., Mygale, Phos., Plb., Sil., Tarant., Zinc.).*

Muskelzucken *(Bell., Cur., Gels., Hyos., Lach.).*

Übererregbarkeit des gesamten Nervensystems *(Coff., Gels., Phos.).*

Heftiges Reißen in den Gelenken.

CHRONISCHER RHEUMATISMUS DER GELENKE, MIT NÄCHTLICHEN SCHMERZEN OHNE SCHWELLUNG.

Schwellung und Verhärtung der Drüsen sind von größter Bedeutung für die Mittelwahl.

Weiße Schwellung der Knie (Apis, Bry., Kali-C., Puls., Rhus-T., Sep.).

Struma.

Nächtliche Schmerzen in den Knochen (Aur., Merc., Mezer., Sarsa., Sil., Syph.).

Knochenerweichung *(Calc., Calc-P., Merc., Phos., Sil.).*

Blutungen aus verschiedenen Organen *(Arn., Bell., Chin., Ferr-P., Ham., Ipec., Kali-P., Lach., Merc., Nit-Ac., Phos., Trill., Ust.).*

Pulsieren *(Bell., Nat-M., Sep.).*

Warmblütig, trotz der Abmagerung; will einen kühlen Ort haben, wo er denken, arbeiten, oder sich bewegen kann (N.).

Große Schwäche und Atemnot beim Treppensteigen (N.).

Entzündungen des Kehlkopfes und der Luftröhre (Brom., Chlor., Kali-M., Phos.).

PFEIFENDE UND SÄGENDE ATMUNG *(Spong.)* (A.).

KRUPP: HEISERE STIMME UND MÜHSAMES EINATMEN; DAS KIND GREIFT AN SEINEN HALS; KRUPP BEI LANGANHALTENDEM FEUCHTEN WETTER (D.).

Membranöser Krupp (Brom., Chlor., Kali-B., Kali-M., Merc-Cyn., Phos.) (N.).

Lungenschwindsucht, mit beständigem Kitzeln und Neigung zum Husten; in der Luftröhre und unter dem Brustbein; Auswurf eines durchsichtigen Schleimes, blutgestreift; Morgenschweiße; Abmagerung; Zehrfieber; schneller Puls; Diarrhöe; und bei Frauen Ausbleiben der Periode (Hg.).

Erste und zweite Stadien der Lungenentzündung, besonders der croupösen Form, wenn die Hepatisation sich schnell auszubreiten droht; mühsames Atmen, als wenn die Brust sich nicht ausdehnen würde; Husten und blutgestreifter Aus-

wurf, von hohem Fieber begleitet (Bry., Kali-M., Phos., Sulph.) (D.).

Ständiger Geschmack vom Salz im Mund *(Merc., Merc-C., Nat-M., Puls.)* (G.).

Verstopfung, mit erfolglosem Drängen, besser durch Trinken kalter Milch (A.).

GESTEIGERTER HUNGER UND DURST *(Ars., Bism., Chel., Phos., Sulph.)*.

Fortgesetztes leeres Aufstoßen, vom Morgen bis zum Abend, als ob jeder Bissen Nahrung in Luft verwandelt würde (G.).

EXTREMER APPETIT BEI STARKER ABMAGERUNG *(Abrot., Nat-M., Sanic.)*. (D.).

Außerordentlicher Hunger; trotzdem magert der Patient ab (D.).

IMMER HUNGRIG; ISST ODER WILL DIE GANZE ZEIT ESSEN; DENNOCH ABMAGERUNG; BESSER BEIM ESSEN (N.).

Vergrößerte Bauchspeicheldrüse *(Phos.)* (R.).

Pulsieren überall: Magen, Rücken, sogar Arme, Finger und Zehen *(Bell.)* (N.).

Der Patient leidet unter auszehrenden Krankheiten (Calc-P., Lyc., Nat-M., Sil., Tub.) (D.).

ATROPHIE, ABMAGERUNG DER MAMMAE, DER EIERSTÖCKE, HODEN ETC. (D.).

Schaumige, molkenartige, fettige, käsige oder unverdaute Stühle (B.).

VERGRÖSSERUNG DER SCHILDDRÜSE ODER STRUMA *(Calc-F., Spong.)* (D.).

Hypertrophie aller Drüsen außer den Brustdrüsen, welche abmagern; während der Körper verfällt, vergrößern sich die Drüsen (N.).

Tabes mesenterica, mit schneller Abmagerung, Nachtschweißen, schleichendem Fieber, trockenem Kehlkopfhusten, Diarrhöe, etc. (Hg.).

HODENENTZÜNDUNG, MIT SCHMERZEN BIS IN DEN BAUCH REICHEND *(Bell., Clem., Puls.)* (D.).

Chronische, kongestive Kopfschmerzen bei alten Leuten *(Gels., Lach., Nat-C., Sep., Sulph.)* (Bt.).

Harte Schwellung der Leistendrüsen *(Bad., Carb-An., Merc-I-F.)* (R.).

Ängste, ängstliches Gemüt; quälende Schmerzen, will sich bewegen, will etwas tun, ist immer in Eile; Verlangen, jemanden zu töten, etc. (N.).

NIEDERGESCHLAGEN ODER UNERTRÄGLICH GEREIZT UND RUHELOS *(Aur., Phos., Sulph.)* (B.).

Melancholische Stimmung *(Nat-M., Puls.)* (C.).

Schwindel *(Chin., Kali-P., Lyc.)* (C.).

Urin einmal trübe, dunkel, einmal milchig (R.).

Leberzirrhose *(Chel., Mur-Ac., Phos., Sulph.)* (R.).

LEBERGEGEND EMPFINDLICH GEGEN DRUCK *(Bell., Chel., Dig., Hep., Lach., Merc., Nat-S., Phos., Sep.)* (R.).

Chronische Vergrößerung der Milz (Ars., Cean., Chin., Nat-M., Sep.) (R.).

GEFÜHL, ALS OB DAS HERZ ZUSAMMENGEPRESST, WIE VON EINER EISERNEN HAND GEPACKT WÜRDE *(Cact., Sulph.)* (N.).

Herzklopfen, schlimmer bei geringster Anstrengung *(Dig.)* (A.).

Angstgefühl in der Herzgegend; zwingt zu ständigem Lagewechsel *(Acon., Ars.)* (R.).

Herzbeutelentzündung in Verbindung mit Lungenentzündung und Rheumatismus (Bl.).

Zunge stark belegt *(Ant-C., Kali-M., Puls.)* (C.).

Übelriechender Mundgeruch *(Aur., Carb-Ac., Merc., Nit-Ac., Sulph.)* (C.).

DICKER, GELBER WEISSFLUSS, SO ÄTZEND, DASS ER LÖCHER IN DIE WÄSCHE FRISST (N.).

Leukorrhoe schlimmer während der Menstruation (G.).

Knoten in der Brust (Calc-F., Con., Carb-An., Graph., Phyt., Sil.) (N.).

Große Schwäche während der Menstruation, besonders beim Treppensteigen (G.).

Langanhaltende Gebärmutterblutungen (G.).

Gebärmutterblutung nach jedem Stuhl (Ambr., Am-M., Ind., Lyc.), mit schneidenden Schmerzen in Bauch, Lenden und Rücken.

Maligne Entartung der Zervix *(Ars., Kreos., Nit-Ac., Phos., Sep.)* (A.).

VERSCHLIMMERUNG: Durch Hitze; durch Fasten; in warmer Luft; in einem warmen Zimmer; beim Einhüllen des Kopfes (das Gegenteil von *Hep., Psor.* und *Sil.)*, nachts; in der Ruhe.

BESSERUNG: Beim Essen; durch Bewegung; in kalter Luft; und durch Baden.

VERWANDTE MITTEL: *Komplementär: Lyc.*

Vergleiche: Acet-Ac., Brom., Chlor., Con., Kali-B. und *Spong.* bei membranösem Krupp (Diphtherie).

Folgt gut auf: Hep., und *Merc.;* und von *Kali-B.* gefolgt bei Krupp.

Antidote: Bell., Camph., Hep., und *Phos.*

IPECACUANHA

GEBRÄUCHLICHE BEZEICHNUNG: BRECHWURZEL

Geeignet für Fälle, bei denen gastrische Symptome vorherrschen *(Ant-C., Kali-M., Nux-V., Puls., Sep.)* (A.).

Bei erschöpfenden Blutungen aus den Körperöffnungen (Carb-V., Chin., Ferr., Kali-P., Sec.).

Wundstarrkrampf (Bell., Cic., Cupr., Nux-V., Op., Strych., Verat.).

Krampfhafte Brustbeklemmung nach Erkältung (Ant-T., Phos., Stram.).

Keuchhusten (Ant-T., Cina, Cupr., Dros., Kali-C., Meph., Puls., Verat.).

KRAMPFHAFTER HUSTEN; DAS KIND WIRD STEIF UND BLASS ODER BLAU UND ATEMLOS; STARKE ÜBELKEIT, BESSER DURCH ERBRECHEN (D.).

Gefühl in den Gelenken, als wären sie eingeschlafen; prickelnd.

Reißen in den Gliedern beim Einschlafen.

Blutungen (aktiv) aus allen Körperöffnungen, profus, hellrot *(Mill., Phos.)* (N.).

Husten mit blutigem Auswurf (Phos.) (G.).

Beim Nichtherauskommen von Schweißfrieselausschlägen oder wenn diese in der Schwangerschaft auftreten.

Folgen von Mißbrauch von Opium, Arsenik und Chinin (Puls.).

Gefühl, als wären die Schädelknochen zermalmt oder gequetscht; einseitige Kopfschmerzen über einem Auge, mit tödlicher Übelkeit und sehr blassem Gesicht; mit von Übelkeit verzogenem Mund (D.).

Nicht aufhörender Husten bei jedem Atemzug (D.).

TROCKENER, SPASMODISCHER HUSTEN IN ERSTICKUNGSANFALL UND WÜRGEN ENDEND (D.).

Kitzeln vom Kehlkopf bis zu den äußeren Bronchien (D.).

Großblasige Rasselgeräusche überall in der Brust, mit heftigen Husten- und Würgeanfällen, blassem Gesicht und großer Atemnot (D.).

ZUNGE REIN, OBEN NUR LEICHT BELEGT *(Apis, Ars., Bell., Colch., Ferr-P., Gels., Kali-B., Lac-C., Merc., Nit-Ac., Phos., Rhus-T.)* (A.).

BEI ALLEN KRANKHEITEN MIT STÄNDIGER FORTGESETZTER ÜBELKEIT *(Ant-C., Ant-T., Ars., Cadm., Dig., Graph., Kreos., Lac-C., Lyc., Mag-M., Nat-M., Nux-V., Petr., Phos., Sil., Verat.)* (A.).

Übelkeit begleitet die meisten Beschwerden (Ant-T., Nux-V., Puls.).

Folgen von Rausch, Schwelgerei, von Erkältung; auch von Verzehr von Schweinefleisch.

QUÄLENDE, HEFTIGE ÜBELKEIT UND NEIGUNG ZUM ERBRECHEN, NACH DEM BRECHEN GLEICH WIE-

DER ERBRECHEN. BESTÄNDIGE ÜBELKEIT BEI REINER ZUNGE IST EIN FÜHRUNGSSYMPTOM.

Heftige Übelkeit und Erbrechen, gefolgt von Erschöpfung und Schläfrigkeit *(Aeth., Ant-T.)* (D.).

Beschwerden von fettem Essen, Schweinefleisch, Pasteten, Bonbons etc. (D.).

Im Magen Gefühl von Erschlaffung, als hänge dieser herunter (Carb-An., Sep., Sulph.) (D.).

Erbrechen großer Mengen von zähem, weißem, eiweißartigem Schleim (Bt.).

VERLANGEN NACH LECKERBISSEN *(Aur., Chin., Kali-C., Mag-C., Nat-C., Rhus-T., Sabad., Spong., Tub.)* (K.).

Abneigung gegen Essen *(Ars., Chin., Cocc., Colch., Ferr., Lil-T., Nux-V.)* (K.).

Schneidende Blähungskolik um den Nabel (A.).

Diarrhöe wie bei Dysenterie (Acon., Bell., Colch., Coloc., Merc-C., Nux-V., Sulph.).

Herbstdysenterie: kalte Nächte, nach heißen Tagen (Acon., Colch., Merc.) (A.).

STUHL GRASGRÜN; WEISSER SCHLEIM *(Ant-C., Colch.)*; BLUTIG; GÄREND; SCHAUMIG; SCHLEIMIG; WIE SCHAUM AUF EINEM FROSCHTEICH (A.).

Cholera asiatica: Erste Symptome, wenn Übelkeit und Erbrechen vorherrschen (Ant-C., Nux-V., Puls.) (A.).

Oft gebraucht beim zweiten Cholerastadium bei ausgeprägter Übelkeit und fortwährendem Erbrechen (Ars., Bism., Colch., Cupr., Cupr-Ars., Phos., Podo., Sec., Tab., Verat.).

Metrorrhagien (Calc., Chin., Cinnm., Ferr., Kali-C., Lach., Nit-Ac., Phos., Sep., Sulph., Ust., Vib.).

Blutungen von hellroter Farbe, die gleichmäßig fließen (D.).

BEI GEBÄRMUTTERBLUTUNGEN BEGINNT SIE HEFTIG ZU ATMEN (N.).

BLUTUNG NACH DER GEBURT; PROFUSER FLUOR, HELLROT, UND BESTÄNDIGE ÜBELKEIT (N.).

Drohende Fehlgeburt, oft mit einem scharfem oder kneifendem Schmerz um den Nabel, der zum Uterus zieht, mit beständiger Übelkeit und Ausfluß von hellem, rotem Blut (G.).

Menstruation zu früh und zu reichlich (Chin., Phos., Sep.) (G.).

Erbrechen in der Schwangerschaft *(Bry., Colch., Nux-V., Sep., Symphori., Tab.)* (A.).

Bleichsucht: Menses spärlich; Haut- und Schleimhäute blaß, blutarm *(Calc., Ferr., Nat-M.)* (C.).

Schneidende Schmerzen durch den Bauch von links nach rechts *(Lach.;* von rechts nach links - *Lyc.)* (A.).

Roter, spärlicher Urin *(Lyc., Puls., Sep.)* (C.).

Schmerzen von der Nierengegend bis in die Oberschenkel (Agar., Berb., Hep., Kali-B., Nux-V.) (K.).

Wechselfieber mit leichtem Frost und viel Hitze; in allen Fällen begleitet von viel Hitze, gastrischen Symptomen und Brustbeklemmung.

Rückenschmerzen, kurz dauernder Frost, langes Fieber; meistens Hitze mit Durst; rasende Kopfschmerzen, Übelkeit, Husten, und zuletzt Schweiß; Frost schlimmer in einem warmen Zimmer oder durch Zudecken (N.).

Besser als Chinin bei Wechselfieber; oder nach seinem Mißbrauch, wenn die Symptome übereinstimmen (N.).

Eine Hand kalt, die andere heiß (Hr.).

Rückfall-Fieber *(Alst., Bry., Chin., Cina, Gamb., Ign., Ipec.)* (K.).

Katarrhalisches oder gastrisches Fieber (Acon., Ant-C., Bry., Kali-M., Nux-V., Puls.) (B.).

SCHMERZEN IN DEN EXTREMITÄTEN WÄHREND DES FROSTES *(Ars., Bov., Coloc., Dulc., Eup-P.)* (K.).

NASENBLUTEN BEI KEUCHHUSTEN *(Arn., Bry., Cina, Cor-R., Crot-H., Dros., Led., Merc., Mur-Ac., Nux-V., Spong., Stram.)* (K.).

Niesen mit Husten und Auswurf (R.).

Kapillarbronchitis mit starker Schleimansammlung in den größeren Bronchien, mit heftigen Hustenanfällen mit Würgen und Erbrechen, auch viel Schleimauswurf (R.).

SPASTISCHES ASTHMA, MIT SCHWERE UND ANGSTGEFÜHLEN UM DIE BRUST; PLÖTZLICHE, PFEIFENDE ATEMNOT, DROHENDE ERSTICKUNG; SCHLIMMER BEI BEWEGUNG; DER HUSTEN VERURSACHT WÜRGEN UND ERBRECHEN (D.).

Bluthusten und Blutspucken: hellrotes Blut kommt gußweise, mit Übelkeit und Würgen (D.).

Die Brust scheint voller Schleim zu sein, der aber durch Husten nicht entfernt werden kann. *(Ant-T.).*

VERSCHLIMMERUNG: Durch Bewegung; im Winter und bei trockenem Wetter; bei feucht-warmen Südwinden; bei der geringsten Berührung; durch Bücken; und nach Überessen.

BESSERUNG: In der frischen Luft.

VERWANDTE MITTEL: *Komplementär: Ars.* und *Cupr.*

Ähnlich: Ant-C., Cocc., Colch., Kali-M. und *Puls.* bei Magenbeschwerden.

Ipec. antidotiert: Ars., Chin., Cupr., Ferr., Op. und *Tab.*

KALI BICHROMICUM

GEBRÄUCHLICHE BEZEICHNUNG:
KALIUMBICHROMAT

Besonders geeignet für dicke, hellhaarige Menschen und bei skrofulösen, katarrhalischen und syphilitischen Krankheiten (Bt.).

Oft gebraucht bei Beschwerden von fetten, blonden und dicken Kindern (D.).

Beschwerden, die bei heißem Wetter auftreten *(Ant-C., Ars.)* (A.).

Hautausschläge, schlimmer im Sommer (Led.) (K.).

Neigung, sich in der frischen Luft zu erkälten *(Bell., Phos., Sil.)* (A.).

Absonderung von zähem, fadenziehendem Schleim, der an den einzelnen Teilen klebt und bis zu einem 1 Meter langem Faden ausgezogen werden kann; aus: Nase, Mund, Schlund, Magen, Vagina oder anderen Schleimhaut tragenden Stellen (Bt.).

Neuralgie täglich um die gleiche Zeit (Ars., Chin-S., Nat-M.) (A.).

Schmerzen an kleinen umschriebenen Stellen, welche von einer Fingerkuppe bedeckt werden können (Ign.) (A.).

Schmerzen wandern schnell von einer Stelle zur anderen (Kali-S., Lac-C., Puls.) (A.).

Schmerzen erscheinen und verschwinden plötzlich (Bell., Ign., Mag-P.) (A.).

PERIODISCHE KOPFSCHMERZEN ÜBER DEN AUGEN; BEI BEGINN VERLUST DES SEHVERMÖGENS, DAS ZURÜCKKEHRT, WENN SICH DIE KOPFSCHMERZEN STEIGERN; SCHLIMMER AUF DER RECHTEN SEITE (D.).

Kopfschmerzen: Unscharfes Sehen oder Blindheit vor dem Anfall (Gels., Hyos., Iris, Lac-D., Nat-M., Podo., Psor., Sep.); muß sich hinlegen; Abneigung gegen Licht und Lärm (A.).

Harte, schmerzhafte Schwellung der Ohrspeicheldrüse *(Brom., Phyt.)* (G.).

ÜBELRIECHENDER NASENAUSFLUSS *(Aur., Calc., Graph., Hep., Kali-P., Lach., Lyc., Merc-C., Nit-Ac., Sep.)* (Bt.).

Drückender Schmerz in der Nasenwurzel (in der Stirn und Nasenwurzel - *Stict.)* (A.).

ABSONDERUNGEN VON KRUSTEN ODER PFRÖPFEN AUS DER NASE *(Aur., Graph., Sep.)* (A.).

Klumpen von hartem, grünem Schleim werden aus den Choanen gezogen (D.).

Völliger Verlust des Geruchsinnes (Ant-C., Bell., Calc., Calc-S., Hep., Merc., Nat-M., Phos., Plb., Puls., Sep., Sil.) (Bt.).

GESCHWÜRSBILDUNG DER NASENSCHEIDEWAND, MIT BLUTIGEM AUSFLUSS ODER GROSSEN FLOCKEN ERHÄRTETEN SCHLEIMS *(Alum., Sep., Teucr.)* (A.).

GESCHWÜRE IN DER NASE, DIE ZU TIEFER PERFORATION NEIGEN *(Aur., Nit-Ac.)* (A.).

Karies der Nasenknochen (Ars., Asaf., Aur., Aur-M., Aur-M-N., Calc-S., Fluor-Ac., Hekla, Hep., Hippoz., Kali-I., Merc-I-R., Phos., Phyt., Sil., Still.) (Bt.).

Heftige Schmerzen vom Hinterkopf zur Stirn, wenn der Nasenausfluß aufhört. (A.).

Durch die Nase ausgeatmete Luft wird heiß empfunden (N.).

Augenlider rot, juckend, geschwollen, körnig (B.).

Katarrhalische und skrofulöse Augenentzündung (Bt.).

GESCHWÜRE DER HORNHAUT, MIT NEIGUNG ZU TIEFER PERFORATION; SIE SEHEN WIE AUSGESTANZT AUS (D.).

Entzündung der Augenlider; sie sind morgens verklebt (G.).

Tieffressende Geschwüre im Schlund, oft syphilitisch *(Nit-Ac.)* (A.).

Chronische Heiserkeit *(Carb-V., Caust., Phos.)* (Bt.).

Husten, mit Auswurf eines fadenziehenden Schleims, der im Schlund, Mund und auf den Lippen klebt (Bt.).

Heftiger, rasselnder Husten; würgend, bedingt durch den zähen Rachenschleim; schlimmer beim Ausziehen *(Hep.)* (A.).

Husten schlimmer bei geringster Nahrungs- oder Flüssigkeitsaufnahme (Bg.).

Diphtherie (Bt.).

Chronische Bronchitis, mit zähem, fadenziehendem Auswurf (Bt.).

Krupp: heiser, metallisch, mit zähem, schleimigem oder elastisch-fädigem Auswurf.

Starke Schwellung der Mandeln und Geschwüre, mit eitriger Absonderung; entzündete Mandelfollikel, die eine käsige Substanz abscheiden; Zungenbelag gelb an der Wurzel; Schleimabsonderung dickflüssig, zäh und fädig (D.).

Ödematöses, blasenförmiges Aussehen des Zäpfchens; starke Schwellung, aber nicht besonders rot (Rhus.) (A.).

Diphtherie: pseudo-membranöse Exsudate, fest, perlweiß, fibrinartig, mit Neigung in den Kehlkopf und in die Luftröhre abzusteigen (Lac-C.; im Gegensatz zu *Brom.)* (A.).

Zungenbelag dick, gelb, filzig (Ant-C., Bry., Chel., Kali-S., Merc., Merc-I-F., Nat-P., Nux-M., Puls., Rhus-T., Sep., Spig., Stann., Sulph.) (B.).

Landkartenzunge (Ant-C., Ars., Cham., Lach., Lyc., Merc., Nat-M., Nit-Ac., Tarax.) (B.).

Zunge glatt, rot und rissig (N.).

Aphthöse Stomatitis *(Bor., Kali-M.)* (R.).

Magenkatarrh mit Erbrechen *(Ant-C., Bry., Kali-M., Nux-V., Puls.)* (Bt.).

Bitteres Erbrechen, mit Schleim gemischt; fängt bei jedem Versuch zu essen oder trinken, wieder an (D.).

Völlegefühl im Magen, sogar nach wenig Essen (Lyc., Nux-M.), schlimmer durch Fleisch (D.).

Verdorbener Magen nach Bier (D.).

GESCHWÜRSBILDUNG IM MAGEN UND ZWÖLFFINGERDARM *(Ars., Merc-C., Nit-Ac., Phos.)* (Bt.).

Verlust des Appetits; Druck, Schwere in der Herzgrube; Flatulenz, schlimmer gleich nach dem Essen (Nux-M., Nux-V.) (A.).

ERBRECHEN VON ZÄHEM, FÄDIGEM SCHLEIM UND BLUT; RUNDES MAGENGESCHWÜR (A.).

Wunde Stelle im Magen; oder das Essen liegt dort wie eine Last (B.).

Bei chronischen Darmgeschwüren mit Merkur wetteifernd (Hg.).

Dumpfe Schmerzen im rechten Hypochondrium, besonders, wenn sie auf eine kleine Stelle begrenzt sind, mit weißlichen Stühlen (Hg.).

Chronische Dysenterie *(Aloe, Merc., Sulph.).*

Dysenterische Stühle mit Nagen am Nabel und verbliebenem Drang (R.).

Braune, wässerige, schaumige Diarrhöe mit gallertartigen Stühlen morgens (D.).

Diarrhöe und Rheumatismus abwechselnd *(Cimic., Dulc.)* (K.).

Periodische Dysenterie im Frühling beginnend (R.).

Geschlechtstrieb fehlt bei fleischigen Personen (A.).

Gallertartiger Ausfluß aus der Harnröhre (K.).

Schanker auf dem Penis mit erhöhten Rändern und käsigem Grund (Hep.) (K.).

Gebärmuttervorfall, anscheinend bei heißem Wetter (A.).

Menses zu früh (G.).

Leukorrhöe; dickflüssiger, zäher Ausfluß, welchen man in langen Fäden ziehen kann (N.).

Ein Tropfen bleibt nach dem Urinlassen zurück (B.).

Tiefroter Urin (Bt.).

Völlige Harnverhaltung, mit dumpfen Schmerzen im Kreuz (Bt.).

Rheumatismus abwechselnd mit Magensymptomen; das eine im Herbst, das andere im Frühling erscheinend (A.).

Rheumatismus und Dysenterie wechseln ab *(Abrot.)* (A.).

Ischias, besser beim Beugen des Beines (B.).

Schmerzen den Fußrand entlang (B.).

Dichter Ausschlag, wie Masern, am ganzen Körper (Bt.).

Große Geschwüre, mit dunklem Zentrum und überhängenden Rändern (Bt.).

Trockenheit der Haut, mit Jucken am ganzen Körper *(Graph., Sulph.)* (G.).

Herpes *(Ant-T., Graph., Rhus-T., Sep.)* (G.).

Häufiges Urinlassen *(Canth., Nux-V.)* (C.).

Brennender Schmerz in der Fossa navicularis und im Bulbus Urethrae (R.).

Abgang von Prostatasaft bei Stuhlgang *(Nux-V., Sel., Sep., Sulph.)* (C.).

Schmerz im Steißbein beim Sitzen (C.).

Spärlicher Urin, mit reichlichem weißem oder schleimigem Bodensatz (C.).

VERSCHLIMMERUNG: In der Sommerhitze; bei heißem Wetter; morgens; im Frühling; in der frischen Luft; beim Ausziehen; durch Bier; und durch unterdrückten Katarrh, Schnupfen.

BESSERUNG: Hautsymptome besser bei kaltem Wetter (im Gegensatz zu *Alum.* und *Petr.*); durch Hitze; und bei Bewegung.

VERWANDTE MITTEL: Vergleiche *Brom., Hep.* und *Jod.* bei kruppartigen Affektionen

Ant-T. folgt gut bei katarrhalischen Beschwerden und Hautkrankheiten.

Komplementär: Ant-T., Ars., Phos. und *Psor.*

KALI BROMATUM

GEBRÄUCHLICHE BEZEICHNUNG: KALIUMBROMID

Es erzeugt Pusteln auf der Haut, ähnlich denen der Akne, wofür es ein Heilmittel ist (D.).

Schwindel, als gäbe der Boden unter den Füßen nach (B.).

Verstandesschwäche (Kali-P., Phos.) (D.).

HIRNMÜDIGKEIT *(Kali-P., Sil.)* (B.).

GEDÄCHTNISVERLUST *(Con., Gels., Kali-P., Lyc., Nux-V., Phos., Sil.)* (Bt.).

Vergißt, wie man spricht; geistesabwesend; muß ein Wort hören, bevor er es aussprechen kann (Anac.) (A.).

Außerordentlich niedergeschlagen (Aur., Gels., Ign., Nat-M., Sep.) (Bt.).

Glaubt, er würde verrückt (A.).

TIEFE MELANCHOLIE *(Ars., Aur., Naja, Nat-M., Puls.)* (Bt.).

Anfälle von unwillkürlichem Weinen (Nat-M., Sep., Stann.) (A.).

Delirium tremens *(Ars., Hyos., Stram.)* (Bt.).

Ataxie; fällt hin beim Gehen. (Bt.).

NERVÖSE UNRUHE, KANN NICHT STILLSITZEN, MUSS SICH STÄNDIG BEWEGEN ODER BESCHÄFTIGEN (A.).

SCHWANKENDER, UNSICHERER GANG; GEFÜHL, ALS LIEFEN DIE BEINE UNKOORDINIERT AUF DEM BÜRGERSTEIG *(Alum., Arg-N., Nux-V.)* (A.).

Epilepsie durch Blutandrang zum Gehirn *(Bell., Cupr., Hyos., Stram.)* (Vn.).

Sensibilitätsverlust des Rachens, Kehlkopfes, der Harnröhre, ja des ganzen Körpers (Alum., Op.) (A.).

Impotenz mit vermindertem Geschlechtstrieb (Bt.).

Nächtliche Samenergüsse, mit verliebten Träumen und Erektionen *(Aur., Kali-P., Nux-V., Phos., Phos-Ac., Sulph.)* (Bt.).

Spermatorrhöe bei übermäßigem Sexualtrieb *(Canth., Phos.)* (Bl.).

Schlafwandeln, und Pavor nocturnus bei Kindern *(Sil., Stram.)* (Bl.).

Spasmodischer, trockener, hysterischer Husten (Bl.).

Nervöser Husten während der Schwangerschaft (Calc., Caust., Con., Ipec., Nux-M., Phos., Puls., Sabin., Sep., Vib.) (A.).

HARTER, TROCKENER, FAST UNUNTERBROCHENER HUSTEN; DROHENDE FEHLGEBURT *(Con.)* (A.).

Verhärtung und Vergrößerung der Gebärmutter *(Aur., Aur-M., Calc., Sep.)* (Bt.).

Übermäßiger Geschlechtstrieb während der Menstruation (Agar., Bell., Bufo, Camph., Canth., Coff., Hyos., Lach., Lyc., Mosch., Nux-V., Orig., Plat., Puls., Tarant., Verat.) (Bt.).

Menstruationsbeschwerden: vor der Regel - Kopfschmerzen; während der Menses - epileptische Krämpfe, Mannstollheit, Jucken, Brennen und Überreiztheit der äußeren Genitale; nach der Menstruation - Kopfschmerzen, Schlaflosigkeit und Hitze in den Geschlechtsteilen (Ha.).

Spärliche Menses *(Graph., Puls., Sep.)* (Bt.).

Juckreiz der weiblichen Scham *(Calad., Kreos., Merc., Nit-Ac., Sep., Sulph.).*

Vaginismus (Bell., Cact., Canth., Con., Ferr-P., Gels., Ham., Ign., Lyc., Mag-P., Merc., Nat-M., Nux-V., Plat., Puls., Sil.) (Bt.).

Übelkeit morgens (Cocc., Nux-V., Puls., Sep.) (Bt.).

Krämpfe: Durch Schreck, Zorn oder bei anderen Gemütsbewegungen; während der Geburt, beim Zahnen, Keuchhusten oder bei der Brightschen Krankheit (A.).

Stottern (Bell., Bufo, Cann-I., Caust., Cupr., Dulc., Euphr., Glon., Hyos., Jod., Lac-C., Lach., Mag-C., Mag-P., Merc., Nat-C., Nux-V., Phos., Plat., Sec., Sel., Spig., Stram., Sulph., Verat.) (A.).

Langsames, schwieriges Sprechen *(Bov.)* (A.).

Zuckerkrankheit: Urin zuckerhaltig; reichlicher, blasser und wässeriger Urin (C.).

Übelkeit und Schwindel, mit wiederholtem Würgen und Erbrechen *(Ipec., Nux-V., Tab., Verat.)* (C.).

Zähneknirschen im Schlaf (Ant-C., Ars., Bell., Bry., Calc., Cann-I., Caust., Cina, Coff., Colch., Con., Crot-H., Hell., Hyos., Ign.) (A.).

Das Kind schreit, jammert oder weint im Schlaf (A.).

Schreckliche Träume, läßt sich nicht beruhigen (A.).

Unruhe und Schlaflosigkeit wegen Kummer und Gram, durch Verlust des Eigentums, des guten Rufs oder bei geschäftlichen Sorgen *(Ambr., Gels., Sep.)* (A.).

Cholera infantum: Grüner, wässeriger Stuhl, mit Kreislaufkollaps *(Acon., Verat.)* (B.).

Inkoordination der Muskeln (Gels.) (A.).

Nervöse Schwäche oder Muskellähmung und Taubheit (A.).

HÄNDE UND FINGER IN STÄNDIGER BEWEGUNG (A.).

NERVÖSE, ZAPPELIGE HÄNDE (zappelige Füße - *Zinc.)* (A.).

Zucken der Finger (Agar., Cupr., Merc., Osm., Phos., Stann., Sulph-Ac.) (A.).

VERSCHLIMMERUNG: Bei geistiger Anstrengung; bei Gemütsbewegungen; nach sexuellen Exzessen; nachts; während der Schwangerschaft; und vor, während und nach der Menstruation.

BESSERUNG: Wenn beschäftigt.

VERWANDTE MITTEL: *Vergleiche: Ambr., Bell., Camph., Cupr., Gels., Hyos., Ign., Kali-P., Lach., Lyc., Merc., Nux-V., Op., Plb., Sil., Tarant.* und *Zinc.*

Eines der Antidote bei Bleivergiftung.

KALI CARBONICUM

GEBRÄUCHLICHE BEZEICHNUNG: POTTASCHE

Geeignet für schwächliche, blutarme und schnell erschöpfte Patienten, die immer müde sind und die ständig unter Rückenschmerzen leiden.

Schwellung und Verhärtung der Drüsen (nach Quetschungen) *(Con.).*

Gefühl von Hohlheit, Ausgehöhltsein im ganzen Körper *(Cocc.).*

Große Erkältungsneigung nach einer Überhitzung.

Abneigung gegen frische Luft und Zugluft.

Stechender Schmerz in den Muskeln und in den inneren Teilen *(Apis , Nit-Ac., Sil.).*

Reißende Schmerzen in den Gliedern, mit Schwellung und Verschlimmerung in der Ruhe.

Nach Anstrengung, etwa beim Gehen, Anfälle von Ohnmacht und Zittern.

Sehr große Schwäche, läßt sich in den Stuhl fallen (N.).

Schmerzhafte Empfindlichkeit der Glieder gegen Druck.

Zucken der Muskeln *(Bell., Cupr., Hyos., Mygale, Tarant.).*

Es geht ihr in der frischen Luft anscheinend besser als im Zimmer; nur ist das Fieber höher im Freien.

Mumps (Apis, Bell., Brom., Merc., Puls., Rhus-T., Sil.).

Beim Schließen der Augen, schmerzhaftes Gefühl, als dringe das Licht ins Gehirn.

TROCKENHEIT DER HAUT *(Apis, Ars., Bell., Bry., Cham., Chin., Colch., Dulc., Eup-P., Kali-Ars., Led., Lyc., Nux-M., Olnd., Op., Petr., Phos., Plb., Sec., Seneg., Stram., Sulph., Teucr.).*

Jucken des Körpers während der Menses *(Graph., Phos.)* (D.).

Große Trockenheit der Haare *(Alum., Calc., Fluor-Ac., Med., Phos., Plb., Psor., Sulph., Thuj.)* (N.).

SACKARTIGE SCHWELLUNG ZWISCHEN AUGENBRAUEN UND LIDERN (N.).

Wacht morgens um 1 oder 3 Uhr auf und kann nicht wieder einschlafen, ist dann ruhelos (N.).

Schmerz im Rücken um 3 Uhr morgens; dieser treibt ihn aus dem Bett (N.).

Rückenschmerzen bis in die Gesäßmuskeln und Oberschenkel, oder die Beine hinunter reichend (N.).

Verstopfung (Ant-C., Bry., Coloc., Merc., Nat-M., Nux-V., Op., Plb., Sep., Sulph.).

Stuhl groß und schwierig, mit stechenden Schmerzen eine oder zwei Stunden vorher (A.).

Ausbleiben der Periode mit Rückenschmerzen *(Sep.)* (D.).

Menses zu früh, zu reichlich, und zu lang anhaltend *(Chin., Ferr., Puls., Sab., Sec., Ust.)* (D.).

FÜHLT SICH SEHR SCHWACH VOR DER MENSTRUATION *(Cimic., Cocc., Ferr., Mag-C., Nat-M., Nux-M.)* (A.).

RÜCKENSCHMERZEN, VOR UND WÄHREND DER MENSTRUATION *(Am-C., Bar-C., Berb., Calc., Caust., Hydr., Kreos., Lach., Lyc., Mag-C., Mag-M., Nux-V., Puls., Sang., Zinc.)* (A.).

„Die Menses herbeiführend, wenn Nat-M. - scheinbar indiziert - versagt" (Hn.).

VERSPÄTETE ERSTE MENSTRUATION (MENARCHE) *(Calc-P., Caust., Ferr., Graph., Lyc., Nat-M., Puls., Senec., Sep., Sulph., Tub., Zinc.)* (B.).

Gelbe Leukorrhöe, mit viel Brennen und Jucken *(Kreos.,, Sep.)* (G.).

Während der Wehen beginnen die Schmerzen im Rücken, und statt wie echte Wehenschmerzen, nach vorne zu kommen, gehen sie die Gesäßbacken, die Gesamtmuskeln hinunter (N.).

ZU SCHWACHE WEHEN: HEFTIGE RÜCKENSCHMERZEN; WILL DRUCK AUF DEN RÜCKEN HABEN *(Caul., Caust., Nux-V.).*

Beschwerden nach der Entbindung *(Chin., Ferr., Nat-M., Sep., Sulph.)* (G.).

Schwierigkeiten der Männer beim Koitus; unwillkürlicher Samenerguß (G.).

Schwäche in den Knien nach Koitus (Agar., Calc., Con., Lyc., Petr., Sep., Sil.) (K.).

SCHWACHSICHTIGKEIT NACH KOITUS *(Chin., Kali-P., Nat-P., Phos., Sep., Sil.)* (K.).

Schaumiger Urin,mit dickem, zähem, rotem Satz (B.).

ÖDEMATÖSE SCHWELLUNG NUR AN EINEM FUSS (K.).

Stiche in der Leber; schlimmer in kalter Luft *(Bry., Chel., Phos.)* (Mr.).

Hitze und brennender Schmerz in der Lebergegend *(Sulph.)* (C.).

Große Abneigung vor Alleinsein (Ars., Bism., Lyc., Stram.; will allein sein - *Ign., Nux-V., Sep.)* (A.).

Mürrisch (Bry., Nux-V., Sulph.) (B.).

Leicht erschreckt (Bor., Gels., Puls.) (B.).

KANN ES NICHT ERTRAGEN, BERÜHRT ZU WERDEN; SCHRECKT AUF BEREITS BEI LEICHTER BERÜHRUNG, BESONDERS DER FÜSSE *(Arn.)* (A.).

Erzählt von Tauben, die ins Zimmer fliegen, und die er mit der Hand zu fangen versucht (Bt.).

Außerordentlich schreckhaft (Nit-Ac.) (C.).

Ängstlich besorgt um ihre Krankheit (C.).

Schwindel beim schnellen Drehen des Kopfes oder des Körpers (Con.) (C.).

Kopfschmerzen morgens, beim Erwachen *(Lach., Nat-M., Nux-V.)* (C.).

Brausende, pfeifende, knackende Geräusche in den Ohren *(Bor., Chin., Graph.)* (C.).

Nasenbluten, morgens beim Waschen des Gesichtes (Am-C., Ant-S., Arn., Calc-S., Dros., Kali-B., Tarant.) (A.).

Periodisches Nasenbluten (Carb-V., Puls.) (K.).

Übler Mundgeruch jeden Morgen, wie von altem Käse (C.).

Fauliger, schleimiger Geschmack im Mund *(Anac., Arn., Ars., Bry., Caps., Carb-V., Dros., Graph., Hep., Kali-B., Merc.)* (C.).

Zahnschmerzen: nur beim Essen; Klopfen; schlimmer bei Berührung mit etwas Kaltem oder Warmem (A.).

Gesicht gedunsen (Apis, Ars., Ferr., Rhus-T., Sep., Sulph.) (C.).

Wasseraufstoßen, nach dem Essen *(Am-M., Bry., Calc., Chin., Ferr., Merc., Nat-M., Nux-V., Phos., Sep., Sil., Sulph.)* (K.).

Magengrube empfindlich gegen Berührung *(Nux-V.)* (C.).

Beständiges Gefühl, als wäre der Magen voll Wasser (C.).

Dyspepsie bei alten Leuten (Ant-C., Carb-V., Lyc., Sulph.) (D.).

Vor dem Essen: Schwächegefühl, saures Aufstoßen und Sodbrennen; und ein nervöses Gefühl; während der Mahlzeiten: der Patient ist schläfrig, und nach den Mahlzeiten: starke Flatulenz; übelriechendes Aufstoßen, was aber erleichtert (D.).

GEFÜHL, ALS WÜRDE DER MAGEN PLATZEN; ALLES, WAS GEGESSEN WIRD, SCHEINT IN GRAS UMGEWANDELT ZU WERDEN (N.).

ÜBERMÄSSIGE FLATULENZ *(Arg-N., Carb-V., Chin., Lyc.)* (A.).

Heftiger Durst: morgens, mittags und nachts (G.).

Ekel vor jeder Nahrung *(Chin., Lyc., Sep., Sil.)* (G.).

Gefühl eines Klumpens im Magen *(Bry., Nux-V., Puls.)* (R.).

Bauch aufgetrieben schon nach wenig Essen *(Lyc.)* (R.).

Schmerz im Rücken beim Schlucken (A.).

Nahrung verirrt sich leicht in die Luftröhre (A.).

Verengung der Speiseröhre (Nat-M.) (R.).

Schlucken schwierig; das Essen passiert sehr langsam die Speiseröhre (Ign., Phos.) (R.).

Stechen im Pharynx, wie von einer Gräte (Bell., Hep., Nit-Ac., Sil.) (R.).

Trockener Husten, Nachtschweiße, hektisches Fieber; manchmal Auswurf von blutigem Eiter (Bt.).

Gelbe, grüne oder krustige Nasenabsonderung *(Kali-S., Puls., Sep.)* (B.).

Kurzatmig: schlimmer durch geringste Bewegung oder Gehen *(Ars., Dig., Phos.)* (B.).

Rippenfellentzündung (Bell., Bry., Carb-An., Kali-B., Phos., Sil., Sulph.) (B.).

Trockener Husten, anfallsweise *(Bell., Dros., Sil., Spong.)* (A.).

Während des Hustens löst sich zäher Schleim oder Eiter, der verschuckt wird (A.).

Harte, weiße oder rauchige Massen fliegen beim Husten aus dem Mund (Bap., Chel.) (A.).

Schmerz in der unteren, rechten Brustgegend bis zum Rücken gehend (N.).

„Personen, die an Geschwürsbildung in den Lungen leiden, können schlecht ohne dieses Antipsorikum geheilt werden" (Hn.).

ASTHMA, BESSER DURCH AUFSITZEN ODER VORWÄRTSBEUGEN, ODER DURCH SCHAUKELN *(Ars.)*; SCHLIMMER VON 2 BIS 4 UHR MORGENS (N.).

Lungenentzündung nach Masern (K.).

Herz schwach; Puls unregelmäßig, zeitweilig aussetzend (Ferr., Nat-M., Phos.) (N.).

Neigung zur Herzverfettung (Phos.) (A.).

Gefühl, als hinge das Herz an einem Faden *(Lach.)* (A.).

Lungenentzündung bei Säuglingen *(Acon., Ant-T., Bry., Ferr-P., Ipec., Lob., Lyc., Merc., Nux-V., Op., Phos., Sulph.)* (K.).

SPASMODISCHER HUSTEN, MIT WÜRGEN ODER ERBRECHEN DES GENOSSENEN *(Ipec.)* (A.).

VERSCHLIMMERUNG: Morgens; nach Anstrengung; in der frischen Luft; in der Ruhe; um 3 Uhr morgens; nach Geschlechtsverkehr; nach dem Essen; während der Menstruation; bei unterdrückten Menses; durch Liegen auf der schmerzhaften Seite.

BESSERUNG: Durch Aufstoßen; bei Vorbeugen im Sitzen; beim Warmwerden; durch Wärme im allgemeinen; und in der frischen Luft.

VERWANDTE MITTEL: *Komplementär: Carb-V., Nit-Ac.* und *Phos.*,

Vergleiche: Bry., Cact., Calc-Hyp., Hyp., Carb-V., Chin., Dig., Kali-P., Lach., Lyc., Nat-M., Nit-Ac., Nux-V., Phos., Sep., Stann., Sulph. und *Öib.*

Folgt gut nach: Kali-S., Phos. und *Stann.* bei lockerem, rasselndem Husten.

Antidote: Dulc.

KALMIA LATIFOLIA

GEBRÄUCHLICHE BEZEICHNUNG: BERGLORBEER

Geeignet für akute Neuralgien, Rheumatismus und Gichtbeschwerden, besonders wenn das Herz infolge Rheumatismus oder Gicht mit beteiligt ist (A.).

Wütender Schmerz über den Augen (Spig.) (B.).

Heftiger, stechender Schmerz im rechten Auge und in der Augenhöhle (im linken Auge - *Spig.); Steifheit der Muskeln, schlimmer beim Drehen der Augen (Spig.); beginnt bei Sonnenaufgang, wird schlimmer am Mittag und verschwindet bei Sonnenuntergang (Nat-M.)* (A.).

Nervenschmerz der Arme (B.).

Puls sehr langsam; schwach und zitternd (Gels., Mur-Ac.) (B.).

Puls kaum fühlbar (Carb-V.) (A.).

Nützlich bei Herzkrankheiten als Folgeerscheinung von Rheumatismus oder abwechselnd damit.

Wehtun; Zerschlagenheits- und Steifheitsgefühl *(Arn., Bry., Eup-P.)* (B.).

RHEUMATISMUS: HEFTIGE SCHMERZEN, DIE IHREN ORT PLÖTZLICH ÄNDERN; VON GELENK ZU GELENK WANDERND; GELENK HEISS, ROT GESCHWOLLEN; SCHLIMMER BEI GERINGSTER BEWEGUNG *(Kali-S.)* (A.).

Wechselnde Schmerzen, schießen die Nerven entlang (B.).

Schmerzen stechend, schießend, pressend; in der Richtung nach unten schießend (Cact.; nach oben - Led.) (A.).

SCHMERZEN BEGLEITET ODER GEFOLGT VON TAUBHEIT DES BEFALLENEN TEILES *(Acon., Cham., Plat.)* (A.).

Herzvergrößerung und Klappenfehler (C.).

Erschwerte mühsame Atmung *(Apis, Cact., Cupr., Lyc., Phos.)* (C.).

Scharfe Schmerzen um das Herz, in den Bauch schießend; sie nehmen den Atem weg, und ein sehr langsamer Puls, mit Taubheit und Prickeln im linken Arm (D.).

Angina pectoris (Amyl-N., Cact.) (C.).

Gesicht blaß, Extremitäten kalt *(Acon., Carb-V., Verat.)* (Bl.).

Herzflattern (Spig.) (C.).

Schwindel beim Bücken oder Abwärtssehen (Spig.) (A.).

Reißende Schmerzen in Kopf und Nacken *(Cimic.)* (C.).

Rheumatische Schmerzen in den Gliedern, von den Hüften nach den Füßen gehend (N.).

Trigeminusneuralgie, hauptsächlich auf der rechten Seite (linke Seite - *Spig.)* (C.).

Reißende Schmerzen die Beine hinunter (D.).

Rheumatismus von Gelenk zu Gelenk wechselnd; durch äußerliche therapeutische Anwendungen (D.).

Brightsche Krankheit, mit Herzsymptomen (C.).

VERSCHLIMMERUNG: Beim Drehen der Augen; am Mittag; bei geringster Bewegung; bald nach dem Zubettgehen; und noch vor Mitternacht.

BESSERUNG: Nach Sonnenuntergang; beim Sitzen; oder beim Aufrechtstehen.

VERWANDTE MITTEL: *Komplementär: Benz-Ac.* und *Spig.*

Ähnlich: Acon., Bell., Ferr., Led., Rhod., Rhus-T., und *Spig.* bei rheumatischen Beschwerden und Gicht.

Antidote: Acon. und *Bell.*

KREOSOTUM

GEBRÄUCHLICHE BEZEICHNUNG:
AUS BUCHENHOLZDESTILLAT GEWONNENE SUBSTANZ

Scharfe, übelriechende, faulige Schleimabsonderungen; manchmal blutend, bösartig ulzerierend (N.).

Schwerhörigkeit, vor und während der Menses, mit Brummen und Summen im Kopf (G.).

Heftiges Jucken der Lidränder, stark verschlimmert durch Reiben oder Berührung (Bt.).

NEIGUNG ZU BLUTUNGEN; HÄMORRHAGISCHE DIATHESE; KLEINE WUNDEN BLUTEN STARK *(Lach., Phos.)* (N.).

Schwellung der Füße *(Apis, Ars., Chel., Graph., Lyc., Med., Merc-C., Phos., Samb.)* (Bt.).

Übelriechender Fußschweiß *(Bar-C., Calc., Graph., Kali-C., Lyc., Nit-Ac., Puls., Sil.)* (Bt.).

Herpes: Nässend, schuppig, pustulös auf Ohren, Augenlidern, Wangen, Mund, Ellbogen, Fingern und Knöcheln *(Sep.)*.

Ausschläge auf den Streckmuskeln (Ausschläge auf den Beugemuskeln - *Nat-M.*) (D.).

Große, fettige, pockenartige Pusteln am ganzen Körper.

Jucken, heftig gegen Abend; fast zum Verrücktwerden (Jucken, ohne Ausschlag - *Dol.*) (A.).

Cholera Infantum: profuses Erbrechen; kadaveröse Stühle (Calc-P., Kali-P., Podo., Sulph.) (N.).

Kinder alt aussehend und runzelig *(Arg-N., Lyc., Op.)* (A.).

ÜBELRIECHENDE, SCHARFE UND FRESSENDE LEUKORRHÖE *(Ars., Carb-Ac., Merc-C., Nit-Ac., Sulph.)* FÄRBT DIE WÄSCHE GELB (N.).

Jucken und Brennen der Teile, die mit dem Fluor in Berührung kommen; keine Besserung, sondern Entzündungen durch Kratzen (N.).

Leukorrhöe schlimmer zwischen den Perioden (Bor., Bov.) (A.).

Gebärmutterkrebs, mit reichlichem Ausfluß von dunklem, geronnenem Blut oder einer scharfen blutigen Abscheidung, mit vorhergehendem Schmerz im Rücken (G.).

Wollüstiges Jucken, tief in der Vagina (Hr.).

Leukorrhöe, mit großer Schwäche, besonders der unteren Extremitäten (G.).

Postklimakterische Erkrankungen der Frauen (Cimic., Graph., Lach., Sang., Sulph.) (A.).

Immer Frieren und Frösteln während der Menstruation *(Puls.)* (G.).

MENSES FLIESSEN STÄRKER BEIM HINLEGEN; HÖREN BEIM SITZEN ODER GEHEN AUF (A.).

BRENNEN UND SCHWELLUNG DER GROSSEN UND KLEINEN LABIEN (G.).

Lochien: dunkel, braun, klumpig, übelriechend, scharf; fangen wieder an, wenn sie fast aufgehört haben *(Con., Sulph.)* (A.).

SCHRECKLICHES BRENNEN, WIE VON GLÜHENDHEISSER KOHLE IM BECKEN, MIT ABGANG VON ÜBELRIECHENDEN BLUTKLUMPEN (G.).

Leukorrhöe strömt wie blutiges Wasser aus (Calc., Cocc., Graph., Lyc., Sep., Sil., Thuj.)

Bei Krebs ist die ganze weibliche Brust hart, bläulich rot, und bedeckt mit kleinen, schuppigen Auswüchsen (G.).

GENITALE BLUTUNGEN NACH KOITUS BEI FRAUEN *(Arg-N., Arn., Ars., Hydr., Sep., Tarant.)* (K.).

BRENNEN IN DER VAGINA WÄHREND KOITUS *(Kali-B., Lyc., Nat-M., Sulph.)* (K.).

Abwärtszerrender Schmerz vom Rücken zu den Geschlechtsorganen, als ob alles herauskommen wollte *(Sep.)* (B.).

Kratzen und Rauheit des Rachens, mit Heiserkeit *(Mezer., Nux-V.)* (C.).

Kurzatmigkeit *(Acon., Ars., Dig., Phos., Seneg.)* (C.).

Chronische Bronchitis mit übelriechendem Auswurf *(Puls., Seneg., Sil.)* (Bl.).

Quälender Husten, mit wenig Auswurf *(Con., Dros., Hyos.)* (B.).

Vernachlässigte Schwindsucht *(Kali-C.)* (B.).

VERSCHLIMMERUNG: In der frischen Luft; während und nach der Menstruation; bei kaltem Wetter; durch Kaltwerden;

während des Zahnens; vom Waschen oder Baden in kaltem Wasser; in der Ruhe, besonders beim Liegen; beim Essen; und während der Schwangerschaft.

ERBRECHEN SÜSSLICHEN WASSER *(Cupr., Iris, Kali-B., Plb., Psor., Tub.)* (A.).

Erbrechen in der Schwangerschaft *(Bry., Ign., Puls., Nat-M., Sep.)* (A.).

KOLIKARTIGE SCHMERZEN WÄHREND UND BESONDERS NACH DEN MENSES (A.).

Menstruationsschmerzen besser durch kaltes Trinken (A.).

Heftige Kopfschmerzen vor und während der Menses (Am-C., Bell., Glon., Graph., Lyc., Nat-M., Sep.) (A.).

ZAHNFLEISCH SCHMERZHAFT, DUNKELROT ODER BLAU; KARIES, ZÄHNE WERDEN SCHLECHT, SOBALD SIE ERSCHEINEN *(Merc., Staph.)* (A.).

Zahnfleisch skorbutartig *(Merc-C., Nat-M., Nit-Ac., Sulph.)* (A.).

Zahnfleisch weich, schwammig und blutend *(Carb-V., Merc., Nat-M.)* (A.).

Traurig und reizbar (Aur., Ign., Nat-M., Stann.) (G.).

Verdrießlich, eigensinnig und halsstarrig (Bry., Cham., Nux-V., Sulph.) (B.).

Todessehnsucht (Aur., Lac-C., Nat-M.) (B.).

Reichlicher, blasser Urin *(Acet-Ac., Gels., Merc., Nat-S., Phos-Ac., Sars., Sulph.)* (A.).

HARNINKONTINENZ *(Sep., Sulph., Thuj., Uran., Verb., Viol-T.)* (A.).

Schmerzen und Brennen während und nach Urinlassen *(Sulph.)* (A.).

Kann nur liegend urinieren (nur beim Sitzen - muß sich nach rückwärts bewegen - *Zinc.*) (N.).

PLÖTZLICHER HARNDRANG; ODER IM ERSTEN SCHLAF, DER TIEF IST (N.).

Menses zu früh, zu reichlich und zu lange anhaltend; Neigung, zeitweilig auszusetzen; die Regel scheint fast vorbei zu sein - dann fängt die Blutung von neuem an (G.).

Stiche in der Vagina (G.).

BESSERUNG: Durch Wärme; bei heißem Essen; und bei Bewegung.

VERWANDTE MITTEL: *Antidote: Carb-V.* und *Nux-V.*

Ähnlich: Arum-T., Ars., Bism., Calc., Carb-Ac., Graph., Lach., Lyc., Merc-C., Nat-M., Nit-Ac., Nux-V., Petr., Rhus-T., Sep., Sil., Sulph. und *Thuj.*

Kreosot. wird von *Ars., Phos.* und *Sulph.* gut gefolgt bei Krebs und Krankheiten, die zur Malignität neigen.

LAC CANINUM

GEBRÄUCHLICHE BEZEICHNUNG: HUNDSMILCH

Entzündungen verlaufen kreuzweise, von Seite zu Seite, hin und her (Rheumatismus, Halsweh, etc.).

Die Symptome wandern „fliegen"; Schmerzen ständig von einem Teil zum anderen (Kali-B., Puls.); die Seiten alle paar Stunden oder Tage wechselnd.

GLÄNZENDES, WIE LACKIERTES AUSSEHEN VON DIPHTHERISCHEN EXSUDATEN, SCHANKER UND GESCHWÜREN (N.).

Diphtherie: Der Belag bildet sich auf einer Seite und geht auf die andere über; oder wechselt ständig die Seiten; die Membran ist perlmuttartig (D.).

Der Hals ist empfindlich gegen äußere Berührung *(Lach.)* (A.).

Halsweh: schlimmer bei leerem Schlucken (Ign.); beständige Neigung zum Schucken; Schlucken schmerzhaft, fast unmöglich (Bell., Merc.); Schmerz zu den Ohren gehend (Hep., Kali-B.); beginnt auf der linken Seite (Lach.) (A.).

Mandelentzündung: Symptome wechseln die Seiten (Bl.).

Äußere Erschöpfung *(Ars., Lach.)* (Bl.).

Mammae entzündet, schmerzhaft; schlimmer bei der geringsten Erschütterung; sie müssen beim Treppensteigen oder -abwärtsgehen gehalten werden (Bell.) (N.).

Brüste und Rachen sind empfindlich bei jeder Periode (N.).

MASTITIS: BRÜSTE SEHR WEH UND EMPFINDLICH; DER SCHMERZ WIRD UNERTRÄGLICH, WENN PLÖTZLICH GEGEN DAS BETT GESTOSSEN WIRD (N.).

Milch fehlt beim Stillen ohne vernünftigen Grund (Asaf.) (A.).

Nützlich in vielen Fällen, wenn man die Milch zum Versiegen bringen will *(Asaf.;* bringt sie zurück oder vermehrt sie: *Lac-D.*) (A.).

Galaktorrhöe, Milchfluß (Asaf., Bry., Puls.) (B.).

Brüste geschwollen, schmerzhaft, empfindlich vor und während der Menses (Con.) (A.).

Menses: grün, stoßweise, oder ammoniakalisch (B.).

Menses zu früh und zu reichlich (Chin., Ferr., Sab.) (A.).

Ausfluß hellroten, zähflüssigen und fädigen Blutes während der Menstruation (dunkles, schwarzes und fädiges Blut - *Croc.*) (A.).

Heiserkeit während der Menses *(Calc., Graph., Spong.)* (B.).

Sexualorgane leicht erregbar, durch Berührung, Druck beim Sitzen oder Reibung beim Gehen (Cinn., Coff., Murx., Plat.) (A.).

Abgang von Flatus aus der Vagina *(Brom., Lyc., Nux-M., Sang.)* (A.).

Bildet sich ein, Schlangen im Körper und um sich zu haben (Arg-N., Bell., Calc., Hyos., Lach., Op.) (K.).

Anfälle von Wut, Fluchen und Schwören beim geringsten Anlaß *(Anac., Bell., Hyos., Lil-T., Nit-Ac., Stram.)* (A.).

Intensive Häßlichkeit *(Nit-Ac.)* (A.).

Voller Einbildungen (B.).

Angst vor dem Alleinsein *(Kali-C., Phos.);* vor dem Tod *(Ars., Puls.);* verrückt zu werden *(Lil-T.);* die Treppe hinunter zu fallen *(Bor.)* (A.).

Verzweifelt, hilflos; denkt, ihre Krankheit sei unheilbar; daß sie in dieser Welt keinen einzigen Freund hat; nichts ist lebenswert; könnte jede Minute weinen *(Act-R., Aur., Calc., Lach.)* (A.).

SEHR VERGESSLICH, GEISTESABWESEND; KAUFT WAREN EIN UND GEHT AUS DEM GESCHÄFT, OHNE SIE MITZUNEHMEN *(Agn., Anac., Caust., Nat-M.)* (A.).

Beim Schreiben: verwendet zu viele oder die falschen Wörter; läßt die letzten Buchstaben oder die in der Mitte eines Wortes aus; kann sich beim Lesen oder Studieren nicht konzentrieren; ist sehr nervös *(Bov., Graph., Lach., Nat-C., Sep.)* (A.).

Verdrießlich, reizbar; das Kind schreit und weint die ganze Zeit, besonders nachts (Jal., Nux-V., Psor.) (A.).

SCHNUPFEN: EIN NASENLOCH VERSTOPFT, DAS ANDERE IST FREI UND SONDERT AB; DIES TRITT WECHSELWEISE AUF; AUSFLUSS — SCHARF; NASE UND LIPPEN SIND WUND *(Arum-T., Cepa)* (A.).

Halsweh und Husten beginnen und enden mit der Menstruation (A.).

Schmerzen (im Schlund) schießen zum Ohr (Kali-B., Kali-C., Merc., Phyt.) (A.).

Senkungsgefühl im Epigastrium *(Carb-A., Sep., Sulph.)* (A.).

Schwächegefühl im Magen (A.).

Sehr hungrig; kann nicht genug essen, um satt zu werden *(Chel., Ind., Tub.);* genau so hungrig nach, wie vor dem Essen *(Calc., Casc., Cina, Lyc., Stront.)* (A.).

Gefühl, als könnte sie beim Hinlegen nicht mehr atmen; muß aufstehen und gehen *(Am-C., Grind., Lach.)* (A.).

Heftiges Herzklopfen beim Liegen auf der linken Seite; besser durch Drehen auf die rechte (Tab.) (A.).

Beim Gehen, Gefühl, als gleite sie in der Luft; beim Liegen, als berühre sie das Bett nicht *(Asar.)* (A.).

Wirbelsäule tut weh; von der Schädelbasis bis zum Steißbein (A.).

Wirbelsäule sehr empfindlich gegen Berührung oder Druck (Chin-S., Phos., Zinc.) (A.).

Rückenschmerzen: Heftig, unerträglich, quer über das Kreuzbein, zum rechten Gesäß und Ischiasnerv ausstrahlend; schlimmer in der Ruhe und bei der ersten Bewegung *(Rhus-T.)* (A.).

VERSCHLIMMERUNG: Durch Berührung; bei plötzlicher Erschütterung; während der Menstruation; bei leerem Schlucken; durch Druck; in der Ruhe; und nachts.

BESSERUNG: In der frischen Luft; durch Drehen auf die rechte Seite; und beim Gehen.

VERWANDTE MITTEL: *Ähnlich: Apis, Ars., Bell., Con., Kali-B., Lach., Lyc., Murx., Nit-Ac., Puls., Sep.*, und *Sulph.*

LAC DEFLORATUM

GEBRÄUCHLICHE BEZEICHNUNG: ABGERAHMTE MILCH

Völlige Erschöpfung, Prostration *(Ars., Camph., Kali-P.)* (A.).

Kopfschmerzen mit Übelkeit besser durch reichlichen Harnabgang (Gels.) (N.).

Schmerz beginnt in der Stirn und reicht bis zum Hinterkopf, morgens beim Aufstehen (Bry.) (A.).

TRÜBSICHTIGKEIT VOR DEN KOPFSCHMERZEN *(Gels., Hyos., Iris, Kali-B., Nat-M., Podo., Psor., Sep.;* während der Kopfschmerzen - *Ars., Bell., Caust., Cycl., Gels., Iris, Nat-M., Petr., Phos., Psor., Sil., Stram., Sulph.;* nach den Kopfschmerzen - *Sil.)* (K.).

HEFTIGES PULSIEREN IM KOPF, MIT ÜBELKEIT UND ERBRECHEN *(Bell., Bry., Verat-V.)* (A.).

Halbseitenkopfschmerz, Migräne (Alum., Arg-N., Coff., Ign., Kali-C., Kali-I., Kali-P., Phos-Ac., Plat., Puls., Sang., Sars., Spig., Sulph-Ac., Verb., Zinc.) (Bl.).

Kopfschmerzen schlimmer durch Lärm, Licht und Bewegung *(Bell., Bry., Nat-M.)* (A.).

Kopfschmerzen mit Übelkeit, mit Eiseskälte des ganzen Körpers, trotz Ofenwärme, mit reichlichem Harnabgang (N.).

Blasses, kränkliches Aussehen *(Ferr., Graph., Sep.)* (B.).

Kopfschmerzen während der Menses (Kreos., Sep.)

Kopfschmerzen besser durch Druck oder Bandagieren des Kopfes (Arg-N., Puls.) (A.).

Lichtscheu *(Acon., Bell., Calc., Con., Merc., Nat-M., Phos., Sep., Sulph., Thuj.)* (B.).

EKEL VOR MILCH *(Aeth., Ant-T., Arn., Bry., Calc., Calc-S., Carb-V., Cina, Ferr-P., Guai., Ign., Lec., Mag-C., Nat-C., Nat-S., Nux-V., Phos., Puls., Sep., Sil., Sulph.)* (B.).

ÜBELKEIT *(Ars., Bry., Chin., Dig., Eup-P.)* (B.).

SAURES ERBRECHEN *(Calc., Caust., Chin., Iris, Lyc., Mag-C., Nat-P., Nux-V., Phos., Psor., Puls., Rob., Sulph., Sulph-Ac., Tab., Verat.)* (B.).

Erbrechen, zuerst von unverdauter Nahrung, sehr sauer, und dann von bitterem Wasser *(Iris)* (A.).

REICHLICHER UND FARBLOSER URIN *(Apis, Gels., Phos-Ac.)* (N.).

Globus mystericus: Gefühl, als steige eine große Kugel vom Magen zum Schlund hoch, Erstickungsgefühl verursachend *(Asaf., Ign., Nux-M.)* (A.).

Erbrechen in der Schwangerschaft (Bry., Lac-Ac., Nux-V., Petr., Psor., Sep., Symphori.) (A.).

Spärliche Milchbildung *(Bry., Lac-C., Puls.).*

Menses verspätet oder unterdrückt, wenn sie die Hände in kaltes Wasser hält (Con.) (A.).

Ausbleiben der Periode (Cimic., Cycl., Ferr., Puls., Sep., Sulph.) (B.).

Es heißt: Ein Glas Milch wird schnell die Mensesblutung bis zur nächsten Periode unterdrücken *(Phos.)* (A.).

Fühlt sich total erschöpft, ob sie etwas tut oder nicht; starke Ermüdung beim Gehen (A.).

Verzweiflung *(Aur., Gels., Kali-P.)* (B.).

Hat keinen Spaß am Leben *(Ars., Aur., Hep., Naja, Nit-Ac., Nux-V.)* (A.).

Hat keine Angst vor dem Tod, ist aber sicher, bald zu sterben (Ars.) (A.).

Schwindel, schlimmer beim Liegen auf der linken Seite (B.).

VERSTOPFUNG, MIT ERFOLGLOSEM STUHLDRANG *(Anac., Carb-V., Ign., Nux-V., Sulph.)* (A.).

TROCKENE, GROSSE UND SCHMERZHAFTE STÜHLE *(Bry., Nat-M., Sel., Sulph.)* (B.).

ANGESTRENGTE STUHLENTLEERUNG; EINRISSE IM AFTER VERURSACHEND *(Nat-M., Sulph.)* (A.).

SCHMERZHAFTER STUHLGANG; MUSS SCHREIEN *(Sulph.)* (A.).

STÄNDIGES FRIEREN *(Nux-V., Psor., Sil.)* (B.).

Gefühl, als würde kalte Luft auf sie geblasen, auch wenn sie zugedeckt ist; als wären die Bettücher feucht (A.).

Die Haut ist überempfindlich gegen Kälte *(Sil.)* (B.).

Wassersucht bei organischen Herzkrankheiten, chronischer Lebererkrankung, und bei weit fortgeschrittener Albuminurie, oder nach Wechselfieber *(Ars., Kali-C., Lyc., Phos., Sep.)* (A.)

Große Unruhe; extreme und langanhaltende Folgezustände durch Mangel an Schlaf (Cocc., Nit-Ac.) (A.).

VERSCHLIMMERUNG: von geringstem Luftzug; morgens; beim Aufstehen; durch Lärm; Licht; Bewegung; während der Menses, während der Schwangerschaft; und wenn die Hände in kaltes Wasser getaucht werden.

BESSERUNG: Bei reichlicher Harnabsonderung; in der Ruhe; durch den Druck einer Bandage; und durch warmes Zudecken.

VERWANDTE MITTEL: *Ähnlich: Acet-Ac., Bry., Cycl., Gels., Kali-B., Nat-M., Psor., Puls., Sep., Sil.* und *Sulph.*

LACHESIS

GEBRÄUCHLICHE BEZEICHNUNG: BUSCHMEISTER

Besser geeignet für dünne und abgemagerte als für fleischige Personen; und jene, die durch ihre Krankheit sich sowohl geistig als auch körperlich verändert haben (A.).

Allgemeine indiziert bei Frauen, die nach den Wechseljahren nicht wieder ganz gesund werden; sie haben sich „seitdem nie wieder wohl gefühlt" (A.).

Trübsichtigkeit (Cycl., Gels., Kali-P., Phos., Sep.) (N.).

Bindehaut gelb oder orangefarbig *(Chel., Jod., Merc., Sep.)* (A.).

Schwarzes Flackern vor den Augen (N.).

Lichtscheu, immer schlimmer morgens, nach dem Schlafen (N.).

DIE LINKE SEITE IST HAUPTSÄCHLICH BEFALLEN;

KRANKHEITEN BEGINNEN AN DER LINKEN SEITE UND GEHEN AUF DIE RECHTE SEITE - LINKER EIERSTOCK, LINKER HODEN, LINKE BRUSTSEITE, ETC. (A.).

Schmerzen in den Ohren mit Halsweh *(Bell., Kali-B., Merc., Nit-Ac., Phyt., Sil.)* (N.).

Brausen und Singen in den Ohren, besser, wenn man einen Finger in das Ohr steckt und schüttelt (D.).

Schwerhörigkeit, mit Fehlen von Ohrenschmalz (N.).

Ohren voll mit teigigem, übelriechendem Schmalz (D.).

Trockenheit der Ohren (Calc., Carb-V., Graph., Nit-Ac., Nux-V., Onos., Petr., Phos., Puls., Sulph.) (N.).

Reißen vom Jochbeim in die Ohren; nimmt bei jedem Schrei die Hand hinter das Ohr (bei Hydrozephalus) (N.).

Bläuliche Farbe der befallenen Teile (N.).

Große Überempfindlichkeit des Körpers (D.).

KLEINE WUNDEN BLUTEN STARK *(Phos.)*; BLUT DUNKEL; ES GERINNT NICHT (N.).

Große körperliche und geistige Erschöpfung - sinkt nieder vor Schwäche. Schlimmer vormittags und nach dem Schlaf (N.).

Anfallsweises Niesen bei Heuschnupfen, besonders schlimm nach dem Schlaf (N.).

Wässeriger Ausfluß aus der Nase, schlimmer auf der linken Seite (D.).

Kann die Zunge nur unter Schwierigkeiten herausstrecken; beim Versuch zittert die Zunge oder sie bleibt hinter den unteren Zähnen hängen (N.).

Trockene Zunge, rissig an der Spitze, und braun auf dem Rücken (D.).

Gefühl eines Kloßes der linken Seite des Schlundes, der beim Schlucken nach unten zu gehen scheint, aber wiederkehrt (D.).

Leeres Schlucken ist schmerzhaft und Flüssigkeiten laufen aus der Nase heraus (D.).

Flüssigkeiten empfindet man beim Schlucken schmerzhafter als feste Speisen (A.).

HALS-SCHLUNDBESCHWERDEN BEGINNEN AUF DER LINKEN SEITE UND GEHEN NACH DER RECHTEN *(das Gegenteil von Lyc.)* (N.).

Hals außen empfindlich *(Apis, Bell., Hep.)* (D.).

MANDELENTZÜNDUNG ODER DIPHTHERIE, SCHLIMMER AUF DER LINKEN SEITE; ERSTICKUNGSGEFÜHL BEIM SCHLUCKEN, ODER SCHMERZEN VOM SCHLUND ZUM OHR GEHEND; DER NACKEN IST SEHR EMPFINDLICH GEGEN BERÜHRUNG; VERSCHLIMMERUNG NACH DEM SCHLAF (N.).

Diphtherie; Beschwerden schlimmer durch heiße Getränke (durch kalte - *Lyc.)* (N.).

Kann keine engen Sachen um den Hals oder um die Taille vertragen (A.).

GROSSE EMPFINDLICHKEIT GEGEN BERÜHRUNG: HALS, MAGEN, BAUCH (A.).

Kann die Berührung des Halses oder Bauches durch Bettzeug oder Nachthemd nicht ertragen, nicht weil diese schmerzhaft oder empfindlich, wie bei Apis oder Bell., sind, sondern weil die Kleidung unruhig und nervös macht (A.).

Verlangen nach Austern (D.).

Schrecklich übelriechende Diarrhöe, mit Sopor; der üble

Geruch der Stühle ist die Indikation für schleichende Krankheitsformen (D.).

Verstopfung durch Untätigkeit des Mastdarms *(Bry., Ign., Op.)*; Faezes ohne Stuhldrang liegen im Mastdarm (A.).

Gefühl von Zusammenschnürung des Schließmuskels (Caust., Nit-Ac.) (A.).

Ein quälendes, beständiges Drängen im Rektum, aber nicht für Stuhl (N.).

Schmerz im Mastdarm durch Husten (Kali-C.) (K.).

Ekelhaft riechende Stühle; hart oder weich (N.).

KLOPFEN IM AFTER; WIE VON KLEINEN HÄMMERN *(Aloe, Nat-M., Sulph.)* (N.).

Darmblutungen wie bei Typhoid; wenn das Blut in einem Gefäß eine Weile steht, gibt es einen Bodensatz von schwarzen Partikeln, wie verkohltes Stroh (N.).

Bei jedem einzelnen Hustenstoß gibt es einen Stich in den Hämorrhoidalknoten (N.).

Hämorrhoiden: mit spärlichen Menses oder in den Wechseljahren; eingeklemmt; mit Stichen, die nach oben schießen *(Ign., Nit-Ac.)* (A.).

Bei infizierten Wunden *(Ars.)* (A.).

Diarrhöe bei warmem Wetter, schlimmer durch den Genuß saurer Früchte; schlimmer nachts und nach dem Schlaf (Hr.).

Gefühl, als rolle ein Ball im Bauch herum (Aur-S., Lyc., Sabad., Sep.).

Gefühl, als rolle ein Ball in der Blase herum (A.).

DER URIN IST FAST SCHWARZ, AUCH DUNKEL, SCHAUMIG, HÄUFIG (N.).

Druck in der Blase, mit häufigem Drängen *(Bell., Canth., Gels.)* (C.).

Stechende, schneidende Schmerzen oder Wundheit im vorderen Teil der Harnröhre (C.).

Mund weh, brennend vor Trockenheit, trocken, aphtös *(Bry., Nux-V., Sulph.)* (C.).

Gefühl beim Zusammenbeißen der Zähne, als wären sie zu lang.

Zahnschmerzen: bei warmen und kalten Getränken.

Zahnschmerz mit geschwollenem, dunklem, purpurfarbenem und blutendem Zahnfleisch (R.).

Große geistige Aktivität; Ideenandrang; Reichtum an Ideen *(Coff.)* (C.).

Beschwerden durch langanhaltenden Gram, Kummer, Schreck, Ärger, durch Eifersucht, oder bei unglücklicher Liebe *(Aur., Ign., Nat-M., Phos-Ac.)* (A.).

SIE BILDET SICH EIN, UNTER DEM EINFLUSS EINER ÜBERMENSCHLICHEN MACHT ZU SEIN *(Anac.)* (N.).

GROSSE SCHWATZHAFTIGKEIT *(Agar., Hyos., Stram.)*; MÖCHTE DIE GANZE ZEIT REDEN; MACHT GEDANKENSPRÜNGE VON EINER IDEE ZUR ANDEREN; OFT FÄLLT IHM NUR DURCH EIN WORT EINE NEUE GESCHICHTE EIN (A.).

Große Traurigkeit, besonders beim Erwachen morgens (N.).

Geistige Erregbarkeit (Bell., Hyos., Stram., Verat.) (A.).

EKSTASE, MIT FAST PROPHETISCHEM WAHRNEHMUNGSVERMÖGEN *(Coff.)*; ODER MIT EINER LEBHAFTEN PHANTASIE *(Stram.)* (A.).

Eifersucht (Apis, Nux-V.) (D.).

Murmelnde Delirien *(Hyos.)* (R.).

Angst, vergiftet zu werden (Hyos.); lehnt die Arznei ab (D.)

Mit großem Erfolg verwendet in Fällen von religiöser Melancholie, wenn der Patient ständig klagt, daß er verdammt sei (R.).

Unglücklich und elend nach dem Schlaf (Bt.).

Furcht vor eingebildeten Schlangen (Bt.).

Denkt, sie sei tot (bei Typhoid), und daß die Beerdigung schon vorbereitet würde, oder daß sie fast tot sei und ihr jemand zum Sterben verhelfe (Be.).

Erotisch - sinnlich *(Croc., Phos., Plat.)* (G.).

Keinerlei Lust, sich unter Menschen zu begeben (G.).

Ruhelos und unbehagliche Empfindungen; will ihre Arbeit nicht tun, sondern will die ganze Zeit irgendwo unterwegs sein (G.).

GESICHTSERYSIPEL, EHER AUF DER LINKEN SEITE; ZUERST HELLROT, DANN DUNKELBLAU ODER PURPURFARBEN (D.).

Schwere Zellgewebsentzündungen und große Schwäche (D.).

ENTZÜNDETE TEILE SEHR EMPFINDLICH GEGEN BERÜHRUNG UND VON BLÄULICHER ODER DUNKLER VERFÄRBUNG (N.).

BRENNEN AUF DEM SCHEITEL *(Sulph.)* (N.).

Kopfschmerzen über dem linken Auge bei einer Erkältung, aber sobald der Nasenausfluß beginnt, werden diese besser (D.).

DRÜCKENDER ODER BERSTENDER SCHMERZ IN DEN SCHLÄFEN, SCHLIMMER BEI BEWEGUNG, DURCH DRUCK, BÜCKEN, IM LIEGEN UND NACH DEM SCHLAF. FÜRCHTET SICH VOR DEM EINSCHLAFEN,

WEIL SIE MIT SOLCHEN KOPFSCHMERZEN ERWACHT (A.).

Blutandrang zum Kopf: nach Alkohol; durch Gefühlserregung; bei unterdrückten oder unregelmäßigen Menses oder in den Wechseljahren (A.).

Linksseitiger Gehirnschlag (A.).

Gefühl, als wäre das Herz zu groß; kann keinen Druck auf Hals oder Brust vertragen (N.).

Zusammenschnürung, Engegefühl um das Herz (Cact.) (D.).

EPILEPSIE: BEGINNT IM SCHLAF *(Bufo)*; DURCH VERLUST VON KÖRPERSÄFTEN; BEI ONANIE ODER DURCH EIFERSUCHT (A.).

OHNMACHTSGEFÜHL DURCH SCHMERZEN AM HERZEN *(Aur.)*, ODER WÄHREND DES HERZKLOPFENS *(Cact., Cimic., Cocc., Jod., Nux-M., Petr., Verat.)* (K.).

Bedürfnis, tief zu atmen *(Bry., Ign., Phos.)* (R.).

Husten im Schlaf; der Patient schläft sich in die Verschlimmerung hinein; schlimmer auch nach einem kurzen Schlaf (N.).

Stimmritzenkrampf: plötzlich läuft etwas vom Nacken zum Kehlkopf, und unterbricht das Atmen vollständig; wird nachts davon wach (N.).

WILL LUFT ZUGEFÄCHELT HABEN *(Ant-T., Apis, Carb-V., Chin., Ferr., Med., Sulph.)* , ABER NUR LANGSAM AUF EINE GEWISSE ENTFERNUNG (N.).

Der kleinste Gegenstand in der Nähe des Mundes oder der Nase stört das Atmen (A.).

SOBALD ER EINSCHLÄFT, SETZT DIE ATMUNG AUS *(Am-C., Grind., Lac-C., Op.)* (A.).

Schmerzhaftes Verschlucken, mit Rückfluß durch die Nase (G.).

Druck auf dem Kehlkopf verursacht Husten (G.).

Hitzeüberlaufen, Gebärmutterblutungen und andere Beschwerden in den Wechseljahren (N.).

Schmerz im linken Eierstock, besser durch Gebärmutterausfluß; kann nichts Schweres auf dieser Gegend vertragen (D.).

MENSES RECHTZEITIG, ABER ZU KURZ UND SCHWACH (N.).

Menses spärlich und schwach, schwarz und übelriechend, mit Schmerz in den Hüften und abwärtsdrängendem Druck im linken Eierstock; besser, wenn die Blutung richtig fließt (D.).

Berührung des Uterus unerträglich; nur häufiges Heben der Kleider erleichtert, weil diese ein Gefühl von Unbehaglichkeit im Bauch verursachen; keine andere Art der Empfindlichkeit (N.).

Linker Eierstock geschwollen, mit spannenden, drückenden, stechenden Schmerzen; kann nicht auf der rechten Seite liegen, wegen des Gefühls, als rolle etwas auf diese Seite hinüber (G.).

Schmerzen in der Gebärmuttergegend, ständig schlimmer werdend, bis sie durch einen Blutausfluß aus der Vagina nachlassen; nach wenigen Stunden oder Tagen geschieht das gleiche nochmals, etc. (N.).

Bewährt bei der Neigung zur Ohnmacht bei nervösen Frauen (Ba.).

Nagen im Magen; besser nach dem Essen, aber es kehrt wieder, wenn der Magen leer wird (Anac.) (C.).

Blinddarmentzündung: Schwellung in dieser Gegend. Muß

auf dem Rücken liegen, mit angezogenen Beinen (Bell.) (C.).

Bauchfellentzündung (Bell., Lyc., Merc., Rhus-T.) (C.).

Brennen in den Handtellern und Fußsohlen, besonders nachts (K.).

Der Schlaf scheint viele Beschwerden auszulösen, wie Krampf, Husten, etc. (N.).

Extreme von Hitze und Kälte verursachen große Schwäche und Erschöpfung (A.).

Fieber jährlich wiederkehrend; Paroxysmus jeden Frühling *(Carb-V., Sulph.)*; nach Unterdrückung durch Chinin im vorangegangenen Herbst (A.).

Das Kind muß gehalten werden, um Kopf und Brust zu erleichtern und Erschütterungen zu vermeiden; fühlt sich besser, wenn es gehalten oder nach unten gepreßt wird *(Gels.* (N.).

Hitze nachts, besonders nach dem Schlaf, durch Blutwallung (N.).

Murmelndes Delirium, mit Herabfallen des Unterkiefers *(Lyc.)* und Sinnestäuschungen (D.).

Typhöse Pneumonie: Indiziert im späten Stadium der Krankheit, wenn sich Eiter in den Lungen bildet *(Kali-C.)*, und der Patient in profusem Schweiß gebadet ist, und wenn der Auswurf aus einer Mischung von Blut und Schleim besteht (D.).

Viele wehe Schmerzen allein in den Schienbeinen (N.).

Furunkel, Karbunkel, Geschwüre mit heftigem Schmerz. *(Tarant.)* (A.).

Rote, bläuliche schmerzhafte Schwellung der Gliedmaßen; sehr empfindlich; drohendes Gangrän.

BÖSARTIGE PUSTELN; SIE SEHEN DUNKEL, BLÄULICH ODER PURPURN AUS (A.).

Schweiß kalt, oder er färbt die Wäsche gelb oder blutig (Lyc.) (A.).

Stechende, ziehende Schmerzen vom Rückgrat bis in die Hüften und Beine reichend, besonders in das Sitzbein (R.).

Stechen, Reißen in den Armen und Beinen (R.).

Lähmung nach Diphtherie (R.).

Durst, aber Angst vor dem Trinken *(Lyss.)* (R.).

VERSCHLIMMERUNG: In den Wechseljahren; bei Berührung, durch Einschnürung oder Druck; bei Sonnenhitze; nach dem Schlaf; bei unterdrückten und verspäteten Ausflüssen; im Frühling oder Sommer; von Saurem; von Alkohol; beim Leerschlucken; bei Temperaturextremen; durch heiße Getränke; und in einem warmen Zimmer.

BESSERUNG: Bei Beginn eines Ausflusses; einer Absonderung; während der Menses; in der frischen Luft; und durch kalte Umschläge.

VERWANDTE MITTEL: *Feindlich: Acet-Ac.* u. *Carb-Ac. Komplementär: Hep., Lyc.* und *Nit-Ac.*

Nat-M. folgt gut nach *Lach.* bei Wechselfieber, wenn sich der Typus ändert.

LATRODECTUS MACTANS

GEBRÄUCHLICHE BEZEICHNUNG: SCHWARZE SPINNE

Die Herzgegend scheint das Zentrum der Attacken zu sein (Br.).

Präkordialangst *(Acon., Cact., Lach., Naja, Spig., Vorat.)* (B.).

RINGT NACH LUFT, FÜRCHTET DEN ATEM ZU VERLIEREN UND DARÜBER ZU STERBEN *(Ars., Dig., Lach.)* (B.).

Schreit vor Schmerz (Br.).

ANGINA PECTORIS *(Ars., Spig., Verat.)* (Bl.).

SCHMERZ IN DER HERZGEGEND, DER IN DEN LINKEN ARM AUSSTRAHLT *(Acon., Kalm., Rhus-T.)* (K.).

Zusammenschnürung der Brustmuskeln mit Ausstrahlung zu den Schultern und zum Rücken (Br.).

Herzschmerzen: heftig, scharf, nach der Schulter oder den beiden Armen gehend, mit Taubheitsgefühlen (B.).

Haut kalt wie Marmor *(Camph., Carb-V., Laur., Verat.)* (Br.).

Puls schnell, schwach, fadenförmig (Acon., Camph., Phos., Verat.) (B.).

Schwächegefühl im Epigastrium *(Carb-An., Dig., Sep.)* (B.).

Parästhesien der unteren Extremitäten (Br.).

Schwäche der Beine, von Krämpfen in den Bauchmuskeln gefolgt (Br.).

VERSCHLIMMERUNG: Bei der geringsten Bewegung; sogar der Hände; durch Anstrengung; und vom Sprechen.

BESSERUNG: Durch ruhiges Sitzen.

VERWANDTE MITTEL: *Ähnlich: Acon., Ars., Cact., Dig., Lach., Naja, Phos.* und *Verat.*

LAUROCERASUS

GEBRÄUCHLICHE BEZEICHNUNG: KIRSCHLORBEER

Dieses Heilmittel enthält Blausäure; deshalb sind viele seiner Symptome ähnlich dieser Säure (Bl.).

Stechen und Reißen in den Gliedern.

Mangelnde Reaktion; und die Lebenskraft liegt darnieder..

Die Schließmuskeltätigkeit ist schwach.

Mangel an Körperwärme *(Sil.)*.

Mangel an Energie und Lebenskraft; Reaktionsmangel besonders bei Herz- und Brustaffektionen (N.).

WUNDSTARRKRAMPF-SPASMEN *(Bell., Cupr., Hyos., Nux-V., Op., Stram., Verat.)*.

Konvulsionen mit Schaum vor dem geschlossenen Mund.

Schmerzlosigkeit bei den Symptomen.

Akute Vereiterung der Lungen.

ERSTICKENDE ANFÄLLE UM DAS HERZ HERUM, SCHLIMMER BEIM SITZEN, BESSER DURCH HINLEGEN (N.).

Mitralinsuffizienz *(Lach., Naja, Phos., Rhus-T.)* (Br.).

Herz wie gepackt und Herzklopfen (Br.).

Puls langsam und schwach (Mur-Ac.).

Kurzer Kitzelhusten (N.).

Herzhusten (Dig., Lach., Phos.) (N.).

Niedergeschlagenheit *(Kali-P., Puls., Sep.)*.

Husten mit reichlichem Schleimauswurf, hier und da von hellroten Blutpunkten durchsetzt *(Stann.)* (N.).

Gefühl, als würde sich das Herz umdrehen; ringt nach Atem; besser durch Hinlegen (N.).

Herzbeschwerden mit dauerndem Husten, sobald er sich hinlegt.

MAN HÖRT DEUTLICH, WIE EIN GETRÄNK DIE SPEISERÖHRE UND DIE EINGEWEIDE ENTLANG LÄUFT (N.).

Innerliches Frösteln mit äußerlicher Hitze *(Ars.)* (G.).

Der Patient legt seine Hand auf die Herzgegend, wie man das nach einem kurze Lauf sieht (Bl.).

Herztätigkeit unregelmäßig (N.).

Menses zu früh und zu reichlich (Ferr., Sab., Sec.).

Menses mit dünnem Blut (Alum., Cycl., Ferr., Graph., Nat-M.).

LANGE ANHALTENDE OHNMACHT, MIT BLASSEM, BLAUEM GESICHT UND KALTER OBERFLÄCHE (Bl.).

Blausucht des Neugeborenen: Gesicht blau; Luftschnappen (N.).

Anfälle von tiefem Schlaf, mit Schnarchen und schnarchendem Atem *(Op.)* (Br.).

Kalte, kaltfeuchte Füße und Beine (Br.).

Hartnäckiger Husten *(Mag-P.)* (B.).

Kalte, livide Haut *(Camph., Sec.)* (B.).

Augen, offen und starr; verdreht *(Hyos., Lyc., Op., Stram.)* (C.).

Betäubung mit Schwindel *(Gels.)* (C.).

Sprachlosigkeit *(Caust., Dulc., Gels., Naja)* (C.).

Schweiß bei der geringsten Anstrengung *(Bry., Calc., Chin., Verat.)* (C.).

Diarrhöe: Grüne Schleimstühle (C.).

Cholera, mit Erstickungsanfällen vom Herz aus *(Arg-N., Hydr-Ac.)*; und mit schnellem Kräfteverfall *(Ars., Camph., Sec.)* (C.).

VERSCHLIMMERUNG: Abends; vor dem Essen; beim Aufsitzen; und durch die geringste Anstrengung.

BESSERUNG: Nachts; in der frischen Luft; und durch Hinlegen.

VERWANDTE MITTEL: *Antidote: Coff.* und *Op.*

Vergleiche: Ambr., Am-C., Cact., Camph., Dig., Hydr-Ac., Kali-P., Lach., Naja, Nat-M., Phos., Sec. und *Verat.*

LEDUM PALUSTRE

GEBRÄUCHLICHE BEZEICHNUNG: SUMPFPORST

Geeignet für Personen mit einer rheumatischen oder gichtischen Krankheitsanlage, und für eine Körperverfassung nach Alkoholmißbrauch *(Colch.)* (A.).

Schmerzhafte Knoten in den Gelenken.

Heiße Schwellung der schmerzhaften Gelenke (Bell.).

Leicht auftretende Verrenkung der Füße und Fußgelenke (Carb-A.) (A.).

RHEUMATISCHES REISSEN, BEDINGT DURCH DIE BETTWÄRME, MEISTENS AM ABEND BIS ZUR MITTERNACHT.

Bettwärme unerträglich, wegen der Hitze in den Gliedmaßen.

Abends Hitze in den Händen und Füßen.

Abmagerung der befallenen Teile *(Graph., Plb.).*

Wassersüchtige Schwellung der einzelnen Teile, der inneren Organe, oder der ganzen Haut.

GICHT *(Calc-F., Colch., Kalm.).*

Knoten besonders an den Extremitäten.

Furunkel, besonders an den Extremitäten.

Nesselsucht (Apis, Ars., Rhus-T., Sep.).

RHEUMATISMUS FÄNGT UNTEN AN UND WANDERT AUFWÄRTS (geht hinunter - *Kalm.)* (N.).

Akute und chronische Arthritis *(Bry.)* (A.).

Schwellung der Füße bis zu den Knien (A.).

Schweiß auf den Handtellern *(Calc., Sil.).*

Wirkt auf die linke Schulter und das rechte Hüftgelenk (Agar., Ant-T., Stram.) (A.).

BALLEN DER GROSSEN ZEHE IST GESCHWOLLEN UND SCHMERZHAFT *(Colch.)* (A.).

Folgen von Abusus durch geistige Getränke *(Bry., Nux-V., Sulph.).*

Ecchymosen der Lider oder Bindehaut, besonders nach einer Quetschung oder Prellung (Arn., Ham., Nux-V.) (N.).

Blutung in die vordere Augenkammer nach Iridektomie (A.).

Schwellung des Fußgelenkes, mit unerträglichem Schmerz beim Gehen, wie nach einer Verrenkung oder einem Fehltritt (A.).

BESTÄNDIGE KÄLTE UND FRÖSTELN *(Sil.)* (A.).

Mangel an tierischer oder vitaler Wärme (Sep., Sil.) (A.).

Krachen, Knacken der Gelenke, bei Bewegung (G.).

Jucken schlimmer nach Kratzen (G.).

Die verletzten Teile fühlen sich bei Berührung kalt an (A.).

Die Teile fühlen sich kalt an, aber sie sind subjektiv, für den Patienten selbst, nicht kalt (A.).

Stichwunden (Hyper.) (N.).

INSEKTENSTICHE, BESONDERS VON MOSKITOS UND STECHMÜCKEN (N.).

Rattenbisse (Ars., Lach., Sulph.) (A.).

Kann verwendet werden, um schwarze oder blaue Flecken nach Stößen und Schlägen hintanzuhalten oder zurückzubilden (N.).

Langanhaltende Verfärbung nach Verletzungen; ,,schwarze und blaue Flecken werden grün'' (N.).

Rote Pickel oder Knoten auf Stirn und Wangen - so bei Branntweintrinkern - bei Berührung stechend (A.).

Steifheit im Rücken, wie nach langem Sitzen *(Rhus-T.)* (D.).

Ziehende Schmerzen in den Gelenken (D.).

Zerschlagenheitsgefühl in verschiedenen Körperteilen (D.).

Heftiges Jucken der Füße und Fußgelenke, schlimmer nach Kratzen oder durch die Bettwärme *(Puls., Rhus-T.)* (A.).

Hexenschuß *(Calc., Calc-F., Kali-P., Nat-M., Rhus-T., Sep., Sulph.)* (B.).

Wundstarrkrampf mit Zucken der Muskeln nahe der Wunde (Br.).

Sohlen schmerzhaft, kann kaum auftreten (Br.).

Schlaflosigkeit, mit Ruhelosigkeit und Hin- und Herwerfen *(Rhus-T.)* (C.).

Nachtschweiße, mit Neigung sich aufzudecken *(Sulph.)* (C.).

Rasende, pulsierende Kopfschmerzen *(Bell., Glon.)* (C.).

Bluthusten und Rheumatismus abwechselnd (B.).

Hohler, quälender Husten, mit Eiterauswurf, oder hellrotem und schaumigem Blut (C.).

VERSCHLIMMERUNG: Bei Bewegung; nachts; durch Bettwärme und Bettzeug *(Merc.)*; beim Gehen; durch Alkohol.

BESSERUNG: Wenn die Füße in eiskaltes Wasser gesteckt werden *(Sec.)*; durch Aufstehen aus dem Bett; durch Ausruhen; und in kühler Luft.

VERWANDTE MITTEL: *Vergleiche: Arn., Bellis., Con., Crot-T., Ham., Ruta* und *Sulph-Ac.* bei Traumen.

Antidot: Camph.

Es antidotiert *Rhus-Vergiftung.*

LILIUM TIGRINUM

GEBRÄUCHLICHE BEZEICHNUNG: TIGERLILIE

Ohnmachtsgefühl in einem warmen Zimmer *(Acon., Ipec., Kreos., Lach., Lyc., Nat-M., Nux-V., Puls., Sep., Spig., Tab.)* (Br.).

Gefühl der Zusammenschnürung des Herzens, im Verein mit Gebärmutterbeschwerden (N.).

Kaltes Gefühl um das Herz *(Nat-M., Petr.)* (Br.).

Gefühl, als wäre das Herz zu voll von Blut und durch Auswerfen zu entlasten (N.).

Herzklopfen (Kali-P., Nat-M., Puls.) (A.).

Herzschlag schnell, 150 bis 170 pro Minute (A.).

Schwaches, gehetztes, ängstliches Gefühl um die Herzspitze (A.).

Ausdauernder Druck auf die Blase; will ständig urinieren (N.).

Urin spärlich, milchig und heiß (Br.).

Unregelmäßiger Puls *(Dig., Ign., Nat-M., Phos., Verat.) (A.).*

Häufiger Stuhl- und Urindrang mit Gebärmutterverlagerung; Tenesmus (N.).

Heftiger Schmerz im Mastdarm und After *(Aesc., Aloe, Ign., Lach., Nit-Ac.)* (Py.).

Immer Druck auf der Blase (G.).

Große Niedergeschlagenheit, mit beständiger Neigung, zu weinen *(Ign., Puls., Stann.)* (Bt.).

Konfuse Ideen *(Glon.)* (A.).

Andauerndes Gefühl von Eile, als hätte er wichtige Pflichten, die er nicht erfüllen kann (N.).

Gequält von Sorgen um das Seelenheil (Aur., Puls., Verat.) (N.).

Verschlimmerung durch Trost (Nat-M.) (Br.).

Ängstlich; befürchtet irgendeine organische und unheilbare Krankheit (Br.).

Melancholie (Aur., Gels., Ign., Nat-M.) (Bl.).

Teilnahmslos, will trotzdem nicht stillsitzen; ruhelos, will aber nicht gehen; gehetztes Verhalten; will etwas tun, hat jedoch keine richtige Lust dazu (N.).

Gleichgültigkeit gegen alles, was für sie getan wird (N.).

Neigung zu Fluchen, Schlagen und obszönen Gedanken *(Hyos., Stram.)* (Br.).

Putzsüchtig (B.).

Gebärmuttervorfall mit dem Gefühl vom Abwärtsdrängen und Herzklopfen (Nat-M., Sep.) (Bt.).

ABWÄRTSZERREN IM UNTERLEIB; SCHLIMMER BEIM STEHEN, MIT DRUCK AUF DEN DAMM, BESSER BEIM PRESSEN DER HAND AUF DIE VULVA (Py.).

Weher Schmerz in der Beckengegend *(Apis, Bell., Lach.)* (D.).

Menses fließen nur beim Herumgehen, sie hören auf, wenn sie stehen bleibt (N.).

Bindegewebsschwäche der Eierstöcke, der Gebärmutter und des Beckenbodens mit Uterusverlagerungen und Subinvolution *(Helon., Sep.)* (A.).

Langsame Erholung von der Wehentätigkeit *(Carb-V., Chin., Ferr., Sep.).*

Wildes, verrücktes Gefühl auf dem Scheitel (A.).

Gefühl von einem Klumpen im Bauch (Br.).

Abneigung gegen das Essen *(Ars., Bry., Cycl., Ferr., Nux-V., Puls., Sep.)* (N.).

Gefühl, als müsse der Bauch gestützt und mit beiden Händen hochgehalten werden (G.).

Wirkt hauptsächlich auf der linken Körperseite *(Lach., Thuj.*; auf der rechten Seite - *Apis, Lyc.)* (A.).

Morgen-Diarrhöe in Fällen von Prolapsus uteri (G.).

Häufige, kleine Stühle mit Tenesmen (B.).

Menses früh, spärlich, dunkel und übelriechend (Sep.) (A.).

Muß sich immer beschäftigen, um den Geschlechtstrieb zu unterdrücken (A.).

Wollustiges Jucken in der Vagina (C.).

Lufthunger *(Carb-V.)*; holt tief Atem (B.).

Scharfe Schmerzen in der Eierstockgegend *(Bell.)* (C.).

Gefühl, als wäre das Herz in einen Schraubstock gespannt (Cact.); als hätte sich das ganze Blut in das Herz gedrängt; wie zum Bersten voll (A.).

Scharfer Schmerz in der linken Brustgegend *(Lach.)* (A.).

Schmerzen an kleinen umschriebenen Stellen (Ign.); ständig wechselnd (Bell., Kali-B., Kali-S.) (A.).

Schmerzen in den Eierstöcken, zur Innenseite der Oberschenkel reichend (G.).

Leukorrhöe: Dünn, scharf; fressend; die Wäsche braun färbend; nach der Menstruation (G.).

Unscharfes Sehen, mit Hitze in den Augen und Lidern (C.).

Hohles, leeres Gefühl im Magen und in den Eingeweiden (C.).

Pulsieren im ganzen Körper (Ferr., Nat-M., Sep., Sulph-Ac.) (A.).

Dumpfer Schmerz im Kreuzbein (Aesc.) (C.).

Kann auf unebenem Grund nicht gehen (A.).

Kann nicht aufrecht gehen *(Bell.)* (A.).

Brennende Handteller und Fußsohlen *(Lach.)* (Br.).

Extremitäten kalt und mit kaltem Schweiß bedeckt *(Carb-V., Sec., Verat.)* (A.).

VERSCHLIMMERUNG: Abends; nachts; beim Stehen; in einem warmen Zimmer; durch Trost; nach der Menstruation; und beim Herumgehen.

BESSERUNG: Tagsüber; beim Hinsetzen; durch Druck mit der Hand; in der frischen Luft; und wenn er sich immer beschäftigt.

VERWANDTE MITTEL: *Vergleiche: Act-R., Agar., Bell., Cact., Dig., Helon., Kali-P., Lach., Murx., Nat-M., Pallad., Plat., Puls., Sep., Tarant.* und *Verat.*

ANTIDOTE: *Helon.* und *Nux-V.*

LOBELIA INFLATA

GEBRÄUCHLICHE BEZEICHNUNG: INDISCHER TABAK

Ausnehmende Empfindlichkeit des Kreuzbeines; kann die geringste Berührung nicht ertragen; sitzt nach vorne gebeugt, um eine Berührung mit dem Stuhl oder Kissen zu vermeiden (N.).

Kopfschmerzen mit Schwindel und Übelkeit (Bt.).

Dumpfe Kopfschmerzen, mit heftiger Übelkeit, Erbrechen und großer Erschöpfung (Bt.).

Gesicht in kaltem Schweiß gebadet (Ars., Bry., Cact., Calc., Calc-P., Camph., Carb-S., Carb-V., Chin., Cina, Cocc., Cupr., Dig., Dros., Glon., Ipec., Kali-B., Lach., Lyc., Merc., Merc-C., Spong., Verat.) (Br.).

Kurzatmigkeit nach dem Essen (Nux-V.) (Br.).

Tiefsitzender Schmerz im Herzbereich (Spig.) (N.).

Gefühl, als würde das Herz aufhören zu schlagen (Dig.) (N.).

Kann den Geruch oder Geschmack von Tabak nicht ertragen (Br.).

Übelkeit und Erbrechen, mit muskulärer Erschlaffung und profusem Speichelfluß (N.).

TÖDLICHE ÜBELKEIT, MIT SCHWINDEL (B.).

ERBRECHEN, MIT KALTEM SCHWEISS IM GESICHT *(Verat.)* (B.).

Heftige Übelkeit und Erbrechen, bei starken Kräfteverlust (Bt.).

Nach dem Erbrechen, Schweißausbruch am ganzen Körper (Smi.).

Sodbrennen mit vermehrtem Speichelfluß (Br.).

SCHWÄCHE; HUNGER- ODER LEEREGEFÜHL IM MAGEN *(Carb-An., Dig., Sep.)* (B.).

Chronisches Erbrechen bei gutem Appetit; mit Übelkeit und profusem Schweiß; beträchtliche Erschöpfung (A.).

Ohnmachtsgefühl, Schwäche und ein nicht zu beschreibendes Gefühl im Epigastrium, nach Tee- u. Tabak-Abusus (A.).

Appetitverlust, mit scharfem, brennendem Geschmack im Mund *(Ars.)* (C.).

Brennen im Magen (Ars., Carb-V.) (A.).

Tiefroter Urin, mit rotem Sediment *(Lyc.)* (B.).

Gefühl von Druck oder Schwere in der Brust (Br.).

Aushusten großer Mengen von Schleim *(Lyc., Puls.)* (Bt.).

Krampfhafter Husten mit Niesen (All-C., Bell., Bry., Cina, Con., Eup-P., Hep., Jod., Kali-C., Merc., Nat-M., Sil., Squil., Sulph.) (B.).

SPASTISCHES ASTHMA; SCHLIMMER BEI ANSTRENGUNG *(Ars., Dig., Phos.)* (Bt.).

RASSELN IN DER BRUST, ABER OHNE AUSWURF *(Am-C., Ant-T., Carb-V., Nat-S.)* (B.).

Atemnot, mit dem Gefühl eines Klumpens in der Herzgrube, der zum Mund hochsteigt (Bt.).

LUNGENEMPHYSEM *(Am-C., Ant-Ars., Ant-T., Ars., Bell., Brom., Camph., Carb-V., Chlor., Cupr., Dig., Hep., Ipec., Lach., Merc., Nat-M., Phel., Phos., Seneg., Sep., Stann., Sulph.)* (Bt.).

Keuchhusten, mit erstickender Atemnot (Ipec.).

Morgen-Übelkeit *(Bry., Colch., Ipec., Puls., Sep.)* (Bt.).

VERSCHLIMMERUNG: Bei geringster Bewegung; nachmittags; bei Kälte; bei Berührung; beim Treppensteigen *(Ipec.).*

BESSERUNG: Durch Wärme; beim schnellen Gehen (Brustschmerz).

VERWANDTE MITTEL: *Antidot: Ipec.*

Vergleiche: Ant-T., Ars., Cocc., Colch., Cupr., Dig., Ipec., Phos., Sep., und *Verat.*

LYCOPODIUM CLAVATUM

GEBRÄUCHLICHE BEZEICHNUNG: BÄRLAPP

Geeignet bei sich langsam entwickelnden Leiden (D.).

Körperlich schwächliche Menschen, die geistig wach, bzw. von scharfem Intellekt sind (A.).

Starke Abmagerung (Abrot., Jod., Nat-M., Sil.).

Fortschreitende Verdauungsschwäche bei allgemeinem Kräftenachlaß (D.).

Unwillkürliches Zusammenkrampfen und Strecken der Gliedmaßen.

Ziehen und Reißen in den Gliedern, besonders in der Ruhe und nachts.

Taubheit der Glieder *(Acon., Kalm., Rhus-T.).*

Kontraktion der Glieder *(Am-M., Cupr., Sec.).*

Glieder schlafen ein *(Puls.).*

Neigung, herumzuliegen und eine sichtliche Abneigung gegen Bewegung.

RECHTSSEITIGE BESCHWERDEN (SCHLUND, BRUST, BAUCH, LEBER UND EIERSTÖCKE) (A.).

Zucken durch den Körper *(Ign.).*

Krampfadern (Calc-T., Ham., Nat-M., Sep.).

Chronische Gicht mit Ablagerungen in den Gelenken (Br.).

BESCHWERDEN GEHEN VON RECHTS NACH LINKS (das Gegenteil von *Lach.*) (D.).

Übelriechender Geruch der Absonderungen (Bapt., Merc., Nit-Ac., Petr., Sil., Sulph.) (D.).

Entzündung der Knochen mit nächtlichen Schmerzen (Asaf., Calc-F., Calc-S., Fluor-Ac., Merc., Mezer., Nit-Ac., Phyt., Sil.).

Knochenerweichung (Calc., Merc., Sil.).

Karies (Asaf., Calc., Kali-B., Merc., Nit-Ac., Phos., Sil.).

Tiefsitzende, fortschreitende, chronische Krankheiten (Calc., Merc., Sil., Sulph.) (A.).

WASSERSUCHT *(Acet-Ac., Chel., Dig., Kali-C.).*

Das Kind schreit vor dem Urinlassen *(Bor., Sars.)* (A.).

Wundsein, Dekubitus der Kinder *(Cham.).*

Die Kinder sind schwächlich, abgemagert; mit gut entwickeltem Kopf aber kränklichem Körper (A.).

SIEHT ÄLTER AUS ALS ER IST *(Arg-N.)* (N.).

DER SÄUGLING WEINT DEN GANZEN TAG; SCHLÄFT DIE GANZE NACHT (das Gegenteil von *Jal., Psor.)* (A.).

Schnupfen: Das Kind fährt aus dem Schlaf auf und reibt sich die Nase (A.).

Nase nachts verstopft, wegen des trockenen Katarrhs; muß durch den Mund atmen (Am-C., Nux V., Samb.) (A.).

Vergrößerte Mandeln; mit kleinen Geschwüren bedeckt (D.).

Mandeln und Zunge sind beide geschwollen *(Apis, Merc., Rhus-T.)* (D.).

Diphtherische Beläge auf der rechten Seite des Halses (D.).

Diphtherie: Fauces bräunlichrot; der Belag breitet sich von der rechten Mandel zur linken aus, oder er steigt von der Nase abwärts. (A.).

HALSWEH: SCHLIMMER NACH SCHLAF UND DURCH KALTE GETRÄNKE (schlimmer durch warme Getränke - *Lach.*) (A.).

Schmerzen in der Lumbalregion, besser nach Urinlassen (K.).

NIERENKOLIK *(Berb., Canth., Ocim.)* (F.).

SANDIGER BODEN IM URIN *(Am-C., Berb., Nit-Ac., Sep.).*

Harnerkrankungen sind oft dominierend *(Canth., Merc., Sep., Tereb.)* (D.).

Stiche gleichzeitig im Blasenhals und im After (N.).

REICHLICHER, ROTER SATZ IM URIN *(Arn., Ars., Arund., Dig., Lob., Merc-C., Ocim., Ox-Ac., Pareir., Phos., Plan., Sel., Senec., Sep., Tarant.)* (D.).

Schrecklicher Schmerz im Rücken vor jedem Wasserlassen, besser, wenn der Urin zu fließen beginnt (G.).

Harnsäurediathese (N.).

IMPOTENZ ODER GESCHLECHTSTRIEB ZU STARK *(Agar., Calad., Con., Phos.).*

Vorzeitiger Samenerguß *(Sulph.)* (A.).

Impotenz mit kalten, erschlafften Geschlechtsteilen und verminderter Sexualkraft (Agn.) (D.).

Abneigung gegen Koitus (Graph.) (K.).

Unvollständige Erektion während des Beischlafes (Camph., Graph., Phos-Ac., Sulph.) (K.).

Schläft ein beim Geschlechtsverkehr (A.).

Profuse Leukorrhöe, mit schneidenden Schmerzen von der rechten zur linken Seite gehend (G.).

Menses zu reichlich (Calc., Erig., Ferr., Graph., Sec.).

Trockenheit der Vagina *(Ars., Ferr., Graph., Nat-M., Sep.)* (A.).

Brennen in der Vagina während und nach Koitus (Kreos.) (A.).

Blutige Absonderung aus den Genitalien bei jedem Stuhlgang *(Ambr., Am-M., Ind.)* (A.).

Brustwarzen bluten stark und sind wund (G.).

Der Fötus scheint sich umzudrehen *(Thuj.)* (A.).

Abgang von Wind aus der Vagina *(Brom.)* (G.).

Schnarchendes Atmen (Brom., Camph., Cupr., Hep., Ign., Lac-C., Lach., Nux-V., Op., Stram.) (D.).

Nase verstopft; kann nicht durch die Nase atmen, weder tagsüber noch nachts (Nux-V., Stict.) (D.).

Ausfluß einer gelblichgrünen Masse aus der Nase (Arg-N., Kali-B., Kali-S., Merc., Nat-S.) (D.).

FÄCHERARTIGE BEWEGUNG DER NASENFLÜGEL *(Ant-T.)* (D.).

Oft gebraucht bei Lungenentzündung mit großer Atemnot, Schälen der Nasenflügel, und viel Schleimrasseln (Phos.).

Husten tief, hohl; auch keine Besserung durch Aushusten großer Mengen von Schleim (A.).

CHRONISCHER, TROCKENER HUSTEN BEI SCHMÄCHTIGEN JUNGEN LEUTEN (K.).

SCHLECHT BEHANDELTE ODER VERNACHLÄSSIGTE LUNGENENTZÜNDUNG *(Kali-C.)*;DIE RECHTE UNTERE LUNGE IST BESONDERS BEFALLEN (A.).

Wechselfieber, Blähungen, saures Aufstoßen, saurer Geschmack, saurer Schweiß und saures Erbrechen (N.).

Frost der linken Körperseite *(Caust., Carb-V.)* (N.).

Schweiß gleich nach dem Frost (N.).

Durst nach dem Schweißstadium (N.).

Saures Erbrechen zwischen Frost und Hitze; muß aufgedeckt sein (N.).

Malariasiechtum (N.).

ANGST, ALLEIN GELASSEN ZU WERDEN *(Arg-N., Ars., Bism., Crot-C., Hyos., Kali-C., Lil-T., Phos.)* (D.).

Habsüchtig, gierig, geizig, boshaft und kleinmütig (A.).

Beschwerden nach Schreck, Zorn, Kränkung, oder Ärger mit stillem Kummer *(Staph.)* (A.).

HERRSCHSÜCHTIG UND TYRANNISCH *(Plat.)* (D.).

Geist und Sensorium liegen darnieder; stumpfsinnig; der Unterkiefer fällt herab *(Hyos.)* (N.).

Traurig und melancholisch *(Ign., Nat-M., Sep.)* (D.).

Weint den ganzen Tag, kann sich nicht beruhigen *(Nat-M., Puls., Stann.)* (A.).

Macht Fehler beim Sprechen (Arg-N., Arn., Bar-C., Both., Cann-I., Chin-Ars., Kali-Br., Kali-P., Lach., Med., Nux-V., Nat-M., Onos., Phos-Ac., Sulph., Verat.) (D.).

SEHR EMPFINDLICH; WEINT SOGAR, WENN MAN IHM DANKT (A.).

Abneigung, Neues zu unternehmen (Br.).

Reizbar; mürrisch und verdrießlich beim Erwachen; ekelhaft; schlägt und schreit; leicht erzürnt; kann keinen Widerspruch vertragen (Aur., Cham., Nux-V.); keine andere Meinung; streitsüchtig; ist außer sich (A.).

Weichselzopf (Hg.).

Trockener Kopfgrind bei Kindern (G.).

Gräulichgelbe Gesichtsfarbe (Bt.).

Schüttelt den Kopf scheinbar ohne Grund (Br.).

Furunkel, welche die ganze Zeit bluten (G.).

HERZKLOPFEN WÄHREND DER VERDAUUNGSTÄTIGKEIT *(Sep.)* (K.).

KONVULSIONEN DER RECHTEN KÖRPERSEITE *(Bell., Caust., Nux-V.;* der linken Seite - *Calc-P., Cupr., Elaps., Graph., Ipec., Nat-M., Plb., Sulph.)* (K.).

Geschwüre und Bläschen auf und unter der Zunge (N.).

Chronisches Ekzem, im Verein mit Harn-, Magen- und Leberbeschwerden (Br.).

GROSSE SCHWÄCHE — DER UNTERKIEFER HÄNGT HERAB, DIE AUGEN SIND HALB OFFEN; LANGSAMES ATMEN DURCH DEN MUND.

Zucken und Rucken im Schlaf (Bell., Hyos., Stram.).

In der Ruhe zeigt sich die Schwäche am stärksten; trotzdem Abneigung gegen Bewegung.

Schwäche morgens beim Erwachen (Lach.).

Zuckungen durch den Körper.

Blutwallungen abends, mit Zittern und Unruhe.

Gefühl, als würde die Blutzirkulation versagen.

Schwäche und Erschlaffung *(Gels.)* (D.).

Folgen von Tabakrauchen und -kauen *(Ars.)* (A.).

Vorzeitiges Altern (Arg-N.) (B.).

Halbsichtigkeit (Aur., Bov., Calc., Cocc., Dig., Gels., Glon., Lith., Nat-M., Sep.) (B.).

DIE ZUNGE OSZILLIERT VON SEITE ZU SEITE WIE EIN PENDEL *(Cupr., Lach.)* (N.).

Überempfindlichkeit der Sinnesorgane (Cham., Coff., Lach., Nux-V.).

Faltige Stirn; Stirnrunzeln (B.).

Eitriger, jauchiger Ohrenfluß, mit Beeinträchtigung des Gehörs; nach Scharlach (N.).

Das Abendlicht blendet ihn sehr; kann nichts auf dem Tisch sehen (N.).

Sieht nur die linke Hälfte des Gegenstandes deutlich (die rechte Hälfte unsichtbar -*Lith.)* (N.).

Pulsierende Kopfschmerzen nach jedem Hustenanfall (N.).

Schwellung, Entzündung und Eiterung der Drüsen (Calc., Hep., Jod., Merc., Sil.).

Hämmern wie von Schlägen in beiden Schläfen (beim Husten) (N.).

Obere Hälfte des Körpers abgemagert, untere Hälfte teilweise wassersüchtig (das Gegenteil von *Am-M.)* (A.).

EIN FUSS HEISS, DER ANDERE KALT (N.).

Brennen wie von heißen Kohlen zwischen den Schulterblättern *(Berb., Kali-B., Med., Nux-V., Phos., Sulph., Thuj.)* (D.).

Nachtschweiße; Schweiße kalt, kaltfeucht, sauer, stinkend oder nach Zwiebeln riechend.

Rechtsseitiger Leistenbruch (A.).

Verstopfung; Stuhlentleerung beinahe unmöglich (G.).

Blutende Hämorrhoiden *(Aloe, Nux-V., Sulph.)* (D.).

Verstopfung: Seit der Pubertät; seit der letzten Entbindung; wenn fort von zu Hause (A.).

Verstopfung mit erfolglosem Drängen und dem Gefühl, als bliebe etwas zurück, durch Konstriktion von Mastdarm und After (Sep.) (D.).

Saurer Geschmack, saures Aufstoßen und manchmal saures Erbrechen (Arg-N., Carb-V., Nat-P.) (D.).

Die Leberfunktion ist ernstlich gestört (Berb., Chel., Dig., Hep., Jod., Kali-M., Lach., Merc., Nat-S., Phos., Sep., Sulph.) (D.).

Neigung zu Lungen- und Leberkrankheiten (Calc., Phos., Sulph.) (A.).

BITTERER MUNDGESCHMACK NACHTS *(Ant-T., Lach., Rhus-T.)* (K.).

Ständiges Gefühl des Vollseins, des Übersättigtseins (A.).

Verlangen nach Süßigkeiten *(Arg-N., Calc., Merc.)* (D.).

GÄRUNGSVORGÄNGE IM BAUCH, MIT LAUTEM KNURREN, QUAKEN, BESONDERS IM UNTERBAUCH (im oberen Bauch - *Carb-V.*, im ganzen Bauch - *Chin.)* (A.).

SAUERES ERBRECHEN, WÄHREND DES FROSTES ODER FIEBERS *(Rob.)* (K.).

Geht zu Tisch mit Appetit; nach wenigen Bissen ist er jedoch satt.

Erwacht nachts mit Hungergefühl *(Cina, Psor.)* (A.).

Heißhunger; je mehr er ißt, desto mehr verlangt er; Kopfschmerzen, wenn er nüchtern ist *(Chel., Phos.)* (A.).

Außerordentliche Flatulenz; Blähbauch, das Völlegefühl wird durch Aufstoßen nicht gebessert (Chin.) (A.).

Sehr schläfrig nach dem Essen (Agar., Arac., Bov., Carb-V., Chin., Kali-C., Nat-M., Nux V., Op., Phos., Sil., Sulph.) (D.).

Enorme Ansammlung von Gasen in den Eingeweiden, die nach oben drängen und Atmungsschwierigkeiten machen *(Arg-N.)* (D.).

BESSERUNG DER MAGENBESCHWERDEN DURCH AUFSTOSSEN *(Ant-T., Arg-N., Carb-S., Carb-V., Graph., Ign., Kali-B., Kali-C., Sang.)* (K.).

Träge Verdauung *(Chin., Hep.)* (C.).

Sodbrennen; Wasseraufschwülken *(Nat-P.)* (C.).

Die Magengrube ist angeschwollen und empfindlich; enge Kleider sind unerträglich (D.).

VERSCHLIMMERUNG: Nachmittags; nachts; zwischen 16 und 20 Uhr; durch Kälte; in einem warmen Raum; nach dem Essen; durch Einhüllen des Kopfes; beim Hinlegen; und durch Wasserlassen.

BESSERUNG: Bei Bewegung; in der Bettwärme; an der frischen Luft; durch warmes Essen und Trinken; durch Lockern der Kleider, Entblößen des Kopfes; und beim Aufstoßen.

VERWANDTE MITTEL: *Komplementär: Jod., Kali-C., Lach.*

Folgt gut nach: Calc., Carb-V., Chel., Graph., Jod., Lach., Nux-V., und *Sulph.*

Antidote: Camph., Caust., und *Puls.*

Es antidotiert: Chin.

LYSSINUM

GEBRÄUCHLICHE BEZEICHNUNG:
SPEICHEL EINES TOLLWÜTIGEN HUNDES

Kann vorbeugend bei Wasserscheu verwendet werden (Hr.).

Beschwerden durch abnormalen Sexualtrieb *(Canth., Phos., Plat.;* durch Enthaltsamkeit - *Con.)* (A.).

Harndrang, wenn er fließendes Wasser sieht *(Canth., Sulph.)* (Bl.).

Drückender, bohrender Schmerz in der Stirn (Bl.).

Kopfschmerzen: Durch Hundebisse, ob tollwütig oder nicht; chronische, durch geistige Anstrengung oder bei Gemütsbewegungen; schlimmer durch das Geräusch von fließendem Wasser oder hellem Licht (A.).

Urin spärlich, trübe, enthält Zucker (A.).

Chronische Kopfschmerzen (Arg-N., Nat-M., Puls., Sep., Sil., Sulph., Syph.) (D.).

KANN KEINE SONNENHITZE VERTRAGEN *(Acon., Bell., Gels., Glon., Lach., Nat-C., Nat-M., Sep.)* (A.).

Schluckbeschwerden (Bell., Hyos., Ign., Lach., Lyc., Merc., Nit-Ac., Stram.) (Bl.).

Krämpfe in der Speiseröhre beim Versuch Wasser zu trinken (Bl.).

Würgen beim Wasserschluckem (A.).

Geilheit *(Bell., Canth., Hyos.)* (Br.).

TOLLWUT *(Bell., Stram.)* (A.).

PATIENT KANN KEIN FLIESSENDES WASSER HÖREN (D.).

Angst, verrückt zu werden *(Calc., Cann-I., Manc., Puls., Sep., Stram.)* (A.).

Mühsames und unzusammenhängendes Sprechen (Bell., Hyos., Stram.) (Hr.).

Schnelles Sprechen (Bell., Lach., Stram.) (B.).

UNGEDULD; HEFTIGE WUT *(Bell., Bufo., Nux-V., Stram.)* (B.).

Geht und wandert herum (B.).

Überempfindlichkeit aller Sinne (Bell., Cham., Coff., Lach., Stram.) (Br.).

Stimme im Ton verändert *(Arum-T.)* (Bl.).

Schmerzen in den Knochen *(Eup-P.)* (Br.).

Bläuliche Farbe der Wunden (Lach.) (A.).

Hodenatrophie *(Aur., Bar-C., Caps., Carb-An., Gels., Jod., Kali-I., Plb.)* (Br.).

Priapismus, Dauererektionen (Canth., Pic-Ac.), mit häufigen Samenergüssen (Br.).

Kein Samenabgang beim Koitus *(Graph.)* (Br.).

Schaum vor dem Mund *(Cupr.)* (Br.).

Speichel zäh und dickflüssig (Kali-B.), bedingt häufiges Ausspucken (Bl.).

Verlangt Wasser, kann es aber nicht trinken (Bt.).

Halsweh mit ständigem Bedürfnis, zu schlucken (Bell., Ign., Lac-C., Lach., Merc.) (A.).

Bellender Husten (Acon., Bell., Coc-C., Dros., Dulc., Hep., Kali-B., Merc., Nit-Ac., Phos., Rumex., Spong., Stram.) (B.).

DIARRHÖE, SCHLIMMER, WENN ER LAUFENDES WASSER HÖRT (K.).

Profuse, wässerige Stühle, sechs bis zwanzig täglich, mit Schmerz in den Eingeweiden, schlimmer morgens *(Aloe, Podo., Sulph.)* (Ha.).

Sexuelle Erregung (Bell., Canth., Phos., Plat., Stram.) (B.).

Empfindliche Gebärmutter *(Apis, Bell., Canth., Lach.)* (B.).

Berührungsempfindlichkeit der Vagina, macht den Koitus schmerzhaft (Plat.) (A.).

Spürt ihren Uterus (Br.).

Gebärmuttervorfall *(Bell., Murx., Sep.)* (A.).

Konvulsionen in der Schwangerschaft (D.).

KONVULSIONEN, WENN WASSER AUSGEGOSSEN WIRD (D.).

KONVULSIONEN, WENN ER SPIEGELNDES LICHT SIEHT ODER WASSER ODER EINEN SPIEGEL (Bl.).

BEI JEDEM VERSUCH, WASSER ZU TRINKEN, WERDEN KRÄMPFE AUSGELÖST; DESGLEICHEN DURCH DAS GERÄUSCH VON WASSER (Bt.).

Konvulsionen sogar beim Denken an irgendwelche Flüssigkeiten, oder durch die geringste Berührung oder Zugluft (A.).

Hält den Atem an *(Cupr.)* (Br.).

VERSCHLIMMERUNG: Wenn er fließendes, laufendes Wasser sieht oder hört; durch Gemütsbewegungen; Kränkungen; bei Sonnenhitze; durch Luftzug; durch glänzende Gegenstände; oder helles, blendendes Licht; beim Fahren; und beim Bücken.

BESSERUNG: Beim Beugen nach rückwärts, durch leichtes Reiben.

VERWANDTE MITTEL: *Vergleiche: Apis, Bell., Canth., Hyos., Ign., Kali-B., Lach., Merc., Nit-Ac.* und *Stram.*

MAGNESIA CARBONICA

GEBRÄUCHLICHE BEZEICHNUNG: MAGNESIUMKARBONAT

Für Personen, besonders Kinder, die von Natur aus reizbar und nervös sind *(Cham., Nux-V., Staph.)* (A.).

Schmerzloses Zucken hier und dort.

Unruhe in den Gliedern abends; nach dem Sitzen, so daß er herumgehen muß.

Schwellung der Drüsen *(Bell., Calc., Graph., Hep., Jod., Kali-I., Lyc., Merc.)*.

Starkes Ermüdungsgefühl beim Sitzen.

Knie schmerzen beim Gehen *(Bry.)* (G.).

Ödem der Füße bis zu den Waden hinauf (G.).

Fällt bei vollem Bewußtsein plötzlich zu Boden *(Cupr., Nux-V., Sulph.)*.

Traurig und trostlos (G.).

Unerträgliche Schmerzen in der Ruhe; muß aufstehen und herumgehen (G.).

Großes Verlangen nach frischer Luft *(Apis, Puls.)* (B.).

Plötzliche Taubheit (B.).

Anfallsweiser Husten (Bell., Dros.) (B.).

Wenn Zahnschmerzen plagen, ist dieses Heilmittel oft gefragt (Cham., Coff., Merc., Puls.).

ZAHNSCHMERZEN NACHTS, SIE ZWINGEN ZUM AUFSTEHEN UND UMHERGEHEN; DIE SCHMERZEN SIND UNERTRÄGLICH IN DER RUHE; SCHLIMMER IN DER KÄLTE (C.).

Zahnschmerzen in der Schwangerschaft (Acon., Bell., Calc., Cham., Hyos., Lyss., Merc., Nux-M., Nux-V., Puls., Rat., Rhus-T., Sep., Staph., Tab.) (D.).

Wehenartige Schmerzen, schneidende Koliken, Rückenschmerzen, Schwäche und Frieren während der Menstruation (A.).

Nicht zu vergessen bei hyperazider Dyspepsie mit Sodbrennen (Bl.).

Schmutziggelber Zungenbelag (G.).

Die Kolik zwingt zum Zusammenkrümmen; Besserung durch Stuhlgang (Nux-V.) (N.).

Kann stärkehaltige Nahrung nicht vertragen, auch keine Milch (Bl.).

Das Kind wird falsch ernährt; sein Mund ist voller Geschwüre (Bor.) (D.).

Saurer Geruch des ganzen Körpers (Rheum).

Blasse, kränkliche Kinder, mit Bauchkrämpfen und grünen Stühlen (D.).

Weiße, talgartige Partikel schwimmen in den Stühlen (A.).

Diarrhöe, regelmäßig nach drei Wochen wiederkehrend (A.).

DIE STÜHLE SIND SAUER UND GRÜN WIE GRAS *(Merc.)* (D.).

DIE STÜHLE SIND GRÜN UND SCHAUMIG — WIE DER SCHAUM AUF EINEM FROSCHTEICH (A.).

Zum Krümmen zwingende Kolik - danach Diarrhöe (Nux-V.) (A.).

Schmerzen, sobald Milch in den Magen kommt; sie wird unverdaut erbrochen (bei kleinen, kränklichen Kindern) (D.).

Zahlreiche Stühle Tag und Nacht (G.).

Saueres Erbrechen (Lyc., Nat-P.) (G.).

Grimmen, Schneiden, Kollern im ganzen Bauch, gefolgt von dünnen, grünlichen Stühlen (N.).

Neigung zu Furunkeln und Kopfschmerzen (G.).

Außergewöhnliches Verlangen nach Fleisch bei Kindern von tuberkulösen Eltern (A.).

Unerquicklicher Schlaf; ist müder morgens beim Aufstehen, als abends beim Zubettgehen *(Bry., Con., Hep., Op., Sulph.)* (A.).

Ängstliche Träume von Verstorbenen; von Feuer; und von Dieben (G.).

Sodbrennen: sauer, lautes Aufstoßen, geschmackliches Erbrechen; in der Schwangerschaft (A.).

Beschwerden beim Herauskommen der Weisheitszähne *(Bell., Merc., Sil.)* (Br.).

Stechender Schmerz im Hals; Aushusten von stinkenden, erbsengrünen Partikeln (Br.).

Verlangen nach Früchten, Sauerem und Gemüsen (Br.).

Schmerzen oben am Schultergelenk, gewöhnlich links; der Arm kann nicht gehoben werden (G.).

Der ganze Körper ist müde und schmerzhaft, besonders sind es die Beine und Füße (Br.).

Das Gesicht ist schmutzig, dunkelgelb (Bt.).

Nächtliches Reißen, Graben und Bohren in den Backenknochen; unerträglich in der Ruhe, es treibt ihn von einem Ort zum anderen (C.).

Drückende Kopfschmerzen; Blutandrang zum Kopf *(Bell., Glon., Nat-M.)* (C.).

Flechte auf der Kopfhaut, juckend bei nassem regnerischem Wetter (C.).

Frost abends; Fieber nachts; saurer, öliger Schweiß (Br.).

Kitzelhusten, mit salzigem, blutigem Auswurf (Br.).

Zusammenschnürende Schmerzen in der Brust mit Atemnot *(Cact., Naja, Phos.)* (Br.).

Verzögerte Menses *(Cycl., Graph., Nat-M., Puls., Sep.).*

Zahnschmerzen vor der Menstruation *(Am-C., Ant-C., Bar-C., Nat-M., Phos., Puls., Sulph., Thuj.).*

MENSES SCHWÄRZLICH UND NUR NACHTS (D.).

Halsweh bei jeder Menstruation (G.).

Menstruation dunkel, scharf und dicklich; schwer abzuwaschen (G.).

Mensesblutung nur, wenn kein Schmerz besteht und nachts (G.).

Menses zu häufig und zu reichlich (Dn.).

Menses zu spät, und spärlich (G.).

Schleimige Leukorrhöe *(Hydr.)* (G.).

Menstruationsblutung fließt beim Liegen und hört beim Gehen auf (N.).

VERSCHLIMMERUNG: Abends; nachts; beim Stehen; in der Ruhe; vor und während der Menstruation; alle drei Wochen; durch Milch; in der Bettwärme; bei Temperaturwechsel; und während der Schwangerschaft.

BESSERUNG: Nach Stuhlgang; in warmer Luft; und beim Gehen in der frischen Luft.

VERWANDTE MITTEL: *Antidote: Ars., Cham., Merc., Nux-V.,* und *Puls.*

Komplementär: Cham.

MAGNESIA MURIATICA

GEBRÄUCHLICHE BEZEICHNUNG: MAGNESIUMCHLORID

Nützlich bei Frauen und Kindern; bei Hysterie, Skrofulose und Leberbeschwerden (D.).

Starke Neigung zum Schwitzen auf dem Kopf (Calc., Sanic., Sil.) (A.).

Erkältet sich leicht (Calc-P., Hep., Kali-C., Psor., Sil., Sulph., Tub.) (A.).

Große Schwäche der Gliedmaßen *(Gels., Kali-P., Pic Ac., Zinc.)* (G.).

Schwellung der Drüsen *(Brom., Carb-An., Jod., Merc., Sil.)*

Blutbeulen *(Arn., Hep., Lach.).*

Sehr lärmempfindlich *(Ign., Nux-V., Ther.)* (A.).

Lebervergrößerung; Schmerzen schlimmer bei Berührung oder durch Liegen auf der rechten Seite (D.).

Hyperämie der Leber mit Verstopfung (Bry., Chel., Sep., Sulph.) (Bl.).

Drückender Schmerz in der Leber, schlimmer beim Gehen und durch Berührung (A.).

Gelbsucht (Chin., Jod., Merc., Plb., Sec.) (B.).

Heftiger Schluckauf beim und nach dem Mittagessen (R.).

Die Zunge ist groß und gelb, mit Zahneindrücken (Chel., Merc., Plb.) (D.).

Wenig Appetit *(Chin., Lyc., Puls., Sep.)* (G.).

Schlechter Geschmack im Mund *(Carb-V., Nux-V., Puls.)* (G.).

Beständiges Aufsteigen von weißem Schaum in den Mund (A.).

Pulsieren in der Herzgrube (R.).

Herzklopfen, wenn der Patient ruhig ist, besser beim Herumgehen (N.).

Vermehrte Magensäure nach dem Mittagessen *(Nux-V.)* (C.).

Träume von Räubern im Haus; beim Erwachen glaubt er immer noch daran, bis das Haus durchsucht ist (G.).

Schmerzhafte, brennende Hämorrhoiden (Br.).

Kopfschmerzen: alle sechs Wochen, in der Stirn und um die Augen; als wollte alles bersten; schlimmer durch Bewegung und in frischer Luft; besser beim Hinlegen, durch starken Druck *(Puls.)*, und durch warmes Einhüllen *(Sil., Stront.)* (A.).

VERSTOPFUNG: STÜHLE KNOTIG ODER KLUMPIG, WIE SCHAFKOT *(Op., Plb., Verat.)*; ZERKRÜMELND AN DER AFTERÖFFNUNG (N.).

Langsames Zahnen *(Calc., Sil.)* mit großem, aufgetriebenem Bauch (G.).

DIE KINDER KÖNNEN DIE MILCH NICHT VERDAUEN; SIE VERURSACHT SCHMERZEN IM MAGEN UND GEHT UNVERDAUT AB *(Mag-C.)* (A.).

Geeignet für kleine rachitische Kinder, die Süßigkeiten lieben *(Arg-N., Calc., Lyc., Merc., Sulph.)* (A.).

Verstopfung bei Säuglingen während des Zahnens (Sil.) (A.).

Tropfenweises Harnlassen *(Clem., Hep.)* (R.).

Urin blaßgelb; läuft nur mit Hilfe der Bauchpresse; Schwäche der Blase (Alum., Op.) (N.).

Gefühl, als steige eine Kugel vom Bauch in die Speiseröhre; besser durch Aufstoßen (R.).

Dysurie durch partielle Blasenlähmung (R.).

Aufstoßen wie faule Eier, wie Zwiebeln (Atem riecht nach Zwiebeln - *Sinap.)* (A.).

Zahnschmerzen: Unerträglich beim Kauen, wenn das Essen die Zähne berührt (A.).

Sehr reizbar zur Zeit der Menses (G.).

Gebärmutterkrämpfe bis zu den Oberschenkeln verlaufend (G.).

Metrorrhagien, schlimmer nachts im Bett, hysterische Zustände auslösend (Act-R., Caul.) (A.).

Mensesblutung schwarz und geronnen (Cham.) (A.).

Profuse, dunkle, klumpige Menses; wie Pech; mit Krämp

fen, Rückenschmerzen und Schmerzen in den Oberschenkeln (B.).

Leukorrhöe, bei jedem Stuhl (G.).

Fluor zwei Wochen nach Menses, drei oder vier Tage lang *(Bar-C., Bov., Con.)* (A.).

Hysterische Beschwerden und spasmodische Anfälle; viele Krämpfe Tag und Nacht; dazu Schlaflosigkeit; Ohnmachtsanfälle (G.).

Zerschlagenheitsgefühl oder Brennen in den Hüften und im Rücken (B.).

Schnupfen: Nase verstopft; kann sich nicht hinlegen; muß durch den Mund atmen *(Lyc., Nux-V.)* (Br.).

Verlust von Geruchs- und Geschmackssinn, nach Katarrh (Nat-M.) (Br.).

Zahnfleisch geschwollen; leicht blutend (Carb-V., Merc., Nit-Ac.) (Br.).

Ärgerlich, mürrisch, verdrießlich (Cina, Nux-V., Sulph.) (C.).

Frieren jeden Abend; verschwindet nach dem Zubettgehen (C.).

Unausgeschlafen; müde morgens *(Nux-V.)* (C.).

VERSCHLIMMERUNG: Im Sitzen; beim Liegen auf der rechten Seite; gleich nach dem Essen; beim Baden in der See; nachts; bei Lärm; durch Milch; und nach salzigem Essen.

BESSERUNG: Bei Bewegung; durch Anstrengung in der frischen Luft, und durch harten Druck.

VERWANDTE MITTEL: *Antidote: Camph.* und *Cham.*

Ähnlich: Am-M., Bry., Calc., Caust., Cham., Chel., Chin., Cycl., Ferr., Graph., Hep., Jod., Kali-C., Lach., Lyc., Merc., Nat-M., Puls., Sep., Sulph. und *Zinc.*

MAGNESIA PHOSPHORICA

GEBRÄUCHLICHE BEZEICHNUNG:
MAGNESIUMPHOSPHAT

Allgemeine Wirkung: Es paßt für schießende, krampfhafte Schmerzen, die sich entlang den Nerven ausbreiten; Spasmen in verschiedenen Teilen des Körpers; Koliken, Krämpfe, etc. (D.).

Der Patient ist träge, müde und erschöpft (D.).

Die Schmerzen sind blitzartig kommend und gehend (Bell.) (N.).

Schießende, krampfartige Schmerzen, besser durch Druck und Wärme - das sind charakteristische Merkmale (D.).

Erkrankungen der rechten Körperseite: Kopf, Ohr, Gesicht, Brust, Eierstock und Ischiasnerv (Bell., Bry., Chel., Kali-C., Lyc., Podo.) (A.).

Spasmodisches Zucken der Augenlider oder Gesichtsmuskeln *(Ign.)* (D.).

Große Furcht: vor kalter Luft, vor Aufdecken; vor Berührung der befallenen Teile; vor kaltem Baden oder Waschen; und vor Bewegung (A.).

SPASMODISCHER SCHLUCKAUF TAG UND NACHT, MIT BRECHWÜRGEN (N.).

Schluckauf und Krämpfe bei der Zahnung *(Bell., Cupr., Ign.)* (D.).

Koliken von Luftaufstoßen begleitet *(Coloc., Nux-V., Puls.)* (D.).

Heftige Krampfschmerzen, besonders in Magen, Bauch und Becken, besser durch heiße Umschläge (N.).

BLÄHUNGSKOLIK; SIE ZWINGT DEN PATIENTEN, SICH ZUSAMMENZUKRÜMMEN, ERLEICHTERT DURCH HITZE UND DURCH REIBEN (N).

Spasmodischer Husten, anfallsweise, ohne Auswurf (D.).

Asthmatische Brustbeklemmung *(Ant-T., Ars., Blatta, Carb-V., Dig., Ferr., Graph., Hep., Ipec., Kali-C.)* (Br.).

Keuchhusten, schlimmer nachts, kann sich nicht ohne Schwierigkeiten hinlegen (Dros.) (D.).

Interkostalneuralgien *(Ran-B.)* (Br.).

Zusammenschnürung am Herzen (Br.).

Angina pectoris (Lach., Naja.) (Br.).

Dumpfe Kopfschmerzen, als wäre das Gehirn zu schwer *(Bry., Nux-V.)* (R.).

Krämpfe der Extremitäten während der Schwangerschaft (A.).

Folgen von Stehen im kalten Wasser, oder Arbeiten in kaltem Lehm *(Calc.)* (A.).

Veitstanz mit Verdrehung der Glieder (D.).

Fingerkrämpfe beim Klavier- oder Violinspiel (D.).

SCHREIBKRÄMPFE *(Bry.)* (D.).

ISCHIAS *(Coloc., Phyt.)* (Br.).

Menses: zu früh; Blutung dunkel, faserig; Schmerzen schlimmer vor, besser bei Beginn der Menstruation; Schmerzen blitzartig verlaufend, schießend; schlimmer auf der rechten Seite, besser durch Hitze und durch Zusammenkrümmen (A.).

Harnverhaltung spastisch *(Bell.)* (D.).

Kopfschmerzen bei Schulmädchen *(Calc-P., Nat-M.)* (A.).

Kopfschmerzen nach Gefühlerregungen, geistiger Anstrengung oder Studieren; besser durch Druck und äußerliche Hitze (A.).

Kopfschmerzen von 10 bis 11 Uhr morgens, oder nachmittags von 16 bis 17 Uhr (A.).

Die Schmerzen beginnen im Hinterkopf und ziehen über den ganzen Kopf, mit rotem oder kongestioniertem Gesicht (A.).

Vaginismus *(Canth., Plat.)* (A.).

Krampfartige Dysmenorrhöe *(Act-R., Bell., Cupr., Gels., Lach., Puls., Sec.)* (D.).

Schmerzparoxysmen: blitzartig schießend; plötzlich die Stelle wechselnd; zum Aufschreien zwingend; mit Ruhelosigkeit und Erschöpfung. (B.).

Schluchzen, Weinen; jammert ständig über Schmerzen in den betroffenen Teilen (R.).

Spasmodische Konvulsionen mit Steifheit der Gliedmaßen, die Hände sind zur Faust geballt und die Daumen eingezogen (D.).

SPASMEN WÄHREND DES ZAHNENS, OHNE FIEBER (mit Fieber, heißem Kopf und heißer Haut — *Bell.*) (A.).

Lichtscheu, mit vermehrter Tränenabsonderung *(Euphr., Merc., Nat-M.)* (R.).

Intermittierende schießende Schmerzen, intra- und supraorbital *(Spig.)* (R.).

Doppeltsehen *(Bell., Gels., Stram.)* (R.).

Zahnschmerzen schlimmer nach dem Zubettgehen, schlimmer durch kalte Speisen und Getränke, und besser durch Hitze, oder Wärme (R.).

Heftige Neuralgien in den Ohren; schlimmer beim Gehen in die kalte Luft und durch Waschen des Gesichts und Nackens mit kaltem Wasser (C.).

VERSCHLIMMERUNG: Von kalter Luft; durch kaltes Wasser; bei Berührung, durch kaltes Baden; bei Bewegung; beim Aufdecken; und nachts.

BESSERUNG: Bei Druck; durch Hitze; Wärme; bei heißem Baden; und durch Reiben.

VERWANDTE MITTEL: *Vergleiche: Acon., Bell., Caul., Coloc., Ign., Lac-C., Lyc., Puls. und Rhus-T.*

Cham. ist sein analoges pflanzliches Heilmittel.

MANGANUM

GEBRÄUCHLICHE BEZEICHNUNG: MANGANAZETAT

Es ist dem Eisen nah verwandt, und für ähnliche Krankheiten geeignet (Bt.).

Heftiges Reißen und Ziehen in den Extremitäten.

Heftige, nächtliche, wühlende Schmerzen in den Gelenken.

Nach einer Erkältung rote, glänzende Schwellung der Gelenke.

Rheumatismus in den Gelenken, mit Stechen und Wühlen, schlimmer nachts, oft einseitig, oder quer verlaufend, dabei glänzend rote Schwellungen der Gelenke.

Der ganze Körper fühlt sich bei Berührung weh und wie zerschlagen an *(Arn., Bapt., Lach.).*

Unerträgliches nächtliches Wühlen und Graben in den Knochen und der Knochenhaut (Aur., Merc., Mezer., Nit-Ac., Syph.).

Entzündung der Knochen und Knochenhaut *(Calc-F., Fluor-Ac., Merc., Nit-Ac., Phyt., Sil.).*

Rhagaden an den Gelenken.

Brennende Hitze und Trockenheit der Augen; bei Bewegung der Lider Schmerzen; sie werden trocken bei hellem Licht (N.).

Schlechte Heilhaut *(Calc-S., Graph., Hep., Sil., Sulph.)*

Chronische Eiterungen der Haut, besonders an den Gelenken *(Petr.)* (Bt.).

Lähmung der motorischen Nerven *(Con., Gels., Nux-V., Plb.)* (Bt.).

Die Schmerzen verlaufen diagonal (B.).

Kopfschmerzen, schlimmer bei der Stuhltätigkeit *(Bry., Con., Glon., Ind., Lyc., Nux-V.)* (B.).

Zahnweh, das plötzlich schmerzhaft zu anderen Körperteilen wechselt.

Viele Beschwerden ändern sich mit dem Wetter

Schwierige und knotige, trockene Stuhlentleerungen *(Mag-M., Plb., Sep.)* (C.).

Lautes Knacken in den Ohren, beim Naseschneuzen oder Schlucken *(Graph.)* (C.).

Blutandrang zum Kopf *(Bell., Ferr., Glon.)* (C.).

SPASMODISCHER HUSTEN, BESSER BEIM HINLEGEN (N.).

Heisere Stimme (Arg-N., Carb-V., Phos., Rhus-T.) (G.).

Rauher, trockener Kehlkopf *(Caust.)* (B.).

Auswurf von Schleimklumpen *(Calc., Kali-C., Phos., Sil.)* (B.).

Husten schlimmer beim Lesen oder Lachen (Phos.) (B.).

Ständiges Räuspern (Br.).

Kehlkopf-Tuberkulose (Calc., Carb-V., Kali-B., Phos., Sulph.) (Br.).

Jede Erkältung führt zu einer Bronchitis *(Hep., Kali-C., Lyc., Nat-S., Sil.)* (Br.).

Hämoptoe, Blutspucken *(Caust., Kali-P., Lach., Nit-Ac., Phos., Rhus-T., Sep.)* (Br.).

Grünlicher oder gelber Auswurf (K.).

Menses zu früh und zu schwach (Cycl., Ferr., Puls.) (C.).

VERSCHLIMMERUNG: nachts; beim Bücken; beim Sprechen; durch Berührung; bei naßkaltem Wetter; im Federbett; bei Bewegung; bei der Stuhlentleerung; durch Lesen und beim Lachen.

BESSERUNG: durch Niederlegen; und in der frischen Luft.

VERWANDTE MITTEL: *Antidote: Camph., Coff.* und *Merc.*

Mittel, die folgen: Puls. Rhus-T. und *Sulph.*

MEDORRHINUM

GEBRÄUCHLICHE BEZEICHNUNG:
ERREGER DER GONORRHÖE

Kontitutionelle Folgen schlecht behandelter und unterdrückter Gonorrhöe, wenn das bestausgewählte Heilmittel nicht dauerhaft hilft (A.).

BRENNEN DER HÄNDE UND FÜSSE *(Lach., Phos., Sep., Sulph.)* WILL SIE UNBEDECKT UND LUFT AUF SIE ZUGEFÄCHELT HABEN (N.).

Große Hitze und Wundheit, mit Vergrößerung der Lymphdrüsen am ganzen Körper (A.).

Nützlich bei chronischen Beckenkrankheiten bei Frauen, die von einer gonorrhöischen Infektion herrühren (Bl.).

Nützlich bei hartnäckigem Rheumatismus, wenn diese Hartnäckigkeit auf eine latente Sykosis zurückzuführen ist (D.).

Zittern überall (subjektiv); außerordentliche nervöse Erschöpfung (A.).

Kopfschmerzen durch Erschöpfung, oder harter Arbeit (D.).

Kopf: Schweregefühl, ist nach hinten gezogen *(Cocc.)* (A.).

Heftiger brennender Schmerz im Gehirn (A.).

Kopfschmerzen von rüttelnden Autos (A.).

Gefühl von Spannung und Zusammenziehen im Kopf (A.).

Verlangen nach Bier, Eis, Säuren, Apfelsinen und grünen Früchten (A.).

Übelkeit morgens *(Bry., Nux-V., Sep.)* (B.).

Erbrechen während der Schwangerschaft (Cycl., Ign., Ipec., Kali-M., Nux-V., Petr., Puls.) (B.).

Verlangen nach Stimulantien *(Nux-V.)* (B.).

Heißhunger, gleich nach dem Essen (Chel., Cina, Jod., Lyc., Psor.) (A.).

Verlangen nach Schnaps, Salz, Süßigkeiten, etc. (Br.).

Bringt den gonorrhöischen Ausfluß wieder hervor (Puls., Thuj.) (Br.).

Beständiger Durst; sogar im Traum trinkt sie (A.).

Zerschlagen überall, wie gequetscht *(Arn., Bapt., Eup-P., Pyrog.)* (A.).

Die Kinder sind blaß und rachitisch, stumpfsinnig und schwach (Bl.).

Kinder sind zwergenhaft und bleiben im Wachstum zurück *(Bar-C.)* (A.).

Schläft in der Knie-Ellbogen-Lage (Br.).

Untere Glieder schmerzen die ganze Nacht hindurch, den Schlaf hindernd (A.).

Schwitzt leicht; gegen morgen (B.).

Brennende Hitze, mit Schweiß; will sich abdecken, aber fröstelt dann (B.).

Kälte und in kaltem Schweiß gebadet (Carb-V., Verat.) (A.).

Haut kalt, trotzdem deckt er sich auf. (Camph., Sec.) (A.).

Kollapszustand; will immer Luft zugefächelt haben; Verlangen nach frischer Luft (Carb-V.) (N.).

Immer in Eile; bei jeder Tätigkeit ist sie in solcher Eile, daß sie ganz erschöpft wird. (Arg-N.) (N.).

Gedächtnisschwäche; kann keine Namen, Wörter oder Initialen im Gedächtnis behalten; muß nach dem Namen seines intimsten Freundes fragen; vergißt sogar seinen eigenen Namen (A.).

Verliert den Faden im Gespräch (Br.).

Kann orthographisch nicht richtig schreiben; fragt sich, wie man einen wohlbekannten Namen schreibt (A.).

KANN NICHT SPRECHEN OHNE ZU WEINEN *(Kali-C., Puls., Sep.)* (Br.).

Große Schwierigkeit, ihre Symptome zu beschreiben; man muß die Frage wiederholen, weil sie den Faden verliert (A.).

DIE ZEIT VERGEHT ZU LANGSAM *(Arg-N.)* (Br.).

Reizbar bei Kleinigkeiten *(Bry., Cham., Ign., Nux-V., Sulph.)* (A.).

Ohne Hoffnung, daß es je besser wird (Ars., Calc., Ign., Nux-V., Psor., Sep.) (Br.).

Verdrießlich tagsüber, heiter nachts (A.).

Furcht, verrückt zu werden (Calc.) (Br.).

Ängstlich, nervös, extrem empfindlich; fährt beim geringsten Geräusch hoch *(Bor., Kali-C.)* (A.).

Melancholie, mit Selbstmordgedanken (Aur., Hep., Nit-Ac., Nux-V.) (Br.).

Erwartet den Tod (Ars.) (A.).

Viele Symptome werden schlimmer, wenn man an sie denkt (A.).

Schlund wund und geschwollen; kann überhaupt nichts - weder Flüssigkeiten, noch feste Speisen - schlucken *(Merc.)* (A.).

Schlund ständig voll von dickem, grauem oder blutigem Schleim aus den Choanen (Hydr.) (A.).

Übelriechende Feuchtigkeit sickert aus dem After *(Paeon.)* (Br.).

Stuhlabgang nur beim sehr weit nach rückwärts Beugen (C.).

Scharfe, nadelstichähnliche Schmerzen im Mastdarm (A.).

Heftiges Jucken im After *(Calc., Sulph., Teucr.)* (Br.).

Zusammenschnüren und Trägheit der Eingeweide mit bällchenartigem Stuhl (Lach.) (A.).

Diarrhöe vom Rütteln im Auto (A.).

Schmerzhafter Drang beim Urinieren *(Bell., Canth., Merc.)* (C.).

Heftiger Schmerz in der Nierengegend (Rückenschmerzen), besser von reichlichem Urinieren *(Lyc.)* (A.).

Nierenkolik *(Berb., Canth., Lyc., Nux-V., Ocim., Puls.)* (Br.).

Urin geht sehr langsam ab (Clem., Con., Hep., Thuj.) (C.).

BETTNÄSSEN *(Calc., Kreos., Sep.)* (A.).

Nächtliche Samenergießungen, gefolgt von großer Schwäche *(Phos-Ac.)* (Br.).

NACHTRIPPER; WUNDES GEFÜHL DER GANZEN HARNRÖHRE *(Hep.)* (C.).

Vergrößerte und schmerzhafte Vorsteherdrüse mit häufigem Drängen und schmerzhaftem Urinieren *(Staph.)* (Br.).

Impotenz *(Agn., Calad.)* (C.).

Heftige Menstruationskolik, mit Heraufziehung der Knie und schrecklichen, abwärtsdrängenden (wehenartigen) Schmerzen; muß die Füße gegen eine Abstützung pressen, wie bei Wehen (A.)

Menses übelriechend, reichlich, dunkel und geronnen; Flecken gehen aus der Wäsche schlecht heraus (Br.).

Sykotische Warzen an den weiblichen Genitalien (Nit-Ac., Staph., Thuj.) (C.).

Metorrhagien in den Wechseljahren; profus, über Wochen andauernd; gußweise bei Bewegung; bösartige Erkrankung der Gebärmutter (A.).

Unfruchtbarkeit (Agn.) (Br.).

BRÜSTE UND BRUSTWARZEN WUND UND EMPFINDLICH GEGEN BERÜHRUNG (A.).

Leukorrhöe dünn, scharf, wundmachend; riecht nach Fisch (C.).

Atemnot und Gefühl von Zusammenschnüren; Einatmen leicht, aber keine Kraft auszuatmen (Samb.) (A.).

Beginnende Tuberkulose (C.).

ASTHMA, ERLEICHTERT NUR BEIM LIEGEN AUF DEM GESICHT UND DURCH HERAUSSTRECKEN DER ZUNGE (A.).

Ununterbrochener, trockener Husten nachts (Con.) (C.).

Husten besser vom Liegen auf dem Magen (Br.).

Auswurf zähflüssig, mühsam auszuhusten *(Kali-B., Kali-C., Spong.)* (A.).

Kehlkopf: Wundes Gefühl *(Caust., Phos.)* (C.).

VERSCHLIMMERUNG: Beim Denken an die Beschwerden; von der Hitze; vom Tagesanbruch bis zum Sonnenuntergang; während eines Gewitters; durch Zudecken; und von der geringsten Bewegung.

BESSERUNG: An der See; beim Liegen auf dem Magen; und bei feuchtem Wetter.

VERWANDTE MITTEL: *Vergleiche: Ars., Bry., Calc., Carb-V., Ferr., Kali-B., Kali-C., Kali-P., Kali-S., Lach., Lyc., Merc., Nit-Ac., Puls., Sep., Sulph.* und *Thuj.*

MELILOTUS ALBA

GEBRÄUCHLICHE BEZEICHNUNG: SÜSSER KLEE

„Alle Prüfer außer mir, hatten fürchterliche Kopfschmerzen und Blutungen" (Bw.).

Überfüllung der Blutgefäße in irgendeinem Körperteil oder Organ (Acon., Bell., Ferr-P.) (A.).

STARKER BLUTANDRANG ZUM KOPF, MIT SCHMERZ UND VÖLLEGEFÜHL (N.).

HEFTIGE KONGESTIVE KOPFSCHMERZEN *(Acon., Bell., Glon., Sang.)* (A.).

HEFTIGE RÖTUNG (GLÜHENDE RÖTE) DES GESICHTS IM ZUSAMMENHANG MIT KOPFSCHMERZEN *(Bell.)* (N.).

Kopfschmerzen mit pulsierenden Halsschlagadern (Bell., Glon., Verat-V.); oft besser nach reichlichem Nasenbluten (N.).

Schwankendes Gefühl im Gehirn (C.).

Krämpfe bei Kindern *(Bell.)* (A.).

Religiöse Melancholie, mit sehr rotem Gesicht (A.).

Kongestionen, besser durch Blutungen (Bell., Lach.) (A.).

Gefühl, als wollte das Gehirn durch die Stirn herauskommen (D.).

Verstopfung: Mühsamer, schmerzhafter Stuhlgang; im After Gefühl von Zusammenschnüren und Pulsieren (Bl.).

Wallendes Gefühl im Gehirn (Br.).

Ekelhafte Kopfschmerzen, besser durch Nasenbluten oder eine Menstruationsblutung *(Lach.)* (Br.).

Dumpfe, kongestive Kopfschmerzen, besser nach reichlichem, wässrigem Urin *(Gels.)* (C.).

Dysmenorrhöe (Bell., Mag-P., Puls., Sep.) (Br.).

Erstickungsgefühl, besonders beim schnellen Gehen *(Ferr-P.)* (Br.).

VERSCHLIMMERUNG: Wenn ein Gewitter kommt; bei regnerischem, wechselhaftem Wetter; in den Wechseljahren; durch schnelles Gehen.

BESSERUNG: Durch Bluten; von Essig; nach reichlichem Urinieren; vom Gehen; durch Änderung der Lage; und in frischer Luft.

VERWANDTE MITTEL: *Ähnlich: Amyl-N., Bell., Cact., Ferr., Ferr-P., Glon., Lach., Nat-M., Op., Sang.* und *Sulph.*

MENYANTHES

GEBRÄUCHLICHE BEZEICHNUNG: SUMPFKLEE

Dieses Heilmittel ist bei Malariaerkrankungen indiziert, wenn Frost vorherrscht (Bl.).

Große Schwäche, oft von Frostschauern begleitet.

DIE HÄNDE UND FÜSSE SIND EISKALT WÄHREND DES FROSTS *(Aur., Phos., Verat.)* (K.).

Intermittierendes Fieber, mit Kälte im Bauch.

Hitze im Gesicht, mit kalten Händen und Füßen.

Hitze ohne Durst (Apis, Gels., Puls.)

Schauen mit Gähnen (B.).

Rheumatische Schmerzen in den Extremitäten *(Bry., Ipec., Rhus-T.).*

Kneifen und Stechen in den Gliedern und Gelenken.

Kälte der Nasenspitze während des Frosts *(Apis, Ant-C., Cedr., Tarax.)* (K.).

Spannung in der Nasenwurzel (A.).

Gefühl von Druck auf dem Scheitel, besser durch starkes Drücken mit der Hand (Bl.).

Beschwerden durch Mißbrauch von Chinarinde und Chinin (Ipec., Nat-M., Puls., Sep., Sulph.) (A.).

Sichtbares, aber schmerzloses Zucken der Muskeln.

Angstgefühle um das Herz, als ob irgendein Unheil bevorstünde (A.).

Neigung zum Weinen (Puls., Sep.).

Gefühl bei jedem Schritt wie von einer drückenden Last auf dem Kopf (Glon., Lach.); schlimmer beim Steigen (Calc.) (A.).

Sobald der Patient sich hinlegt, Zucken und Rucken der Beine (Br.).

Spannung in den Armen, Händen und Fingern (A.).

Gefühl von Kälte, die Speiseröhre hochsteigend; mit großer Übelkeit (C.).

Verlangen nach Fleisch (Ferr-M., Jod., Kreos., Lil-T., Mag-C., Merc., Nat-M., Sanic., Sulph., Tub.) (Br.).

VÖLLE IM BAUCH, SEHR VERSTÄRKT DURCH RAUCHEN (C.).

Häufiger Urindrang mit spärlicher Absonderung *(Bell., Canth., Nux-V.)* (C.).

Nebelsehen (Calc., Cycl., Gels., Kali-C., Phos., Puls.) (B.).

Lebhafte Träume (B.).

Heiserkeit *(Arg-N., Calc., Carb-V., Phos., Rhus-T.)* (C.).

Atemnot *(Ars., Chin., Dig.)* (C.).

VERSCHLIMMERUNG: Durch Ruhe; gegen Abend; vom Hinlegen; beim Steigen.

BESSERUNG: Durch Bewegung; durch Druck auf den befallenen Teil; und beim Bücken.

VERWANDTE MITTEL: *Vergleiche: Apis, Arn., Aur., Bell., Calc., Caps., Carb-An., Carb-V., Gels., Kali-Ars., Mag-M., Paris, Puls., Sang. Sep. Stram.* und *Verat.*

Gut folgend: Caps., Lach., Lyc., Puls., Rhus-T. und *Verat.*

MERCURIUS CYANATUS

GEBRÄUCHLICHE BEZEICHNUNG:
QUECKSILBERZYANID

Es scheint seine Wirkung auf die ganze Mundhöhle auszudehnen (N.).

Sehr nützlich bei jener gefürchteten Krankheit - Diphtherie (N.).

BÖSARTIGE DIPHTHERIE, MIT INTENSIVER RÖTUNG DES RACHENS UND SEHR SCHWIERIGEM SCHLUCKEN (A.).

Diphtherie von Kehlkopf und Nase (Br.).

Pseudomembranen über den ganzen Schlund reichend und den Hals hinunter (A.).

Faulige, gangränöse Diphtherie, mit fressender Geschwürsbildung (Lach., Nit-Ac.) (A.).

Membranöser Krupp (Brom., Kali-B., Phos.) (A.).

GROSSE SCHWÄCHE: AUSSERORDENTLICHE ENTKRÄFTUNG (von T. F. Allen dem *Zyan* im Heilmittel zugeschrieben) (A.).

Kann kaum stehen vor Schwäche (Ars., Gels., Kali-P., Phos.) (A.).

Chronisches Halsweh bei Berufssprechern (N.).

Heiserkeit *(Arg-N., Brom., Carb-V., Phos.)* (N.).

Stinkender Atem *(Ars., Bapt., Nit-Ac.)* (D.).

Nasenbluten *(Kali-P., Lach., Nit-Ac.)* in Verbindung mit Diphtherie (D.).

Nützlich bei syphilitischer Geschwürsbildung, wenn Perforation droht. Die Weichteile des Gaumens und Rachens sind nekrotisch *(Aur.)* (Bl.).

Urin eiweißhaltig, spärlich, in einigen Fällen vollkommen unterdrückt *(Apis, Canth., Stram.)* (R.).

Kälte und Zyanose (Carb-V., Hydr-Ac., Verat.) (B.).

Schwaches Herz (Ars., Dig., Gels., Kali-P., Lach., Mur-Ac., Naja) (B.).

Schnelle Atmung und Herztätigkeit *(Ant-T., Carb-V., Lach., Phos.)* (Br.).

Schluckauf *(Bell., Carb-V., Mag-P.)* (Br.).

Zucken und Rucken der Muskeln *(Hyos., Ign., Stram.)* (Br.).

VERSCHLIMMERUNG: Vom Schlucken; und vom Sprechen.

BESSERUNG: Durch Wärme.

VERWANDTE MITTEL: *Ähnlich: Ars., Bapt., Carb-V., Kali-P., Lach., Mur-Ac.* und *Phos.*

MERCURIUS DULCIS

GEBRÄUCHLICHE BEZEICHNUNG:
KALOMEL, QUECKSILBERCHLORÜR

Katarrhalische Beschwerden der Schleimhäute, besonders der Augen und Ohren (A.).

Mittelohrentzündung *(Calc-S., Kali-M., Puls.)* (Br.).

Tubenkatarrh, mit Taubheit und Ohrenklingen (D.).

Katarrhalische Taubheit und Ohrenfluß bei psorischen Kindern (Kali-M., Sil.) (A.).

Schwerhörigkeit bei alten Leuten *(Caust., Kali-M., Phos.)* (A.).

Speichelfluß mit wundem Mund und üblem Mundgestank *(Bor., Kali-P., Lach., Nit-Ac., Podo.)* (Bl.).

Leberzirrhose, besonders der hypertrophischen Form (Br.).

DIARRHÖE: BEI KINDERN; STÜHLE GRASGRÜN *(Ipec.)*; WIE GEHACKTE EIER *(Cham.)*; ÜBERREICHLICH *(Podo)*; WUNDHEIT DES AFTERS VERURSACHEND *(Sulph.)* (A.).

Auch bei Dysenterie nützlich, wenn die Stühle in der Menge gering sind und aus Schleim und Blut bestehen, von Galle bedeckt (Bl.).

Akute Beschwerden der Vorsteherdrüse nach schlecht behandelter Striktur (Acon., Arn., Canth., Ferr-P., Staph.) (A.).

Geschwürsbildung im Schlund, mit Schluckbeschwerden *(Lach., Nit-Ac., Sil.)* (Br.).

Bläst Klumpen aus der Nase *(Sep.)* (B.).

Schleimiger, eitriger Auswurf (B.).

Mandeln entzündet, besser vom kalten Trinken (B.).

Kupferfarbige Ausschläge (Kali-I., Mezer., Syph.) (Br.).

Schleimhaut des Mundes blaß, manchmal von aphthösen Flecken bedeckt (R.).

Leber vergrößert und empfindlich (Chel.) (R.).

Geschwollene Drüsen *(Jod., Lyc., Phyt.)* (Br.).

Skrofulöse Augenentzündung *(Calc.)* (C.).

Geschwürsbildung der Hornhaut *(Kali-B., Nat-M., Sil.)* (C.).

VERSCHLIMMERUNG: Von Säuren; nachts; und bei kaltem Wetter.

BESSERUNG: Von kalten Getränken; nach dem Stuhlgang.

VERWANDTE MITTEL: *Ähnlich: Calc-S., Cham., Chel., Ipec., Kali-M., Lach., Lyc., Merc., Nit-Ac., Podo., Puls., Sil.* und *Sulph.*

MERCURIUS JODATUS FLAVUS

GEBRÄUCHLICHE BEZEICHNUNG:
GELBES QUECKSILBERJODID

Das Quecksilberjodid wirkt besonders auf die Drüsen und Schleimhäute des Schlundes, wie andere *Quecksilber* auch; aber ein Teil der Wirkung kommt dem *Jod* zu (C.).

Rechte Seite des Schlundes und Nackens am meisten befallen (Lyc.) (A.).

Nacken- und Ohrspeicheldrüsen sind sehr geschwollen (Phyt.) (A.).

Schwellung der Ohrspeicheldrüsen und Mandeln bei Scharlach (Co.).

Tiefsitzende Knochenschmerzen, besonders nachts *(Mezer., Nit-Ac., Phyt.).* (Bt.).

SYPHILITISCHE REGENBOGENHAUTENTZÜNDUNG *(Aur., Fluor-Ac., Merc-C., Nit-Ac., Sil.).*

Hornhaut sieht zerkratzt oder bröckelig aus (B.).

Zahnfleischeiterung *(Calc-F., Hep., Kali-P., Merc., Nit-Ac., Sil., Sulph.)* (B.).

Oberflächliche Geschwürsbildung der Hornhaut und andere, besonders skrofulöse, Augenbeschwerden (N.).

Ohnmachtsgefühl oder Schwindel beim Aufstehen (Puls.) (B.).

ZUNGENWURZEL HAT EINEN DICKEN UND SCHMUTZIG-GELBEN BELAG *(Chel., Kali-B., Nat-P.)* (N.).

Mammatumore, mit warmem Schweiß und Magenstörungen (Bl.).

Flache Warzen *(Acet-Ac.)* (B.).

SCHMERZLOSER, HARTER SCHANKER, MIT SCHWELLUNG DER LEISTENDRÜSEN *(Merc-B-I.)* (D.).

Große Schwellung der Leistendrüsen, keine Neigung zu Eiterung (Carb-An., Kali-M., Merc., Sil.) (A.).

Gelbe Leukorrhöe (Ars., Calc., Hydr., Kreos., Sep., Sulph.) (B.).

DIPHTHERISCHE EXSUDATE AUF DER RECHTEN SEITE ANFANGEND, MIT STARKER SCHWELLUNG DER DRÜSEN, UND ANSAMMLUNG EINES DICKEN, ZÄHEN SCHLEIMS IM SCHLUND; ZUNGENWURZEL GELB BELEGT, SPITZE UND RÄNDER SIND ROT (D.).

Diphtherische und Schlund-Beschwerden schlimmer von warmen Getränken, und beim Leerschlucken (Lach.) (A.).

Große Empfindlichkeit und Steifheit des Nackens *(Bell., Phyt., Rhus-T.)* (Bt.).

Nasenpolypen *(Calc.)* (Hm.).

Herzklopfen mit Atemnot, schlimmer vom Liegen auf dem Rücken *(Ars., Lyc.)* (B.).

Follikuläre Mandelentzündung (Kali-C.) (R.).

Eiterung des Mittelohrs *(Calc-S., Hep., Merc., Puls., Sil., Tell.)* (R.).

Dumpfe Stirn-Kopfschmerzen, mit Schmerz in der Nasenwurzel *(Kali-B., Nat-Ars., Stict.)* (C.).

Lästiges Jucken am ganzen Körper; schlimmer nachts, besonders im Bett (C.).

Gefühl wie von einem Klumpen im Hals *(Ign., Lach., Phyt.)* (Br.).

Manchmal nützlich bei chronischem Nasenkatarrh; meist sind die Choanen befallen *(Hydr.)* (C.).

VERSCHLIMMERUNG: Nachts; von warmen Getränken; beim Schlucken; in einem warmen Raum; in der Ruhe; und vom Liegen auf dem Rücken.

BESSERUNG: In frischer Luft; bei körperlicher Anstrengung; von kalten Getränken, und tagsüber.

VERWANDTE MITTEL: *Ähnlich: Bad., Bell., Carb-An., Jod., Kali-B., Lach., Lyc., Merc., Merc-B-I., Nit Ac., Phyt., Sil., Sulph.* und *Syph.*

MERCURIUS JODATUS RUBER

GEBRÄUCHLICHE BEZEICHNUNG: ROTES QUECKSILBERJODID

Nützlich in Fällen von chronischen, syphilitischen Schäden bei skrofulösen Patienten (Bl.).

Frühstadien der Erkältung, besonders bei Kindern *(Acon., Bry., Rhus-T.)* (Br.).

Schleim in der Nase und im Schlund (Br.).

Tuberkulöse Pharyngitis (Arg-N., Bar-C., Calc., Hep., Jod., Kali-B., Lach., Lyc., Merc., Nat-M., Phos., Sil., Sulph., Tub.) (A.).

Neigung zum Räuspern, mit dem Gefühl eines Klumpens im Hals (Br.).

Kehlkopfbeschwerden mit Stimmlosigkeit *(Am-Caust., Arg-N., Caust., Phos., Sil.)* (Br.).

DIPHTHERIE- UND DRÜSENAFFEKTIONEN DER LINKEN SEITE; RACHEN DUNKELROT; FESTE SPEISEN ODER FLÜSSIGKEITEN SCHMERZEN BEIM SCHLUCKEN; ABSONDERUNGEN GERING, LEICHT ZU LÖSEN; FÄLLE VON EPIDEMISCHEM SCHARLACHFIEBER; GESCHWÜRE IM RACHEN ODER AN DEN MANDELN (A.).

Reichlicher Speichel im Mund *(Kali-B., Merc., Nit-Ac.)* (Br.).

HARTER SCHANKER *(Merc-P-I.).*

Drüsen vergrößert (Bad., Carb-An., Hep., Sil.) (A.).

CHRONISCHE, EITERNDE BUBONEN *(Merc., Sil.)* (Br.).

Reichlicher, scharfer, grüner Fluor (B.).

Grünliche, zähe Klumpen aus dem Pharynx oder aus den Choanen *(Kali-I.)* (A.).

Wandernde Schmerzen *(Bell., Ign., Kali-S., Lac-C., Puls.)*

Reichlicher Schweiß nachts *(Calc., Hep., Nit-Ac., Sil.)* (C.).

Nasenmuscheln geschwollen *(Aur., Calc., Hep., Nit-Ac., Sil.)* (C.).

VERSCHLIMMERUNG: Vom Schlucken; und nachts.

BESSERUNG: Von warmen Umschlägen.

VERWANDTE MITTEL: *Vergleiche: Apis, Bell., Carb-An., Kali-B., Kali-I., Lach., Lyc., Merc., Merc-P-I., Mezer., Nit-Ac., Phos., Rhus-T., Sil.* und *Sulph.).*

MERCURIUS SOLUBILIS

GEBRÄUCHLICHE BEZEICHNUNG: HAHNEMANNS LÖSLICHES QUECKSILBER

Nervöse Beschwerden nach unterdrückten Ausflüssen, besonders bei psorischen Patienten *(Asaf.)* (A.).

Zittern aller Glieder, besonders der Hände und Füße (N.).

Stechende Schmerzen in den Gliedern *(Apis).*

Rheumatismus aller Gelenke, mit Schwellung und Kältegefühl.

NÄCHTLICH, REISSENDER SCHMERZ MIT SCHWEISS *(Hep., Nit-Ac., Sil.).*

Rheumatische, glänzendrote Schwellungen (Bell.).

Alle Teile schlafen im Schlaf ein.

Kalter Schweiß auf der Stirn *(Verat.).*

SCHWEISSE, DIE NICHT ERLEICHTERN *(Bell.).*

Schwäche und Entkräftung von Anstrengung (Ars., Bry., Calc., Con., Crot-H., Lach., Nat-C., Phos-Ac., Pic-Ac., Rhus-T., Sil., Sep., Spong., Stann.).

DRÜSEN- UND SKROFULÖSE ERKRANKUNGEN BEI KINDERN *(Calc., Sil.)* (A.).

SPEICHELFLUSS SEHR AUSGEPRÄGT *(Chin., Dulc., Kali-B., Kali-I., Nit-Ac., Rhus-T., Sep., Sil.).*

Zähne empfindlich, locker, mit dem Gefühl, als wären sie zu lang *(Ant-T., Caust., Cham., Lach., Mag-C., Mezer.)* (Bt.).

Das Zahnfleisch blutet, mit Neigung zu Geschwürsbildung um die Zähne (G.).

Zahnschmerz, schlimmer nachts, mit Knochenhautentzündungen, und Geschwürsbildung (Hep., Sil.) (Bt.).

Stinkender Atem (Bapt., Carb-Ac., Kali-P., Nit-Ac., Sil.).

Salziger, metallischer Geschmack im Mund (Bt.).

FEUCHTE ZUNGE MIT GROSSEM DURST (G.).

Rote Zunge, mit viel Brennen und großem Durst.

Schlaffe Zunge, mit Zahneindrücken (D.).

Nasenbluten (Am-C., Bry., Carb-V., Kali-P., Lach., Nit-Ac., Phos., Rhus-T., Sep., Sulph.).

Scharfe Nasenabsonderung, nach altem Käse riechend (A.).

Nasenlöcher rot, wund und geschwürig (Ars., Kali-B., Nit-Ac., Sulph.) (A.)..

Nasenbluten: Beim Husten; nachts im Schlaf; Blut hängt in einem dunklen klumpigen Faden von der Nase herunter, wie ein Eiszapfen (A.).

Kein Mittel hemmt die Eiterung so sicher wie *Merkur*, besonders im Drüsensystem (Bt.).

Geschwürsbildung der Mandeln (Hn.).

Graue Geschwüre innen an den Lippen, Wangen, am Zahnfleisch, an der Zunge und am Gaumen.

Ohrenfluß: Blutiger, übelriechender Ausfluß, mit stechedem, reißendem Schmerz; schlimmer auf der rechten Seite, nachts und beim Liegen auf der befallenen Seite (A.).

Furunkel und Beulen im äußeren Gehörgang (Pic-Ac.) (A.).

Blutandrang zu Brust, Kopf und Bauch, mit Pulsieren in den Arterien *(Bell., Ferr-P.)*.

Sehr gute Wirkungen bei Gelbsucht (Dig., Kali-M., Lyc., Mag-M., Nat-P., Nat-S., Podo., Sep., Sulph.).

Spulwürmer kriechen aus dem After und sind auf dem Kamm und Gesäß sichtbar, sogar nachts im Bett (G.).

Würmer kommen leicht und frei heraus (G.).

Schwäche und Müdigkeit der Glieder, mit Gefühl von Wundheit und Zerschlagenheit darin *(Bapt., Kali-P., Rhus-T.)* (A.).

Kalter, klebriger Schweiß nachts auf den Oberschenkeln und Beinen (G.).

Stühle: gelb, oder schleimig und blutig, oder dunkelgrün, mit Tenesmus (G.).

Öfters geht fast reines Blut ab *(Sulph.)* (Bt.).

Sehr empfindlich um Herzgrube und Bauch (G.).

Ein wertvolles Heilmittel für die Behandlung von Dysenterie (Kali-M., Nux-V., Sulph.).

Viel Kolik, besser von blutigem Stuhl, mit Stuhldrang (Nux-V.) (G.).

Polypen und Kondylome am Ausgang *(Teucr., Thuj.)* (A.).

HEFTIGER STUHLDRANG UND LANGANHALTENDES DRÄNGEN NACH STUHLGANG; EIN GEFÜHL DES NIE FERTIGWERDENS (N.).

TROCKENES JUCKEN, MIT BLUTEN NACH KRATZEN

(Ars., Sulph.).

Unerträgliches Beißen, Jucken am ganzen Körper, wie von Insektenstichen; schlimmer abends und von der Bettwärme; angenehmes Gefühl beim Kratzen (A.).

Sehr nützlich bei der Behandlung aller Arten syphilitischer Beschwerden (aller Stadien und unterschiedlicher Zustände der syphilitischen Krankheit).

PRIMÄRER SCHANKER ODER REGULÄRER VERHÄRTETER HUNTERSCHER SCHANKER MIT SPECKIGER BASIS, ODER MIT EINEM KÄSIGEN GRUND UND EINGEDREHTEN ROTEN RÄNDERN (A.).

Von Natur aus wund, mit Phimosis und Paraphimosis (Sulph.) (A.).

Impotenz bei Syphilis (K.).

Blutendes und schmerzhaftes Geschwür, mit gelber und übelriechender Absonderung (Hep., Nit-Ac.) (A.).

TIEFER, RUNDER, PENETRIERENDER SCHANKER, FREMULUM UND VORHAUT DURCHFRESSEND *(Kali-B.)* (A.).

Gonorrhöe mit Phimosis oder weichen Schankern; grüner Ausfluß, schlimmer nachts; Urindrang; unerträgliches Brennen im Vorderteil der Harnröhre beim Abgang der letzten Tropfen; Vorhaut heiß, geschwollen, ödematös und empfindlich gegen Berührung; reaktionsträge, mit drohenden oder eiternden Bubonen.

Hoden geschwollen, hart und glänzend (C.).

Der Junge faßt häufig seine Geschlechtsorgane an (K.).

Blutige Samenergießungen (B.).

Juckender, brennender, stechender, fressender Fluor, mit Gefühl von Roheit in der Vagina; Ausflüsse von Eiter- und Schleimklumpen groß wie Haselnüsse; schlimmer nachts (G.).

Vagina-Vorfall, mit rohem, wunden Gefühl (Bt.).

Vulva sehr geschwollen, mit Gefühl der Wundheit und Rauheit; schlimmer nachts (Bt.).

Geschwüriger Schmerz in den Mammae, während jeder Periode (Bt.).

Feuerschein ist unerträglich für die Augen, mit Trübsichtigkeit (D.).

Schleimige Eiterabsonderungen aus den Augen, Wundheit der Lider und Geschwürsbildung verursachend (Calc., Euphr., Hep., Sil.) (D.).

Vorübergehende Blindheit *(Cycl., Phos., Puls., Sep.)* (G.).

Hypopyon *(Hep., Sil.)* (Br.).

Parenchymatöse Hornhautentzündung syphilitischen Ursprungs (Br.).

Wirkt auf den unteren Lappen der rechten Lunge (linker Lappen - Phos.); Stiche durch den Rücken (Chel., Kali-C.) (N.).

Husten mit gelbem, schleimig-eitrigem Auswurf *(Puls.)* (Br.).

Paroxysmen: er hustet zweimal schnell hintereinander (Phos., Puls., Sulph., Thuj.) (K.).

Kurzatmigkeit, beim Steigen oder Gehen *(Am-C., Ars., Calc.)* (C.).

Kurzer, trockener, ermüdender Husten, hauptsächlich im Bett, abends oder nachts, von Kitzeln im oberen Brustteil verursacht (C.).

Schweiß färbt die Wäsche gelb (Carls.) (C.).

Jucken der Haut, schlimmer beim Schwitzen *(Mang., Rhod.)* (K.).

Entzündungszustände entwickeln sich weiter bis zur Eiterung der befallenen Teile (Hep., Sil.).

Besonders nützlich bei Gallenfiebern, mit ausgeprägten Lebersymptomen (Bt.).

Urin spärlich und rot, mit strengem Geruch *(Berb., Lyc.)* (Bt.).

Urin stark eiweißhaltig *(Apis, Canth., Phos.)* (Bt.).

Unterdrückung des Urins, oder er geht mit großer Schwierigkeit ab, mit Blasenzwang (Bt.).

Kriechendes Frösteln bei Beginn einer Erkältung, oder drohender Eiterung (N.).

Gleichzeitig Hitze und Schauder, oder Hitze und Schauder abwechselnd (G.).

VERSCHLIMMERUNG: Nachts; bei feuchtem, kaltem Wetter; in der Bettwärme; vom Liegen auf der befallenen Seite; beim Schwitzen; durch Kälte; beim Stuhlgang; von künstlichem Licht; beim Urinieren; und beim Nasenschnauben.

BESSERUNG: Morgens; beim Hinlegen; durch Kratzen.

VERWANDTE MITTEL: *Antidote: Aur., Carb-V., Chin., Dulc., Hep., Kali-B., Kali-I., Lach., Lyc., Nit-Ac., Podo., Sil., Sulph.* und *Thuj.*

Manchmal vollendet es die Wirkung von *Bell. Podo.* ist das pflanzliche Analogon.

MERCURIUS SUBLIMATUS CORROSIVUS

GEBRÄUCHLICHE BEZEICHNUNG: ÄTZSUBLIMAT

Seine Wirkung ist dem *Mercurius Sol.* sehr ähnlich, aber noch stärker (R.).

Syphilitische Krankheiten bei Männern (Fluor-Ac., Kali-B., Kali-I., Nit-Ac.) (A.).

Reißen in der Knochenhaut, wie bei Wechselfieber, mit Gefühl von Hitze um den Kopf.

Speichelfluß schmeckt salzig - sehr wertvolle Indikation für das *Sublimat.*

Schwellung der Oberlippe *(Apis, Bar-C., Bell., Calc., Hep., Nat-M., Nit-Ac., Staph., Sulph.).*

Nützlich bei schmerzhafter und akuter Schwellung der Brustdrüsen und Brustwarzen *(Bell., Graph., Phyt.).*

Blasenentzündung (Apis, Bell., Canth.) (B.).

Ziegelmehlähnlicher Satz im Urin *(Lyc., Sars.)* (A.).

Brightsche Krankheit (besonders während der Schwangerschaft) *(Apis, Canth., Phos., Sep.)* (A.).

Urin heiß, brennend, spärlich oder unterdrückt (A.).

EIWEISS IM URIN *(Apis)* (A.).

Dysenterie und Sommerbeschwerden des Darmtrakts, von Mai bis November (A.).

Frösteln von der geringsten Bewegung, mit Schneiden im Bauch und Tenesmus.

DIE WIRKUNG AUF DIE DYSENTERIE IST GÜNSTIGER MIT DEM SUBLIMAT ALS MIT JEDEM ANDEREN BISHER VERWENDETEN HOMÖOPATHISCHEN PRÄPERAT.

SOFORTIGE BESSERUNG BEI DEN BLUTIGEN, HÄUFIGEN ENTLEERUNGEN DER DYSENTERIE - JENER ZUSTAND DER DIARRHÖEÄHNLICHEN KRANKHEIT, DIE IM AMERIKANISCHEN BÜRGERKRIEG „DIE ROTE RUHR" GENANNT WURDE. AUCH GRÜNE SCHLEIMSTÜHLE, WIE GESCHABSEL DER EINGEWEIDE, MIT BESTÄNDIGEM SCHNEIDEN IM BAUCH, TENESMUS UND GERONNENEM BLUT.

TENESMUS DES REKTUMS, DURCH STUHLENTLEERUNG NICHT BESSER *(besser vom Stuhlgang - Coloc., Nux-V., Sulph.)* (A.).

EIN GEFÜHL IM MASTDARM (WÄHREND EINER STUHLENTLEERUNG) ALS OB MAN NIE FERTIG WERDEN WÜRDE (B.).

Frösteln nach dem Stuhlgang *(Canth., Dios., Petr.)* (B.).

UNUNTERBROCHENER UND HARTNÄCKIGER STUHLDRANG (A.).

Abgang reinen Blutes, oder blutigen Wassers (Phos.) (B.).

Stuhl: heiß (Aloe, Cham., Sulph.); spärlich (Aloe, Nux-V., Sulph.); blutig (Canth., Kali-P., Lach., Nit-Ac.); schleimig (Aloe, Nux-V.); und übelriechend (Bapt., Carb-Ac., Lach.) (A.).

Starkes Brennen im After *(Sulph.)* (D.).

Kolikartiger Schmerz vor, während und nach Stuhlgang (N.).

Nächtliche Zahnschmerzen (B.).

Zahnfleisch purpurrot, geschwollen u. schwammig (Plb.) (Bl.).

Das Zäpfchen ist geschwollen, mit heftigem Brennen, schlimmer von Druck (D.).

Zusammenschnüren des Schlundes; Schlucken verursacht

Krämpfe (Bell.) (D.).

Klebriger Nasenausfluß; geschwollene Nase *(Graph., Kali-B.)* (B.).

Fleckige Zunge (B.).

Heftige Entzündung der Vulva (C.).

Paraphimose (Coloc., Lach., Merc., Nit-Ac., Rhus-T.) (K.).

Syphilis in allen möglichen Manifestationen (Aur., Fluor-Ac., Kali-B., Kali-I., Lach., Merc., Nit-Ac.).

GESCHWÜRE, MIT FRESSENDEM UND SCHARFEM EITER *(Nit-Ac.)* (A.).

FRESSENDER SCHANKER *(Ars., Aur-M-N., Caust., Kali-P., Lach., Nit-Ac., Sulph.)* (K.).

GANGRÄNÖSE ODER SICH AUSBREITENDE GESCHWÜRE *(Ars.)* (K.).

Krämpfe des Mastdarms bei Koitus (B.).

Gonorrhöe: Zweites Stadium; grünlicher Ausfluß; schlimmer nachts; starkes Brennen und Tenesmus (A.).

Die Harnröhrenmündung ist rot und verschwollen *(Canth., Sulph.)* (Bl.).

Augentripper (Arg-N., Kali-S., Puls.).

Schwellung der Hoden nach unterdrückter Gonorrhöe *(Puls.).*

Harnröhre blutet nach dem Urinieren (Hep.) (B.).

Blasendrang, mit heftigem Brennen in der Harnröhre; Urinabgang tropfenweise, mit starkem Schmerz (Canth., Tereb., Thuj.) (A.).

Starker Mastdarm- und Blasendrang gleichzeitig (N.).

BLUTIGER URIN *(Ars., Both., Canth., Coc-C., Crot-H., Ham., Mill., Phos., Puls., Sec., Squil., Tereb., Uva, Vesp.)* (A.).

Übermäßige Lichtscheu und Tränenabsonderung (Euphr.); die Ausflüsse sind scharf, die Lider und Wangen wundmachend; Schmerzen sehr heftig, besonders nachts (Aur., Hep., Nit-Ac.) (N.).

Reißen in den Knochen um die Augen (D.).

GESCHWÜRSBILDUNG DER HORNHAUT, MIT NEIGUNG ZUR PERFORATION *(Sil.)* (D.).

Netzhautentzündung bei Eiweißausscheidung *(Phos.)* (Br.)

FAST EIN SPEZIFIKUM FÜR SYPHILITISCHE REGENBOGENHAUTENTZÜNDUNG.

Hornhautentzündung *(Fluor-Ac., Kali-B., Nit-Ac., Sil.)* (B.).

Unlöschbarer Durst *(Ars., Nat-M., Phos., Sulph.)* (B.).

Erbrechen von Schleim und Blut *(Kali-B., Kreos., Lach., Phos.)* (B.).

Magenschleimhautentzündung (Ars., Bism., Phos.) (B.).

Schweiß bei jeder Bewegung (Bry., Calc., Chin.) (B.).

Widerlicher Schweiß nachts *(Hep., Nit-Ac., Psor., Sil.)* (B.).

Schlund heftig entzündet, geschwollen, brennend, mit geschwollenem Zahnfleisch, welches leicht blutet (N.).

Stinknase, mit Perforation der Nasenscheidewand (Aur., Fluor-Ac., Kali-B., Nit-Ac.) (Br.).

Gesicht kalt und in kaltem Schweiß gebadet, besonders auf der Stirn *(Camph., Verat.)* (C.).

VERSCHLIMMERUNG: Abends; nachts; in frischer Luft; von Bewegung; von fettem Essen; von Säuren; durch Kälte; im Herbst; bei heißen Tagen und kühlen Nächten; nach dem Urinieren, Stuhlgang oder Schlucken; und durch Druck.

BESSERUNG: In der Ruhe; und von warmen Umschlägen.

VERWANDTE MITTEL: *Antidote: Hep., Nit-Ac.* und *Sil.* *Ähnlich: Ars., Aur., Bism., Canth., Kali-B., Kreos., Lach., Merc., Nit-Ac., Phos., Sil., Tereb.* und *Thuj.*

MERCURIUS SULPHURICUS

GEBRÄUCHLICHE BEZEICHNUNG:
QUECKSILBERSULFAT

Es ist genau so wichtig bei Brustwassersucht wie *Arsenicum.* Wenn es gut wirkt, erzeugt es eine reichliche, wässerige Diarrhoe, welche dem Patienten große Erleichterung bringt.

Brustwassersucht, von Herz- oder Leberkrankheiten (Dig., Phos.) (A.).

ATEMNOT: MUSS SITZEN, KANN SICH NICHT HINLEGEN *(Ars., Lyc., Sulph.)* (A.).

Kurze, schnelle Atmung (Bl.).

Extremitäten geschwollen (Apis, Ars., Dig., Lach., Lyc., Phos., Sep., Sulph.) (A.).

Brennen in der Brust *(Calc., Phos., Sulph.)* (A.).

Diarrhöe: Stuhl locker, wässerig, heftiges Brennen und Wundheit verursachend *(Aloe, Ars., Sulph.)* (A.).

Diarrhöe morgens; forciert; von gelber Farbe (Bl.).

Spärlicher, klarer, brennender Urin *(Apis, Sulph.)* (Br.).

Wunde Zungenspitze *(Rhus-T.)* (Br.).

Herzschmerzen und Schwäche *(Ars., Kali-C., Naja)* (Br.).

VERSCHLIMMERUNG: Morgens, nachts; und vom Hinlegen.

BESSERUNG: Vom Aufsitzen.

VERWANDTE MITTEL: *Vergleiche: Acet-Ac., Apis,*

Mercurius Sulphuricus
Ars., Blatta, Canth., Dig., Kali-C., Kali-P., Lach., Lyc., Nux-V., Phos., Sep., Sulph. und *Tereb.*

MEZEREUM

GEBRÄUCHLICHE BEZEICHNUNG: SEIDELBAST

Folgen von Merkur und Alkohol *(Podo., Sulph.)* (A.).

Kopfschmerzen: Heftig nach geringem Ärger; schlimmer bei der geringsten Berührung, rechtsseitig (A.).

Schwere in den Gliedern *(Plb.)*.

Lähmige Spannung in den Gliedern und Zucken der Muskeln.

Brennen in den inneren Teilen und Zittern in äußeren Teilen.

Brennende Nervenschmerzen nach Gürtelrose (Ars.) (A.).

Empfindlichkeit gegen kalte Luft (Hep., Sil.).

Äußeres Frösteln in Verbindung mit innerem Brennen.

KNOCHENHAUTENTZÜNDUNG UND SCHWELLUNG DER KNOCHEN, BESONDERS AM SCHIENBEIN, MIT HEFTIGSTEN NÄCHTLICHEN SCHMERZEN (G.).

Hautabschuppung (G.).

Ekzeme und juckende Ausschläge nach Impfung (Sil., Thuj.) (A.).

Der Kopf ist von einer dicken, lederähnlichen Kruste bedeckt, worunter sich da und dort weißer Eiter sammelt; die Haare sind zusammengeklebt und verfilzt; Eiter nach einer Weile jauchig, wird übelriechend und erzeugt Ungeziefer (A.).

Ekzem mit unerträglichem Jucken; schlimmer im Bett und

bei Berührung; mit reichlicher und seröser Absonderung (A.).

Das Kind kratzt sich ständig im Gesicht, das von Blut bedeckt ist; Ausschläge feucht; Jucken schlimmer nachts (A.).

Entzündliche Röte des Gesichts *(Bell., Stram.)* (A.).

Juckreiz bei alten Leuten; Jucken, wenn es im Bett zu warm wird (Bl.).

Bohrende, drückende Schmerzen, blitzartig erscheinend; sie verursachen Taubheit (G.).

Ansammlung von Wasser im Mund *(Merc.)* (G.).

Zahnwurzeln verfaulen *(Am-C., Thuj.)* (A.).

Dumpfer Schmerz in den Zähnen beim Zusammenbeißen und bei Berührung mit der Zunge, schlimmer nachts, und besser bei offenem Mund und einziehender Luft (A.).

Heftiger nächtlicher Zahnschmerz (Merc., Rhus-T.) (Bt.).

Zahnschmerzen an kariösen Zähnen (Calc-T., Kreos., Merc., Staph.); Gefühl, als wären die Zähne zu lang (Alum., Am-C., Bry., Calc., Caust., Glon., Hep., Kali-I., Lach., Lyc., Merc.) (A.).

Tiefe, harte, schmerzhafte Geschwüre (B.).

Verbandsmaterial klebt auf den Geschwüren; sie bluten, wenn es abgerissen wird (A.).

Glänzende, feuerrote Höfe um die Geschwüre (A.).

Bläschen erscheinen um die Geschwüre; heftig juckend oder wie Feuer brennend *(Hep.)* (A.).

Bläschen-Ausschläge auf der Nase, mit wunden Stellen und Bildung von dicken Schorfen (N.).

Gefühl, als wenn die Ohren offen wären und der Wind bliese hinein

Gürtelrose, mit Interkostalneuralgien, schlimmer nachts und in der Bettwärme (N.).

Gonorrhöe, mit Blutharnen *(Canth., Hep., Nit-Ac., Thuj.)* (Br.).

Beißen, Brennen im Vorderteil der Harnröhre gegen Ende des Urinlassens *(Sulph.)* (Br.).

Vergrößerung der Hoden (Puls., Rhod., Sil.) (Br.).

Schlaflosigkeit durch Juckreiz (Anac., Bar-C., Gels., Merc., Psor., Puls., Raph., Zinc.) (K.).

Ziliarneuralgie *(Ars., Spig.)* (D.).

Neuralgie der Backenknochen mit Taubheit (Cham.) (D.).

Drückende und reißende Schmerzen in den Augen und um die Augen (R.).

Scharfe, zusammenschnürende Schmerzen quer durch den Bauch, besonders um das Herz (R.).

Brennen in der Herzgrube *(Ars., Phos., Sulph.)* (C.).

Laute Blähungsabgänge *(Aloe, Arg-N., Caust., Nat-S.)* (C.).

Verstopfung *(Caust., Nux-V.)* (C.).

VERSCHLIMMERUNG: Abends; nachts; von kalter Luft; von kaltem Waschen; von Berührung; von Bewegung; von der Bettwärme; Unterdrückungsfolgen.

BESSERUNG: Durch Einhüllen; von Essen, in frischer Luft; und von Wärmestrahlung.

VERWANDTE MITTEL: *Vergleiche: Ars., Caust., Guai., Kreos., Lyc., Merc., Phos., Phyt., Rhus-T., Sil., Staph., Sulph.* und *Thuj.*

Antidot: Merc.

MILLEFOLIUM

GEBRÄUCHLICHE BEZEICHNUNG: SCHAFGARBE

Es steht an oberster Stelle für Blutungen (Bt.).

Beschwerden vom Verheben, von Überanstrengung, oder von einem Fall *(Arn., Rhus-T., Sulph-Ac.)* (A.).

Schwindel bei langsamer Bewegung, aber nicht von heftiger, körperlicher Anstrengung (A.).

Blutung aus Nase, Lungen, Nieren, Eingeweiden und weiblichen Genitalien (Bt.).

Blutungen mechanischen Ursprungs (Arn.) (A.).

SCHMERZLOSE BLUTUNG *(Ham.)* (A.).

BLUTUNG OHNE FIEBER (mit Fieber - *Ferr-P.)* (A.).

HELLROTE, FLÜSSIGE BLUTUNGEN *(Acon., Ipec., Sab.)* (A.).

Bluthusten, und andere Blutungen als Folge heftiger Anstrengungen (Rhus-T.) (Bt.).

BLUTUNG NACH DER GEBURT, ABTREIBUNG ODER FEHLGEBURT *(Chin., Ferr-P., Sec.)* (A.).

Krämpfe nach unterdrückten Absonderungen, Menses, etc. (B.).

Lochien unterdrückt, oder zu reichlich *(Sec.)* (C.).

Menses unterdrückt, mit kolikartigem Schmerz im Bauch *(Puls.)* (A.).

MENSES ZU FRÜH UND ZU REICHLICH UND LANGE ANHALTEND *(Calc., Phos., Sec.)* (A.).

Leukorrhöe: bei Kindern (Calc., Caul., Puls.); durch Gebärmuttererschlaffung (Alet., Helon., Puls., Sep.) (A.).

Husten mit Blutauswurf, bei unterdrückter Menstruation oder Hämorrhoiden (A.).

Husten mit Beklemmung und Herzklopfen *(Ferr., Phos.)* (A.).

Übermäßige Ansammlung von Schleim in den Bronchien *(Hep., Nat-S.)* (C.).

Wunden bluten zu stark, besonders nach Fall (C.).

Blutende Hämorrhoiden (Carb-V., Nux-V., Sulph.) (B.).

Bluthamen (Canth., Sars.) (Bl.).

Blutung ohne Angstgefühle (mit Angstgefühlen - *Acon.*) (D.).

Schmerzhafte Krampfadern am weiblichen Genitale während der Schwangerschaft (Ham., Puls., Sep.) (Br.).

Durchbohrender Schmerz von den Augen bis zu der Nasenwurzel (Br.).

Gefühl, als wäre der Kopf voller Blut *(Acon., Bell., Ferr-P., Glon., Lach., Sep., Sulph.)* (Br.).

Folgen von Fall aus der Höhe *(Arn.)* (Br.).

VERSCHLIMMERUNG: Nach heftiger Anstrengung; um 4 Uhr nachmittags; durch Unterdrückung gewohnter Absonderungen; von langsamer Bewegung; abends; und nachts.

BESSERUNG: Bei starker, körperlicher Anstrengung; bei wiederkehrenden Absonderungen; und tagsüber.

VERWANDTE MITTEL: *Folgt gut nach: Acon.*, und *Arn.* bei Blutungen.

Vergleiche: Acon., Arn., Bell., Calc., Carb-V., Erig., Ferr-P., Ham., Ipec., Kali-P., Led., Merc., Nit-Ac., Phos., Rhus-T., Sab., Sec., Senec., Sep., Sulph., Sulph-Ac., Tril., und *Ust.*

MOSCHUS

GEBRÄUCHLICHE BEZEICHNUNG: BISAM, MOSCHUS

Wirkt auf das zerebrospinale System; besonders auf die Geschlechtsorgane und Bewegungsnerven (Bt.).

Frische Luft erscheint ihm zu kalt.

Symptome, besonders die der Atmung, werden vom Kaltwerden schlimmer.

Spannung der Brust; muß tiefer atmen (Ign., Phos.) (Br.).

Zittern und Beben durch den ganzen Körper.

Schwäche, eher in der Ruhe als während der Bewegung.

OHNMACHT, GEFOLGT VON KOPFSCHMERZEN.

BRUSTKRAMPF *(Cupr., Phos.).*

Nervöse, erstickende Zusammenschnürung der Brust (N.).

Stimmritzenkrämpfe (Brom.) (Br.).

Prickeln, Schwere in den Gliedern *(Acon., Rhus-T., Zinc.).*

Die Teile auf denen er liegt, schmerzen wie verrenkt oder gebrochen.

Viel nervöses Zittern und häufige Ohnmachtsanfälle *(Agar., Ign., Phos.)* (Br.).

Katalepsie (Agar., Art-V., Cann-I.) (Br.).

Hypochondrische und hysterische Beschwerden aus dem Genitalsystem stammend (Ign., Staph.).

Herzklopfen von nervöser Erregung (Acon., Ars., Kali-P., Phos.) (Bt.).

HYPOCHONDRISCHE ANGSTZUSTÄNDE, MIT HERZKLOPFEN *(Kali-P., Nat-C.).*

HERZKLOPFEN (HYSTERISCH) MIT ATEMNOT, ENTKRÄFTUNG, OHNMACHTSERSCHEINUNGEN, SCHREIT: „ICH WERDE STERBEN! ICH WERDE STERBEN!", ETC.: IST SEHR ERREGT (N.).

HYSTERISCHE KRÄMPFE, MIT OHNMACHTSANFÄLLEN: ERST WEINEND, DANN IN UNKONTROLLIERBARES LACHEN AUSBRECHEND (G.).

UNMÄSSIGES LACHEN ODER WEINEN ODER SCHIMPFEN BIS IHRE LIPPEN BLAU UND DIE AUGEN STARR WERDEN, UND SIE OHNMÄCHTIG ODER BEWUSSTLOS HINFÄLLT (N.).

Globus hystericus (Asaf., Ign., Nux-M.) (Br.).

Wenn sie das Essen bloß sieht, wird ihr übel *(Colch., Kali-C., Lyc., Phos-Ac., Sil., Sulph.)* (G.).

Aufstoßen, mit heißem Speichel im Mund (G.).

Aufstoßen, wie Knoblauch schmeckend (Aesc., Asaf., Mag-M., Sulph., Sulph.-Ac.) (Bt.).

Starke Flatulenz (Lyc., Nux-M.) (Br.).

Erbrechen der Nahrung, bricht immer weiter (G.).

Krampfhafter Schluckauf (Mag-P.) (Bt.).

Diabetes: Reichliches Urinieren, großer Durst, Abmagerung, völliger Verlust des Geschlechtstriebes und Zucker im Urin (*Kali-P., Lyc., Merc., Nat-M., Sulph.)* (Y.).

Schwindel bei der geringsten Bewegung (Am-C., Bry., Calc-P., Con., Gels., Glon., Graph., Kalm.) (Br.).

SEXUELLES VERLANGEN VERMEHRT *(Canth., Nux-V., Phos., Plat., Stram.).*

HEFTIGER GESCHLECHTSTRIEB, MIT UNERTRÄGLICHEM KITZELN IN DEN GESCHLECHTSORGANEN *(Plat.)* (G.).

MENSES ZU FRÜH, ZU REICHLICH, MIT UNERTRÄGLICHEM KITZELN IN DEN GESCHLECHTSORGANEN (G.).

Ziehen und Drücken in Richtung der weiblichen Geschlechtsteile *(Bell., Murx., Nat-M., Sep.)* (Br.).

ÜBELKEIT UND ERBRECHEN NACH KOITUS (Br.).

Unwillkürliche Samenergießungen (Con., Gels., Kali-P., Phos-Ac.) (Br.).

HEFTIGER GESCHLECHTSTRIEB, ODER IMPOTENZ *(Nux-V., Phos., Pic-Ac.)* (Br.).

Frühzeitiges Altern *(Arg-N., Lyc.)* (Br.).

Drohende Lähmung der Lungen *(Ant-T., Lyc.)* (Br.).

Husten hört auf, und der Schleim kann nicht ausgehustet werden (Ant-T.) (Br.).

Asthma mit großer Furcht, und Erstickungsgefühl (Ars.) (Br.).

Schläfrig tagsüber; schlaflos nachts *(Nux-V.)* (B.).

HÄUFIG WIEDERKEHRENDE LEICHTE OHNMACHT *(Ign., Nux-M., Puls.)* (R.).

FÄLLT WEGEN DER GERINGSTEN ERREGUNG IN TIEFE OHNMACHT (R.).

Ohnmacht beim Essen (Br.).

Abneigung gegen Essen *(Calc., Kali-M., Puls.)* (Br.).

Verlangen nach schwarzem Kaffee und Stimulantien (Br.).

Brennende Hitze, mit Unruhe *(Ars., Phos., Sulph.)* (B.).

Schüttelfrost oder Frösteln, oder Schaudern, als ob es dem Patienten sehr kalt wäre (G.).

Äußeres Frösteln mit innerer Hitze *(Ars., Lyc., Nux-V., Sulph.)* (G.).

VERSCHLIMMERUNG: Von der Kälte; von kalter, frischer Luft; von Erregung; und beim Essen; Unterdrückungsfolgen.

BESSERUNG: In frischer, freier Luft; vom Reiben; beim Warmwerden; von der Wärme im allgemeinen.

VERWANDTE MITTEL: *Vergleiche Ant-T., Asaf., Brom.,*

Bry., Canth., Carb-V., Castor., Con., Dig., Ferr-P., Ign., Kali-C., Kali-P., Lach., Lyc., Murx., Nux-M., Op., Phos., Phos-Ac., Pic-Ac., Plat., Sep., Sulph., Sumbul., Valer., Verat., und *Zinc.*

Vereinbar: Ambr.

Antidote: Camph., Coff.

MURAX PURPUREA

GEBRÄUCHLICHE BEZEICHNUNG:
MOLLUSKE, WEICHTIER

Besonders geeignet für nervöse, lebhafte, und liebevolle Frauen (Br.).

Nützlich bei Beschwerden der Wechseljahre *(Amyl-N., Glon., Graph., Lach., Sep., Sulph.)* (A.).

Sehr schwach und müde *(Kali-P., Nux-M., Sep.)* (B.).

Schmerzen im Kreuzbein *(Rhus-T.)* (Bl.).

Lendenschmerz erzwingt Gehen, was bessert *(Rhus-T.)* (B.).

Die Absonderungen sind überreichlich, wie Menses und Urin (D.).

MANNSTOLL *(Hyos., Plat., Stram.)* (B.).

Furchtsam und ängstlich *(Ars., Kali-P.)* (B.).

Große Niedergeschlagenheit (Aur., Ign., Kali-P., Nat-M., Puls., Sep.) (A.).

Heftige Reizbarkeit der weiblichen Geschlechtsorgane (Mosch., Plat.) (A.).

ÜBERMÄSSIGES VERLANGEN NACH EINER SEXUELLEN UMARMUNG *(Canth., Phos., Plat., Stram.)* (A.).

DIE GERINGSTE BERÜHRUNG DER TEILE VERURSACHT HEFTIGE GESCHLECHTLICHE ERREGUNG *(Plat.)* (A.).

Fluor mit psychischen Symptomen abwechselnd (B.).

Fluor, schlimmer bei Niedergeschlagenheit; fröhlicher, wenn der Ausfluß stärker wird (A.).

WUNDER SCHMERZ IN DER GEBÄRMUTTER (A.).

Sie kann ihre Gebärmutter ganz deutlich spüren (Helon., Lyss.) (A.).

Menses: unregelmäßig; zu früh und zu reichlich; lang anhaltend; aus großen Klumpen bestehend (A.).

ABWÄRTSDRÄNGEN, ALS OB DIE INNEREN ORGANE HERAUSGETRIEBEN WÜRDEN; MUSS SICH HINSETZEN UND DIE BEINE ÜBEREINANDERSCHLAGEN, UM DEN DRUCK ZU ERLEICHTERN (aber keine Geschlechtsbegierde - *Sep.*) (A.).

Gefühl, als drücke etwas auf eine wehe Stelle im Becken (D.).

Hinsein, Senkungsgefühl, Schwäche im Magen (Carb-An., Sep., Sulph.) (A.).

Heftiger Hunger, sogar nach dem Essen *(Arg-M., Bov., Chin-S., Cina, Jod., Kali-P., Lyc., Phos., Staph., Sulph.)* (B.).

Gutartige Tumore in der weiblichen Brust *(Carb-An., Con., Sil.)* (Br.).

Dysmenorrhöe (Caul., Coloc., Cupr., Mag-P., Nux-V., Plat., Sep., Xanth.) (Br.).

Chronische Endometritis *(Apis, Bry., Calc., Graph.,*

Hydr., Kali-C., Lyc., Merc., Nat-M., Puls., Sep., Sulph. Thuj.) (Br.).

Schmerz in den Mammae während der Periode *(Puls.)* (Br.).

Urin riecht nach Baldrian (B.).

Drängen in der Blase *(Bell., Canth., Nux-V., Sep., Tereb.)* (Br.).

Häufiges Urinieren nachts *(Merc., Phos-A., Sulph.)* (Br.).

VERSCHLIMMERUNG: In der Sonne; von Berührung; in den Wechseljahren; während der Menstruation; nach dem Essen; und nachts.

BESSERUNG: Beim Sitzen mit übergeschlagenen Beinen; und beim Gehen.

VERWANDTE MITTEL: *Vergleiche: Lit-T.* und *Plat.* bei Mannstollheit und *Sep.* beim Gefühl von Druck nach unten (mit mangelnder geschlechtlicher Reizbarkeit).

MURIATICUM ACIDUM

GEBRÄUCHLICHE BEZEICHNUNG: SALZSÄURE

Mund und After sind hauptsächlich befallen; die Zunge und der Afterschließmuskel sind gelähmt (A.).

Oft benötigt bei Krankheiten, die mit großer Schwäche einhergehen *(Ars., Bapt., Hyos., Lyc., Phos-Ac., Sec., Verat.)* (A.).

Große Empfindlichkeit gegen feuchte Luft *(Nux-M.)*.

Alle Gelenke wie zerschlagen *(Arn.)*.

Ziehen und Reißen in den Extremitäten in der Ruhe; besser von Bewegung (Kali-P., Rhus-T.).

Die Knochenhaut schmerzt bei Wechselfieber *(Rhus-T.)*.

Sonnenekzem *(Petr.)* (A.).

Heilt Muskelschwäche, die nach übermäßigem Genuß von Opium und Tabak auftritt. (A.).

Übelriechende Ausflüsse (Ars., Bapt., Lach.) (D.).

Wundliegen *(Arn., Ars., Bapt., Lach.)* (D.).

Schwindel (Ars., Bry., Calc., Kali-P., Lyc.) (A.).

Herzklopfen, im Gesicht spürbar (A.).

Das Herz ist schwach, unregelmäßig und jeder dritte Schlag setzt aus (D.).

SEHR GROSSE SCHWÄCHE - SOBALD ER SICH HINSETZT, FALLEN IHM DIE AUGEN ZU. ER RUTSCHT IM BETT HINUNTER, WEIL ER SO SCHWACH IST.

UNTERKIEFER HÄNGT NACH UNTEN *(Lyos., Lyc.)* (A.).

AUSSERORDENTLICHE HINFÄLLIGKEIT *(Ars., Klai-P., Phos.)* (A.).

TYPHOID ODER THYPHUS: TIEFER, BETÄUBENDER SCHLAF; OHNMACHT BEIM ERWACHEN; LAUTES STÖHNEN ODER MURMELN; ZUNGE AN DEN RÄNDERN BELEGT, EINGESCHRUMPFT, TROCKEN, LEDERARTIG, GELÄHMT; UNWILLKÜRLICHER ABGANG STINKENDER STÜHLE BEIM URINIEREN; RUTSCHT IM BETT HERUNTER; PULS JEDEN DRITTEN SCHLAG AUSSETZEND (A.).

Heftige, brennende Hitze mit Abneigung gegen Zudecken (R.).

Übelriechende Geschwüre *(Ars., Carb-Ac., Nit-Ac.)* (G.).

Gefühl der Leere im Magen und Bauch (Sep., Sulph.).

Darf an Fleisch nicht denken, kann es nicht sehen (Nit-Ac.) (A.).

Die Hämorrhoiden werden durch kaltes Wasser schlimmer, besser durch Wärme (das Gegenteil von *Aloe*) (R.).

Bauchwassersucht (Acet-Ac., Ars., Chel., Jod., Lyc.) (B.).

Heftiger Schmerz am Ende des Urinierens *(Berb., Puls., Sars., Thuj.)* (N.).

KANN OHNE GLEICHZEITIGE STUHLENTLEERUNG KEINEN URIN LASSEN (A.).

Blase schwach, muß einige Zeit auf den Abgang des Urins warten; muß pressen, so daß der After hervortritt (A.).

URIN GEHT LANGSAM AB *(Alum., Arg-N., Arn., Berb., Calc-P., Camph., Caust., Clem., Dig., Gels., Hell., Hep., Mer., Merc-C., Op., Prun., Sars., Sulph., Thuj.)* (A.).

Schließmuskelschwäche (Aloe, Apis, Phos., Squil., Sulph.), und Zittern der Zunge aus Schwäche (Gels., Lach.).

UNWILLKÜRLICHER STUHLABGANG BEIM URINIEREN *(Aloe, Bell., Carb-Ac., Carb-S., Hyos., Ind., Nat-S., Phos., Squil., Sulph., Verat.).*

Diarrhoe *(Aloe, Ars., Bapt., Chin., Ferr., Nux-V., Sulph.).*

Unwillkürlicher Stuhl beim Abgang von Blähungen (Aloe) (A.).

Gesteigerte Harnabsonderung, mit Aftervorfall.

After wund während der Menstruation (A.).

HÄMORRHOIDEN: GESCHWOLLEN, BLAU, SCHMERZHAFT UND EMPFINDLICH GEGEN BERÜHRUNG; VIEL ZU WUND, UM DIE GERINGSTE BERÜHRUNG ZU VERTRAGEN; EMPFINDET SOGAR DAS BETTTUCH ALS UNANGENEHM *(Lach.)* (A.).

Aftervorfall beim Urinieren (Valer.) (A.).

Reizbar, verdrießlich, Neigung zu Ärger und Wut (Nux-V.) (A.).

Ruhelos (Ars., Rhus-T.).

Stöhnen und Verdrießlichkeit (Bell., Hyos.) (A.).

BEWUSSTLOSIGKEIT *(Bapt., Lyc., Op., Stram.)* (A.).

TRAURIG UND SCHWEIGSAM (B.).

Schwindel im Freien; Schwanken beim Gehen (C.).

Schwerhörigkeit *(Calc., Chin., Ferr., Graph., Nit-Ac., Phos., Puls., Sep.)* (C.).

Nasenbluten *(Acon., Bry., Ferr., Merc., Phos., Sep.)* (C.).

Schwäche der Oberschenkel, einen wackeligen Gang verursachend *(Nux-V., Plb.)* (C.).

Kälte der Extremitäten *(Camph., Carb-V., Phos., Verat.)* (C.).

Impotenz (Agn., Calad., Graph., Phos., Sel., Sulph.)

LEBERZIRRHOSE *(Chel., Jod., Lyc., Merc., Podo., Sulph.)* (C.).

Karbunkel bei heruntergekommenen Personen *(Ars., Carb-V., Hep., Lach., Sil.)* (C.).

Dysenterie, mit Typhoidsymptomen *(Bapt., Phos., Rhus-T.)* (C.).

Menses zu früh und zu reichlich *(Calc-C., Sep.).*

Kann die leiseste Berührung nicht ertragen, sogar die des Bettuches auf den weiblichen Geschlechtsteilen nicht (Murx., Plat.).

Geschwüre auf den weiblichen Geschlechtsteilen, mit übelriechendem Ausfluß *(Kreos.)* (C.).

Häufiges Aufwachen nachts *(Bell., Stram., Sulph.)* (C.).

Ängstliche Träume *(Ars., Nat-M., Phos.)* (C.)

Bösartige Erkrankungen des Mundes: Diphtherie, Scharlach, Krebs (A.).

Die Mundhöhle ist voller Geschwüre, tief, perforierend, mit einem schwarzen oder dunklen Grund; übelriechender fauliger Atem (Bapt., Carb-Ac., Kali-P., Merc-C., Nit-Ac.) (A.).

Die trockene Zunge rasselt im Mund (D.).

Zunge trocken, lederartig und bis zu einem Drittel ihrer natürlichen Größe geschrumpft (Typhoid) (N.).

Zunge schwer wie Blei; das Sprechen hindernd (N.).

Beim Versuch zu schlucken: heftige Krämpfe und Erstickungsanfälle (C.).

Tiefe Atmung (Arg-N., Aur., Brom., Bry., Caps., Cupr., Dig., Glon., Hep., Hydr-Ac., Ign., Ipec., Lach., Nat-S., Op., Phos., Sel., Sil., Sulph., Zinc.) (C.).

Seufzende und stöhnende Atmung (C.).

VERSCHLIMMERUNG: Während der Menstruation; beim Urinieren; von der geringsten Berührung; bei nassem Wetter; beim Gehen; vom Sitzen; von kalten Getränken; vom Baden.

BESSERUNG: Durch Wärme; von Bewegung; Liegen auf der linken Seite.

VERWANDTE MITTEL: *Folgt gut nach: Bry., Merc.* und *Rhus-T.*

Darauffolgende Heilmittel: Calc-C., Kali-C., Nux-V., Puls., Sep., Sil. und *Sulph.*

Antidote: Bry. und *Camph.*

Es antidotiert: Op.

NAJA TRIPUDIANS

GEBRÄUCHLICHE BEZEICHNUNG: KOBRAGIFT

Oft gebraucht für die Heilung eines Herzens, das durch eine akute Entzündung krank wurde, oder bei chronischer Hypertrophie und bei Klappenfehlern (A.).

Körper kalt und kollabiert *(Camph., Carb-V.)* (C.).

Schmerz im linken Eierstock beim Husten (D.).

Erregte, sehr starke Herztätigkeit (B.).

Herzasthma *(Ars., Lach., Phos.)* (B.).

Endokarditis *(Apis, Lach., Nat-M.)* (B.).

Einfache Herzhypertrophie *(Arn., Rhus-T.)* (A.).

Herzklappenfehler, mit einem trockenen, quälenden Husten (Dig., Lach., Phos.) (D.).

Drohende Lähmung des Herzens, nach Diphtherie *(Lach.)* (A.).

KANN WEGEN HERZKLOPFEN NICHT SPRECHEN (K.).

HERZKLOPFEN DURCH ANSTRENGUNG, ODER SPRECHEN, ODER GEHEN (K.).

HEFTIGER STICH-SCHMERZ IN DER HERZGEGEND *(Apis, Bry., Caust., Kalm., Lach., Mag-M., Petr., Psor., Spig., Spong., Staph., Sulph.)* (A.).

Nervöses Herzklopfen, besonders nach öffentlichem Reden (A.).

Pulsstärke unregelmäßig, aber Rhythmus regelmäßig (A.).

Kann nicht sprechen, mit Erstickungserscheinungen (A.).

Schwacher und fadenförmiger Puls *(Carb-V.)* (C.).

Erstickung; greift an den Hals (B.).

Kurzatmig *(Am-C., Ant-T., Ars., Camph., Chin., Glon., Laur., Lyc., Nux-V., Op., Puls., Stram.)* (B.).

Wahnsinn, will sich umbringen (Ars., Nit-Ac.) (A.).

Beständiges Brüten über eingebildete Sorgen (Aur.) (A.).

Abneigung gegen Sprechen *(Ign., Sep.)* (Br.).

Angstgefühle und Todesfurcht *(Acon., Ars., Kali-C.)* (Br.).

Trockener, begleitender Reizhusten im akuten Stadium der rheumatischen Herzentzündung, oder bei chronischer Erkrankung des Organs *(Spong.)* (A.).

Heftiger Schmerz im Herzen, nach dem linken Schulterblatt oder der linken Schulter schießend (B.).

Herzhusten, mit Schweiß auf den Handtellern (N.).

Atemnot und Schwäche von einem schwachen Herz *(Ars., Kali-P., Phos.)* (N.).

Erstickungsanfälle nach dem Schlaf *(Lach.)* (Br.).

Blasses, hageres Gesicht (C.).

Rheumatische Schmerzen in den Gliedern *(Bry., Cimic., Kali-M., Rhus-T.)* (C.).

VERSCHLIMMERUNG: Durch Transport; vom Liegen auf der linken Seite; durch Anstrengung; vom Sprechen; vom Gehen; nach dem Schlaf; durch Alkohol; nach der Menstruation; vom Druck der Kleidung; und durch kalten Luftzug.

BESSERUNG: Vom Niesen; vom Fahren in frischer Luft; vom Liegen auf der rechten Seite.

VERWANDTE MITTEL: *Vergleiche: Ars., Bry., Cact., Crot-H., Dig., Kali-P., Lach., Mygal., Nat-M., Phos., Puls., Rhus-T., Spig. und Verat.*

Antidote: Alkohol und *Salz.*

NAPHTHALINUM

GEBRÄUCHLICHE BEZEICHNUNG: NAPHTHALIN

Die Absonderungen sind sehr scharf *(All-C., Ars., Nat-M., Sulph.)* (Bl.).

Heuschnupfen *(All-C., Ars., Sabad., Squil.)* (Br.).

Beständiges Niesen (All-C., Anac., Ars., Dulc., Gamb., Indg., Iris, Merc., Nat-C., Squil.) (Bl.).

KEUCHHUSTEN: LANGANHALTENDE UND FORTWÄHRENDE HUSTENANFÄLLE; KANN NICHT ATMEN *(Ipec.)* (Br.).

Während der Anfälle wird das Gesicht purpurfarben, Schwitzen fängt an, und eine Menge dicken, zähen Schleims wird ausgehustet (Bl.).

Asthma spasmodisch (Ars., Cupr., Ipec., Lob., Nux-V., Phos., Samb.) (Br.).

Wundes Gefühl in Brust und Magen *(Nux-V., Rhus-T.)* (Bl.).

Emphysem *(Carb-V.)* (Br.).

Große Atemnot, mit seufzender Respiration (Bl.).

Gonorrhöe, mit heftigem Urindrang; Harnröhrenmündung rot und verschwollen (Bl.).

Schneidender Schmerz den Penis entlang *(Canth.)* (Br.).

Ödem der Vorhaut *(Merc., Rhus-T., Sulph.)* (Bl.).

Schwarzer Urin *(Ars., Lach.)* (Br.).

Schrecklich übelriechender Geruch des sich zersetzenden Urins (ammonialkalisch) (Br.).

VERSCHLIMMERUNG: Nachts, beim Urinieren.

BESSERUNG: In frischer Luft; und wenn man die Kleider lockert.

VERWANDTE MITTEL: *Ähnlich: All-C., Ars., Bry., Cocc-C., Cupr., Dros., Ipec., Kali-C., Lach., Nux-V., Op., Phos., Rhus-T., Samb., Sulph. und Thuj.*

NATRIUM CARBONICUM

GEBRÄUCHLICHE BEZEICHNUNG:
SODA, NATRIUMKARBONAT

Schwäche und Kopfschmerzen von der Sonne *(Lach., Nat-M.)* (D.).

Schwindel vom Weintrinken, oder von geistger Anstrengung, von der Sonne, oder vom Arbeiten bei Gaslicht (N.).

Unwillkürliches Zucken der Muskeln und Glieder *(Bell., Ign., Mag-P.).*

Labilität des ganzen Körpers *(Nux-V.).*

Große Schwäche in den Gliedern, besonders morgens (Alum., Dulc., Nit-Ac., Ox-Ac., Pall., Phos., Sulph.).

Luxiert oder verrenkt das Fußgelenk sehr leicht *(Led.)*; es ist so schwach, daß es leicht umkippt; Fuß nach unten gedreht *(Carb-An., Nat-M.)* (A.).

Krampfhaftes Reißen in den Armen und Beinen.

Nach einem kurzen Spaziergang fühlt sich der Patient sehr schwach (Alum., Calc., Con., Ferr., Mur-Ac., Nit-Ac., Phos., Pic-Ac.).

TROCKENE HAUT ODER HEFTIGES SCHWITZEN NACH DER GERINGSTEN ANSTRENGUNG *(Agar., Ars-I., Calc., Chin., Ferr., Graph., Jod., Kali-C., Kali-P., Lyc., Nat-S., Nit-Ac., Phos., Psor., Rhus-T., Sep., Sulph.).*

Abneigung gegen frische Luft (Am-C., Bapt., Calc., Calc-P., Cham., Ign., Kali-C., Nux-V., Petr., Rumx., Sil., Sulph.).

Morgens große körperliche Unruhe, wenn er nicht geistig beschäftigt ist.

Bei Schmerzen Angstgefühle, Zittern und kalter Schweiß (Acon.).

HYPOCHONDRISCHE STIMMUNG *(Nux-V.).*

GEMÜTSKRANKHEITEN MIT MENSCHENFEINDLICHKEIT *(Aur., Bar-C., Con., Ign., Lach., Lyc., Nat-M., Phos., Plat., Puls.).*

Niedergeschlagen und reizbar, besonders nach dem Essen (Bry., Nux-V., Puls.).

Diese Hypochondrie wird besser bei fortschreitender Verdauung (D.).

WIRD WÄHREND EINES GEWITTERS SEHR NERVÖS UND VERSTECKT SICH IM KELLER (D.).

Schwachsinnigkeit (Bar-C., Bar-M., Op.) (A.).

Erschöpfung von der geringsten Anstrengung, ob geistige oder körperliche; sinkt nach einem Spaziergang zu Boden (A.).

Psychische Symptome schlimmer von Musik (A.).

Kann nicht denken oder geistige Arbeit leisten, bekommt Kopfschmerzen; fühlt sich wie betäubt; wenn er sich anstrengen will; Auffassung langsam und schwierig (A.).

Unerträgliche Melancholie und Besorgnis, beschäftigt sich immer nur mit traurigen Gedanken *(Ign., Sep.)* (A.).

Gesicht blaß, mit blauen Ringen um die Augen *(Cina, Staph.)* (A.).

CHRONISCHE FOLGEN VON SONNENSTICH *(Nat-M.)* (A.).

Vergeßlichkeit *(Agn., Calc., Kali-P., Lyc., Nat-M., Sep.)* (C.).

Macht Fehler beim Schreiben *(Cann-I., Nux-V.)* (C.).

KOPFSCHMERZEN: *von der geringsten geistigen Anstrengung (Calc-P., Nat-M.); von der Sonne, oder vom Arbeiten bei Gaslicht (Glon., Lach.)* (A.).

Gefühl, als wäre der Kopf zu groß (Glon., Nux-V.); als wollte er bersten (Arg-N., Bry.) (A.).

Kopfschmerzen mit Spannung im Nacken oder Hinterkopf vor der Menstruation (A.).

Katarrh, der sich zu den Choanen und dem Schlund erstreckt; mit reichlichem Ausfluß tagsüber, der nachts aufhört *(Nux-V.)* (A.).

VIEL NASENSCHLEIM GEHT DURCH DEN MUND; MUSS SICH STÄNDIG RÄUSPERN (N.).

DICKER, GELBER, GRÜNER, ÜBELRIECHENDER, MODRIGER ODER HARTER NASENAUSFLUSS; HÖRT NACH DEM ESSEN OFT AUF (A.).

Trockener Husten, wenn er von der frischen Luft in einen warmen Raum kommt (oder von warmem Raum in frische Luft - *Acon., Con.)*.

Husten mit salzigem, eitrigem, grünlichem Auswurf und Rauheit in der Brust *(Nat-S.)* (C.).

Kurzer Atem, mit mühsamer Respiration *(Ars., Carb-V., Phos., Samb.)* (C.).

Heftiges Herzklopfen, besonders beim Treppensteigen oder nachts, und beim Liegen auf der linken Seite *(Nat-M., Phos.)* (C.).

Schläft sehr spät in der Nacht ein *(Nux-V.)* (C.).

Herzklopfen, schlimmer von jedem fremden Geräusch *(Agar., Nat-M., Nat-P., Nat-S.)* (K.).

Schläfrig tagsüber *(Nux-V.)* (Br.).

Schläfrig nach den Mahlzeiten *(Nux-V.)* (B.).

Verliebte Träume (Nux-V., Phos., Sulph.) (Br.).

Nächtliche Samenergüsse (Nux-V., Sulph.) (G.).

Unvollständiger Koitus; Erektionen schwach; Samenerguß zu schnell (Calc., Nux-V., Sulph.) (C.).

SEHR SCHWACHE VERDAUUNG *(Carb-V., Hep., Nux-V., Puls.)*.

SAURES AUFSTOSSEN *(Ars., Calc., Mag-P., Nat-P., Nux-V., Puls., Sulph.)* (D.).

Ein schwachmachendes Hungergefühl um 11 Uhr vormittags *(Sep., Sulph.)* (D.).

STARKE FLATULENZ *(Aloe, Carb-V., Chin., Kali-B., Lyc., Nux-M., Podo., Puls., Sulph.)*.

Es geht dem Patienten schlechter nach pflanzlichen und stärkehaltigen Speisen *(Nat-S.)* (D.).

Darmstauung nach Genuß von Biskuits (D.).

Abneigung gegen Milch (Calc., Lac-D., Nat-S., Nux-V., Sil.) (A.).

DIARRHÖE NACH GENUSS VON MILCH *(Calc., Kali-C., Mag-M., Sep., Sulph.)* (A.).

Stühle gehen schnell und stürmisch ab, mit sehr viel Geräusch (G.).

Stühle wie das Fruchtfleisch der Apfelsine (Aloe, Chin.) (B.).

ZAHNSCHMERZEN NACH DEM GENUSS VON SÜSSIGKEITEN *(Am-C., Phos., Sep.)* (K.).

Schleimiger Ausfluß aus der Vagina nach Koitus, Sterilität verursachend (A.).

Leukorrhöe: dick, gelb *(Calc., Hydr., Kali-B., Puls.)*; übelriechend, hört nach dem Urinieren auf (C.).

Menses spät, spärlich, wie Fleischwasser (Br.).

Abwärtsdrängen, als wollte alles unten herauskommen (Agar., Lil-T., Murx., Sep.); Schweregefühl, schlimmer vom Sitzen und besser von Bewegung (A.).

Verhärtung des Zervix *(Aur., Carb-An., Con., Kreos., Mag-M., Plat., Sep., Sil.)* (Br.).

Heftiger Schmerz im Kreuz nach Gehen (C.).

Jucken am ganzen Körper, wie von Flöhen (C.).

VERSCHLIMMERUNG: Während eines Gewitters; beim Sitzen; in der Sonne; von übermäßiger Hitze im Sommer; von Musik; von geistiger Anstrengung; und vormittags.

BESSERUNG: Bei Bewegung; durch Drücken; durch Reiben; und nach dem Essen.

VERWANDTE MITTEL: *Folgt gut nach: Sep.* bei Abwärtsdrängen.

Darauf folgende Heilmittel: Calc-C., Nux-V., Puls., Sep. und *Sulph.*

Antidote: Ars., Camph. und *Nitr-Sp-D.*

Es antidotiert: Chin.

NATRIUM MURIATICUM

GEBRÄUCHLICHE BEZEICHNUNG:
KOCHSALZ; NATRIUMCHLORID

Oft sehr wirksam bei der Behandlung von Malaria-Erkrankungen und Wechselfiebern.

Strenger Frost um 11 Uhr morgens, mit großem Durst, der durch alle Stadien hindurch bleibt; die Hitze ist durch heftige Kopfschmerzen charakterisiert (Ra.).

Fortwährendes Frösteln und Mangel an Körperwärme sehr ausgeprägt (Nux-V., Sil.).

Intermittierendes Fieber, verschleppt durch Chininmißbrauch *(Apis, Ars., Ign., Ipec., Nux-V., Puls., Sep., Sulph.)* (N.).

Puls zeitweilig aussetzend (Dig., Ign.).

Zucken in den Muskeln und Gliedern *(Bell., Cupr., Kali-P., Mag-P., Stram.).*

Verkürzungserscheinungen der Muskeln (Am-M., Caust., Sil.).

Schmerzhaftes Zusammenziehen der Kniesehnen (Hr.).

Große Kälte des Körpers, mit Neigung, sich besonders warm anzuziehen.

WECHSELFIEBER MIT RASENDEN KOPFSCHMERZEN *(Nux-V.).*

Schwäche besonders morgens im Bett (Ambr., Carb-V., Con., Puls.).

Beständige Hitze am Nachmittag, mit heftigen Kopfschmerzen und Bewußtlosigkeit.

Wechselfieber durch Leben in feuchten Gegenden (D.).

Große Schwäche und geistige und körperliche Erschöpfung nach Anstrengung.

Jede Bewegung beschleunigt die Zirkulation *(Bry., Dig.)*.

BETRÄCHTLICHE ABMAGERUNG *(Abrot., Calc-P., Op., Sars., Sanic., Sil.)*.

Starke Abmagerung trotz guten Appetits; besonders am Hals sichtbar (N.).

FROST VON 10 BIS 11 UHR VORMITTAGS *(Agar., Ars., Carb-V., Lob., Nux-V., Sulph.)* (N.).

Beständiger Frost morgens; bis Mittag.

Jedes Fieber mit heftigen Kopfschmerzen, Hitze im Gesicht und großer Durst, wenn es regelmäßig von 10 bis 11 Uhr vormittags verstärkt auftritt (N.).

Erbrechen, den Frost begleitend (Eup-P.) (D.).

Größte Erleichterung während des Schweißes (Ars.) (N.).

Gelbliche Hautfarbe oder sehr blasses Gesicht (Bt.).

Nach großer, körperlicher Anstrengung erscheint ein juckender Nesselausschlag (N.).

Niednägel: Haut um die Nägel trocken und eingerissen (N.).

Blutandrang nach Kopf, Brust und Magen, mit Kälte der Beine (Bell., Stram.).

RASENDE KOPFSCHMERZEN *(Bry., Glon.)*.

Hämmern in der Stirngegend (D.).

Kopfschmerzen von Verstopfung begleitet *(Bry.)* (D.).

Kopfschmerzen als berste der Kopf; schlagend oder stechend, bis zum Nacken und zur Brust gehend, mit Hitze im Kopf, rotem Gesicht, Übelkeit und Erbrechen, vor, während oder nach der Menstruation, oder während des Fieberstadiums; nach dem Schweiß allmählich besser werdend (N.).

Kopfschmerzen der Schulmädchen (Calc-P.).

Nützlich (bei Augenkrankheiten) nach Ätzungen aller Art mit Arg-Nit. (N.).

Unsicheres Sehen; Gegenstände geraten scheinbar durcheinander, wenn er sie ansieht; Buchstaben und Maschen laufen zusammen (N.).

Gefühl von Ziehen und Steifheit in den Muskeln der Augen, wenn man sie bewegt (N.).

Wertvoll zur Besserung der Sehkraft nach schwächenden Krankheiten (Chin.).

Augenlider außerordentlich empfindlich, rot, was sich sehr störend auswirkt (Ra.).

Asthenopie (Calc-P., Phos., Ruta, Sep.) (D.).

ZILIARNEURALGIE, DIE MIT DER SONNE KOMMT UND GEHT *(Spig.)* (D.).

Augenliderentzündung (Bor., Euphr., Graph., Sulph.) (D.).

Tränenabsonderung und brennende Tränen (D.).

Folgen von Ärger (Bry., Ign., Nux-V., Staph.) und Beschwerden von vielem Sprechen.

HYSTERISCHE ZUSTÄNDE *(Ign., Nux-M., Puls., Sep., Valer.).*

TROST VERSCHLIMMERT *(Calc-P., Cham., Ign., Sep., Sil., Thuj.;* Trösten bessert - *Puls.)* (N.).

TRAURIG UND WEINERLICH *(Aur., Ign., Sep., Stann.)* (N.).

Hypochondrische Stimmung *(Nat-C.)* (D.).

Die Zukunft erscheint ihm hoffnungslos *(Bry., Calc-O., Chin-S., Cic., Dig., Ferr., Gels., Jod., Lach., Mur-Ac., Nux-V., Phos., Puls.)* (D.).

Herpes simplex oder Bläschenausschlag (sog. Fieberbläschen) auf den Lippen, oder Nasenflügeln (D.).

Klarer, wässeriger Schnupfen, begleitet von Geruch- und Geschmacksverlust (D.).

Schwindel, beim Augenschließen Gefühl von Fallen (B.).

Gehirnmüdigkeit (Calc-P., Kali-P.) (D.).

Schmerz im Magen, besser beim Bandagieren des Bauches *(Cupr.)* (K.).

Magenbeschwerden durch dieses Heilmittel oft gut beeinflußbar.

HEFTIGER DURST *(Ars., Bry., Phos., Sulph., Verat.)* (D.).

Folgen von Saurem und Brotverzehr.

Drücken im Magen, mit Übelkeit und plötzlichem Nachlassen der Kräfte.

Sodbrennen immer nach dem Essen *(Lyc.)* (G.).

STARKE ABNEIGUNG GEGEN BROT, OBWOHL SIE ES FRÜHER SEHR GERN GEGESSEN HAT (N.).

Folgen vom Genuß von zu viel Salz *(Phos.)* (N.).

Verlangen nach Salz und salzigen Speisen (N.).

Große Trockenheit der Schleimhäute von den Lippen bis zum After; Lippen trocken und aufgesprungen, besonders in der Mitte; After trocken, aufgesprungen und rissig (N.).

Mühsamer Stuhlabgang, wodurch der After rissig wird, mit Bluten und einem Gefühl von großer Wundheit dort (N.).

VERSTOPFUNG *(Bry., Ign., Lyc., Nux-V., Sep.).*

Gefühl von Zusammenschnüren im After *(Bell., Lach.)* (N.).

Herpes um den After (N.).

Stühle trocken, bröckelig, hart, mit mühsamer Entleerung *(Mag-M.)* (D.).

Verstopfung und Diarrhöe abwechselnd *(Nux-V.)* (Bl.).

Nächtliche Schmerzen, Kurzatmigkeit und eine Art einseitigen Kraftverlustes verursachend.

Diarrhöe, von großer Schwäche der Bauchmuskeln begleitet (D.).

Stühle manchmal unwillkürlich *(Aloe, Nat-S., Podo., Sulph.)* (D.).

Chronischer Katarrh der Bronchien mit überreichlicher Schleimabsonderung (D.).

HERZ KLOPFT UND FLATTERT, SETZT AUS, PULSIERT HEFTIG, DEN GANZEN KÖRPER ERSCHÜTTERND; SCHLIMMER VOM LIEGEN AUF DER LINKEN SEITE (N.).

Kältegefühl am Herzen bei geistiger Anstrengung oder Überanstrengung (N.).

Weißer Zungenbelag *(Ant-C., Bry., Kali-M.)* (Ra.).

Landkartenzunge, mit roten, inselartigen Flecken (N.).

Wundmachende Diarrhoe wie Wasser, nur tagsüber *(Petr.)* (Hr.).

Skorbutische, übelriechende Entzündung des Zahnfleisches (Kreos., Merc., Nit-Ac., Phos., Sulph.) (Ra.).

Schwieriges Sprechen, als wären die Sprechorgane schwach *(Bar-C.)* (Ra.).

Trockenheit der Vagina, welche beim Beischlaf schmerzhaft ist *(Graph., Lyc., Sep.)* (G.).

Sehr traurig und schwermütig während der Menstruation, mit viel Herzklopfen und Kopfschmerzen morgens (G.).

SPÄRLICHE UND VERZÖGERTE MENSTRUATION - EINE HERVORRAGENDE INDIKATION FÜR DIE ANWENDUNG DIESES SALZES (Bt.).

WÄSSERIGER FLUOR *(Graph., Nit-Ac., Puls.)* (D.).

Besonders nützlich: bei Gebärmuttererkrankungen, die von Rückenschmerzen begleitet sind und die beim Liegen auf dem Rücken oder auf etwas Hartem besser werden (D.).

Jeden Morgen Drücken und Schieben hin zu den Geschlechtsorganen; muß Sitzen, um Vorfall zu hindern (Sep.) (N.).

Schneiden in der Harnröhre nach dem Urinlassen (Berb., Calc-P., Canth., Con., Dig., Lyc., Petros., Rhus-T., Sulph.) (N.).

Blasenkatarrh, mit Brennen beim Urinieren *(Hydr., Kali-B., Lyc.)* (D.).

Schmerz in der Harnröhre kurz nach dem Urinieren (Sars.).

Wenn andere dabei sind, muß er lange warten, bis er urinieieren kann (Br.).

SAMENERGIESSUNG, SOGAR NACH DEM KOITUS (Br.).

Nachtripper: Klarer Schleim; chronisch nach Mißbrauch von *Argent-Nit.* (oder *Silbernitrat*) (N.).

Abneigung gegen Koitus, oder Koitus schmerzhaft (B.).

Ausfall der Schamhaare (N.).

SCHMERZ IM RÜCKEN, ALS WENN ZERBROCHEN, BESSER BEIM LIEGEN AUF IRGENDETWAS (N.).

Bleichsucht: Chronische Fälle; kachektische Personen, mit lebloser, schmutziger Haut; häufiges Herzklopfen und Herzflattern; Beklemmung und Angstgefühle in der Brust (G.).

Herpesartige Eruptionen: kleine, wässerige Bläschen *(Rhus-T.)* (D.).

Kopfhauterkrankungen mit Haarausfall (D.).

Ausschläge auf den Oberflächen der Beugemuskeln; (auf den Streckmuskeloberflächen - *Kreos.*) (D.).

Warzen auf den Handtellern (N.).

Juckende Ausschläge, trocken oder feucht; verstärkt an den Haarwurzeln *(Rhus-T.)* (N.).

Quälende Schlaflosigkeit durch nagenden Kummer *(Ign., Kali-Br.)* (N.).

Häufige Träume von Räubern im Haus, glaubt niemandem, daß dies nicht der Fall ist, bis das Haus durchsucht wird (N.).

VERSCHLIMMERUNG: Morgens; nachts; von 10 bis 11 Uhr morgens; beim Hinlegen, besonders auf die linke Seite; von Hitze im allgemeinen; von Sonnenhitze; nach Mißbrauch von Chinin; bei heißem Wetter; durch Seeluft an der Küste; von geistiger Anstrengung; und von Geräuschen.

BESSERUNG: Durch Schwitzen; in freier Luft; von kaltem Baden; vom Liegen auf der rechten Seite; durch Druck; von enger Kleidung; und beim Fasten.

VERWANDTE MITTEL: *Komplementär: Apis, Ign.* und *Sep.*

Antidote: Ars., Phos. und *Öit-Apir Dulc.*

Nat-Mur. antidotiert: *Apis, Arg-N.* und *Quin.*

Vergleiche: Alum., Apis, Ars., Bry., Calc., Carb-V., Chin., Dig., Euphr., Ferr., Graph., Hydr., Ign., Ipec., Kali-P., Lach., Lyc., Merc., Mur-Ac., Nit-Ac., Nux V., Op., Petr., Phos., Plb., Puls., Rhus-T., Sep., Sil., Sulph., Thuj., Urt., Verat. und *Zinc.*

NATRIUM SULPHURICUM

GEBRÄUCHLICHE BEZEICHNUNG: GAUBERSALZ, NATRIUMSULFAT

Es entspricht der hydrogenoiden Konstitution und der Dyskrasie auf sykotischer Basis (D.).

Spürt jeden Wechsel von trockenem zu feuchtem Wetter, und kann sogar Pflanzen, die am Wasser wachsen, nicht essen (Bl.).

Fröstelig, kann sich nicht erwärmen, auch nicht im Bett (B.).

Gehirnhautentzündung: *(Apis, Bell., Cupr., Glon.)* (B.).

Zermalmendes Gefühl oder Nagen im Hinterkopf (B.).

Chronische Folgen von Schlag, Stoß, Fall, etc. (Arn.) (N.).

Folgen von Fall und von Kopfverletzungen und davon verursachten geistigen Beschwerden (D.).

Träge Verdauung *(Carb-V., Chin., Hep., Lyc., Nux-V., Puls., Sep.)* (B.).

Zungenbelag schmutzig, bräunlich (Bry., Nat-P.) (D.).

Bitterer Mundgeschmack (Bry., Chin., Nat-M., Nux-V., Puls., Sep., Sulph.) (D.).

Zahnschmerzen besser von kaltem Wasser oder kühler Luft *(Coff., Puls.)* (N.).

Diarrhöe, akut oder chronisch, mit starker Flatulenz *(Aloe, Calc-P., Podo.)* (N.).

Rumpeln im Bauch, besonders in der Ileozökalgegend (N.).

Diarrhöe: dunkele, gallige, oder grünliche Stühle als Folge einer Leberiritation und Blähungskolik (D.).

DÜNNE, GELBE, FLÜSSIGE STÜHLE GUSSWEISE HERAUSSCHIESSEND, MORGENS NACH DEM AUFSTEHEN UND BEIM HERUMGEHEN (N.).

Blei-Kolik (Alum., Bry., Coloc., Dios., Graph., Mag-A., Nux-V., Op., Sep., Sulph., Verat.) (N.).

Schmerz im Bauch besser beim Liegen auf der Seite (K.).

Blähung da und dort im Bauch eingeklemmt; versetzte Blähungen (R.).

Wehtun und Schneiden in der Lebergegend (D.).

DIE LEBER IST ANGESCHOPPT UND DIE SYMPTOME SIND SCHLIMMER VOM LIEGEN AUF DER LINKEN SEITE *(Arn., Bry., Carb-M., Mag-M., Ptel.)* (D.).

Gelbsucht, Gallenkolik und Galle- und bitteres Schleimerbrechen (D.).

Schmerzhafte Empfindlichkeit der Lebergegend gegen Berührung, beim Spaziergang oder bei einer plötzlichen leichten Erschütterung (R.).

Stiche, Pulsieren, Spannung und lanzierende Schmerzen in der Lebergegend (Chel., Merc., Podo.) (R.).

Rheumatismus, schlimmer bei feuchtem, kaltem Wetter *(Dulc., Rhus.)* (Br.).

Schwellung der Füße *(Apis, Bry., Kali-C., Lyc., Sep.)* (Br.).

Ein nützliches Heilmittel bei biliösen Wechselfiebern, von Leberbeschwerden, Gelbsucht und biliöser Diarrhöe begleitet (D.).

Durst nur bei Beginn des Fiebers (B.).

Hitze, will aber nicht abgedeckt sein *(Ars., Nux-V., Rhus-T.)* (B.).

Schmerz im Kreuz mit spärlichem Urin (R.).

Nasenbluten während der Menstruation (Ambr., Bry., Puls., Sep., Sulph.) (Br.).

GELBLICHER-GRÜNER FLUOR NACH GONORRHÖE *(Puls.)* (Br.).

Menses zu spät und schwach *(Graph., Sep.)* (C.).

Herpetiforme Vulvitis *(Graph., Kreos., Rhus-T., Sulph.)* (Br.).

Nasenkatarrh mit dickem, gelbem Ausfluß *(Calc., Hydr., Kali-S.)* (Br.).

Beständiges Verlangen nach tiefen, langen Atemzügen *(Bry., Ign., Phos.)* (Br.).

Nützlich bei Asthma, schlimmer beim Wechsel zu feuchtem Wetter. Feuchtes Asthma, mit starkem Rasseln der Brust. Kurzatmigkeit besonders bei feuchtem Wetter schlimmer (D.).

SCHMERZ IN DER UNTEREN BRUSTPARTIE BEIM HUSTEN; SITZT PLÖTZLICH AUF IM BETT, MIT DEN HÄNDEN DIE BRUST ERGREIFEND. LOCKERER HUSTEN *(trockener Husten - Bry.)* (N.).

Auswurf reichlich und grünlich (Puls., Stann.) (Bl.).

Feuchtes Asthma, besonders bei Kindern *(Ant-T., Brom., Hep., Kali-S.)* (Bl.).

Körnige Bindehautentzündung mit starker Rötung der Lider *(Sulph.)* (R.).

Schmerz in den Augen abends vom Lesen bei Kerzenlicht *(Merc.)* (R.).

Zusammenkleben der Lider morgens, mit Lichtscheu *(Calc., Graph.)* (R.).

Verzögerte Heilung bei Lungenentzündung *(Hep., Kali-C., Lyc., Sulph.)* (Br.).

Jede neue Erkältung bringt eine Asthma-Attacke *(Hep.)* (Br.).

Diabetes *(Acet-Ac., Kali-P., Lyc., Sulph.)* (Br.).

Urin reichlich, geht häufiger als normal ab; so daß sie nachts oft aufstehen muß (R.).

Eines der Hauptmittel der Sykosis, besonders bei Bestehen von Feigenwarzen (D.).

GONORRHÖE: GELBLICH-GRÜNER AUSFLUSS; DICKE KONSISTENZ; WENIG SCHMERZ; BESONDERS BEI HYDROGENOIDER KONSTITUTION (N.).

Geschlechtstrieb abends erregt (C.).

Brennen in der Harnröhre während des Harnlassens *(Canth., Merc., Sulph.)* (R.).

Urin mit Ziegelmehlsediment (Berb., Lyc., Sars.) (R.).

Vergrößerte Vorsteherdrüse, Harnverhaltung verursachend *(Con., Dig., Hep., Kali-C., Lyc., Pareir., Staph., Thuj.)* (R.).

Neigung zu Warzen *(Nit-Ac., Thuj.)* (Br.).

Chronische Gicht *(Benz-Ac., Calc., Lyc.)* (Br.).

Musik macht sie traurig (Acon., Cham., Dig., Graph., Kreos., Lyc., Nat-C., Nat-P., Nux-V., Phos., Sabin., Sep., Tarent; Thuj.; besser von trauriger Musik - *Mang.)* (Br.).

Sehr reizbar, schlecht gelaunt (Bry., Nux-V., Sulph.) (C.).

Weinerlich (Cham., Ign., Med., Puls., Sep.) (C.).

Melancholie, mit periodischen Anfällen von Wahnsinn (Br.).

Neigung zu Selbstmord; muß sich zurückhalten *(Ars., Aur., Naj.)* (Br.).

WILL SICH ERSCHIESSEN *(Anac., Ant-C., Aur., Carb-V., Hep., Med., Nux-V.),* ODER ERHÄNGEN *(Ars., Bell., Ter.)* (Br.).

Spricht nicht gern, will auch nicht angesprochen werden *(Ars., Aur., Cocc., Ferr., Hyos., Kali-C., Mag-M., Nat-C., Nit-Ac., Nux-V., Sep.)* (Br.).

Kann nicht denken *(Con., Nux-V., Pic-Ac.)* (Br.).

VERSCHLIMMERUNG: Bei kaltem, feuchtem Wetter; vom Wohnen in feuchten Kellern; beim Liegen auf dem Rücken; vom Liegen auf der linken Seite; von Bewegung; und morgens.

BESSERUNG: durch Druck; bei Änderung der Lage; und bei trockenem, heißem Wetter.

VERWANDTE MITTEL: *Vergleiche: Ars., Bry., Calc-P., Dulc., Euphr., Ferr., Graph., Hep., Ipec., Kali-C., Lyc., Med., Merc., Nat-M., Nit-Ac., Nux-V., Puls., Rhus-T., Sil., Sulph., Staph.* und *Thuj.*

Komplementär: Ars. und *Thuj.*

NITRIC ACID

GEBRÄUCHLICHE BEZEICHNUNG: SALPETERSÄURE

Wirkt hauptsächlich auf die Öffnungen des Körpers, wo sich Haut und Schleimhaut treffen, wie: Mund, Nase, Mastdarm, After, Harnröhre, und Vagina *(Mur-Ac.)* (A.).

Im allgemeinen indiziert: bei Personen, die unter chronischen Krankheiten leiden, die sich leicht erkälten und zu Diarrhöe neigen (A.).

Beschwerden durch Wetteränderung (Calc-P., Dulc., Nat-S., Phos., Rhod., Rhus-T.).

Reißen in den Gliedern nach Erkältung (Bell., Phyt., Rhus-T.).

KNACKEN IN DEN GELENKEN (BEI BEWEGUNG), *(Ang., Ant-C., Brom., Calc., Camph., Caps., Cham., Cocc., Ferr., Kali-B., Kali-C., Kali-S., Led., Lyc., Merc., Nat-C., Nat-M., Nat-S., Nux-V., Petr., Phos., Rhus-T., Sabad., Sep., Sulph., Thuj.).*

Große Schwäche und Zittern, besonders morgens (Arg-M., Ars., Calc., Cimic., Con., Graph., Lyc., Mag-C., Nat-M., Nux-V., Petr., Phos., Sil., Sulph.).

Empfindlichkeit des Schienbeins und der Schädelknochen, schlimmer bei feuchtem Wetter (D.).

Entzündung, Schwellung und Eiterung der Drüsen (Ars-I., Brom., Calc-S., Hep., Jod., Kali-I., Lach., Lyc., Merc., Phos., Rhus-T., Sil.).

Frostbeulen (Agar., Calc., Petr.).

NÄCHTLICHE SCHMERZEN; BESONDERS EMPFINDLICH BEI BERÜHRUNG, WIE VON SPLITTERN.

SYPHILITISCHE KNOCHENSCHMERZEN, BESONDERS NACH MISSBRAUCH VON MERKUR *(Aur., Mezer., Phyt.)* (N.).

Die Schmerzen werden im Schlaf verspürt *(Lach.).*

Schmerzen plötzlich kommend und gehend (Bell.) (A.).

Folgen von Erkältung *(Hep., Psor., Tub.).*

Schmerzhaftigkeit und Entzündung der Knochen (Asaf., Aur., Calc., Fluor-Ac., Merc., Mezer., Phos., Sil.).

Erweichung der Knochen (Phos.).

Karies (Aur., Calc-F., Fluor-Ac.).

GEFÜHL WIE VON EINEM BAND UM DEN KOPF *(Am-Br., Arg-N., Bell., Carb-Ac., Carb-V., Chel., Cocc., Cycl., Gels., Hep., Jod., Merc., Spig., Sulph., Tereb.)* (A.).

KOPFSCHMERZEN DURCH DRUCK DES HUTES *(Calc-P., Carb-V., Crot-T., Glon., Lach., Sil., Valer.)* (A.).

Sehr empfindlich gegen das Rattern von Karren, die über Pflaster fahren *(Therid.)* (A.).

Knacken in den Ohren beim Kauen (A.).

SCHWERHÖRIGKEIT BESSER BEI WAGEN- ODER ZUGFAHRTEN *(Graph.)* (A.).

Dieses Mittel ist sehr oft heilsam bei bösen, tiefsitzenden Geschwüren, die zur Perforation neigen *(Fluor-Ac., Kali-B., Sil.)*.

LEICHT BLUTENDE GESCHWÜRE, MIT SPLITTERÄHNLICHEN SCHMERZEN, BESONDERS DURCH BERÜHRUNG SCHLIMMER (A.).

SYPHILITISCHE GESCHWÜRE *(Aur., Calc-S., Merc.)*.

SYKOTISCHE AUSWÜCHSE AUF DER GLANS, MANCHMAL BLUTEND BEI BERÜHRUNG (N.).

GESCHWÜRE MIT ZICKZACKFÖRMIGEN UNREGELMÄSSIGEN RÄNDERN; DER GRUND SIEHT AUS WIE ROHES FLEISCH UND BESTEHT AUS ÜPPIGEN GRANULATIONEN (A.).

Die Absonderungen der Geschwüre sind dünn, übelriechend, scharf; braun oder schmutzig gelblich-grün; nur wenig pus bonum et laudabile.

Kann Milch schlecht vertragen (Calc., Carb-V., Nat-C., Sep., Sil., Sulph.).

VERLANGEN NACH ERDE, KREIDE UND KALK *(Alum., Calc., Cic., Ferr., Nat-M., Nux-V.).*

Blutung nach Fehlgeburt, oder nach der Geburt *(Chin., Sab., Sec.)* (A.).

Absonderung reichlichen, hellroten oder dunklen Blutes *(Sab.)* (A.).

BLUTUNG AUS DEN EINGEWEIDEN BEI TYPHOID ODER TYPHUS *(Alum., Crot-H.)* (A.).

Starker Stuhldrang mit geringem Ergebnis, als ob Stuhl zurückgeblieben wäre und nicht abgehen könnte *(Alum.)* (A.).

SCHMERZ IM MASTDARM, NOCH STUNDEN NACH DEM STUHLGANG *(Ign., Thuj.)* (N.).

Durchbohrender Schmerz im Mastdarm, sogar nach weichen Stühlen *(Alumn., Nat-M., Rat.)* (A.).

FISSUR DES MASTDARMS *(Graph., Nat-M., Sil., Sulph.)* (N.).

Geschwürsbildung um den After *(Sulph.)* (D.).

Diarrhöe: Stühle übelriechend, grün, faulig und mit viel Drängen und Wundheit des Afters (D.).

Reichlich Bluten nach dem Stuhlgang *(Sulph.)* (G.).

Tränenfistel *(Fluor-Ac., Puls., Sil.).*

Syphilitische Regenbogenhautentzündung (Merc-C.) (Bl.).

Augenentzündung *(Euphr., Merc., Sil.)* (D.).

Hornhautgeschwüre *(Calc., Sil.)* (Bl.).

Trauert sehr beim Tod seines besten Freundes *(Nat-M., Phos-Ac.)* (A.).

REIZBAR, EIGENWILLIG; GEHÄSSIG UND NACHTRAGEND; STUR, ÜBELWOLLEND, UNGERÜHRT VON ENTSCHULDIGUNGEN (A.).

Gleichgültigkeit (Aur., Ign., Sep.) (A.).

Selbstmordneigung (Aur., Aur-M., Hep., Nat-S., Nux-V., Sep., Thuj.) (K.).

Ruhelos *(Ars., Phos., Rhus-T.)* (D.).

Lebensmüde (Ars., Aur., Nux-V.) (A.).

Denkt ständig über die Leiden der Vergangenheit nach *(Ambr., Benz-Ac., Chin., Nat-M., Sep., Sulph.)* (A.).

Sehr ängstlich wegen seiner Krankheit (Ars., Calc., Nux-V., Phos., Puls., Sep.) (A.).

Gehässig, profan *(Anac., Nux-V.)* (B.).

KRANKHAFTE ANGST VOR CHOLERA *(Ars.)* (A.).

Niedergeschlagen und ängstlich abends (A.).

Traurigkeit vor der Menstruation (Caust., Nat-M., Puls.) (A.).

Geschwüre in Mund und Schlund (Ars., Calc., Fluor-Ac., Hep., Kali-B., Lach., Merc., Nat-M., Rhus-T., Sil., Sulph.).

Geschwürige Stellen an der Innenseite der Wangen mit stechenden Schmerzen wie von Splittern (N.).

MUNDWINKEL GESCHWÜRIG (N.).

FAULIGER MUNDGERUCH *(Ars., Aur., Bapt., Carb-Ac., Kali-P., Lach., Merc., Sulph.)* (N.).

SPEICHELFLUß *(Dulc., Kali-B., Lach., Merc., Nat-M., Puls., Rhus-T., Sil.)* (D.).

Saurer Geschmack im Mund *(Calc., Lyc., Nux-V., Puls., Sulph.)* (C.).

Gelber, weißer oder grüner Zungenbelag (C.).

Geschwüre im Schlund, unregelmäßige Ränder (D.).

Stechende Schmerzen im Hals, schlimmer beim Schlucken (Kali-B.) (N.).

Reißen und Schneiden im Bauch (Aloe, Ars., Cham., Coloc., Nux-V.).

Wundheit und Geschwürsbildung des äußeren weiblichen Genitale (Bl.).

Menses zu früh und zu reichlich, und oft unregelmäßig (Puls., Sep.) (Bl.).

JUCKENDE VAGINA, BESONDERS NACH KOITUS *(Agar.)*, ODER DURCH LEUKORRHÖE *(Calc., Kreos., Sep.)* (K.).

Fluor: Braun, fleischfarbig, wässerig oder faserig (Br.).

Gebärmutterblutung nach der Entbindung *(Sec.)* (Br.).

Stiche durch die Vagina (Br.).

Auswüchse am Gebärmutterhals (C.).

Profuse, übelriechende Nachtschweiße *(Chin., Hep., Merc., Sil.)* (C.).

Epileptische Anfälle nach Mitternacht, fangen mit dem Gefühl an, als ob eine Maus auf der linken Seite auf und ab laufen würde, danach Bewußtlosigkeit (C.).

Syphilis II. (Aur., Kali-B., Lach., Merc., Thuj.) (D.).

Gelblich-braune oder kupferfarbene Flecke am ganzen Körper (Aur., Cinnb., Kali-I., Merc., Mezer., Sep.) (D.).

Trockener, kitzelnder Husten, schlimmer nachts, beginnt oft an einer umschriebenen Stelle im Kehlkof *(Con., Spong.)* (D.).

Schwindsucht: Mühsamer, grüner, eitriger Auswurf; Nachtschweiße; Wundheit der Brust, hektisches Fieber; Blutungen; Atemnot und Heiserkeit, schlimmer morgens (D.).

Rasselnder Atem *(Ant-T., Hep., Nat-S.)* (D.).

Gelbes, kränkliches Gesicht *(Sep.)* (B.).

Feuchte, rissige oder Landkartenzunge (Kali-B., Tarax.) (B.).

ZAHNFLEISCH SCHLAFF, WUND UND BLUTEND (B.).

Husten, Schnupfen, und Schmerz im Rücken (Bry., Nat-S., Rhus-T.).

Stiche wie von einem Splitter in der Nase, bei Berührung (N.).

STINKNASE, MIT GRÜNEN ABSONDERUNGEN AUS DER NASE, JEDEN MORGEN *(Kali-B.)* (A.).

Übelriechende, wundmachende Absonderung aus der Nase, von Nasenbluten begleitet (D.).

Harte Borken in der Nase, die, wenn abgelöst, eine rohe Oberfläche hinterlassen (D.).

Sykotische oder syphilitische Warzen oder Kondylome; groß, gezackt, gestielt; beim Waschen leicht blutend; feucht; mit stechendem Schmerz (A.).

URIN: SPÄRLICH, DUNKELBRAUN, STRENG RIECHEND, „WIE PFERDEHARN"; KALT, WENN ER ABGEHT; TRÜB, „SIEHT AUS WIE DER BODENSATZ EINES APFELWEINFASSES" (A.).

VERSCHLIMMERUNG: Abends; nachts; durch Milch; im Schlaf; bei Wetter- oder Temperaturänderung; nach Mitternacht; von Berührung; beim Schwitzen; beim Erwachen; und beim Gehen.

BESSERUNG: Beim Fahren; durch warmes Zudecken; von heißen Umschlägen.

VERWANDTE MITTEL: *Komplementär: Ars.* und *Calad.*

Feindlich: Hep., Lach.

Folgt gut nach: Calc., Hep., Kali-C., Merc., Nat-C., Puls. oder *Thuj.*

Ähnlich: Ars., Aur., Bapt., Calc., Dulc., Ferr., Graph., Hep., Jod., Kali-B., Kali-I., Lach., Lyc., Merc., Nat-M., Op., Phos., Rhus-T., Sil., Thuj. und *Verat.*

NITRUM

GEBRÄUCHLICHE BEZEICHNUNG:
POTTASCHE-NITRAT

Morgens Schwäche mit Gefühl von Hitze im Gesicht und heißer Stirn.

Größere Schwäche beim Sitzen als bei mäßiger, körperlicher Tätigkeit.

Reißen und Stechen in den Gliedern und Gelenken.

Klingen in den Ohren *(Am-C., Bell., Calc., Carb-V., Chin-S., Colch., Graph., Ign., Kali-C., Laur., Mur-Ac., Nux-V., Sep., Sulph., Verat.)* (N.).

Taubheit durch Lähmung des Gehörnerves *(Phos.)* (N.).

Entzündung der inneren Organe *(Ferr-P.)*.

Folgen von Kalbfleischverzehr.

Nützlich bei Bronchitis *(Bry., Kali-C., Lyc., Nat-S., Phos., Puls., Seneg.)*.

Husten verschlimmert.

EINES DER BESTEN MITTEL BEI GEWÖHNLICHEN ASTHMAERKRANKUNGEN *(Ars., Kali-B., Lyc., Nat-S., Sulph.)*.

SEHR WERTVOLL BEI HERZ-ASTHMA *(Ars., Aur., Cact., Dig., Lach., Nat-M., Spig., Sulph.)*.

REICHLICHER, BLASSER URIN *(Acet-Ac., Ars., Gels., Helon., Lyc., Merc., Nat-M., Phos-Ac., Sep., Sulph., Uran.)*.

Häufiger und reichlicher Urin (Phos-Ac., Sulph.) (G.).

Sehr nützlich bei plötzlichen, wassersüchtigen Schwellungen am ganzen Körper (Apis, Ars., Kali-C., Phos.).

Menses zu früh und zu reichlich mit schwarzem Blut (Cycl., Kali-N.).

VERSCHLIMMERUNG: Nachmittags; gegen Morgen; bei Genuß von Kalbfleisch; und durch Husten.

BESSERUNG: Von mäßiger Anstrengung; und vom Sitzen.

VERWANDTE MITTEL: *Heilmittel, die folgen: Bell., Calc., Puls., Rhus-T., Sep.* und *Sulph.*

ANTIDOT: *Dulc.*

NUX MOSCHATA

GEBRÄUCHLICHE BEZEICHNUNG: MUSKATNUSS

Besonders geeignet: für Frauen und Kinder *(Ign.).*

Große Empfindlichkeit des Körpers und Schmerzhaftigkeit der Teile, auf denen man liegt *(Bell.).*

Wandernde und drückende Schmerzen, die immer nur an einer kleinen Stelle auftauchen (Ign., Kali-B.); sie bleiben nur ganz kurz (Bell.), aber erscheinen bald wieder (Mag-P.).

Ziehen in den Gliedern, besonders nach Erkältung, schlimmer in der Ruhe (Rhus-T.).

SCHMERZ IN DEN GLIEDERN, VON KALTEM, NASSEM WETTER VERURSACHT *(Dulc., Rhod., Rhus-T.).*

Große Unruhe im Bewegungssystem *(Rhus-T.).*

Schwäche im hohen Alter *(Gels., Lyc., Sil.)* (A.).

Schwindel, wie berauscht *(Cocc., Gels.)* (C.).

Kopfschmerzen, wenn er nur etwas zuviel ißt *(Coff., Puls.)* (N.).

Schmerzloses Pulsieren im Kopf, mit Angst, schlafen zu gehen (N.).

Trockenheit der Augen; kann sie deshalb nicht zumachen (A.).

Ermüdung, muß sich nach der geringsten Anstrengung hinlegen (A.).

UNÜBERWINDLICHES SCHLAFBEDÜRFNIS *(Op.)* (A.).

Schäfrig bei anderen Beschwerden, besonders bei Schmerzzuständen (N.).

Liegt in einem betäubendem Schlaf (Apis, Gels., Hyos., Op.) (N.).

Erkältung nach plötzlicher Unterkühlung durch Schwitzen, mit Schmerz im Nacken und in allen Knochen.

Überempfindlichkeit: gegen Licht; Geräusch, Geruch und Berührung *(Bell., Cocc., Nux-V.)* (A.).

Abmagerung bei skrofulösen Personen *(Jod., Nat-M., Phos., Tub.).*

Unentschlossen und gedankenlos *(Puls.)* (N.).

Stupor und Unempfindlichkeit (Apis, Arn., Bapt., Hell., Hyos., Kali-P., Lach., Lyc., Nat-M., Nux-V., Op., Phos-Ac., Stram.) (A.).

LANGSAMES DENKEN *(Gels., Lyc., Sil.)* (N.).

GEDÄCHTNISSCHWÄCHE ODER -VERLUST *(Anac., Con., Kali-P., Lac-C., Lyc., Nux-V., Phos., Sil.)* (A.).

Geistesabwesenheit; kann nicht denken (Agn., Gels., Nux-V.) (A.).

Große Gleichgültigkeit gegen alles *(Sep.)* (A.).

Schwinden der Gedanken beim Lesen, Sprechen oder Schreiben; gebraucht die falschen Wörter; erkennt bekannte Straßen nicht wieder *(Cann-I., Glon., Lach.)* (A.).

VERÄNDERLICHE LAUNE; EINEN AUGENBLICK LACHEND, DEN NÄCHSTEN WEINEND *(Apis, Croc., Ign.)* (A.).

Plötzlicher Stimmungsumschwung: ernst, dann lustig, lebhaft, dann aber ruhig *(Plat.)* (A.).

Während der Menstruation, starker Druck im Rücken, von innen nach außen, Abwärtsdrängen im Bauch und Ziehen in den Gliedern (N.).

Bei jedem Menstruationsbeginn werden Mund, Schlund und Zunge unerträglich trocken, besonders im Schlaf (N.).

Gasbildung in der Gebärmutter, Physometra (Brom., Chin., Lac-C., Lyc., Mag-C., Nat-C., Nux-V., Phos-Ac.) (K.).

Verlängerte Regelblutung; Blut dick, dunkel, so wie bei unregelmäßiger Menstruation (N.).

Fluor anstatt der Periode (Coc.) (A.).

Neigung zu Ohnmacht und großer Schwäche, besonders im Kreuz und in den Knien, mit Schläfrigkeit (Kali-C.).

NEIGUNG ZU OHNMACHT WEGEN DER SCHMERZEN, SOGAR WENN SIE NUR GANZ GERING SIND *(Asaf., Cham., Cocc., Hep., Nux-V., Valer., Verat.)* (N.).

Träumerischer, hellsehender Zustand (B.).

HYSTERISCHE ANFÄLLE *(Ambr., Arg-N., Calc-P., Ferr., Gels., Ign., Kali-Br., Lach., Mosch., Nat-C., Op., Puls., Sep.).*

Ohnmacht und Herzklopfen, gefolgt von Schlaf (N.).

Übelkeit und Erbrechen während der Schwangerschaft, oder von Pessargebrauch (A.).

Verstopfung: Stühle mühsam, obwohl sie weich sind *(Alum.)* (B.).

Nützlich bei Krämpfen bei Kindern (Acon., Aeth., Bell., Cina, Cupr., Ign., Mag-P., Stram.).

Zahnschmerzen von kalter Luft, oder von warmen Getränken (Hr.).

Gestörte Verdauung bei alten Leuten *(Ant-C., Carb-V., Lyc.)* (A.).

Verlangen nach stark gewürzten Speisen *(Hep.)* (Br.).

Speichel wie aus Baumwolle (A.).

Zunge so trocken, daß sie am Gaumen klebt (A.).

Schmerzhaftigkeit und quälender Schmerz im Magen beim Essen, oder gleich danach *(Kali-B.)* (A.).

Leidet sehr unter Trockenheit im Mund und Schlund im Schlaf; wacht immer mit einer sehr trockenen Zunge, aber ohne Durst auf (N.).

DURSTLOSIGKEIT, MIT TROCKENHEIT IM MUND UND SCHLUND *(Puls.).*

BEIM ESSEN SCHNELL SATT *(Lyc.)* (N.).

BAUCH NACH JEDER MAHLZEIT MÄCHTIG AUFGETRIEBEN *(Arg-N., Carb-V., Lyc.)* (N.).

Diarrhöe: bei Kindern; im Sommer *(Ant-C., Podo.)* (N.).

Blähungskolik (Coloc., Nux-V., Pul.) (B.).

Weiße, stinkende Stühle *(Podo.)* (A.).

Stühle mit unverdauten Bestandteilen oder wie gehackte Eier *(Cham.)* (N.).

Diarrhöe: von kalten Getränken; von gekochter Milch; während des Zahnens; und während der Schwangerschaft (A.).

Rheumatismus der linken Schulter *(Rhus-T.)* (A.).

Schmerz im Rücken beim Fahren (N.).

Rheumatische Beschwerden durch Naßwerden der Füße, oder durch Luftzug, wenn erhitzt *(Acon., Bry.)* (A.).

Wechselfieber, mit Schläfrigkeit während des Hitzestadiums (Apis, Gels., Op.).

Kalte, trockene Haut.

Trockener, nervöser, hysterischer Husten *(Ign.)* (Bt.).

Husten bei Warmwerden im Bett, durch Überhitzung, Baden, Stehen im Wasser, oder Wohnen an kalten, feuchten Orten *(Nat-S.)* (A.).

Husten locker nach Essen, trocken nach Trinken (A.).

Plötzliche Heiserkeit bei Gehen gegen den Wind *(Hep., Phos.)* (N.).

Husten während der Schwangerschaft *(Sep.)* (A.).

VERSCHLIMMERUNG: Von kaltem, feuchtem Wetter; vom Liegen auf der schmerzhaften Seite; während der Menstruation; beim Fahren; durch Gemütsbewegungen; während der Schwangerschaft; durch kaltes Essen; von kaltem Wasser; von kaltem Waschen; durch alkoholische Getränke; und nach dem Essen oder Trinken.

BESSERUNG: Von äußerer Hitze; bei trockenem, warmem Wetter; in einem warmen Raum; und von warmem Einhüllen.

VERWANDTE MITTEL: *Nux-M.,* antidotiert Einatmen von Quecksilberdämpfen, Blei-Kolik, Terpentinöl, alkoholische Getränke, und besonders die Folgen nach Genuß von verdorbenem Bier.

Komplementär: Calc. und *Lyc.*
Andidote: Camph., Gels., Nux-V., und *Valer.*

NUX VOMICA

GEBRÄUCHLICHE BEZEICHNUNG: BRECHNUSS

N. ist das größte Polychrest, weil die meisten ihrer Symptome den gewöhnlichsten und häufigsten Krankheiten ähnlich sind (Br.).

Ausgezeichnet wirksam bei Fällen, in denen der Patient vorher mit Mixturen, Bitterstoffen, pflanzlichen Pillen, Geheimmitteln oder Quacksalbermedizinen, aromatischen und scharfen Arzneien traktiert wurde - aber nur, wenn die Symptome übereinstimmen (A.).

N. ist das hervorragende Heilmittel für viele Beschwerden des modernen Lebens. Der typische *Nux-Vomica*-Patient ist eher mager, dürr, beweglich, aktiv, nervös und reizbar. Er ist in erster Linie Geistesarbeiter; dabei sehr angestrengt, ein Stubenhocker, von der Bürotätigkeit überfordert, eingespannt in seine Geschäfte, voller Sorgen und Ängste. Die sitzende Lebensweise, die geistige Belastung fordern Reizmittel, Kaffee, Wein, möglicherweise im Übermaß. Auf der anderen Seite hofft er, seine Nervosität durch Tabak und dessen beruhigende Wirkungen zu lindern, wenn er nicht gar schwere Sedativa, vielleicht sogar Opium etc., nimmt. All das ist verknüpft mit anderen Belastungen: bei Tisch zieht er schwere, kräftige, scharfe Speisen vor; Alkohol und Frauen spielen auch ihre Rolle; so vergißt er die mühsame Tagesarbeit. Er kommt immer zu spät ins Bett und hat am anderen Tag einen dicken Kopf, Verdauungsstörungen und schlechte Laune. Nun schluckt er Abführmittel, Leberpillen, trinkt Mineralwasser. Bald macht er sich das zur Gewohnheit, und das führt zu weiteren Komplikationen.

Da die Männer solchen Anforderungen und Belastungen eher ausgesetzt sind, ist die Brechnuß hauptsächlich ein Heilmittel für das männliche Geschlecht.

Diese oben angeführten Verhältnisse und Umstände führen zu einer Überreizung des Nervensystems, zu *Überempfindlichkeit,* zu *Übersensibilität. Nux Vomica* wirkt hier außerordentlich ausgleichend und beruhigend.

Besonders geeignet für Verdauungsstörungen, Pfortaderstauung und daraus entstehende hypochondrische Zustände (Br.).

ÜBELKEIT UND ERBRECHEN JEDEN MORGEN MIT NIEDERGESCHLAGENHEIT (A.).

ÜBELKEIT UND ERBRECHEN NACH DEM ESSEN *(Ars., Bry., Cocc., Puls.)* (A.).

BESTÄNDIGE ÜBELKEIT *(Ipec.)* (A.).

Der Patient denkt:„ Wenn ich nur erbrechen könnte, ich würde mich viel besser fühlen." (A.).

Druck im Magen eine oder zwei Stunden nach dem Essen (A.).

Druck wie von einem Stein im Magen *(Bry., Puls.)* (A.).

Gefühl der Verspannung im Bauch nach einer Mahlzeit; muß die Kleider öffnen (A.).

Schläfrig nach der Hauptmahlzeit (A.).

Flatulenz-Bauch nach dem Essen oder Trinken (Hr.).

Kann nicht richtig denken zwei oder drei Stunden nach einer Mahlzeit (A.).

SODBRENNEN *(Ars., Bar-C., Bry., Calc., Carb-V., Lyc., Mezer., Par., Petr., Puls., Sabad., Sang., Sil., Staph., Sulph., Verat.)* (A.).

SCHMERZ IM MAGEN (GASTRALGIE) ZWEI ODER DREI STUNDEN NACH DEM ESSEN *(Anac., Con., Mag-M., Nat-P., Phos., Puls.)* (K.).

SAURES ODER BITTERES AUFSTOSSEN *(Bry., Chin., Puls., Sep., Sulph.)* (A.).

HOCHKOMMEN VON WASSER UND BITTERER FLÜSSIGKEIT AUS DEM MAGEN (Ra.).

Schwindel, von übermäßigem Genuß von Kaffee oder Alkohol (Bt.).

Schwindel mit kurzem Verlust des Bewußtseins *(Cann-I., Kali-P., Sep.)* (Br.).

Schwindel mit Neigung seitwärts hinzufallen (Calc., Cocc., Con., Puls., Sil.) (K.).

Mund und Rachen voller Geschwüre, stinkend (Bor., Kali-M., Merc., Nit-Ac.) (G.).

Mund trocken und wund, mit blutigem Speichel (G.).

Saurer Geschmack im Mund *(Calc., Lyc., Sulph.)* (G.).

Übelriechender Mundgeruch *(Aur., Bapt., Carb-Ac., Kali-P., Lach.)* (K.).

Zungenbelag - dick, weiß *(Ant C., Kali-M., Puls.)* (C.).

Zahnfleisch skorbutisch - Paradontose *(Ars., Nat-M.)* (C.).

Schlund roh, wund, rauh, wie abgeschürft (Caust., Merc.) (C.).

Stiche im Ohr beim Schlucken. Lebererkrankungen, von starken Abführmitteln und allopathischen Arzneimitteln *(Podo., Sulph.)*.

Gelbsucht *(Chin., Merc., Nat-S.)* (B.).

VERGRÖSSERUNG DER LEBER VON ÜBERMÄSSIGEM ALKOHOLGENUSS - SÄUFERLEBER *(Aur., Chin., Sulph.)* (D.).

Stechende Schmerzen und Empfindlichkeit der Leber (Hep., Lach., Merc., Sulph.) (D.).

Gallensteinkolik *(Berb., Chel., Chin., Podo., Sep.)* (B.).

Kolik mit Druck nach oben zum Brustkorb *(Arg-N.)* (Ra.).

Windkolik mit Stuhldrang *(Aloe, Coloc., Puls.)* (D.).

Gefühl, als wären die Eingeweide zwischen Steine gequetscht *(Coloc.)* (D.).

VERSTOPFUNG WEGEN SCHLECHTER PERISTALTIK (D.).

BESTÄNDIGER, ERFOLGLOSER STUHLDRANG *(Sulph.)* (D.).

Häufige, kleine, schleimige oder blutige Stühle, mit Schmerz weit unten im Rücken und Stuhldrang oder Tenesmus, besser sofort nach dem Stuhlgang (N.).

Unvollständige und unbefriedigende Bewegungen *(Alum., Mag-M., Sep.)* (D.).

Gefühl, als bliebe ein Teil des Stuhls zurück *(Ign.)* (D.).

Juckende Hämorrhoiden, die den Patient wach halten *(Sulph.)* (D.).

BLUTENDE HÄMORRHOIDEN, MIT ERFOLGLOSEM STUHLDRANG *(Lyc.)* (D.).

Verstopfung und Diarrhöe abwechselnd (Aloe, Podo., Sulph., Verat.) (A.).

DYSENTERIE *(Aloe, Merc., Sulph.)* (K.).

Eingeklemmter Bruch *(Coloc., Lyc.)* (A.).

Schmerzhafte, erfolglose Versuche, Urin zu lassen, mit spärlicher Absonderung und Brennen (Canth., Merc., Tereb.) (D.).

Schmerzhafter Harnzwang (Bell., Canth., Chem., Con., Equiset., Merc-C., Puls., Sep.) (D.).

Tröpfeln bei alten Leuten bei vergrößerter Vorsteherdrüse *(Con., Hep., Lyc., Sep.)* (D.).

SCHMERZHAFTER URINDRANG MIT STUHLDRANG *(Alum., Canth., Dig., Kreos., Nat-M., Prun., Staph.)* (K.).

Nierenkolik *(Berb., Canth., Lyc., Mag-P., Ocim., Puls., Sep.)*; Schmerz bis zum Genitale reichend (Br.).

Urin tropfenweise abgehend, mit Brennen und Reißen in der Harnröhre und im Blasenhals *(Canth., Puls.)* (N.).

Kann sich abends nicht wachhalten; schläft lang vor der Schlafenszeit ein, und wacht um 3 oder 4 Uhr morgens auf (Bl.).

Bei Tagesanbruch fällt er in einen Schlaf voller Träume; man kann ihn schlecht aufwecken, wenn es gelingt, dann klagt er ständig und fühlt sich müde und schwach (Bl.).

Neigung zur Ohnmacht *(Ign., Nux-M.)*, durch Gerüche, nach dem Essen, morgens und nach jedem Wehenschmerz (A.).

SCHWÄCHE UND LÄHMUNG *(Con., Kali-P., Plb., Sil.)* (R.).

LINKSSEITIGE LÄHMUNG *(Lach., Rhus-T.)* (K.).

Lähmung nach Gehirnschlag *(Bar-C., Phos.)* (K.).

Lähmung mit Kälte des gelähmten Teiles *(Caust., Dulc., Plb.)* (K.).

Konvulsionen ohne Bewußtseinsverlust *(Cina, Stram.)* (K.).

KRÄMPFE, MIT TETANISCHER STARRE FAST ALLER MUSKELN, NUR EIN PAAR MINUTEN AUSSETZEND, WOBEI DIE MUSKULATUR ERSCHLAFFT IST (R.).

Konvulsionen durch die leiseste Berührung oder durch Luftzug (R.).

Opisthotonus, kann sich nicht bewegen, will gehalten werden (R.).

Kiefer schnappen zu, sind steif (B.).

Trismus oder Kiefersperre *(Bell., Cic., Hyper., Op., Strych.)* (K.).

Gefühl von Müdigkeit und Abgeschlagenheit morgens beim Erwachen (D.).

Kann Geräusch, Musik, Sprechen, starke Gerüche oder helles Licht nicht ertragen (Bell., Colch., Stram.) (C.).

Heftiger Suiziddrang *(Ars., Merc., Nit-Ac.)* (B.).

BÖSE UND UNGEDULDIG; KANN KEINEN SCHMERZ VERTRAGEN (B.).

Beschwerden nach langdauernder geistiger Arbeit (N.).

Überempfindlichkeit *(Ign., Staph.)* (N.).

Findet Fehler und schimpft (Lyc., Sulph.) (C.).

Antwortet mürrisch *(Cham.)* (G.).

Leicht beleidigt (Ign., Puls., Staph.) (N.).

Schlecht gelaunt *(Bell., Ign., Puls.)* (C.).

Keine Neigung, irgendetwas zu tun oder zu sagen *(Bry., Ign., Sep.)* (G.).

GEHÄSSIGE, BÖSARTIGE VERANLAGUNG *(Nit-Ac.)* (N.).

STREITSÜCHTIG BIS ZUR GEWALTTÄTIGKEIT *(Anac., Aur., Bry., Sulph.)* (C.).

Abgeneigt, etwas zu sagen oder zu tun *(Bry., Ign., Sep.)* (G.).

Die kleinste Beschwerde nimmt sie sehr mit *(Acon., Cham., Ign.)* (Br.).

Erträgt keinen Widerspruch (Aur., Bry., Cham., Hep., Nit-Ac.) (D.).

REIZBAR UND JÄHZORNIG *(Sulph.)* (D.).

Starke Abneigung gegen geistige Arbeit (D.).

Katarrh, vom Sitzen an kalten Plätzen oder auf Steinen (A.).

Katarrh schlimmer in einem warmen Zimmer, und besser in kalter Luft (A.).

Kopfschmerzen: Schlimmer morgens, von geistiger Anstrengung, bei körperlicher Tätigkeit in der frischen Luft, nach dem Essen, oder durch Wein oder Kaffee; besser in einem warmen Raum und von ruhigem Sitzen oder durch Hinlegen (N.).

Kopfschmerzen mit Übelkeit, beginnend am Morgen, tagsüber schlimmer, abends wieder besser werdend; mit Schwachsichtigkeit und saurem oder bitterem Erbrechen *(Kali-B.)* (G.).

GEFÜHL, ALS WÄRE SEIN KOPF SEHR VIEL GRÖSSER ALS SEIN KÖRPER; SO GROSS WIE EINE KIRCHE *(Arg-N.)* (G.).

Nasenfluß tagsüber, nachts verstopft (N.).

Schniefen der Säuglinge *(Am-C., Lyc., Samb.)* (A.).

Trockener Schnupfen; schlimmer nachts; Nase ganz voll *(Puls., Sticta)* (Bt.).

Harter, trockener Husten, mit großer Empfindlichkeit des Bauches *(Bry., Puls.)* (G.).

Trockener, quälender Husten (Bry., Con., Sticta) (Bt.).

Lichtscheu, viel schlimmer morgens (C.).

Husten erzeugt berstende Kopfschmerzen *(Bry.)* (Br.).

Spastisches Asthma; Muskeln der Brust werden rigide; starke Angst- und Erstickungsgefühle (Ars., Cupr., Lobel.).

Atemnot, beim Husten, beim Hinlegen und vom Gehen; besser durch Aufstoßen *(Aur., Carb-V.)* (K.).

Herzklopfen nach dem Essen, oder beim Hinlegen nach dem Mittagessen (C.).

Druck nach unten zu den Geschlechtsorganen früh morgens, im Bett, oder beim Spaziergang, mit einem Gefühl des Zusammenziehens des Bauches (G.).

JEDER SCHMERZ WÄHREND DER WEHEN ERZEUGT STUHL- ODER URINDRANG, BESONDERS ERSTEREN (G.).

Viel Schmerz in der Lumbarregion *(Aesc., Calc., Rhus-T.)* (Hm.).

Schmerzlose Injektion des Augenweißes (Ecchymosen) (N.).

Blutunterlaufene Augen *(Bell., Stram.)* (B.).

VIEL SCHMERZ IM KREUZ, SCHLIMMER VOM UMDREHEN IM BETT (G.).

RÜCKENSCHMERZ, MUSS AUFSITZEN, UM SICH IM BETT UMDREHEN ZU KÖNNEN (N.).

Leicht erregter Geschlechtstrieb *(Phos.)* (Br.).

NÄCHTLICHE SAMENERGIESSUNGEN *(Chin., Phos., Sulph.)* (Hm.).

Lästige Erektionen *(Canth., Phos., Pic-Ac., Plat.)* (K.).

Fehlende Erektionen (Impotenz) *(Agn., Bar-C., Calad., Calc., Calc-C., Chin., Con., Lyc., Med., Phos., Sel., Sep., Sulph.)* (K.).

Spermatorrhöe ohne geschlechtliche Erregung *(Con., Phos-Ac.)* (Br.).

Gonorrhöe mit dünnem oder grünlich-gelbem Ausfluß *(Merc., Nat-S., Puls.)* (K.).

Weiches Geschwür oder weicher Schanker (Merc.) (F.).

Smegma vermehrt *(Canth., Caust., Sang., Sulph., Sumb.)* (K.).

Folgen sexueller Exzesse *(Phos-Ac.)* (Br.).

Menstruation sehr unregelmäßig (Puls.) (Bt.).

Menses zu früh und zu reichlich, mit Schwäche und Ohnmachtsanfällen (Bt.).

Menses zu früh und eher zu stark, oder zu lange anhaltend; mit Beschwerden vom Beginn bis nach Ende der Periode (N.).

Stinkender Fluor, die Wäsche gelb färbend *(Ars., Kali-P., Nit-Ac., Sep.)*, mit Schmerz in der Gebärmutter, wie gequetscht (G.).

Übelkeit morgens während der Schwangerschaft (Puls., Sep.) (T.).

Drohender Abort *(Caul., Sep.)* (G.).

Schmerz in den Extremitäten während Fieber *(Bry., Eup-P., Rhus-T.)* (K.).

Widerwillen gegen Kälte oder kalte Luft *(Hep., Psor., Sil.)* (A.).

Frost um 10 oder 11 Uhr vormittags (Nat-M., Sulph.) (K.).

Frösteln bei der geringsten Bewegung, wenn er sich aufdeckt (Rhus-T.) (A.).

MUSS BEI JEDEM STADIUM DES FIEBERS — FROST, HITZE UND SCHWEISS — ZUGEDECKT SEIN (A.).

Starkes Frieren und Kälte, mit blauen Nägeln, weder von der Ofenwärme noch vom Zudecken besser; meistens vormittags (N.).

ANTIZIPIERENDER WECHSELFIEBERTYP *(Ars., Bry., Chin., Chin-Ars., Chin-S., Eup-P., Gamb., Ign., Nat-M., Sep.)* (K.).

Große Hitze, ganzer Körper brennend heiß (Acon., Ars., Bell., Sulph.), muß trotzdem bedeckt sein, da es ihn beim geringsten Aufdecken oder bei geringster Bewegung fröstelt (N.).

Das Gesicht wird rot und heiß im Fieber (Bell., Stram.) (A.).

Schweiß nach Mitternacht und morgens (C.).

Saurer Schweiß, nur auf einer Körperseite (Br.).

VERSCHLIMMERUNG: Morgens; bald nach dem Aufwachen; nach geistiger Anstrengung; nach dem Essen; um 3 Uhr morgens; durch Berührung; um 10 oder 11 Uhr vormittags; durch Lärm; bei kaltem Wetter; durch Ärger; vom Hinlegen; vom Aufdecken; durch Alkohol; nach Ausschweifungen; von Kaffee; durch Überessen; und durch Gebrauch von Abführmitteln.

BESSERUNG: Abends; in der Ruhe; bei feuchtem, nassem Wetter *(Caust.)*; in einem warmen Raum; durch Zudecken; nach Stuhlgang; nach Abgang von Winden; durch Wärme;

von heißen Getränken; durch laufende Absonderungen; und durch Öffnen der Kleider.

VERWANDTE MITTEL: *Komplementär: Kali-C., Merc., Phos., Sep. und Sulph.* (bei fast allen Krankheiten).

BEMERKUNG: *Nux-V.*, wirkt am besten, wenn nachts gegeben, während der geistigen und körperlichen Ruhe; *Sulph.* morgens.

Feindlich: Zinc. (es darf nicht vorher oder nachher verwendet werden).

Folgt gut nach: Aloe, Ars., Ipec., Phos., Sep. und *Sulph.*

Gut gefolgt von: Bry., Puls., und Sulph.

Ähnlich: Anac., Bell., Bry., Canth., Caust., Cocc., Hydr., Ign., Lyc., Merc., Sep., Sulph., Thuj. und Zinc.

Antidote: Coff., Cocc., und *Ign.*

OLEANDER

GEBRÄUCHLICHE BEZEICHNUNG: ROSENLORBEER

Dumpfes Drücken in den Gliedern *(Nux-V.)*.

Starkes Drücken, wie von Krämpfen, an vielen Stellen.

Mangel an Gefühl am ganzen Körper (Op.).

Spannung durch den ganzen Körper.

Mangel an Körperwärme in den Gliedern.

Ohnmachtartige Schwäche *(Kali-P.)*.

Gedächtnisschwäche; verlangsamtes Wahrnehmungsvermögen *(Sil.)* (Br.).

Kopfschmerzen besser vom Seitwärtsblicken (schlimmer, wenn er seitwärts blickt - *Acon., Dig., Sil.)* (D.).

Zittern der Glieder beim Stehen; Zittern der Hände beim Schreiben.

Große Empfindlichkeit der Haut gegen Reiben; sie wird rot und wund.

Ausschlag an Hinterkopf und Ohren, eine klebrige Flüssigkeit produzierend *(Graph., Mezer., Petr.)* (D.).

Jucken, zuerst durch Kratzen besser, aber Haut schnell wund werdend *(Sulph.)* (D.).

Ausschläge an der Haargrenze *(Rhus-T.)* (Bl.).

Aufspringen der Haut (G.).

Nützlich bei Lähmungszuständen (halbseitige Lähmung, Paraplegie, etc.) (Bl.).

Schmerzlose Steifheit und Lähmung der Glieder.

Schmerzlose Lähmung mit Schwellung, Brennen, Steifheit der Finger (Bl.).

Diarrhöe: wässerig, schmerzlos und unverdaute Bestandteile.

CHRONISCHE DIARRHÖE; STUHL GEHT MIT DEM GERINGSTEN ABGANG VON WIND MIT AB *(Aloe, Nat-S.)* (N.).

Dünne, unverdaute Stühle; Abgang unverdauter Nahrung, die ein oder zwei Tage vorher gegessen wurde (Podo.) (D.).

Diarrhöe morgens (Aloe, Bry., Calc-P., Dios., Nux-V., Podo., Sulph., Thuj.).

Brennender Schmerz im After *(Aloe)* (Br.).

Leeregefühl im Bauch (Sep.) und in der Brust (Phos.).

Heißhunger bei Diarrhöe (Aloe, Asaf., Calc., Fluor-Ac., Jod., Lyc., Petr., Stram., Sulph., Verat., Zinc.; (vor Diarrhöe - *Psor.*) (K.).

Viel Durst auf kaltes Wasser *(Phos.)* (C.).

Leeres Aufstoßen *(Ars., Bism., Carb-V., Dios., Jod., Kali-B., Lyc., Puls., Sulph.)* (Br.).

Bauchkollern, mit überreichlichen, stinkenden Blähungsabgängen *(Aloe, Carb-V., Lyc., Nat-S.)* (Br.).

Schwindel beim Abwärtssehen oder beim Sehen auf einen Punkt, beim Fixieren (Br.).

Hitzegefühl von geistiger Anstrengung (B.).

Doppeltsehen *(Bell., Gels., Stram.)* (Br.).

Vorübergehende Blindheit *(Cycl., Kali-B., Phos., Sep.)* (G.).

VERSCHLIMMERUNG: Durch Reiben; morgens; beim Ausziehen; nach dem Essen; durch Fixieren; beim Aufsitzen im Bett; beim Abwärtssehen; und beim Abgang von Blähungen.

BESSERUNG: Durch Kratzen; vom Seitwärtsblicken; und beim Liegen.

VERWANDTE MITTEL: *Antidote: Camph.* und *Sulph.*

Vergleiche: Aloe, Asaf., Carb-V., Con., Dios., Graph., Kali-P., Kali-S., Lathy., Lyc., Merc., Nat-S., Nux-V., Op., Petr., Phos., Podo., Rhus-T., Sep., Staph., Sulph.

OPIUM

GEBRÄUCHLICHE BEZEICHNUNG: SCHLAFMOHN

Mangel an Gefühl am ganzen Körper (Anac., Cocc., Graph., Kali-C., Lyc., Olnd., Phos-Ac., Phos., Plb., Sec., Sep., Stram.)

Erhöhte Empfindlichkeit und Tätigkeit der willkürlichen Muskeln, verminderte Empfindlichkeit der unwillkürlichen.

SCHMERZLOSIGKEIT BEI FAST ALLEN BESCHWERDEN.

Zittern am ganzen Körper, mit äußerlicher Kälte und Zusammenfahren der Glieder (Nux-V.).

ZITTERN DER GLIEDER NACH SCHRECK.

KONVULSIONEN NACH SCHRECK *(Ign.)* (N.).

REAKTIONSMANGEL GEGEN ÄUSSERE EINDRÜCKE (das Gegenteil von *Bell., Coff., Nux-V.*) UND GEGEN ARZNEIMITTEL; MANGELNDE REAKTION DER LEBENSKRAFT *(Laur., Psor., Sulph.).*

Wiedererscheinen und Verschlimmerung der Symptome durch Überhitzung.

Zustand von Stupor (Arn., Bapt., Hyos., Kali-P., Lach., Lyc., Nux-V., Phos-Ac., Stram.).

Tiefes Koma; man kann den Patient aus dem Stupor nicht aufwecken (Bt.).

VOLLSTÄNDIGER VERLUST DES BEWUSSTSEINS, MIT LANGSAMEM, SCHNARCHENDEM ATEM *(Arn.)* (N.).

Betrunkenheit mit Stupor, wie von Rauch (N.).

Delirium tremens *(Hyos., Stram.)* (A.).

BEKLAGT SICH ÜBER NICHTS; WILL NICHTS (A.).

Schreien vor oder während Spasmen *(Apis, Bell., Cupr., Hell., Stram.)* (A.).

Sie bildet sich ein, nicht zu Hause zu sein *(Bry.)* (A.).

Geschwätziges Delirium, Augen weit offen, Gesicht rot geschwollen (N.).

Zupfen am Bettzeug im Schlaf (wenn wach - *Bell., Hyos.)* (A.).

Voller und langsamer Puls (Gels.).

Zucken des Kopfes, der Arme und Hände; Zucken ab und zu, als ob die Beugemuskeln überaktiv wären; Körper kalt; Neigung zu Betäubung; besser von Körperbewegung, und wenn der Kopf nicht bedeckt ist (N.).

Pupillen stark verengt, oder sehr weit und Unempfindlichkeit gegen Licht (Bt.).

GESICHT AUFGEDUNSEN, DUNKELROT, UND HEISS; GESICHTSZÜGE VERZERRT *(Bapt., Gels., Stram.)* (N.).

Unterlippe und Kiefer herunterhängend *(Hyos., Lyc.)* (N.).

Krämpfe bei Kindern, wenn Fremde in ihre Nähe kommen, beim Stillen, durch Schreck der Mutter und vom Weinen; Augen halboffen und nach oben gedreht (A.).

Wehen hören auf, mit Schnarchen, Stupor und Zucken.

Beschwerden durch Kohlengas, oder durch Einatmen von Gas (A.).

WOCHENBETTKONVULSIONEN *(Apis, Bell., Cupr., Lyc.)* MIT SCHLÄFRIGKEIT ODER KOMA ZWISCHEN DEN ANFÄLLEN (Br.).

Sehr oft indiziert bei Diarrhöe, besonders wenn der Patient sehr unter Bauchkrämpfen und scharfen, schießenden und drehenden Schmerzen in der ganzen Bauchgegend leidet *(Coloc., Dios., Mag-P., Nux-V., Verat.).*

Unwillkürliche Stühle *(Sulph.)* (A.).

Schläfrig, kann aber nicht schlafen *(Bell.)*; ihr Bett fühlt sich so heiß an, daß sie kaum darauf liegen kann *(Sulph.)* (N.).

Nichterquickender, soporöser Schlaf, mit halboffenen Augen *(Lyc.)* (N.).

Schlaflosigkeit mit Überempfindlichkeit des Gehörs; schlagende Uhren und Hahnenschreie aus großer Entfernung machen sie wach (N.).

Lähmung der Lungen (Ant-T., Lach., Lyc.).

SCHNARCHEN BEIM EIN- UND AUSATMEN *(Arn.)* (N.).

Die Atmung hört auf beim Einschlafen *(Grind., Lach.)* (A.).

SCHWERER, BETÄUBENDER SCHLAF, MIT SCHNARCHENDEM ATMEN, ROTEM GESICHT, BLUTUNTERLAUFENEN HALBOFFENEN AUGEN, UND HAUT MIT HEISSEM SCHWEISS BEDECKT (A.).

ES WIRKT SEHR GUT BEI BLEIVERGIFTUNG *(Alum., Coloc., Nux-V., Sep., Verat.).*

VERSTOPFUNG *(Bry., Mag-M., Plb., Sep., Sil., Thuj.).*

Hartes Trommelfell *(Carb-V., Lyc., Tereb.)* (B.).

Akute und ernste Folgen bei Bauchkoliken.

Blei - Kolik *(Alum., Coloc., Verat.)* (Bt.).

STUHL: NUR ABGANG VON HARTEN, SCHWARZEN BÄLLCHEN *(Plb.)* (N.).

KOTERBRECHEN *(Ars., Bell., Bry., Colch., Cupr., Nux-V., Plb., Sulph., Thuj.).*

DARMVERSCHLUSS *(Plb.).*

Peristaltische Bewegung umgekehrt oder gelähmt; Gefühl, als wären die Eingeweide verstopft (Plb.) (A.).

Verstopfung, von Untätigkeit oder Parese des Mastdarms (A.).

Stuhl tritt hervor und schlüpft dann zurück *(Sil., Thuj.)* (A.).

Geschlechtstrieb vermehrt (Canth., Nux-V., Phos., Plat., Sulph.).

Häufige Erektionen und Samenergießungen (Canth., Nux-V., Phos., Sulph.) (C.).

Impotenz (Agn., Calad., Con., Lyc.) (K.).

Erektionen im Schlaf (Aster., Fluor-Ac., Merc-C., Nat-C., Nux-V., Rhod.), mit Impotenz, wenn wach (K.).

Menses unterdrückt durch Schreck *(Acon.)* (Br.).

Drohender Abort und Unterdrückung der Lochien durch Schreck, mit Stupor (Br.).

APOPLEXIE, MIT SCHNARCHENDEM ATMEN *(Arn.)* (G.).

Plötzliches Zurückgehen akuter Ausschläge *(Ant-T., Apis, Bry., Cupr., Zinc.).*

Trockener, kitzelnder Husten, besser durch einen Schluck Wasser *(Caust.)* (D.).

Trockener, krampfhafter, nächtlicher Husten, den Schlaf hindernd *(Con., Hyos., Puls.)* (Bt.).

Krampfhafter, trockener, kitzelnder Husten, besonders quälend nachts, mit spärlichem Auswurf (Bhr.).

Körper brennt sogar, wenn in Schweiß gebadet (N.).

Kolik mit großem Druck nach unten auf den Mastdarm und die Blase, ohne Abgang von Stühlen, Blähungen oder Urin (Ra.).

Das Kind uriniert nicht trotz voller Blase, und hat keinen Stuhl; weil die Amme vor dem Stillen eine schreckliche Wut hatte (N.).

AUSDEHNUNG DER BLASE, KANN ABER NICHT URIN LASSEN, KATHEDER WIRD BENÖTIGT *(Caust.)* (N.).

HARNVERHALTUNG, NACH DER ENTBINDUNG *(Arn., Ars., Bell., Canth., Caust., Equiset., Hyos., Ign., Lyc., Nux-V., Puls., Rhus-T., Sec., Sep., Stann., Staph., Stram.)* (A.).

DAS KIND MIT SEINER RUNZELIGEN HAUT SIEHT AUS WIE EIN AUSGETROCKNETER ALTER MANN *(Arg-N.)* (A.).

Marasmus bei Kindern (Abrot., Nat-M., Sanic.) (A.).

VERSCHLIMMERUNG: Während und nach dem Schlaf *(Apis, Lach.)*; beim Schwitzen; durch Wärme; durch Stimulantien; durch Alkohol; durch Angst; bei Wutanfall; und nachts.

BESSERUNG: Von der Kälte; von andauerndem Gehen; und in der frischen Luft.

VERWANDTE MITTEL: *Antidote für giftige Dosen:* Starker Kaffee, *Ipec., Nux-V., Kali-Per.,* und ständige Bewegung.

Wenn die Symptome entsprechend sind, können homöopathische Potenzen Folgen von *Opium*-Mißbrauch wirksam beeinflussen.

Vergleiche: Ant-T., Apis, Arn., Bell., Bry., Canth., Dig., Ferr-P., Gels., Hyos., Kali-P., Lach., Nux-M., Nux-V., Sang., Stram., Verat-V. und *Zinc.*

Komplementär: Alum., Bar-C., Bry., Phos., und *Plb.*

PARIS QUADRIFOLIA

GEBRÄUCHLICHE BEZEICHNUNG: EINBEERE

Stechender Schmerz im Körper und in den Gliedern.

Schwere durch den ganzen Körper *(Bry., Gels.)*.

Einseitige Kälte des Körpers mit Hitze auf der anderen Seite.

Beständige innerliche Kälte mit Zittern (Ars., Nux-V., Rhus-T.).

GEFÜHL WIE VON EINEM GEWICHT AUF DEM NACKEN *(Agar., Calc-P., Chel., Nux-V., Petr., Phos., Plb., Rhus-T., Sep., Tab., Verat.).*

Krankheiten der Bronchien *(Calc., Euphr., Hep.).*

BRONCHITIS *(Bry., Kali-B., Kali-S., Lyc., Phos.).*

GRÜNLICHER AUSWURF *(Carb-V., Lyc., Phos., Puls., Sulph.)* (N.).

Stiche in der Brust *(Bry., Kali-C., Nit-Ac.)* (C.).

Periodische (Nux-V.), schmerzlose Heiserkeit (Ant-C., Calc., Carb-V., Cal-Sil., Caust., Dig., Phos.) (Br.).

Beständiges Räuspern, wegen des zähen, grünen Schleims in Kehlkopf und Luftröhre (Arg-N., Kali-C., Lyc., Nat-C., Phos., Sep.) (Br.).

Husten mit Auswurf morgens, ohne Auswurf abends *(Calc., Hep., Squil.)* (G.).

Beklemmung, mit Verlangen einen tiefen Atemzug zu tun *(Bry., Ign., Phos.)* (C.).

Verstopfung und Völlegefühl an der Nasenwurzel *(Kali-B., Stict.)* (Br.).

Unwirklicher Geruch (Bell., Graph., Phos., Sulph.) (Br.).

Brot und Milch riechen faulig (K.).

Große Empfindlichkeit gegen ekelhafte Gerüche *(Sulph.)* (G.).

Ansammlung von Wasser im Mund *(Arum-T., Merc., Puls., Rhus T.)* (G.).

Gefühl von einer Kugel im Hals *(Asaf., Ign., Lach., Nat-M., Psor.)* (B.).

Herzklopfen bei Bewegung und abends *(Agar., Arg-N., Brom., Cact., Carb-S., Carb-V., Dig., Ferr., Graph., Kalm., Nat-M., Phos., Sil.)* (C.).

Harte Schwellungen im Mund *(Kali-Chl., Merc., Nit-Ac.)*.

GEFÜHL, ALS WÄREN DIE AUGEN IN DEN KOPF ZURÜCKGEZOGEN *(Crot-T., Graph., Hep., Lach., Mezer., Puls., Rhod., Sep., Sil., Sulph., Zinc.)* (D.).

Törichtes Gerede und dummes Getue (Apis) (C.).

Geschwätziger Wahnsinn (Bell., Hyos., Lach., Stram., Verat.).

Schwatzhaft, plappernd, lebhaft (Cann-I., Stram.) (Br.).

Wundheit oben am Kopf; kann sich das Haar nicht bürsten (Br.).

Gefühl, als wäre der Kopf viel zu groß (Agar., Arg-N., Arn., Bapt., Bell., Bov., Caps., Cimic., Dulc., Gels., Glon., Lac-D., Nux-M., Nux-V., Ran-B.) (D.).

Kopfschmerzen spinalen Ursprungs; Schmerz vom Hinterkopf her über den Kopf gehend *(Cocc., Nat-M., Sil.)* (D.).

Bei Bewegung, Gefühl, als wären die Gelenke gebrochen, geschwollen oder verrenkt.

URIN MIT ÖLIGEM HÄUTCHEN AN DER OBERFLÄCHE *(All-C., Alumn., Calc., Dulc., Graph., Hep., Lyc., Med., Petr., Phos., Psor., Sars., Sep., Sulph., Sumb., Thuj., Verat., Zinc.)* (G.).

Dunkelroter Urin mit rotem Satz *(Lyc.)* (C.).

Häufiges Urinieren, mit Brennen *(Canth., Merc., Sulph., Thuj.)* (C.).

Stechen im Vorderteil der Harnröhre (C.).

Schluckauf nach dem Essen (Ars., Bry., Carb-V., Cycl., Graph., Hyos., Ign., Lyc., Mag-M., Nat-C., Nux-V., Phos., Sep., Sil., Staph., Teucr., Verat.) (C.).

Schwache, langsame Verdauung *(Carb-V., Hep., Nux-V., Puls., Sep.)* (C.).

Schwere im Magen, wie von einem Stein *(Ars., Bry., Nux-V., Puls.)*; besser von Aufstoßen *(Aloe, Chel., Fago)* (C.).

VERSCHLIMMERUNG: Vom Denken; von Augenüberanstrengung; von Berührung; abends; morgens; durch Bewegung; und nach dem Essen.

BESSERUNG: Durch Druck; und vom Aufstoßen.

VERWANDTE MITTEL: *Vergleiche: Arg-N., Bapt., Bry., Calc., Cocc., Hyos., Lach., Lyc., Nux-V., Petr., Phos., Plb., Rhus-T., Sep., Sil., Stict., Stram., Sulph., Thuj.* und *Verat.*

Feindlich: Ferr-P.

Antidot: Coff.

PASSIFLORA INCARNATA

GEBRÄUCHLICHE BEZEICHNUNG: PASSIONSBLUME

In großen Dosen, verursacht *Passiflora* Krämpfe und Lähmung (C.).

Muskelzucken und nervöse Erregung bei Kindern *(Bell., Ign., Mag-P.)* (Bl.).

Akuter Wahnsinn *(Acon., Bell., Hyos.)* (Br.).

WUNDSTARRKRAMPF *(Bell., Cupr., Hyos., Hyper., Ign., Nux-V., Strych.)* (C.).

KIEFERSPERRE *(Bell., Cic., Hyper., Nux-V., Op., Strych., Verat.)* (C.).

Opisthotonus (Krampf der Rückenmuskulatur mit Rückwärtsbeugen des Rumpfes) (Bell., Cupr., Nux-V.) (Bl.).

Wochenbettkonvulsionen (Apis, Bell., Canth., Cupr., Ign., Kali-P., Lach., Lyc., Puls., Stram.) (C.).

Delirium tremens *(Agar., Ars., Bell., Hyos., Ign., Lach., Nux-V., Plb., Stram.)* (Br.).

Spinalmeningitis *(Apis, Hell., Zinc.)* (Bl.).

Hysterie (Apis, Bell., Calc-P., Ign., Lach., Nat-M., Puls., Sep.) (C.).

Heftige Kopfschmerzen *(Bell., Glon.)*, als wollte der Oberteil des Kopfes abgehen (Br.).

Gefühl in den Augen, als wären sie herausgepreßt *(Bell., Com., Ferr-I., Guai., Nat-M., Stram.)* (Br.).

Schlaflosigkeit durch Nervosität, nervöse Belastung oder Erregung, oder von Erschöpfung (Gels., Kali-P., Nux-V.) (C.).

Schlaflosigkeit bei Kindern (Acon., Bell., Cham.) und alten Leuten (Bar-C.). (Br.).

Flatulenz und saures Aufstoßen *(Carb-V., Lyc., Nux-V.)* (Br.).

Schmerzhafte Diarrhöe *(Acon., Coloc., Dios.)* (Br.).

Asthma *(Ars., Blatta, Carb-V., Ferr-P.)* (C.).

Keuchhusten *(Brom., Cocc-C., Dros., Kali-C., Naphth., Sulph.)* (Br.).

Nächtlicher Husten *(Con., Hyos., Puls.)* (Br.).

Neuralgie *(Bell., Mag-P., Sil.)* (Br.).

Wurmfieber *(Bell., Cina, Hyos., Merc., Nat-M.)* (C.).

VERSCHLIMMERUNG: Von nervöser Belastung; von Erschöpfung; von nervöser Erregung; nachts; nach einer Mahlzeit; und von Nervosität allg..

BESSERUNG: Vom sich ruhig Verhalten.

VERWANDTE MITTEL: *Ähnlich:* Acon., *Bell.*, *Cham.*, *Dros.*, *Ferr-P.*, *Gels.*, *Hyper.*, *Ign.*, *Kali-C.*, *Lach.*, *Merc.*, *Nux-V.*, *Op.*, *Puls.*, *Sil.*, *Sulph.*, *Verat.*, und *Zinc.*

PETROLEUM

GEBRÄUCHLICHE BEZEICHNUNG: STEINÖL

Wirkt hervorragend auf die Haut, Ekzeme, Schrunden und Eiterbläschen erzeugend, und auf das Drüsen- und Verdauungssystem (D.).

Besonders indiziert bei Krankheiten der Ohren, Schleimhäute, Haut, und Gelenke (Ml.).

Symptome erscheinen und verschwinden schnell *(Bell., Mag-P.;* das Gegenteil von *Plat., Stann.)* (A.).

Beschwerden von Fahren, Reisen mit der Bahn oder mit dem Schiff (Cocc.) (A.).

Salzige Absonderung an den Händen; rot, roh, brennend, oder feucht, oder mit dicken Krusten bedeckt (N.).

Beschwerden, die vor oder bei Gewittern schlimmer sind *(Nat-C., Phos., Psor.)* (A.).

Hitze und Brennen der Sohlen und Handteller (Lach., Med., Sep., Sulph.) (A.).

DIE HAUTSYMPTOME SIND IM WINTER SCHLIM-

MER, IM SOMMER BESSER *(Alum.)*; IHRE UNTERDRÜCKUNG VERURSACHT DIARRHÖE (A.).

Salzige, wässerige Flüssigkeit an den Unterschenkeln von den Knien bis zu den Fußgelenken; purpurfarbige Ausschwitzung oder mit Schuppen oder Schorfen bedeckt, die sich leicht ablösen; Jucken und Brennen wie Feuer (N.).

Kopfschmerzen: Im Hinterkopf, der schwer wie Blei ist; drückender, pulsierender Schmerz; als wäre alles im Kopf lebendig, taub, wund; wie aus Holz gemacht (A.).

Schwindel im Hinterkopf, wie Seekrankheit (Cocc.) (A.).

Schwindel, beim Aufstehen vom Liegen (Bry., Chin., Nux-V., Puls., Sep.) (Py.).

Schwindel beim Augenschließen *(Arn., Chel., Lach., Sep., Ther.)* (K.).

Stinknase, mit Schorfen und schleimig-eitriger Absonderung *(Aur., Hep.)* (Br.).

Die Nasenlöcher sind rissig und geschwürig *(Alum., Graph., Nat-M.)* (Bl.).

Katarrh der Choanen *(Hydr., Kali-B., Nat-S.)* (Bl.).

Durch Kleinigkeiten schon beleidigt *(Ign., Med., Puls., Staph.)* A.).

Reizbare, streitsüchtige Veranlagung *(Bry., Nat-M., Nux-V., Sulph.)* (A.).

Gefühl wie berauscht (Bapt., Gels., Nux-V.) (A.).

Alles ärgert ihn *(Bry., Cham., Nux-V., Sulph.)* (A.).

GEFÜHL DES DOPPELTSEINS *(Anac., Bapt.)* (B.).

GEFÜHL, ALS LIEGE NOCH JEMAND IM GLEICHEN BETT *(Bapt.)* (Be.).

BILDET SICH EIN, DASS ZWEI SÄUGLINGE IM BETT LIEGEN (A.).

DENKT, ER SEI DOPPELT *(Anac., Bapt., Cann-I., Glon., Lach., Mosch., Nux-M., Stram.)* (Br.), ODER JEMAND ANDERES LIEGE NEBEN IHM (Br.).

Bildet sich ein, ein Bein sei doppelt (A.).

Unschlüssig *(Puls.)* (B.).

Hat das Gefühl, als sterbe er bald, als müsse er sich eilen, seine Angelegenheiten in Ordnung zu bringen. *(Ars.)* (Br.).

CHRONISCHER, STINKENDER AUSFLUSS AUS DEM OHR *(Calc-S., Graph., Hep., Merc., Sil., Tell.)* (Ml.).

Chronischer Katarrh der Eustachischen Röhre *(Puls.)* (Br.).

VERMINDERTES HÖREN *(Calc., Phos., Puls.)* (Ra.).

Eine große Menge dünnen oder dicken Ohrenschmalzes, der trocken oder hart ist, und braunfarbig (Ra.).

Feuchtes Wundsein hinter den Ohren (Graph.) (N.).

CHRONISCHES, FEUCHTES EKZEM; DIE PARTIEN SCHEINEN WUND GERIEBEN *(Ars., Graph., Nat-M., Rhus-T.)* (N.).

KNACKEN DER GELENKE *(Led., Lyc., Merc., Nat-C., Nat-M., Nat-S., Nit-Ac., Nux-V., Phos., Plb., Rhus-T., Sep., Sulph., Thuj.)* (G.).

Die Gelenke sind unflexibel *(Ars., Bell., Caust., Led., Lyc., Rhus-T., Sep., Sil., Sulph.)* (G.).

Verrenkungen, chronisch *(Rhus-T.)* (G.).

KÄLTEGEFÜHL AM HERZEN *(Arn., Carb-An., Graph., Helo., Kali-B., Kali-Chl., Kali-N., Lit-T., Nat-M., Pyrog.)* (G.).

Ohnmachtähnliche Schwäche mit Wallungen, Hitze und Herzklopfen (Br.).

STINKENDER SCHWEISS DER ACHSELHÖHLEN *(Merc.)* (G.).

Braune oder gelbe Flecken auf der Haut (G.).

Schmerzhafte Empfindlichkeit der Haut am ganzen Körper *(Hep., Lach.)*; jede Kleidung ist schmerzhaft zu spüren (A.).

LEICHTE VERLETZUNGEN EITERN SCHON *(Hep., Merc., Sil., Sulph.)* (A.).

Haut der Hände roh und aufgesprungen; Fingerspitzen jeden Winter rauh, aufgesprungen, rissig (A.).

Bläschenartige Ausschläge; werden Pusteln, die mit Schorf bedeckt sind (D.).

Empfindlichkeit der Füße, die in widrigriechendem Schweiß gebadet sind *(Graph., Sanic., Sil.)* (A.).

Schmerzhafte, juckende Frostbeulen und aufgesprungene Hände, schlimmer bei kaltem Wetter (A.).

Viele Furunkel an Nacken und Armen, mit geschwürigen Ohren (Ml.).

Bitterer oder saurer Geschmack im Mund *(Chin., Nux-V., Sep.)* (G.).

EKEL VOR FLEISCH *(Calc., Chin., Graph.)* (G.).

Tiefe, fistelartige Geschwüre *(Sil.)* (G.).

HEISSHUNGER ODER WOLFSHUNGER MIT DIARRHÖE *(Aloe, Calc., Fluor-Ac., Jod., Lyc., Olnd., Stram., Sulph., Verat.)* (K.).

Abneigung gegen fettes Essen *(Chin., Merc., Ptel., Puls.)* (G.).

Leeres, hungriges Gefühl mit Übelkeit, das den ganzen Tag bleibt (D.).

Besonders anwendbar bei allen gastrischen Beschwerden der schwangeren Frauen *(Puls., Sep.)* (G.).

Gefühl von Sattsein nach wenig Essen (Lyc., Nux-M.) (Mr.).

MAGENSCHMERZ, IMMER WENN DER MAGEN LEER WIRD *(Bar-C., Calc., Cocc., Graph., Ign., Lach., Nit-Ac., Psor., Sep.)* (Dr. Brs.).

Magenbeschwerden mit drückenden, ziehenden, Schmerzen; besser vom beständigen Essen (Anac., Brom., Chel., Cina, Dios., Graph., Hep., Ign.) (G.).

SEEKRANKHEIT *(Carb-Ac., Cocc., Colch., Con., Glon., Hyos., Kali-B., Kreos., Lac-Ac., Nat-M., Nux-V., Sep., Staph., Tab., Ther.)* (K.).

Übelkeit beim Fahren (Calc-P., Cocc., Mag-C., Nux-M., Sep.) (G.).

KÄLTEGEFÜHL IM BAUCH *(Ambr., Calc., Camph., Crot-T., Grat., Kali-S., Meny., Nat-M., Phos., Sec., Verat.)* (G.).

Übelkeit, schlimmer von Bewegung oder Fahren, und von Schwindel begleitet (D.).

Diarrhöe, mit vorhergehender Kolik *(Aloe, Nux-V.)* (N.).

Diarrhöe: Nach Kohl; Sauerkraut; während der Schwangerschaft; und bei stürmischem Wetter (A.).

Chronische Diarrhöe *(Aloe, Podo., Sulph.)* (Br.).

DIARRHÖE, IMMER TAGSÜBER (A.).

Stühle gelb, wässerig, gußweise (Aloe, Chin., Crot-T., Sulph.) (A.).

Schleimige Stühle mit Schmerz in den Eingeweiden *(Coloc., Dios., Merc., Nux-V., Sulph.)* (Br.).

Brennen und Stechen im After und Mastdarm *(Aloe, Sulph.)* (G.).

Wunde Hämorrhoiden; Schorf am After (G.).

Starker Urindrang, mit Jucken des Meatus (Cann-I., Caust., Cocc-C., Hydr., Kali-C., Merc-C., Nat-M., Sulph.) (Ra.).

Chronische Gonorrhöe (Calc-S., Kali-S., Med., Nat-M., Nat-S., Petrosel., Sep., Thuj.) (K.).

Jucken in der Harnröhre *(Petrosel.)* (Br.)

HERPES DER GESCHLECHTSORGANE, BIS ZUM DAMM UND ZU DEN OBERSCHENKELN REICHEND; JUCKEN; RÖTE; HAUT AUFGESPRUNGEN, RAUH, BLUTEND; TROCKEN ODER FEUCHT (A.).

Schweiß und Feuchtigkeit der äußeren Genitialien bei beiden Geschlechtern (Lyc., Merc., Sulph., Thuj.) (A.).

Menstruation erzeugt Jucken an den Genitialien *(Calc., Caust., Kreos., Lyc., Merc., Nat-M., Sep., Sil., Zinc.)* (G.).

Überreichlicher Weißfluß jeden Tag, mit lasziven Träumen nachts (G.).

Die Labien schwitzen und jucken sehr (G.).

ENTZÜNDETE LIDKNORPEL *(Alum., Graph., Sep., Sulph.)* (B.).

Husten nur nachts *(Ambr., Caust.),* oder schlimmer nachts *(Con., Hyos., Nux-V., Puls.)* (B.).

Husten, Kopfschmerzen verursachend *(Bry., Sep.)* (Br.).

ENTZÜNDUNG DER LIDRÄNDER *(Alum., Arg-N., Bor., Graph., Sep., Sulph.)* (Br.).

FISTELN DES TRÄNENKANALS *(Calc., Fluor-Ac., Puls., Sil.)* (K.).

VERSCHLIMMERUNG: Vom Fahren; vor und bei einem Gewitter; im Winter; tagsüber; auf einem Schiff; beim Aufstehen; beim Fasten; während der Schwangerschaft; durch Berührung; und vom Genuß von Sauerkraut und Kohl.

BESSERUNG: Nachts; im Sommer; nach dem Essen; in warmer Luft; und vom Liegen mit dem Kopf hoch.

VERWANDTE MITTEL: Eines von unseren besten Antidoten für Bleivergiftung.

Heilmittel darauf folgend: *Bry., Calc-C., Lyc., Nux-V., Puls., Sep., Sil., Sulph.*

Antidote: Cocc. und *Nux-V.*

Komplementär: Sep.

PETROSELINUM

GEBRÄUCHLICHE BEZEICHNUNG: PETERSILIE

Wirkt sicher auf die Schleimhaut der Harnröhre, ziemliche Reizung und Entzündung verursachend (C.).

Die Harnsymptome geben uns den Schlüssel für dieses Heilmittel (Br.).

Hämorrhoiden mit viel Jucken *(Aloe, Ign., Nux-V., Sulph.)* (Br.).

Durst und Hunger, aber sobald sie essen oder trinken, vergeht der Appetit ganz und gar (das Gegenteil von *Calc.)* (A.).

Wechselfieber, kompliziert durch traumatische oder chronische Harnröhrenentzündung oder -verengung; mit Bauchbeschwerden und gestörter Nahrungsverwertung (A.).

Priapismus, mit Krümmung des Penis *(Cann-S., Canth., Nux-V., Sulph.)* (C.).

Reichliche Samenergießungen gegen morgen *(Carb-V., Nux-V., Psor.)* (C.).

PLÖTZLICHER URINDRANG *(Cann-S., Canth., Merc.)* (A.).

DAS KIND HÜPFT VOR SCHMERZ HIN UND HER, WENN SEIN VERLANGEN NICHT GLEICH BEFRIEDIGT WIRD (A.).

Schmerz an der Peniswurzel, oder am Blasenhals (A.).

Brennen, Prickeln vom Damm durch die ganze Harnröhre (A.).

HEFTIGES JUCKEN IN DER HARNRÖHRE *(Berb., Cann-S., Chim., Ferr., Graph., Kali-Chl., Led., Lyc., Merc., Merc-C., Mezer., Nat-M., Nit-Ac., Nux-V., Petr., Sep., Sulph., Sulph-I., Thuj.)* (N.).

JUCKEN IN DER HARNRÖHRE BEI GONORRHÖE *(Merc-C., Nat-M., Petr.;* nach Gonorrhöe - *Nit-Ac.;* mit Nachtripper - *Nat-M., Nit-Ac., Nux-V., Petr.)* (K.).

WOLLÜSTIGES JUCKEN IN DER FOSSA NAVICULARIS *(Thuj.)* (K.).

Gonorrhöe: Plötzlicher, unwiderstehlicher Urindrang; heftiges Beißen, Jucken, tief in der Harnröhre; muß sie mit irgendeinem rauhen Gegenstand reiben, um die Schmerzen zu lindern. (A.).

Nachtripper (oder chronische Gonorrhöe) (Agn., Brom., Calc-P., Ferr., Hydr., Kali-S., Med., Nat-M., Nat-S., Petr., Sep., Sil., Sulph., Thuj.) (A.).

Muß sich beeilen, sonst geht der Urin unwillkürlich ab *(Arn., Canth., Clem., Kreos., Nux-V., Puls., Sep., Sulph.)* (K.).

Milchiger Ausfluß aus der Harnröhre *(Cann-S., Caps., Cop., Ferr., Jod., Kali-C., Kali-Chl., Lach., Merc., Nat-M., Nux-V., Sep.)* (Br.).

Brennen in der Fossa navicularis beim Urinieren *(Clem., Kali-B., Nat-M., Thuj.)* (C.).

Harnröhrenmündung mit Schleim zusammengeklebt *(Sep.)* (C.).

VERSCHLIMMERUNG: Vor und beim Urinieren; bei akuter oder chronischer Gonorrhoe; und gegen Morgen.

BESSERUNG: Vom Reiben der Harnröhre mit irgendeinem rauhen Gegenstand.

VERWANDTE MITTEL: *Vergleiche: Alum., Berb., Cann-S., Canth., Graph., Hep., Kali-B., Kali-S., Lyc., Merc., Nat-M., Nat-S., Petr., Puls., Rhus-T., Sep., Sulph., Thuj.* und *Zinc.*

PHOSPHORIC ACIDUM

GEBRÄUCHLICHE BEZEICHNUNG: PHOSPHORSÄURE

Es erzeugt nervöse Entkräftung und Schwäche; auch atonische Erscheinungen des Magen-Darm-Traktes und Knochenerkrankungen (D.).

Am besten für solche Menschen geeignet, die ursprünglich stark und gesund waren, aber die durch Verlust von Körpersäften, übermäßigen Geschlechtsverkehr *(Chin.)*, durch heftige, akute Krankheiten *(Calc-P., Psor., Sel.)*, Ärger, oder eine ganze Reihe psychischer Belastungen, wie Gram, Sorge, und unglückliche Liebe, sehr heruntergekommen sind (A.).

Auch nützlich bei Krankheiten von Kindern und jungen Leuten, die zu schnell wachsen *(Calc.* für diejenigen, die zu dick werden) (A.).

Blasse, kränkliche Gesichtsfarbe (Ferr., Puls., Sep.) (A.).

Augen, eingesunken und mit blauen Ringen *(Cina, Staph.)* (A.).

Augen glasig, ohne Glanz *(Lyc.)*.

Chronische Folgen von Gram; Haare werden grau; hoffnungsloser, verstörter Ausdruck (N.).

WÄCHST ZU SCHNELL, WIRD ZU GROSS (N.).

Herzklopfen bei jungen Leuten, die zu schnell wachsen, nach Onanie (Phos.) (N.).

Große körperliche und geistige Schwäche von Eierstockkrankheiten oder übermäßigem Geschlechtsverkehr (N.).

Große Schwäche mit Schwitzen tagsüber (jedoch nicht so ausgeprägt wie bei *Acon.*).

Nervöse Schwäche von andauerndem Gram oder geistiger Überanstrengung (D.).

Schwäche durch Säfteverlust, ohne Schmerz, oder nur mit Brennen (Phos.).

Schmerz im Rücken und in den Gliedern wie zerschlagen (A.).

Wehtun der Glieder, wie vom Rudern, besonders morgens.

AMEISENLAUFEN *(Agar., Alum., Bar-C., Carb-S., Cocc., Ferr., Lyc., Nat-M., Nux-V., Phos., Rhod., Rhus-T., Sec., Sulph., Tarent.)*.

Brennen der unteren Körperhälfte: Gefühl von Kälte in den Gliedern.

Die Schmerzen sind nur in der Ruhe heftig; sie werden besser von Bewegung (Rhus-T.), und die nächtlichen Schmerzen von Druck (Rhus-T.).

Schmerzen, wie von einem Messer, das die Knochenhaut abschabt.

Entzündung der Knochen, mit Brennen nachts.

Schwellung der Knochen (Calc-P., Merc., Sil.).

Übelriechender Knochenfraß (Karies) (Asaf., Aur., Calc-F.).

Zerschlagenheitsgefühl in den Muskeln *(Arn., Bry., Cimic.)* und Brennen im Rückgrat *(Phos.)* (D.).

Der Patient zittert, Beine schwach; stolpert leicht und macht „Fehltritte" *(Nat-M.)* (A.).

Stumpfneuralgien nach einer Amputation *(Cepa, Hyper.)* (A.).

FEUCHTKALTE, KLEBRIGE ZUNGE *(Puls.)* (Ra.).

Geschwürsbildung am weichen Gaumen (Aur., Cinnb., Kali-B., Lach., Lyc., Merc., Merc-C., Nat-M., Nit-Ac., Phos., Sanic., Sil.).

Merkuriale, syphilitische Geschwürsbildung der Lippen, des Zahnfleisches und weichen Gaumens, mit Schwellung der Knochen (Hm.).

Brot schmeckt bitter *(Asaf., Calc-P., Chin., Chin-S., Dig., Ferr., Merc., Nux-V., Phos., Puls.)* (G.).

Klebrige Substanz auf der Zunge, bei choleraartigen Krankheiten *(Puls.)* (G.)

Nachts beißt er sich unwillkürlich auf die Zunge.

Nützlich bei Typhus oder Typhoidfieber (Bapt., Hyos., Kali-P., Lach., Nux-V., Op., Rhus T.).

Stark aufgetriebener Bauch, mit Knurren und Gluckern (Carb-V., Lyc., Nat-S., Nux-M., Puls.) (N.).

Gehirn-Typhoid oder - Typhus; totale Apathie und Stupor; nimmt von nichts Notiz, „liegt wie ein Holzklotz" *(Carb-V.); ganz und gar gleichgültig der Umgebung gegenüber (A.).*

Abneigung gegen Saures *(Abies-C., Bell., Cocc., Ferr., Ferr-M., Ign., Nux-V., Sabad., Sulph.)* (K.).

Verlangen nach scharfen Sachen (Ars., Ast-R., Cist., Fluor-Ac., Hep., Lac-C., Nat-P., Sang.) (K.).

Darmblutung; Blut dunkel *(Ham.)* (A.).

Diarrhöe nach Schreck (Acon., Arg-N., Gels., Ign., Kali-P., Op., Phos., Puls., Verat.) (K.).

Diarrhöe durch Saures *(Aloe, Ant-C., Brom., Coloc., Lach., Nux-V., Sulph.)* (A.).

Unwillkürliche Stühle mit Abgang von Blähungen *(Aloe, Nat-S., Sulph.)* (A.).

Weiche Stühle *(Alum., Aur-M., Bapt., Calc., Hep., Merc., Nit-Ac., Phos., Plat., Sulph., Sulph-Ac.).*

SCHMERZLOSE, WÄSSERIGE DIARRHÖE *(Chin., Podo., Puls., Ricin.)* (N.).

Weiße oder graue wässerige Diarrhöe (Calc., Jod., Podo.) (N.).

Unverdaute, schmerzlose Stühle *(Arg-N., Chin., Ferr., Podo., Sulph.)* (Bt.).

Die Diarrhöe, obwohl lange anhaltend, scheint nicht allzu entkräftend zu sein; die Mutter fragt sich, wieso das Kind noch so stabil bleibt (G.).

DIARRHOE MIT KOLLERN, RUMPELN *(Podo.)*, METEOORISMUS; DIE SCHWÄCHE IST NICHT SO GROSS, WIE ERWARTET (N.).

Urin stark phosphathaltig und ein öliges Häutchen zeigend (D.).

ZUCKERAUSSCHEIDUNG IM HARN UND KRANK-

HAFTE VERMEHRUNG DER HARNMENGE *(Nat-M., Sulph.)* (D.).

Urin sehr reichlich, wässerig oder milchig (N.).

MUSS NACHTS OFT AUFSTEHEN, UM GROSSE MENGEN FARBLOSEN URINS ZU LASSEN *(Merc., Sulph.)* (N.).

Urin wie Milch, mit gallertartigen Partikeln und Schmerz in den Nieren (N.).

Weiße, gallertartige Flocken im Urin (N.).

Er legt sich wie betäubt hin (Arn., Bapt., Hell., Hyos., Lyc.).

FOLGEN VON KUMMER *(Gels., Ign., Nat-M., Puls., Sep.).*

Abneigung gegen Sprechen, mit Verdrießlichkeit und Niedergeschlagenheit (Ign., Nat-M., Sep.).

APATHISCH, GLEICHGÜLTIG *(Apis, Carb-V., Chin., Crot-C., Hell., Lil-T., Mezer., Nat-C., Nat-M., Nat-P., Onos., Op., Phos., Plat., Puls., Sep., Staph.)* (N.).

VERLANGT NACH NICHTS, UND ALLES IST IHM EGAL (G.).

Gleichgültigkeit gegen das Tagesgeschehen (Sep.) (N.).

Gleichgültigkeit gegen Dinge, die sie früher am meisten interessierten (G.).

HEIMWEH *(Aur., Caps., Carb-An., Caust., Ign., Kali-P., Mag-M., Merc., Nat-M., Nit-Ac., Petr., Puls., Sil., Sulph., Verat.)* (K.).

VÖLLIG APATHISCH GEGENÜBER SEINER UMGEBUNG, ABER ER KANN LEICHT WACH GEMACHT WERDEN *(Arn., Bapt.)* (N.).

Langsames Begreifen *(Nat-M., Sil.)* (B.).

Kann seine Gedanken nicht sammeln, sucht Wörter *(Nux-M.)* (B.).

Hysterische Beschwerden bei jungen Frauen, mit übermäßiger Empfindlichkeit und Reizbarkeit *(Apis, Ign., Nux-M., Puls.)* (G.).

Hypochondrie durch sexuellen Abusus (Bt.).

GEDÄCHTNISVERLUST *(Calc., Kali-P., Lyc.)* (Bt.).

Neigung zum Weinen *(Ign., Nat-M., Puls., Sep.)* (A.).

VERLEGEN, TRAURIG, OHNE HOFFNUNG, DASS ER JE GEHEILT WIRD (A.).

Milde, nachgiebige Veranlagung (Puls.) (A.).

MURMELNDES ODER UNVERSTÄNDLICHES DELIRIUM *(Hyos.)* (A.).

Kopfschmerzen meistens von hinten nach vorn gehend, schlimmer bei der geringsten Bewegung und von Lärm, besonders Musik (A.).

Schrecklicher Schmerz oben auf dem Kopf, als wäre das Gehirn gequetscht (nach beständigem Gram) (G.).

Gehirnschwäche von Hirnmüdigkeit *(Kali-P.)* (Bt.).

Kopfschmerzen bei Schulmädchen durch Augenüberanstrengung; oder weil sie die Augen zu viel brauchen *(Calc-P., Nat-M.)* (N.).

HINTERKOPFSCHMERZEN UND SCHMERZEN IM GENICK, DURCH EINEN ERSCHÖPFUNGSZUSTAND DER NERVEN, ODER ÜBERMÄSSIGEN GRAM (N.).

MEHRERE SAMENERGIESSUNGEN IN EINER NACHT *(Nux-V.)* (A.).

ONANIE *(Chin., Dios., Nux-V., Staph.)*; WENN DER KRANKE SICH WEGEN DER UNLAUTERKEIT SEINES TUNS HERUMQUÄLT (N.).

SAMENERGIESSUNGEN BEIM PRESSEN ZUM STUHL *(Nat-M., Sel., Sulph.)* (C.).

SCHWÄCHE, ERSCHLAFFUNG ODER IMPOTENZ DURCH SEXUELLE AUSSCHWEIFUNGEN *(Agn., Calad.)* (D.).

SAMENAUSFLUSS KURZ NACH EINER EREKTION, ODER OHNE EREKTION *(Graph., Lyc., Nux-V., Sulph.)*.

HÄUFIGE, REICHLICHE UND SCHWÄCHENDE SAMENERGIESSUNGEN *(Nat-P., Nux-V., Phos., Sulph., Zinc.)* (A.).

SAMENERGIESSUNGEN NACH KOITUS *(Calc., Graph., Nat-M.)* (A.).

Ziehende Schmerzen in den Hoden *(Cann-S., Gels., Jod., Kali-C., Lach., Med., Sumb.)*, besonders nach Ejakulation (K.).

Erschöpfung nach Koitus *(Calc.)*, auch nach Samenerguß *(Chin.)* (C.).

Samenfluß *(Arg-N., Gels., Kali-P., Nat-M., Phos., Sep.)* (D.).

Menstruation zu früh, zu lang anhaltend *(Calc., Ferr., Sec.)* (G.).

Reichlicher Weißfluß, mit Jucken, einige Tage nach der Menstruation *(Alum., Ars., Calc., Caust., Hydr., Kali-P., Kreos., Merc., Nat-M., Nit-Ac., Puls., Sab., Sulph.)* (G.).

Gebärmutterentzündung mit großer Schwäche und schleppendem Fieber *(Calc., Chin., Kali-P., Lach.)* (G.).

Spärliche Milchbildung *(Agn., Bry., Caust., Dulc., Puls., Urt-U.)* (G.).

Schwindel morgens, gegen Abend, beim Stehen und Gehen (Chin., Kali-P., Nux-V., Phos.) (C.).

Brausen in den Ohren, mit Schwerhörigkeit *(Puls.)* (C.).

Puls unregelmäßig, zeitweilig aussetzend *(Dig., Mur-Ac., Nat-M.)* (C.).

Haar wird frühzeitig weiß *(Lyc.)*, oder fällt aus *(Nat-M., Sep.)* (C.).

HÄUFIGES URINIEREN WÄHREND DES FROSTES ODER FIEBERS *(Merc.)* (K.).

OHNMACHTARTIGE SCHWÄCHE NACH DEM ESSEN *(Bar-C., Bufo, Caust., Mag-M., Nux-V., Plan., Sang.)*, NACH SAMENENTLEERUNGEN *(Asag.)*, ODER DURCH ERREGUNG *(Coff., Ign., Lach., Nux-M., Op., Sumb., Verat.)* (K.).

Brust schwach durch Sprechen oder Husten (Stann.) (N.).

Husten mit eitrigem und übelriechendem Auswurf (Calc., Merc., Sep.) und Schmerzen in der Brust, (Bry., Kali-C., Phos.) (N.).

Husten mit salzigem Auswurf (Kali-I., Nat-M., Puls.) (N.).

Husten bei dem geringsten Luftzug *(Hep., Kali-C., Rumx., Sil.)* (D.).

Husten durch Kitzeln in der Brust am Schwertfortsatz, schlimmer abends beim Hinlegen *(Puls.)* (D.).

Schwäche in der Brust verursacht Atemnot; der Patient kann kaum sprechen (D.).

NACHTSCHWEISSE GEGEN MORGEN *(Kali-C., Merc., Nit-Ac.)* (A.).

Schläfrig tagsüber, aber schlaflos nachts *(Nux-V., Staph.)* (B.).

VERSCHLIMMERUNG: Durch schlechte Nachrichten; von deprimierenden Gemütsbewegungen; von Onanie; von übermäßigem Geschlechtsverkehr; von Zug oder Wind; von Schneeluft; durch geistige Belastungen; durch Streß beim Studium ; durch Säfteverluste; vom Sprechen; von Lärm; durch Musik; und von Saurem.

BESSERUNG: Nach kurzem Schlaf; durch Wärme; von Druck; und durch Bewegung.

VERWANDTE MITTEL: *Vergleiche: Arn., Bapt., Chin., Ferr., Graph., Hep., Ign., Kali-P., Lach., Lyc., Mur-Ac., Nat-M., Nit-Sp-D., Nux-V., Op., Phos., Pic-Ac., Puls., Rhus-T., Sep., Sil., Sulph., Thuj., Verat.* und *Zinc.*

Phos-Ac. wirkt gut vor oder nach *Chin.* bei erschöpfenden Schweißen, Diarrhöe, Schwäche etc; und nach *Nux-V.* bei Ohnmacht nach einer Mahlzeit und nach Samenergießungen.

Antidote: Camph., Coff.

PHOSPHORUS

GEBRÄUCHLICHE BEZEICHNUNG: PHOSPHOR

Geeignet für: große, schlanke, sanguinische Personen mit heller Haut, feinen Augenwimpern, feinem blondem oder rotem Haar, schneller Auffassungsgabe und sensibler Natur (A.).

Nützlich für junge Leute, die zu schnell wachsen, die eine Neigung zu gebeugter Haltung haben (zum Krummgehen - *Sulph.*) (A.).

Fistelartige Geschwüre, mit kallösen Rändern, einen dünnen, fauligen Eiter, blaufarbig, absondernd *(Carb-V.)* (Bt.).

Hitzeüberlaufen überall, in den Händen beginnend (N.).

BRENNENDE HITZE DEN RÜCKEN HOCHGEHEND UND ZWISCHEN DEN SCHULTERN (N.).

Drüsenschwellungen, besonders nach Prellungen *(Con.).*

Große Schwäche des Nervensystems (Ars., Con., Gels., Kali-P., Phos-Ac., Pic-Ac.).

ABMAGERUNG *(Abrot., Bar-C., Calc-P., Nat-M., Sanic., Sil., Tub.).*

Brennen am Rumpf und in den Gliedern (Ars., Camph., Carb-V., Kali-P., Lach., Sec., Sulph.).

Schwäche in den Gliedern morgens im Bett *(Canth., Nat-M.).*

Empfindlich gegen kaltes Wetter und frische Luft.

Erkältet sich leicht und dadurch Reißen und Stechen in den Gliedern.

ZITTERN IN DEN GLIEDERN BEI LEICHTER ANSTRENGUNG *(Merc., Nat-M., Rhus-T., Sec.).*

Schwäche der Gelenke, besonders der Kniee *(Calc., Con., Kali-C., Lyc., Merc., Nat-M., Plb., Psor., Sep., Sulph.).*

Kalte Beine und Füße *(Calc., Carb-V., Sep.)* (Bt.).

Nekrose des (linken) Unterkiefers (A.).

Rachitis (Calc., Merc., Phos-Ac., Sil.).

SCHWELLUNG UND KARIES DER KNOCHEN *(Asaf., Aur., Aur-M., Calc-F., Calc-P., Calc-S., Fluor-Ac., Merc., Sil.).*

BLUTUNGEN AUS VERSCHIEDENEN ORGANEN *(Bell., Crot-H., Lach., Merc., Nit-Ac., Sec.).*

KLEINE WUNDEN BLUTEN STARK *(Lach., Nit-Ac.).*

Niesen und Schnupfen, wenn man die Hände ins kalte Wasser hält (Lac-D.) (A.).

Beim Naseputzen kommt häufig Blut in kleinen Mengen aus der Nase *(Arn., Carb-S., Lach., Phos-Ac., Sulph.)* (N.).

Nasenpolypen, leicht blutend *(Calc., Calc-P., Thuj.)* (N.).

Karies der Nasenknochen *(Aur., Kali-B.)* (D.).

SCHWERHÖRIG, BESONDERS FÜR DIE MENSCHLICHE STIMME (N.).

Ödem des Gesichts, besonders der Lider und um die Augen (Apis, Ars., Kali-C.) (N.).

Widerhallen der Geräusche in den Ohren (D.).

ZAHNSCHMERZEN BEI WÄSCHERINNEN, ODER VOM KLEIDERWASCHEN (N.).

Gesicht durchscheinend, wie poliertes Elfenbein *(Nat-M.)* (Hm.).

Kleine kahle Stelle über dem Ohr (Dg.).

Haar fällt büschelweise aus *(Nat-M.)* (A.).

Heftige Wallungen und Kongestionen (Acon., Bell., Ferr-P., Sang., Sulph., Verat-V.).

Große Empfindlichkeit der Sinne und Schwindel *(Bell., Coff., Nux-V.).*

Große Niedergeschlagennheit in der Dämmerung (G.).

Erotische Leidenschaftlichkeit *(Canth., Nux-V.)* (G.).

Ängstlich und furchtsam vor und bei einem Gewitter (Gels., Nat-C., Nat-M., Sep.) (N.).

FURCHT VOR DEM ALLEINSEIN *(Arg-N., Ars., Bism., Camph., Crot-C., Gels., Hyos., Kali-C., Lyc.)* (N.).

MANNSTOLL *(Canth., Hyos., Stram., Verat.)* (G.).

Beängstigende Vorstellungen, daß aus allen Ecken etwas hervorkrieche *(Hyos., Stram.)* (G.).

Apathisch; weigert sich zu sprechen (Phos-Ac.); antwortet langsam; bewegt sich langsam und träge (Gels.) (A.).

Hellsehen *(Anac., Cann-I., Crot-C., Hyos., Lach., Lyss., Nux-M., Op., Pyrus., Sil., Stram., Tarent.)* (Bt.).

Lacht unfreiwillig *(Cann-I., Ign., Nat-M., Sep., Tarent.)* (Bt.).

WILL MAGNETISIERT WERDEN *(Calc., Lach., Nat-C., Sil.)* (A.).

Ruhelos, zappelig; bewegt sich beständig; kann keinen Augenblick ruhig sitzen oder stehen (A.).

Furcht vor geistiger Anstrengung (Kali-P., Lyc., Sil.) (D.).

Lebensmüde (Aur., Nux-V., Sep.) (A.).

VOLL VON BÖSEN AHNUNGEN *(Ars., Lach.)* (A.).

Die Stühle sind weich *(Alum., Hep., Merc., Nit-Ac., Sulph., Sulph-Ac., Thuj.).*

Stühle wässerig, mit weißen Schleimklumpen, oder wie kleine Körner aus Talg oder Sago (N.).

SCHLEIMAUSFLUSS AUS DEM WEIT OFFENEN AFTER, MIT STUHLDRANG (N.).

Chronische, schmerzlose Diarrhöe, Nahrung ist nicht verdaut *(Ferr., Podo.)* mit viel Durst auf Wasser nachts (N.).

Diarrhöe in der Cholerazeit *(Camph.)* (A.).

Diarrhöe, sobald etwas den Mastdarm erreicht (A.).

Diarrhöe morgens bei alten Leuten (Ant-C., Gamb., Nat-S.) (A.).

Unwillkürlicher Stuhl beim Husten oder Niesen (Bell., Merc., Rumx., Squil., Sulph.) (K.).

PROFUSE, ERSCHÖPFENDE DIARRHÖE, WIE AUS EINEM HYDRANTEN SPRUDELND *(Podo., Sulph.)* (Ra.).

Grüne und blutige Abgänge; der After bleibt offen *(Apis)* (Ho.).

Verstopfung: Stühle dünn, lang, schmal, trocken, rauh, und hart wie vom Hund; mit mühsamer Entleerung (N.).

SCHMERZLOSE DIARRHÖE, MIT ERSCHÖPFUNG UND ENTKRÄFTUNG (D.).

Akute, gelbe Leberatrophie, oder akute Leberentzündung, mit Neigung zur Abszeßbildung (D.).

Stiche in der Leber (Bry., Chel., Merc.) (Bt.).

LEBERVERFETTUNG, MIT BÖSARTIGER GELBSUCHT *(Crot-H., Lach., Merc.)* (Bt.).

VERGRÖSSERUNG UND ZIRRHOSE DER LEBER *(Mur-Ac.)* (D.).

Fistelöffnungen und Abszesse der Brust *(Sil.)* (Bt.).

MENSES ZU FRÜH, ZU REICHLICH UND ZU LANGE ANHALTEND *(Cycl., Ferr., Nat-M., Nux-V., Sabin.)*.

Scharfe, wundmachende, schmerzende Leukorrhöe, blasenziehend (N.).

Gebärmutterblutung, bei Krebs (Lach., Nit-Ac., Sec.) (A.).

Vikariierende Blutung aus Nase, Magen, After, aus der Harnröhre etc., in Verbindung mit dem Ausbleiben der Periode (A.).

Kann während der Schwangerschaft kein Wasser trinken; der bloße Anblick verursacht Erbrechen; beim Baden muß sie die Augen schließen (Lyss.) (A.).

Der Patient ist hungrig, besonders nachts; wacht hungrig auf und verlangt nach kalten Sachen (D.).

Zunge wie ausgedörrt, rissig, mit schwarzem Belag, oder glatt glänzend (Hi & Ht.).

Durst und Trockenheit des Mundes *(Ars., Bry., Nat-M., Sulph.)* (Bt.).

Perforierendes Geschwür des Magens, mit Erbrechen von kaffeegrundähnlichen Substanzen *(Con.)* (D.).

Die Speisen, kaum geschluckt, kommen wieder hoch.

Schluckauf bei Typhoid *(Ars., Carb-V., Cic., Crot-H., Mag-P.)* (K.).

Aufrülpsen großer Mengen von Luft nach dem Essen *(Arg-N., Carb-V., Lyc.)* (Bt.).

VERLANGT NACH KALTEM ESSEN UND KALTEM TRINKEN, NACH EIS; WAS BESSERT (N.).

Verlangen nach saftigen, frischen Dingen (A.).

Verlangen nach Fisch (Nat-M., Nat-P.), kalter Milch, und stark gewürztem Essen (Chin., Hep., Sulph.) (K.).

SOBALD WASSER IM MAGEN WARM WIRD, WIRD ES ERBROCHEN *(Chlf., Pyrog.)* (N.).

Übelkeit, wenn man die Hände in warmes Wasser hält (A.).

Gefühl von Schwäche und Leere im Bauch *(Ign., Sep.)* (Bt.).

Scharfe, schneidende Schmerzen in den Eingeweiden, manchmal mit saurem Erbrechen (G.).

Gegenstände haben bei Kerzenlicht einen wolkigen Hof.

Migräne *(Nat-M., Sang., Spig.)* (Hr.).

Halbseitige Lähmung durch Gehirnschlag, mit Ameisenlaufen in den gelähmten Gliedern (Hm.).

Typhus mit drohender Lähmung (Bt.).

GRÜNER STAR *(Bry., Spig., Sulph.)* (B.).

Grüner Hof um Gegenstände (D.).

Verlust des Sehens, mit Erweiterung der Pupillen, und schießenden Schmerzen in den Augäpfeln (Hr.).

BUCHSTABEN ERSCHEINEN ROT (D.).

KURZSICHTIGKEIT *(Nat-M.)* (G.).

ANFÄLLE PLÖTZLICHER BLINDHEIT; GEGENSTÄNDE ERSCHEINEN VERSCHLEIERT *(Merc.)* (Bt.).

DEGENERATION ODER GRAUE SEHNERVENATROPHIE (D.).

Katarakt *(Calc., Nat-M., Sep., Sil.)* (K.).

Retinitis albuminurica *(Ars., Nat-M.)* (B.).

Schwachsichtigkeit nach Koitus *(Chin., Kali-C., Kali-P., Nat-P., Sep., Sil.)*, oder bei Kopfschmerzen *(Cycl., Iris, Sulph.)* (K.).

Grüner Schleim in den Nasenlöchern *(Merc., Puls.)* (Bt.).

Starke Wirkung auf die Atmungsorgane und Kapillargefäße, mit Entzündung der Lunge auf der linken Seite.

SCHARFER SCHMERZ IM UNTEREN TEIL DER LINKEN LUNGE, VIEL SCHLIMMER DURCH LIEGEN AUF DER LINKEN SEITE (Bt.).

Husten abends, beim Lesen, Lachen, oder lauten Sprechen, oder vom Liegen auf der linken Seite (N.).

Zittern am ganzen Körper beim Husten (Hr.).

KANN WEGEN DES SCHMERZES IM KEHLKOPF NICHT SPRECHEN (N.).

HEISERKEIT, MIT VERLUST DER STIMME, SCHLIMMER ABENDS *(Brom., Carb-V., Caust., Graph., Kali-B., Mang., Rumx., Sulph.)* (Bt.).

Husten schlimmer beim Gehen aus einem warmen Raum in die kalte Luft (Hr.).

Bronchiolitis, Husten heftig, hart, trocken und erschöpfend (Bry., Squil.) (Bt.).

Schmerz in der Brust mit Husten, besser von äußerem Druck *(Bry.)* (N.).

Spannung in der Brust, mit einem trockenen, engen Husten *(Bry.)* (Bt.).

Schwere der Brust, als liege eine Last darauf (Bry.) (A.).

LUNGENENTZÜNDUNG MIT BLUTANSCHOPPUNG UND ROTER HEPATISATION.

ROSTIGES SPUTUM ODER ZIEGELMEHLARTIGER AUSWURF; ODER AUSWURF VON SCHLEIM, EITER UND BLUT (Bt.).

BRUSTBEKLEMMUNG *(Bry., Ferr-P., Lach.)* (D.).

Sehr schläfrig während der Menstruation *(Eupi., Kali-C., Nux-M., Sulph., Uran.).* (Bt.).

Sehr schläfrig nach Mahlzeiten, besonders nach dem Mittagessen *(Agar., Calc., Nux-V.)* (G.).

HÄMOPTOE, MIT GELEGENTLICHEN ANFÄLLEN PROFUSER BLUTUNG *(Ferr-P., Ipec., Lach., Nit-Ac., Sulph-Ac.)* (Bt.).

Man darf es nicht vergessen bei: Schwindsucht, sowohl am Anfang als auch bei fortgeschrittenen Fällen (Bl.).

Zahnfleisch entzündet, leicht blutend und von den Zähnen sich zurückziehend *(Merc., Nit-Ac.)* (R.).

ANDAUERNDES BLUTEN NACH ZÄHNEZIEHEN *(Merc.)* (R.).

HEISSHUNGER WÄHREND FIEBER *(Chin., Cina, Cur., Eup-Pur., Hell.)* (K.).

Blutschwamm und Gewächse (B.).

Schweiß riecht nach Schwefel (A.).

Akute und chronische Nierenentzündung *(Apis, Canth., Lyc., Merc-C., Nit-Ac., Sep.)* (K.).

DICKER, TRÜBER UND SPÄRLICHER URIN *(Apis, Canth., Kali-C., Puls., Sep.)* (Bt.).

Eiweiß und Zellen im Urin (Apis, Canth., Merc-C., Tereb.) (Hm.).

LASZIV; ZIEHT SEINE KLEIDER AUS; SEXUELLE MANIE; UNWIDERSTEHLICHES VERLANGEN NACH KOITUS *(Canth., Stram.)* (N.).

Nächtliche Samenergießungen mit oder ohne wollüstige Träume *(Anac., Camph., Dios., Gels., Graph., Nat-P., Pic-Ac., Sep., Stann., Zinc.)* (K.).

IMPOTENZ DURCH SEXUELLE AUSSCHWEIFUNGEN *(Calad., Chin., Lyc., Nat-M., Phos-Ac., Sulph., Zinc.)* (Hm.).

DER PATIENT HAT SEXUELLES VERLANGEN UND SEXUELLE PHANTASIEN, IST ABER OHNE POTENZ *(Con.)* (D.).

Ausfluß von Vorsteherdrüsensekret beim Abgang harter Stühle *(Agn., Alum., Cann-I., Carb-V., Con., Gels., Hep., Nat-C., Nit-Ac., Phos-Ac., Psor., Sep., Sil., Staph., Sulph., Zinc.)* (Bt.).

Sexueller Abusus verursacht Rückenmarkschwindsucht, Zittern, Schwachsinnigkeit, Manie, epileptische Anfälle und schlechte Verdauung (Bt.).

Feuchter Meatus (Harnröhre) (Nat-M.), gelbe Flecke verursachend (K.).

VERSCHLIMMERUNG: Durch Wetterwechsel; bei einem Gewitter; morgens; abends; im Bett; nach dem Essen; nach dem Trinken; vor Mitternacht; beim Liegen auf dem Rücken; und beim Liegen auf der linken Seite.

Kalte Luft ist gut für die Kopf- und Gesichtssymptome, aber sie macht die der Brust, des Schlundes und Halses schlimmer.

BESSERUNG: Nach dem Essen; durch Trinken kalten Wassers; durch kaltes Essen; vom Liegen auf der rechten Seite; durch Massage oder Magnetisieren; und nach dem Schlaf.

VERWANDTE MITTEL: *Komplementär: Ars.* das sein Isomorph ist; *All-C.*, das pflanzlich analog ist.

Feindlich: mit *Caust.;* darf nicht vorher oder nachher verwendet werden.

Phos. bessert die Folgen von *Jod. (Hep.)*, und übermäßigem Kochsalzgenuß.

Folgt gut nach: Calc. oder *Chin.*

Antidote: Coff., Nux-V.

PHYSOSTIGMA

Verkleinerung der Pupille *(Acon., Bell., Chin-S., Daph., Euphr., Gels., Hyos., Merc., Nat-M., Op., Plb., Puls.)* (D.).

Nachtblindheit (Chin., Hyos., Lyc., Merc., Nit-Ac., Nux-V., Puls., Ran-B., Stram., Verat., Zinc.) (Bl.).

Zucken der Muskeln der Augen *(Agar.)* (Bl.).

KURZSICHTIGKEIT *(Arg-N., Calc., Gels., Phos., Puls.)* (K.).

Spinalirritation (Kali-P., Phos., Zinc.) (D.).

Bewegungsschwäche (Con., Gels.) (A.).

WUNDSTARRKRAMPF *(Arn., Bell., Cupr., Nux-V., Op., Phyt., Strych., Verat.)* (D.).

Der geringste Luftzug bringt die Spasmen zurück (Ars., Lyss., Nux-V., Strych.).

Heftiges Zittern am ganzen Körper (Gels.) (C.).

Trismus oder Kiefersperre (Cic., Cup., Ign., Nux-V., Strych.) (D.).

Große Entkräftung des Muskelsystems und Empfindlichkeit der Wirbelsäule *(Phos.)* (Bl.).

Progressive Muskelatrophie *(Jod., Nat-M., Op., Plb.)* (Bl.).

Unsicherheit vom Knie niederwärts, beim Gehen, besonders mit geschlossenen Augen *(Con.)* (C.).

Rückenmarkschwindsucht *(Alum., Con., Gels., Nux-V., Phos., Sil.)* (Br.).

Taubheit in den gelähmten Teilen *(Cocc., Op., Rhus-T.)* (Br.).

Taumelnder Gang (Alum., Gels.) (C.).

Mühsames, seufzendes Atmen (Laur., Op., Phos.) (C.).

Tremor oder Zittern durch geistige oder körperliche Störungen (A.).

Ungewöhnliche geistige Aktivität (Cann-I., Coff., Pip-M., Phos.) (A.).

Kann nicht aufhören zu denken (Coff.) (A.).

Kann sich nicht konzentrieren (Gels., Nux-V.) (C.).

Nichts richtig, alles ist falsch; zu viele Sachen sind im Zimmer; zählt sie ständig (C.).

Schwachsichtig, durch Verschleimen oder Schleier vor den Augen bedingt *(Chin., Euphr., Nat-M.)*

Gegenstände erscheinen verschwommen (A.).

Schmerz nach Gebrauch der Augen *(Calc-P., Nat-M., Ruta)* (A.).

FLIESSENDE (MOUCHES VOLANTES) SCHWARZE FLECKEN VOR DEN AUGEN *(Chin., Cocc., Nat-M., Phos., Sep., Sil., Sulph.)* (K.).

Augenzittern (Nytagnus) *(Agar., Bell.)* (A.).

Lichtscheu (Bell., Con., Euphr., Merc., Nat-M., Phos., Sulph.) (Br.).

LICHTBLITZE *(Bell., Calc., Cedr., Croc., Glon., Merc., Nat-C., Phos., Puls., Sil., Stram., Sulph., Valer.)* (Br.).'

Reichliche Tränenabsonderung *(Euphr., Merc., Nat-M., Rhus-T.)* (Br.).

Herztätigkeit unregelmäßig und stürmisch *(Dig., Lach., Mur-Ac., Nat-M.)* (C.).

Schmerz über der Augenhöhle; kann es nicht ertragen, die Augenlider aufzuheben (Br.).

Schmerz von der Stirn nach der Nasenspitze (B.).

Gefühl wie von einem Band um den Kopf (Arg-N., Bell., Cann-S., Carb-Ac., Cocc., Gels., Jod., Merc., Nat-M., Nit-Ac., Op., Sang., Spig., Sulph., Sulph-Ac., Tereb.) (B.).

Gefühl, als komme eine Kugel im Hals hoch *(Asaf., Ign., Lyc., Nux-M.)* (C.).

Magenschmerz; großer Schmerz sofort nach dem Essen *(Calc-P., Mag-P., Nux-V.)* (Br.).

Träge Verdauung *(Alum., Bry., Lyc., Sil., Sulph.)* (B.).

Schmerzhafte Stuhlentleerung *(Aloe, Nux-V., Sulph.)* (C.).

Hämorrhoiden: Hart, hervortretend, schmerzhaft und sehr empfindlich *(Lach.)* (C.).

Herz scheint im Hals zu flattern (B.).

Schwitzt sehr leicht *(Calc., Chin., Merc., Rhus-T., Sil.)* (C.).

Dumpfes, schweres, betäubendes Gefühl im Kopf *(Bapt., Bry., Gels., Kali-P.)* (C.).

Badet nicht, wegen Horror vor kaltem Wasser *(Ant-C., Psor, Sulph.)* (C.).

Zuckende Glieder *(Bell., Cupr., Hyos.)* (B.).

VERSCHLIMMERUNG: Von Augenanstrengungen; nach Verletzung; von Luftzug; vom Gehen; nachts; nach dem Essen; und von geistiger Arbeit.

BESSERUNG: Tiefliegen mit dem Kopf; durch Wärme; in einem warmen Raum.

VERWANDTE MITTEL: *Vergleiche: Agar., Bell., Calc-P., Chin., Con., Daph., Euphr., Ferr., Gels., Hyper., Ign., Kali-P., Lyc., Merc., Nat-M., Op., Puls., Ruta, Sep., Strych., Sulph., Verat., Zinc.*

PHYTOLACCA

Patient mit rheumatischer Diathese, der an den Folgen von Syphilis leidet *(Merc., Nit-Ac., Syph.)* (Bt.).

RHEUMATISMUS DES BINDEGEWEBES UND DER KNOCHENHAUT *(Rhus-T.)* (A.).

CHRONISCHER RHEUMATISMUS, SCHLIMMER BEI FEUCHTEM WETTER *(Dulc., Nat-S., Rhus-T.)* (Bt.).

Rheumatismus nach Gonorrhöe, Syphilis oder Mißbrauch von Merkur (Hep., Kali-P., Lyc., Nat-S., Sil.) (A.).

Schmerzende Fersen, besser vom Heben der Füße (B.).

Hüfte und Schenkel schmerzen bei Wetteränderung *(Rhus-T.)* (B.).

ISCHIASSCHMERZEN VON DEN HÜFTEN NACH UNTEN UND HAUPTSÄCHLICH AN DEN AUSSENSEITEN DER OBERSCHENKEL; SCHLIMMER NACHTS (N.).

EIN WUNDES, SCHMERZENDES ZERSCHLAGENHEITSGEFÜHL AM GANZEN KÖRPER, SO DASS DER PATIENT STÖHNEN MUSS, UND OBWOHL ER MEINT - WIE BEI RHUSTOXICODENDRON -, DASS ER SICH BEWEGEN MUSS, WERDEN SEINE SCHMEZEN DURCH BEWEGUNG VIEL SCHLIMMER (N.).

Schmerzen wie Stromschläge; schießend, lanzinierend; schnell wechselnd *(Bell., Lac-C., Mag-P., Puls.)*; schlimmer von Bewegung, und nachts (A.).

Rheumatische Schmerzen in den Armen, besonders am Ansatz der Deltamuskeln (Ferr., Rhus-T.) (N.).

Völlige Gleichgültigkeit gegen das Leben *(Ars., Aur.)* (A.).

Sie ist sicher, daß sie sterben wird *(Ars.)* (A.).

Chronische Verhärtung der Drüsen (Carb-An., Jod., Merc., Rhus-T., Sil.) (Bt.).

Großer Schmerz an der Zungenwurzel beim Schlucken (A.).

Diphtherische Entzündung und Geschwürsbildung des Halses *(Merc-B-I., Merc-P-I., Rhus-T.)* (Bt.).

MANDELN ROT, GESCHWOLLEN, MIT WEISSEN PUNKTEN, DIE MANCHMAL ZUSAMMENFLIESSEN UND

DADURCH FLECKEN BILDEN; SCHMERZEN BIS IN DIE OHREN *(Kali-B., Merc., Nit-Ac.)* (N.).

Gefühl wie von einem Klumpen im Hals, ständig zum Schlucken zwingend (Bell., Lach.) (Bt.).

Verhärtung und Geschwürsbildung der Mandeln *(Merc., Sil.)* (Bt.).

HALS DUNKELROT *(Lach.)* (A.).

Mandeln, Zäpfchen und Rückseite des Halses sind mit aschfarbenen Membranen bedeckt (Ars., Merc-B-I., Merc-P-I.) (A.).

Bei jedem Versuch zum Schlucken schießende Schmerzen durch beide Ohren (N.).

Zäpfchen groß, wassersüchtig, beinahe durchsichtig *(Kali-B., Rhus-T.)* (A.).

Zungenspitze feuerrot *(Fluor-Ac.)* (B.).

KANN KEINE HEISSEN GETRÄNKE TRINKEN *(Lach.)*.

Mundgestank *(Ars., Bapt., Carb-Ac., Kali-P., Lach., Mur-Ac., Nit-Ac., Sil., Sulph.)* (Bt.).

Große Rauheit und Wundheit des Schlundes *(Caust., Nux-V.)* (Bt.).

GEFÜHL, ALS BLIEBE EINE GLÜHENDHEISSE EISERNE KUGEL IM HALS STECKEN (Br.).

Große Erschöpfung und tiefe Entkräftung *(Ars., Bapt., Gels., Kali-P., Lach., Mur-Ac., Phos.)* (A.).

Verhärtung der Ohrspeicheldrüsen (Brom., Jod.) (Bt.).

Schmerzhafte Menstruation bei unfruchtbaren Frauen *(Cham., Nux-V., Puls.)* (Bt.).

Milchfluß *(Bell., Bry., Calc., Puls.)* (Br.).

BRÜSTE SEHR HART, GESCHWOLLEN, HEISS UND SCHMERZHAFT *(Bell., Merc., Sil.)* (N.).

BRUSTDRÜSENABSZESS *(Bell., Bry., Merc., Phos., Sil.)*; EITERUNGEN BESCHLEUNIGEND *(Hep., Lach., Merc., Sil.)* (A.).

FISTELÄHNLICHE, OFFENE, BÖSE GESCHWÜRE IN DEN BRUSTDRÜSEN *(Sil.)*; EITER FAULIG, JAUCHIG, STINKEND UND UNGUT (A.).

Schmerz von der Mamma über den ganzen Rücken ausstrahlend beim Stillen (Crot-T.) (N.).

Brusttumor, der weder heilt noch eitert (Merc.); purpurfarbig und „hart wie alter Käse" (Bry., Lac-C., Phel.) (A.).

Brüste voll von harten, schmerzhaften Knoten (Carb-An., Sil.) (A.).

Brustkrebs *(Ars., Bufo, Carb-An., Con., Graph., Merc., Nit-Ac., Phos., Sep., Sil., Sulph., Thuj.)* (Bt.).

Brustwarzen, empfindlich, wund, rissig (Graph.) (A.).

Kreideartiger Satz im Urin (N.).

Eiweißhaltiger Urin *(Apis, Canth., Merc., Phos., Sep.)* (Bt.).

Dunkelroter Urin, einen dunkelroten Fleck im Gefäß hinterlassend (Berb., Colch., Lyc.) (Bt.).

Schwindel; beim Aufstehen vom Bett mit Ohnmachtsgefühl (Bry., Con.) (A.).

Schwindel, mit Verdunkelung des Gesichtsfeldes (Cycl., Kali-P., Sep.) (C.).

Heftige Kopfschmerzen *(Bell., Ferr-P., Glon., Sang., Spig.)* (A.).

Kopfschmerzen beginnend in der Stirngegend, nach rückwärts gehend (C.).

Chronische rheumatische Endokarditis *(Lach., Naja, (Phos.)* (C.).

Starker Schmerz in der Herzgegend mit Schmerz im rechten Arm abwechselnd (Br.).

Bleichsucht *(Alum., Cycl., Ferr., Graph., Kali-I., Nat-M., Puls.)* (A.).

Abmagerung mit Fettverlust (A.).

UNWIDERSTEHLICHE NEIGUNG, DIE ZÄHNE ODER DAS ZAHNFLEISCH ZUSAMMENZUBEISSEN (WÄHREND DES ZAHNENS) (N.).

Speichelfluß mit metallischem Geschmack im Mund *(Ars., Calc., Cupr-Ars., Kali-B., Merc., Nat-C., Rhus-T., Sep.)* (Bt.).

Schleimige und blutige Stühle, oder wie Geschabsel von den Eingeweiden *(Canth., Merc-C.)* (C.).

Schmerzhafte Verhärtung der Hoden *(Bell., Puls.)*; Schmerz den Damm entlang zum Penis schießend (Br.).

Stiche in den verschiedenen Teilen, immer von außen nach innen und in der Nähe der Oberfläche (C.).

Carotis- und submaxilläre Drüsen verhärtet nach Diphtherie und Scharlachfieber (A.).

VERSCHLIMMERUNG: durch feuchtes, kaltes Wetter; durch Bewegung; nachts; beim Schlucken; von heißen Getränken; vom Stillen; beim Aufstehen vom Bett.

BESSERUNG: Durch kalte Getränke; durch Liegen auf dem Bauch; durch Ruhe; durch Wärme; und bei trockenem Wetter.

VERWANDTE MITTEL: *Phyt.* steht zwischen *Bry.* und *Rhus-T.*; heilt, wenn diese versagen, trotz der scheinbar richtigen Indikation.

Komplementär: Sil.

PICRICUM ACIDUM

GEBRÄUCHLICHE BEZEICHNUNG: PIKRINSÄURE

Es hat insgesamt die Symptome von Nervenschwäche oder Hirnmüdigkeit, ebenso eine ausgeprägte Wirkung auf die ausgemergelten Sexualorgane (D.).

Es stärkt einen ausgemergelten und erschöpften Organismus (A.).

Niedergeschlagenheit und Müdigkeit schon bei leichter Anstrengung *(Kali-P., Phos.)* (D.).

GEISTIGE UNTÄTIGKEIT *(Agn., Calc., Gels., Phos-Ac., Sil.)* (C.).

Mangel an Willenskraft (Gels., Puls.) (C.).

Gleichgültigkeit gegen alles (Phos-Ac., Sep.) (C.).

Große Schwäche des Rückgrats und Rückens *(Cocc., Nat-M., Sil.)* (A.).

Brennen das Rückgrat entlang (Kali-P., Phos., Zinc.) (A.).

Erweichung des Rückenmarks *(Phos.)* (A.).

Demenz mit Entkräftung (Br.).

HIRNMÜDIGKEIT *(Con., Kali-P., Phos-Ac., Zinc.)* (D.).

DIE GERINGSTE ANSTRENGUNG VERURSACHT SCHNELLE ERSCHÖPFUNG *(Ars., Camph., Kali-P., Phos., Verat.)* (D.).

NERVENSCHWÄCHE *(Ars., Calc-P., Kali-P., Lyc., Mosch., Nux-V., Op., Phos., Sep., Sil.)* (A.).

Verlangt, sich hinzulegen und auszuruhen *(Gels., Nux-V., Sep.)* (D.).

Kopfschmerzen bei Studenten, Lehrern und überarbeiteten Geschäftsleuten *(Nux-V.)*; verschlimmert oder ausgelöst durch die geringste Bewegung oder geistige Anstrengung *(Nat-M.)* (A.).

Schmerz in der Hinterhaupt-Nacken-Gegend (Bry., Cocc., Nat-M., Petr., Sil.) (A.).

Müdes, schweres Gefühl am ganzen Körper, besonders in den Gliedern, schlimmer bei Anstrengung *(Nux-V., Phos-Ac.)* (A.).

PRIAPISMUS BEI RÜCKENMARKERKRANKUNG; SCHRECKLICHE EREKTIONEN *(Canth., Phos.)* (N.).

PENIS SO AUFGETRIEBEN, ALS WOLLTE ER BERSTEN *(Canth., Fluor-Ac., Phos.)* (Bl.).

ÜBERMÄSSIGE EREKTIONEN BEI LASZIVEN GEDANKEN *(Cop.)* (K.).

EREKTIONEN SCHLIMMER NACHTS *(Aur., Canth., Fluor-Ac., Nit-Ac., Phos., Plat., Sil., Thuj.)* (K.).

Überreichliche Samenergießungen *(Agar., Carb-V., Kali-C., Merc-I-F., Nat-M., Petr., Phos-Ac., Sep., Staph., Sulph., Zinc.)* (A.).

Satyriasis; Erektionen heftig und andauernd *(Canth., Phos.)* (A.).

Abgeschlagenheit, von einem leichten Ermüdungsgefühl bei Bewegung bis zur vollständigen Lähmung fortschreitend *(Caust., Nux V., Phos., Zinc.)* (A.).

Taubheit oder Ameisenlaufen *(Kali-P., Phos.)* (B.).

Kleine, schmerzhafte Furunkel an irgendeinem Körperteil *(Arn., Hep., Merc., Sulph.)*, aber weniger im äußeren Gehörgang *(Calc-Pic., Merc., Sulph.)* (A.).

Öliger oder fettiger Stuhl (Jod., Thuj.) (K.).

Diarrhöe schlimmer abends *(Aloe, Bov., Calc., Cycl.,*

Gels., Kali-C., Kali-P., Lach., Merc., Nat-S., Phos-Ac., Phos., Sang., Sars., Sulph., Verat.) (K.).

Ammoniakalischer Urin geht tropfenweise ab *(Merc., Petr., Phos.)* (B.).

VERSCHLIMMERUNG: Von geringster geistiger Anstrengung; von Bewegung; vom Studieren; bei nassem Wetter; bei geschlechtlicher Erregung; und bei Samenverlust.

BESSERUNG: Von kalter Luft; von kaltem Wasser; vom Bandagieren; beim Hinlegen.

VERWANDTE MITTEL: *Vergleiche: Arg-N., Bar-C., Calc-Pic., Canth., Gels., Graph., Hep., Kali-P., Merc., Nat-M., Petr., Phos-Ac., Phos., Rhus-T., Sep., Sil., Sulph., Thuj.* und *Zinc.*

PLANTAGO MAJOR

GEBRÄUCHLICHE BEZEICHNUNG:
BREITWEGERICH

Hat Bedeutung bei der Behandlung von Ohrenschmerzen, Zahnschmerzen und Harninkontinenz (Br.).

Schmerzen konzentrieren sich in den Ohren und Zähnen, oder in Ohren und Zähnen abwechselnd (B.).

Alveolarpyorrhöe *(Fluor-Ac., Hep., Merc., Nit-Ac., Phos., Sil.)* (Br.).

Zähne wie zu lang *(Ant-T., Caust., Cham., Hep., Lach., Mag-C., Mezer., Nux-V., Rhus-T., Sep., Sil., Staph., Sulph.)* (Br.).

ZAHNSCHMERZEN: SCHLIMMER IN KALTER LUFT,

VON KALTEN GETRÄNKEN, DURCH BERÜHRUNG, UND VON WARMEN SACHEN (K.).

Schmerz in gesunden Zähnen (Acon., Am-C., Ars., Bell., Bry., Carb-V., Cham., Coff., Hyos., Mag-C., Nux-V., Rhus-T., Sulph., Zinc.) (K.).

Zahnschmerzen besser beim Essen *(Am-C., Cham., Chin., Coff., Ipec., Selen., Sil., Spig.)* (Br.).

Zahnschmerzen bis zu den Ohren gehend (Bell., Cham., Kreos., Mang., Merc., Rhod., Sep., Staph., Sulph., Thuj.) (K.).

Neuralgische Ohrenschmerzen, stechende Schmerzen (Bl.).

Speichelfluß *(Merc., Nat-M., Rhus-T.)* (Br.).

SPEICHELFLUSS BEI DEN SCHMERZEN (B.).

Schmutziger Geschmack im Mund (B.).

Periodischer Gesichtsschmerz *(Ars.)*, schlimmer von 7.00 Uhr morgens bis 2.00 nachmittags, von Tränenfluß und Lichtscheu begleitet (Br.).

Braune, schaumige Stühle (Br.).

Augapfel sehr empfindlich gegen Berührung (Br.).

Polyurie *(Kali-P., Lyc., Merc., Sil.)* (B.).

Urin überreichlich und farblos (Gels., Merc., Phos-Ac., Sulph.) (Bl.).

Bettnässen (Calc., Kreos., Sep., Sulph.) (Bl.).

VERSCHLIMMERUNG: In der kalten Luft; bei Berührung; von warmen Sachen; durch kalte Getränke; von 7.00 morgens bis 2.00 nachmittags; und nachts.

BESSERUNG: Beim Essen.

VERWANDTE MITTEL: *Ähnlich wie: Ars., Bell., Chin., Ferr-P., Gels., Hep., Kali-P., Lyc., Merc., Nat-M., Puls., Rhus-T., Sep. und Sulph.*

PLATINUM METALLICUM

GEBRÄUCHLICHE BEZEICHNUNG: PLATIN

Hauptsächlich ein Frauenheilmittel *(Ign., Puls.)* (Br.).

Hysterie, mit starker Niedergeschlagenheit *(Ign., Mosch., Nat-M., Puls., Sep.)* (Bt.).

Hysterische Krämpfe, bei vollem Bewußtsein *(Cina, Mag-C., Nat-M., Nux-V., Phos., Sep., Stram., Sulph.)*.

Bleivergiftungen *(Alum., Hep., Op.)*.

Katalepsie *(Graph., Ign., Op., Phos-Ac.)* (K.).

Dumpfe, stechende Schmerzen, die nach innen drücken, wie von einem Pflock *(Anac.)*.

Spannung in den Gliedern, als wären sie bandagiert (Arund., Chin.).

Schwäche und Müdigkeitsgefühl der Glieder, besonders in der Ruhe. Taubheit und Gefühl von Steifheit in vielen Teilen, meist von Kältegefühlen begleitet.

Zusammenziehende Schmerzen.

Schmerzen wie zerschlagen.

DIE SCHMERZEN BEGINNEN LANGSAM, STEIGERN SICH ALLMÄHLICH UND VERSCHWINDEN GENAUSO LANGSAM *(Kalm., Nat-M., Phos., Spig., Stann., Sulph-Ac.)*.

Gefühl von Taubheit, mit Zittern und Herzklopfen (Bt.).

Folgen von Schreck, Beleidigung oder Ärger *(Ign., Op., Stram.)*.

Geistige und körperliche Symptome abwechselnd.

Angstgefühle mit Furcht vor der Nähe des Todes (Acon., Apis, Ars.).

Niedergeschlagenheit, tränenreich (Ign., Kali-P., Med., Nat-M., Puls., Stann.).

GRANDIOSE IDEEN; MEINT, ER SEI SEHR GROSS.

GROSSE EITELKEIT; HÄLT SEHR WENIG VON ALLEN, AUSSER VON SICH.

STOLZ MIT SELBST-ÜBERHEBLICHKEIT.

Stolz, überheblich und egoistisch; alles scheint ihr körperlich und geistig minderwertig; auf alles mit Verachtung herabsehend (D.).

Viel Qual; sie hat das Gefühl, als würde sie wahnsinnig werden und bald sterben (G.).

Geschehnisse der Vergangenheit belasten sie *(Ign., Staph.)* (G.).

STIMMUNGSWECHSEL; ABWECHSELND LUSTIG UND TRAURIG *(Croc., Ign., Nux-M., Puls.)* (N.).

Gefühl von Größerwerden, in jeder Hinsicht (A.).

Kleinigkeiten erzeugen großen Verdruß *(Ign., Staph., Sulph.)* (A.).

Lebensüberdruß *(Aur.)*, mit Schweigsamkeit und Todesfurcht *(Acon., Ars., Nux-V.)* (A.).

Überdrüssig allem gegenüber *(Phos-Ac., Sep.)* (Br.).

Unwiderstehlicher Trieb zu töten *(Ars., Bell., Hep., Hyos., Nux-V., Phos., Sec., Stram., Thea.)* (Br.).

Kältegefühl in den Augen *(Calc., Euphr., Kali-C.)* (Br.).

Gegenstände scheinen kleiner zu sein.

Krampfartige Schmerzen in den Augenhöhlen (Br.).

Verhärtung der Gebärmutter *(Aur.)* (Bt.).

Menses übermäßig; Blut dunkel und dick, mit Frösteln und Empfindlichkeit der Vulva (G.).

Frühzeitige oder übermäßige Entwicklung des Geschlechtslebens (N.).

ÜBERMÄSSIGE GESCHLECHTSBEGIERDE, BESONDERS BEI JUNGEN FRAUEN *(Phos.)* (G.).

Wollüstiges Kitzeln in der weiblichen Scham und im Bauch, mit Niedergeschlagenheit, Angstgefühlen, und Herzklopfen (G.).

Schamgegend kalt und außerordentlich empfindlich gegen Berührung; kann dort nichts vertragen (G.).

Ausbleiben der Periode, mit schmerzhaftem Druck, als wollte die Menstruation erscheinen, mit Schmerz im Kreuz (G.).

Eiweißartiger Weißfluß, nur tagsüber, mit großer Empfindlichkeit der Vagina (G.).

Kopfschmerzen allmählich schlimmer, dann langsam besser werdend (B.).

Schmerzhafte, krampfartige Taubheit des linken Jochbeins (R.).

Heißhunger *(Anac., Lyc., Phos.)* (Br.).

HARTLEIBIGKEIT *(Alum., Bry., Ign., Nat-M.)*.

Träge Stuhltätigkeit *(Alum., Bry., Op., Plb.)* (D.).

Häufige und erfolglose Versuche zur Stuhlentleerung *(Carb-V., Ign., Nux-V., Sep., Sulph., Thuj.)* (D.).

STÜHLE WIE KITT, UND AM AFTER KLEBEND *(Alum.)* (D.).

VERSTOPFUNG BEI AUSWANDERERN UND REISENDEN *(Ign.)* (D.).

Stühle wie verbrannt *(Bry.)* (Br.).

Menses zu früh und zu reichlich (Calc., Ferr., Sep.).

Gebärmutterblutung (Chin., Mille., Sab., Sec.).

MANNSTOLL *(Canth., Phos., Stram.)*.

Menses zu früh und zu reichlich, Blut dunkel geronnen, und von abwärtsdrängenden Schmerzen begleitet (D.).

Eierstockentzündung mit Unfruchtbarkeit (Br.).

Die Ovarien sind empfindlich, mit brennenden Schmerzen *(Apis)* (D.).

GENITIALE ÜBERMÄSSIG EMPFINDLICH; BERÜHRUNG KANN NICHT ERTRAGEN WERDEN; BEI EINER UNTERSUCHUNG VERURSACHT BERÜHRUNG FAST KRÄMPFE, UND BEIM BEISCHLAF FAST OHNMACHT (N.).

Vaginismus (Bell., Cact., Ferr-P., Ign., Lyc., Nat-M., Nux-V., Plb., Puls., Sil.) (K.).

Wochenbett-Manie, bei unterdrückten Lochien (R.).

Pruritus vulvae *(Ambr., Am-C., Calad., Calc., Kreos., Merc., Nat-M., Nit-Ac., Petr., Rhus-T., Sep., Sil., Sulph., Tarent.)* (A.).

Krämpfe und Schreien während jeder Menstruation (G.).

Globus hystericus *(Asaf., Ign., Sep.)* (R.).

Krampf in den Waden *(Arg-N., Calc., Cham., Coloc., Cupr., Graph., Hep., Lyc., Plb., Sec., Sil., Sulph.)* (B.).

TETANISCHE STARRE *(Cic., Cupr., Hyper., Nux-V., Petr., Sep.)* (K.).

Rückenschmerzen, wie zerschlagen, schlimmer durch Druck oder durch Beugen nach rückwärts (B.).

Nasenbluten, mit dunklem geronnenen Blut (G.).

Blaß, schnell ermüdet *(Stann.)* (A.).

Bleichsucht *(Alum., Calc-P., Ferr., Graph., Puls.)* (G.).

Erektionen im Schlaf mit verliebten Träumen *(Phos.)* (R.).

Onanie *(Nux-V., Phos-Ac., Staph.)* (B.).

KONVULSIONEN NACH MASTURBATION *(Bufo, Calc., Diog., Kali-Br., Lach., Nux-V., Plb., Sep., Sil., Stram., Sulph.)* (K.).

Neigung, tief Atem zu holen, verhindert durch ein Gefühl von Schwäche in der Brust *(Stann.)* (C.).

Gefühl von Taubheit im Kopf oder in den Schläfen, im Jochbein und Warzenfortsatz, als wäre der Kopf zusammengeschnürt oder zu fest gebunden (N.).

Gefühl von Kälte, Kriechen und Taubheit in der rechten Gesichtsseite (N.).

Schläft mit den Beinen weit auseinander *(Cham.)* (Br.).

VERSCHLIMMERUNG: Abends; in der Ruhe; in frischer Luft; während des Wochenbettes; durch Ärger; während der Menses; nach dem Aufstehen; durch Stehen; und beim Koitus.

BESSERUNG: Im Raum; beim Gehen; und durch Bewegung.

VERWANDTE MITTEL: *Vergleiche: Ars., Aur., Bry., Bufo, Calc., Croc., Ferr-P., Graph., Ign., Kali-P., Lach., Lyc., Merc., Mosch., Nat-M., Nux-V., Op., Petr., Puls., Rhus-T., Sep., Stann., Sulph., Thuj., Valer.*

Antidote: Puls., und *Spig-Nitr-D.*

PLUMBUM METALLICUM

GEBRÄUCHLICHE BEZEICHNUNG: BLEI

Besonders geeignet für Krankheiten, die von einer Rückenmarkerkrankung herrühren.

Gesicht des Patienten: wächsern, blaß und fettig, oder glänzend aussehend (D.).

Übermäßige und schnelle Abmagerung *(Ars.)* (N.).

Lokomotorische Ataxie (Alum., Kali-P., Zinc.) (Bl.).

VOLLSTÄNDIGE ODER PARTIELLE LÄHMUNG *(Caust., Nux-V.)* (N.).

LÄHMUNG DER STRECKMUSKELN DES HANDGELENKES; HÄNGEHAND; DIE LÄHMUNG IST VON ATROPHIE DER BEFALLENEN TEILE BEGLEITET (D.).

Stechen und Reißen in den Gliedern.

Zucken der gelähmten Glieder (Merc., Zinc.).

Spinale Kinderlähmung (Bar-C., Calc.) (Bl.).

Die Schmerzen in den Gliedern sind nachts schlimmer, besser durch Reiben.

Übelriechender Fußschweiß *(Bar-C., Graph., Nit-Ac., Sil.)* (G.).

Gefühl von Prickeln in den Knochen.

Brennen in vielen Teilen *(Canth., Phos., Sec., Sulph.).*

Gefühl von Zusammenschnürung innerer Organe (Bell., Cact., Lach.).

Ischias, mit ziehenden, drückenden Schmerzen *(Coloc., Dios., Mag-P., Rhus-T.)* (Hr.).

Konvulsionen von Lähmung gefolgt (Cupr., Nux-V., Zinc.).

Zurückgezogene Hoden *(Clem., Nux-V., Op., Rhod.)* (B.).

Völlige Impotenz *(Agn., Graph., Lyc.)*, mit übermäßiger Abmagerung, und großer Schwäche (Hm.).

Drohender Abort (Apis, Sep.) (A.).

Unentwickelte Gebärmutter (R.).

Überempfindlichkeit der Vulva und Vagina *(Plat.)* (R.).

Verlust des Geschlechtstriebs *(Arg-N., Camph., Sep.)* (C.).

Menorrhagien, mit einem Gefühl, als ob eine Schnur vom Bauch nach dem Rücken gezogen würde (G.).

Milch spärlich *(Bry., Calc.)* (C.).

Süßlicher Geschmack im Mund; alles schmeckt süß (D.).

Eine blaue Linie den Zahnfleischrand entlang (D.).

Flüssigkeiten sind leicht zu schlucken; feste Speisen kommen im Mund wieder hoch (G.).

Verlust des Appetits *(Bry., Kali-M., Nux-V.)* (C.).

Heftiger Durst *(Ars., Bry., Merc., Phos-Ac., Sulph.)* (C.).

Kolik bei Verstopfung - eine sehr deutliche Indikation, es zu verwenden.

Kolikartige Schmerzen vom Rückenmark ausgehend (Bhr.).

Verstopfung während der Schwangerschaft *(Plat.)* (A.).

Hartnäckige Verstopfung durch Zusammenziehen der Darmmuskeln.

DIE STÜHLE GEHEN IN KLEINEN RUNDEN BÄLLCHEN AB; SIE SIND SCHWARZ UND HART (D.).

Stuhlabgang sehr schwierig *(Alum., Nat-M., Op., Sep., Sulph.)* (D.).

KOTERBRECHEN *(Nux-V., Op., Sulph.)*.

Ständiges Erbrechen der Nahrung *(Ipec., Puls.)* (C.).

SCHRECKLICHES BAUCHGRIMMEN, SCHMERZEN IN ALLE RICHTUNGEN AUSSTRAHLEND (D.).

BLEIKOLIK *(Alum., Bell., Coloc., Nux-V., Op.)*; DIE BAUCHDECKEN ZIEHEN SICH EIN (D.).

INVAGINATION MIT KOLIK UND KOTERBRECHEN (A.).

Krampf oder Zusammenziehung des Afterschließmuskels *(Bell.)* (D.).

Gefühl, als ob der After mit einer Schnur in den Mastdarm hineingezogen würde (D.).

Magenschmerz; die Schmerzen sind sehr plötzlich und heftig, besser durch harten Druck und durch Aufstoßen *(Coloc., Nux-V., Puls.)* (R.).

Blinddarmentzündung mit einer großen, harten Schwellung in der Ileozökal-Region, sehr empfindlich gegen Berührung oder geringste Bewegung *(Bell., Bry., Lach.)* (N.).

Chronische Spinalmeningitis (Hn.).

Nützlich bei Schrumpfniere (Aur., Kali-C., Lyc., Merc-C., Nit-Ac., Phos., Rhus-T.).

Vollständige Lähmung der Harnorgane (Op.) (Bt.).

Viel Harnbeschwerden: kann nicht urinieren, hat keinen Drang dazu; wenn er urinieren will, geht es nicht; als wenn gelähmt (G.).

Eiweißhaltiger Urin (Apis, Merc-C., Phos.) (R.).

Chronische interstitielle Nierenentzündung (Lyc., Sep.) (R.).

Hektisches Fieber mit trockenem Husten, mit großer Entkräftung (Hm.).

Blasse, trockene Haut mit Leberflecken *(Sep.)* (G.).

Gelbsucht: Das Weiße der Augen, die Haut, der Stuhl und Urin - alles ist sehr gelb *(Chel., Jod., Nat-S., Sep.)* (N.).

Geistige Stumpfheit *(Op., Phos-Ac.)* (A.).

Verlangsamte Auffassung (Nux-M., Op.) (R.).

Verlust des Gedächtnisses, so daß er beim Sprechen das richtige Wort nicht finden kann (Anac., Lac-C., Lyc., Phos-Ac.) (R.).

Furcht vor Mördern *(Absin., Cimic., Op., Phos., Stram.)* (B.).

DELIRIUM *(Bell., Canth., Hyos., Stram., Verat.)*, MIT KOLIK ABWECHSELND (A.).

Furchtsam und ängstlich *(Phos., Puls.)* (B.).

KOMA *(Hyos., Op., Sulph.)* (R.).

Schweigsam *(Bry., Ign., Phos-Ac.)* (B.).

Zunge zitternd *(Camph., Gels., Lach., Lyc., Merc., Phos-Ac.)*; kann sie nicht herausstrecken *(Apis, Brom., Carb-Ac., Dulc., Hyos., Lyc., Merc-C.)* (R.).

Liegt in den seltsamsten Lagen und Positionen im Bett (A.).

Mangelhafte Aussprache *(Bar-C., Caust., Gels.)*, manchmal nur konfuse Töne (R.).

Lähmung des oberen Augenlides *(Caust., Gels.)* (C.).

Doppeltsehen *(Bell., Hyos., Stram.)* (C.).

Schenkel-, Leisten- oder Nabelbruch *(Lyc., Nux-V.)* (A.).

Eingeklemmter Bruch (Nux-V.) (A.).

Erweiterung der Venen des Handrückens, der Arme und Waden (C.).

Puls schnell, hüpfend, schwach *(Acon., Aur., Bar-C.)* (C.).

VERSCHLIMMERUNG: Durch Anstrengung; von Erregung; nachts; und durch Bewegung; vom Trinken.

BESSERUNG: Durch harten Druck; und vom Reiben.

VERWANDTE MITTEL: Folgen von Blei oder *Plumb.* werden durch *Alum., Hep., Nux-V., Op., Petr., Plat., Sulph-Ac.* und *Zinc.* antidotiert.

Komplementär: Rhus-T.

PODOPHYLLUM PELTATUM

GEBRÄUCHLICHE BEZEICHNUNG: MAIAPFEL

Wirkt besonders auf die Leber und den Verdauungstrakt, hauptsächlich auf die Schleimhäute, besonders des Zwölffingerdarms und Mastdarms, und auf die Drüsen, Reizung, übermäßige Absonderungen, Entzündung und sogar Geschwürsbildung oder Eiterung erzeugend (C.).

Geeignet für: Personen von biliösem Temperament *(Bry., Nat., Sulph.)*, die unter Magen-Darm-Störungen leiden (A.).

„BILIÖSE ATTACKEN" - BESONDERS NACH MERKURMISSBRAUCH *(Nux-V.)* (A.).

Wirkt auf die rechte Seite des Schlunds, den rechten Eierstock und das Hypochondrium *(Lyc.)* (A.).

Die Leber ist geschwollen und empfindlich (Chin., Merc., Nat-S.) (D.).

Chronische Stauung und Trägheit der Leber; chronische Leberentzündung *(Chel., Dig., Merc., Nat-S., Nux-V., Sep., Sulph.)* (C.).

Gallensteinkolik mit Gelbsucht (Chin., Mag-M., Merc., Nat-S., Sep.) (C.).

BESTÄNDIGES REIBEN UND MASSIEREN DER LEBERGEGEND MIT DER HAND (A.).

Biliöse Erkrankung, mit Übelkeit und Schwindel; bitterer Geschmack und Aufstoßen; Neigung zum Gallenerbrechen und Abführen, mit dunklem Urin (Hg.).

Übler Geschmack im Mund *(Nux-V., Puls.)* (D.).

Erbricht Galliges mit Blut gemischt *(Bry., Nat-S., Sep.)* (Bt.).

Erbrechen, mit sehr starken Magenkrämpfen *(Ant-T., Cupr., Ipec., Sec., Verat.)* (Bt.).

Das Essen wird sauer, mit Aufstoßen heißer Gase, die sehr sauer sind (Ra.).

Kolikartige Schmerzen im Bauch, besser durch Anziehen der Glieder (Bell., Bry., Chel., Coloc.) (K.).

Zahneindrücke der Zunge (Ars., Carb-V., Chel., Dulc., Glon., Hydr., Ign., Jod., Kali-I., Merc., Plb., Rhus-T., Sep., Stram., Syph., Tell., Vib.) (K.).

Zunge scheint zu breit zu sein (Kali-B., Nat-M., Par., Plb., Puls., Vib., Ziz.) (K.).

Verlangen nach etwas Saurem *(Ant-T., Ars., Hep., Puls., Sep.)* (C.).

Durst auf große Mengen kalten Wassers *(Ars., Bry., Ferr-P., Nat-M., Phos., Sulph., Verat.).*

Krampfartiger Schmerz im Bauch mit Einziehung der Bauchmuskeln (N.).

Plötzliche, juckende Schmerzen (A.).

KNURREN, KOLLERN UND POLTERN IM BAUCH VOR DEM STUHLGANG *(Aloe, Coloc., Merc., Olnd.)* (K.).

Blähungen beim Zahnen, mit grünen, sauren Stühlen morgens (G.).

Diarrhöe bei zahnenden Kindern, nach dem Essem, Trinken oder wenn sie gebadet oder gewaschen werden (A.).

SCHEINT EINEN VÖLLIG AUSZUTROCKNEN, ABER MAN IST BALD WIEDER „VOLL" (A.).

Lange anhaltende Diarrhöe *(Aloe, Merc., Nat-S., Sulph.)* (A.).

DIARRHÖE FRÜH MORGENS, DEN GANZEN VORMITTAG HINDURCH, GEFOLGT VON NORMALEM STUHL ABENDS *(Aloe)* (A.).

Stühle wässerig und grün, oder sogar normal, aber trotzdem erschöpfend (Bt.).

Wechselnde Stühle (Am-M., Berb., Cham., Colch., Dulc., Puls., Sanic., Sulph.) (K.).

Diarrhöe von einem Gefühl der Schwäche begleitet oder mit Senkungsgefühl im Bauch oder Mastdarm *(Aloe, Sulph.)* (A.).

Schwarze Stühle nur morgens *(Sulph.)* (Ha.).

Stuhl: Grün, wässerig, übelriechend, reichlich, herausströmend (Gamb., Jatr., Phos.); kreideähnlich (Calc.); gallertartig (Aloe, Kali-B.); unverdaut (Aloe, Chin., Ferr.); oder mit gelbem, mehligem Satz (A.).

ÜBERREICHLICHE, WÄSSERIGE STÜHLE - WIE AUS EINEM HYDRANTEN SICH ERGIESSEND (D.).

Durchfällige Stühle mit Würgen und Erbrechen einhergehend, und von einem Gefühl großer Schwäche im Bauch, besonders im Mastdarm, gefolgt (D.).

MASTDARMVORFALL VOR *(Ruta)*, ODER WÄHREND *(Calc., Dulc., Gamb., Ign., Lyc., Sep.)*, ODER NACH STUHLGANG *(Aesc., Cocc., Hep., Lach., Merc., Nit-Ac., Phos., Sulph.)* (K.).

Diarrhöe wie schmutziges Wasser, die Windeln durchdringend (Benz-Ac.), mit Würgen (A.).

Diarrhöe nach Milchgenuß (Calc., Mag-M.) oder saurer Milch (K.).

CHOLERA SCHMERZLOS, ODER CHOLERA INFANTUM *(Kali-P., Ricin., Sulph.)* (A.).

Heftiges Drängen zum Stuhl, mit Abgang vieler Blähungen; Schleimstühle, fleckig und blutgestreift; Durst, aber kein Appetit *(Sulph.)* (An.).

Ruhrartige Diarrhöe, durch entzündliche Reizung des Mastdarms *(Aloe, Merc., Sulph.)* (Hg.).

Verstopfung mit Diarrhöe abwechselnd *(Aloe, Nux-V., Sulph.)* (G.).

Hämorrhoiden, mit Aftervorfall und Diarrhöe morgens (G.).

Tonfarbige Stühle (Calc., Hep.), durch fehlende Galle (D.).

Blasse, harte, kreideähnliche Stühle (Calc., Chel., Lyc.) (B.).

Harnverhaltung *(Apis, Bell., Camph., Stram., Tereb.)* (C.).

Das Weiße der Augen und das Gesicht sind gelb (D.).

Stöhnen und Wimmern im Schlaf *(Ars., Aur., Bell., Cham., Crot-C., Hyos., Ign., Kali-P., Lyc., Mur-Ac., Nux-V., Op., Puls., Sep., Sil., Sulph.)* (B.).

Unruhiger Schlaf, besonders in der ersten Hälfte der Nacht *(Phos.)* (C.).

Schmerz unter dem rechten Schulterblatt *(Abies-C., Bry., Card-M., Chel., Chen-A., Lycps., Nat-M., Nux-V., Phos., Pic-Ac., Ruta, Sanic.)* (C.).

Schläfrige, halbgeschlossene Augen (Op.); Rollen des Kopfes von Seite zu Seite (Bell., Hell., Hyos., Nux-V., Op., Stram., Tub.), mit Stöhnen und Wimmern. (Acon., Bell., Cann-I., Hyos., Kali-C., Phos., Puls., Stram., Sulph., Verat., Zinc.), besonders bei Kindern (N.).

Kopfschmerzen mit Diarrhöe abwechselnd *(Aloe)* (A.).

Kopfschmerzen im Winter, Diarrhöe im Sommer (A.).

Erschwertes Zahnen *(Calc., Calc-P., Sil.)* (A.).

Heftiges Verlangen, das Zahnfleisch zusammenzupressen *(Phyt.)* (A.).

Niedergeschlagenheit *(Ars., Kali-P., Puls.)* (A.).

Bildet sich ein, bald zu sterben oder sehr krank zu sein *(Ars.)* (A.).

Lebensüberdruß *(Ars., Aur., Nux-V.)* (A.).

Fühlt sich erschöpft *(Kali-P., Phos-Ac.)* (G.).

Oft nützlich beim Typ des remittierenden, biliösen Fiebers mit ausgeprägten Gallensymptomen *(Bry., Chin., Nat-S.)* (C.).

GROSSE, SOGAR DELIRÖSE SCHWATZHAFTIGKEIT, WÄHREND FROST UND HITZE (N.).

Fieber-Paroxysmen um 7.00 Uhr morgens (A.).

Schlaf während des Schweißes *(Ars., Chin., Op., Phos-Ac., Puls., Rhus-T., Sabad.).*

Unterdrückte Menses bei jungen Mädchen *(Alum., Calc-P., Cycl., Puls., Tub.)* (A.).

Schmerz und Taubheit im rechten Eierstock, den rechten Schenkel hinunter reichend (Lil-T.) (A.)

In den ersten Monaten der Schwangerschaft kann sie bequem nur auf dem Bauch liegen (Acet-Ac.) (A.).

Gebärmuttervorfall: durch zu viel Heben oder Überanstrengung; von Verstopfung; nach der Geburt, mit mangelhafter Rückbildung der Gebärmutter im Wochenbett (A.).

Schwäche, abwärtsdrängendes Gefühl im Bauch nach der Geburt (G.).

Schmerz in der Lenden- und Kreuzgegend, schlimmer beim Stuhlgang, und noch schlimmer danach (G.).

Hängebauch, nach Entbindung (G.).

Weißfluß, aus dickem, durchsichtigem Schleim bestehend (G.).

VERSCHLIMMERUNG: Früh morgens; bei heißem Wetter; beim Zahnen; nach dem Essen und Trinken; wenn er gebadet oder gewaschen wird; von zuviel Heben oder Überanstrengung; beim Stuhlgang; und durch Bewegung.

BESSERUNG: Durch Vorwärtsbeugen, von äußerlicher Wärme; durch Liegen auf dem Bauch; durch Streichmassage der Leber; und am Abend.

VERWANDTE MITTEL: *Vergleiche: Aloe, Berb., Chel., Chin., Collin., Ferr., Gamb., Hep., Ipec., Kali-P., Lach., Lyc., Merc., Nat-S., Nux-V., Op., Puls., Sep., Sulph., Tub., Verat.* und *Zinc.*

Nützlich nach *Ipec.* und *Nux-V.* bei Magenbeschwerden, und nach *Calc.* und *Sulph.* bei Leberkrankheiten.

Komplementär: Nat-M. und *Sulph.*

Antidote: Lact-Ac. und *Nux-V.*

Es antidotiert die Folgen von Merkur.

PULSATILLA

GEBRÄUCHLICHE BEZEICHNUNG: KUHSCHELLE

Die Wetterfahne unter den Heilmitteln (Br.).

Besonders geeignet für: Frauen, blauäugig, liebevoll, leicht zu Tränen geneigt *(Sep.)* und sehr beeinflußbar (Bt.).

Eines der besten Heilmittel, um die Behandlung eines chronischen Falles zu beginnen *(Calc., Nux-V., Sulph.)* (A.).

Beschwerden durch Mißbrauch von Kamille, Chinin, Eisen, Merkur, Schwefel, oder vom Teetrinken (A.).

Die Disposition und der Gemütszustand sind die führenden Symptome für die Wahl von *Pulsatilla.*

Ihre Symptome sind sehr veränderlich; es geht ihr sehr gut und im nächsten Augenblick fühlt sie sich gar nicht mehr wohl (G.).

SIE IST ÄNGSTLICH UND FURCHTSAM, AUSSERORDENTLICH SANFT UND MILDE; UND MANCHMAL SCHWEIGSAM UND MELANCHOLISCH.

WEINT SEHR LEICHT; KANN IHRE SYMPTOME KAUM BESCHREIBEN, OHNE ZU WEINEN *(Kali-C., Med., Sep.)* (G.).

SEHR WEINERLICH; WEINT BEI JEDEM ANLASS, OB FRÖHLICH ODER TRAURIG (G.).

LEICHT ZUM WEINEN ODER LACHEN ZU BRINGEN *(Ign., Nux-M.)* (A.).

Pulsierende, drückende Kopfschmerzen, besser durch äußeren Druck oder durch festes Binden (N.).

Heftiger Schmerz im Ohr, als drücke etwas nach außen (N.).

Ohrenbeschwerden, Folgen von Masern (N.).

Erforderlich bei Frauen, die zum Dickwerden neigen, mit spärlicher und lang anhaltender Menstruation *(Graph.)* (A.).

Die erste, ernsthafte Schädigung der Gesundheit liegt in der Zeit der Pubertät; „ich bin seitdem nie wieder gesund gewesen" - Blutarmut, Bleichsucht, Bronchitis oder Lungenschwindsucht (A.).

Beim Sitzen schlafen die Beine ein (G.).

DIE ABSONDERUNGEN AUS ALLEN SCHLEIMHÄU-

TEN SIND DICK, MILD UND GELBLICH-GRÜN *(Kali-S., Nat-S., Stann.)* (A.).

Kopfschmerzen mit Übelkeit, durch Unterdrückung der Menses, oder bei Menstruations- oder Magenstörungen (Bry., Sep.) (Bt.).

Halbseitige Kopfschmerzen *(Kali-B., Nat-M., Spig.)* (G.).

Schwindel, beim Aufstehen von einem Stuhl *(Phos.)* (G.).

Verstopfung der Nase, besonders abends *(Sep.)* (K.).

Fauliger Ausfluß oder schlechter Geruch aus der Nase *(Aur., Calc., Hep., Sep.)* (B.).

Schnupfen, jeden Abend viel schlimmer (Bt.).

Husten sehr locker, mit Schleimerbrechen *(Ipec.)* (G.).

Harter, quälender Husten, Magenschmerz verursachend; dazu geht Urin bei jedem Husten ab.

Lockerer Husten den ganzen Tag über, aber nachts trocken, schlimmer gegen Abend, und beim Liegen (Cl.).

Asthma, durch Menstruationsstörungen oder unterdrückten Nesselausschlag (Bt.).

Trübes Sehen, mit feurigen Blitzen, als würde sie ins Gesicht geschlagen (N.).

Profuse Tränenabsonderung im Wind oder in frischer Luft (N.).

Katarrhalische Augenentzündung, mit profusem Tränenfluß und Schleimabsonderung (Arg-N., Euphr., Nat-M., Rhus-T.) (Bt.).

Gerstenkorn, besonders auf dem Oberlid (Am-C., Bell., Ferr., Merc., Phos-Ac., Staph.) (A.).

Verklebte Lider morgens *(Arg-N., Calc., Graph.)* (R.).

Rheumatismus: Schmerzen, schnell von einer Stelle zur anderen wandernd, ohne große Schwellung oder Rötung, chronische Fälle, mit Schwäche, Rigidität, Kälte und Schwere in den kranken Geweben (Bt.).

Nesselausschlag schlimmer nachts; von fettem, schwerem Essen verursacht (Bt.).

Bleichsucht durch Mißbrauch von Eisen (Bt.).

CHRONISCHER OHRENFLUSS *(Calc., Hep., Merc., Sil.)* (Bt.).

Viel Schmerz in den Ohren, mit Taubheit; der Gehörgang ist rot und geschwollen *(Sulph.)* (Bt.).

Mumps mit Metastasen zu den Mammae oder Hoden (Ars., Carb-V., Jab., Nat-M., Rhus-T.) (A.).

Schlechter Geschmack im Mund, jeden Morgen beim Aufwachen (Bar-C., Bry., Calc-P., Lyc., Merc., Nat-M., Nat-S., Nux-V., Sep., Sulph.); sie muß den Mund bald ausspülen; sie kann das nicht ertragen (Nux-V.) (G.).

NICHTS SCHMECKT IHR *(Calc., Merc., Nat-S., Nux-V., Sulph.)* (G.).

ZUNGE: DICKER BELAG, GELB ODER WEISS *(Bry., Kali-M., Nat-S.)* (Bt.).

GROSSE TROCKENHEIT IM MUND (MORGENS), OHNE DURST *(Nux-M.; Mund* feucht, mit heftigem Durst - *Merc.)* (A.).

LECKT DIE LIPPEN, ABER TRINKT NICHT (A.).

ZAHNSCHMERZEN BESSER BEI HALTEN VON KALTEM WASSER IM MUND *(Bry., Clem., Coff., Ferr-P.)*; SCHLIMMER DURCH WARME SACHEN UND HEISSE RÄUME (A.).

Zahnschmerzen auf einer Gesichtshälfte; in kalter Luft immer nachlassend, im warmen Raum wiederkehrend und noch schlimmer werdend; die Schmerzen sind pulsierend oder schießend von starker Schwellung begleitet; schlimmer, abends; bei sanften, weinerlichen Frauen (G.).

Gefühl, als wäre das Essen unverdaut vor dem Magen steckengeblieben (Bhr.).

Ekelhafte Übelkeit und Würgen nach fettem Essen (Kali-M.) (G.).

Übelkeit morgens, mit Schleimerbrechen (G.).

KEIN DURST; DURSTLOSIGKEIT BEI FAST ALLEN BESCHWERDEN *(Cocc., Nux-V., Sep.)* (A.).

Pulsieren in der Herzgrube (Acon., Ant-T., Calc., Chin., Cic., Ferr., Glon., Kali-C., Nux-V., Phos., Sep., Sil.) (G.).

ABNEIGUNG GEGEN ESSEN *(Ant-C., Ars., Bry., Chin., Colch., Sep.)* (G.).

Magenstörungen von schwerem oder fettem Essen *(Kali-M.)* (G.).

Der Anblick von Schweinefleisch oder sogar das bloße Denken daran, ekelt ihn an (A.).

Gefühl des „Hinseins" im Magen, besonders bei Teetrinkern (A.).

Magenaufblähung nach dem Essen *(Arg-N., Chin., Nux-M.)* (R.).

Kollern und Glucksen besonders abends (Lyc.) (R.).

Versetzte Blähungen im Bauch, hier und dort drückend (C.).

Druck im Bauch und Kreuz, wie von einem Stein *(Bry., Nux-V.)* (Ra.).

Kolikartige Schmerzen im Bauch *(Bry., Coloc., Nux-V., Verat.)* (G.).

Sie kann nicht lange sitzen; muß herumgehen, um ihre (Bauch-) Schmerzen zu erleichtern (G.).

Ziehende, schneidende Schmerzen um den Nabel (Bt.).

Diarrhöe nur oder gewöhnlich nachts *(Chin.)*; wässerig, grünlich-gelb, sehr wechselhaft *(Podo., Sulph.)*; sobald man ißt; durch Obst, kaltes Essen oder Getränke, oder Eis *(Ars.)* (A.).

Diarrhöe nach Masern *(Carb-V., Chin., Merc.)* (K.).

Verstopfung mit erfolglosem Stuhldrang (Ra.).

Abgang von Blut und Schleim beim Stuhlgang *(Aloe, Kali-M., Merc., Sulph.)* (G.).

Nach dem Urinieren krampfhafter Schmerz im Blasenhals, zum Becken und zu den Schenkeln reichend (G.).

Häufiges und fast erfolgloses Drängen zum Urinieren, mit schneidendem Schmerz (Canth.) (G.).

Harnverhaltung, mit Röte, Hitze und Wundheit der äußerlichen Blasengegend (Ra.).

UNWILLKÜRLICHES HARNLASSEN BEIM SITZEN, HUSTEN ODER GEHEN *(Caust., Sep.)* (J.).

Beständiger Druck auf der Blase ohne Harndrang (G.).

Spärlicher und hochgestellter Urin *(Apis, Berb., Colch., Lyc., Sep.)* (K.).

Milchiger Weißfluß, mit Schwellung der Vulva, besonders nach der Menstruation (G.).

Dicker, weißer, eiweißartiger Weißfluß (Bt.).

Menses: unterdrückt durch Naßwerden der Füße; zu spät, spärlich, schleimig, schmerzhaft; unregelmäßig, zeitweilig aussetzend, mit Frösteln abends; mit heftigem Schmerz und großer Unruhe und Herumwerfen (Mag-P.); Blutung stärker tagsüber (A.).

VERZÖGERTE MENARCHE *(Caust., Graph., Kali-C., Senec., Sep.)* (A.).

Übelkeit morgens *(Cycl., Graph., Sep.)* (K.).

Drohender Abort; Blutung hört auf und beginnt dann viel stärker wieder; Schmerzen krampfhaft, Erstickungsgefühl und Ohnmacht verursachend; muß frische Luft haben (A.).

Wehen: Schmerzen erzeugen Herzklopfen; Erstickungs- und Ohnmachtsanfälle, wenn Tür und Fenster nicht offen sind; Gefühl, als müsse sie sie offen haben (G.).

Akute Entzündung der Hoden (Bell., Ferr-P., Rhod.) (Bt.).

HODENENTZÜNDUNG DURCH KÄLTE ODER UNTERDRÜCKTE GONORRHÖE VERURSACHT (Bt.).

Hoden und Samenstrang geschwollen und schmerzhaft (Clem., Rhod.) (Bt.).

Blutung aus der Harnröhre nach unterdrückter Gonorrhöe, oder nach dem Urinieren *(Hep., Sars., Thuj.)* (K.).

Gonorrhöe-Ausfluß grünlich-gelb oder gelb aussehend (Merc.) (K.).

Chorda *(Arg-N., Cann-S., Canth., Caps., Kali-Chl., Tereb., Thuj.)* (K.).

Hydrocele, besonders bei Jungen *(Rhod., Sil.)* (K.).

Geschlechtstrieb gesteigert *(Cann-I., Canth., Con., Lyc., Nux-V., Phos., Staph.)* (K.).

Striktur *(Clem., Con., Staph.)*; Schmerz und Urindrang, schlimmer beim Liegen auf dem Rücken (Br.).

Akute Entzündung der Vorsteherdrüse (Con., Merc., Sep.) (Br.).

Sehr nützlich bei Wechselfiebern, wenn Frost vorherrschend ist *(Ars., Chin., Nux-V., Rhus-T.)* (Bt.).

Fieber nur bei Sonnenuntergang *(Ign., Thuj.)* (A.).

Wenig Hitze, ohne Durst (Ipec.) (Bt.).

Frieren sogar im Sommer, wenn warm angezogen, mit Schwindel, pulsierenden Kopfschmerzen, Druck im Magen, etc. (G.).

FRIEREN, TROTZDEM ABNEIGUNG GEGEN WÄRME (B.).

Unregelmäßige Malaria-Fieber *(Nux-V., Psor., Sep.)* (K.).

Ängstliche Hitze, wie mit heißem Wasser bespritzt (C.).

Unerträgliche, brennende trockene Hitze, abends oder nachts; mit erweiterten Venen und brennenden Händen; sucht kühle Stellen; ohne Durst (C.).

STÖHNEN WÄHREND DER HITZE *(Arn., Bell., Eup-P., Ipec., Lach., Nux-V.)* (K.).

Kann schlecht atmen; oder Frösteln in einem warmen Raum (A.).

VERLANGEN NACH FRISCHER, KÜHLER LUFT *(Kali-S., Phos., Sulph., Tub.)* (Bt.).

Sehr träger Kreislauf mit beständigem Frösteln, Kälte und Blässe der Haut *(Graph., Sep., Sil.)* (Ra.).

SYMPTOME BESTÄNDIG WECHSELND; KEINE ZWEI FRÖSTE, STÜHLE ODER ANFÄLLE SIND GLEICH; FÜHLT SICH EINE STUNDE SEHR WOHL UND IN DER NÄCHSTEN STUNDE ELEND - OFFENSICHTLICH EIN WIDERSPRUCH *(Ign.)* (A.).

Schmerzen am Anfang einer Bewegung *(Rhus-T.)* (A.).

Schmerzen: Ziehen, Reißen, vagabundierend, schnell von Stelle zu Stelle wandernd *(Bell., Ign., Kali-B., Kali-S., Lac-C.,*

Mang.); von beständigem Frösteln begleitet; je stärker die Schmerzen, desto stärker der Frost; erscheinen plötzlich, verschwinden langsam; oder Spannung wird immer mehr, bis sie ganz stark wird und dann ganz plötzlich verschwindet (A.).

Kann im ersten Teil der Nacht nicht schlafen, aber schläft bis in den späten Morgen (G.).

Wacht müde, ohne Erquickung auf (A.).

VERSCHLIMMERUNG: In einem warmen, geschlossenen Raum; gegen Abend; von warmen Dingen; durch schweres oder warmes Essen; durch Schweinefleisch und Pasteten; durch Obst; durch Liegen auf der linken oder schmerzlosen Seite; durch Hitze, und während der Menstruation.

BESSERUNG: In frischer Luft; von kalten Dingen; durch Liegen auf der schmerzhaften Seite; durch kalte Luft oder kühle Räume; und durch kalte Umschläge.

VERWANDTE MITTEL: *Silicea* ist die chronische *Pulsatilla* bei fast allen Krankheiten.

Folgt gut nach: Kali-B., Lyc., Sep., Sil. und *Sulph.*

Folgt und wird gefolgt von *Kali-Br.*, das sein chemisches Analogon ist.

Komplementär: *Kali-M., Lyc., Sil.* und *Sulph-Ac.*

PYROGEN

GEBRÄUCHLICHE BEZEICHNUNG: FLEISCHFÄULNISNOSODE

Dieses Heilmittel wird bei Typhoid- und septischen Zuständen gebraucht, wenn das gutgewählte Heilmittel nicht hilft (Bl.).

Krankheiten, herrührend von Leichengift- oder Faulschlammgas-Vergiftungen (N.).

Septische Zustände nach Aborten und Entbindungen, wenn die Lochien dünn, scharf, und sehr übelriechend, oder unterdrückt sind (Bl.).

Chronische Beschwerden, die aus der Zeit septischer Zustände herrühren (Br.).

Wochenbett-Bauchfellentzündung *(Apis, Bell.)* (Br.).

SCHNELLES WUNDLIEGEN *(Ars., Carb-Ac., Lach., Sec.)* (A.).

Postoperative Sepsis (Br.).

Große Unruhe; muß sich ständig bewegen *(Ars., Phos.)* (A.).

Das Bett ist ihm zu hart, die Teile, worauf er liegt, sind wie wund und gequetscht; muß sich bewegen, um die Zerschlagenheit zu erleichtern (Ars., Bapt.) (N.).

Haut blaß, kalt und aschfarben *(Sec.)* (A.).

KNOCHENSCHMERZEN *(Eup-P., Ipec.)* (B.).

Geschwätzig *(Bell., Hyos., Lach., Stram.)* (B.).

Erregt *(Bell., Stram.)* (B.).

Gefühl des Doppeltseins *(Anac., Petr.)* (B.).

Halluzinationen *(Hyos.)* (B.).

Erbricht Wasser, wenn es im Magen warm wird *(Chlf., Phos.)* (Br.).

Voller Angstgefühle und verrückter Ideen (Br.).

Glaubt, sehr reich zu sein *(Bell., Cann-I., Sulph., Verat.)* (Br.).

Zunge: Groß, schlaff, sauber, glatt, wie lackiert; feuerrot, rissig, schwierige Aussprache (N.).

Geschmack: süßlich, sehr übel, eiterähnlich (A.).

Atem schrecklich übelriechend *(Bapt., Merc., Sulph.)* (A.).

ALLE AUSFLÜSSE SCHRECKLICH ÜBELRIECHEND *(Bapt., Carb-Ac., Nit-Ac., Psor., Sulph.)* (Br.).

Erbrechen: langanhaltend, bräunlich, wie Kaffeesatz, übelriechend, kotartig (N.).

Erbrechen bei eingeklemmten oder verstopften Eingeweiden *(Op., Plb.)* (A.).

Verstopfung bei totaler Darmträgheit *(Bry., Op., Sanic., Sil.)* (A.).

STÜHLE: GROSS, SCHWARZ, AASÄHNLICH; KLEINE SCHWARZE BÄLLCHEN, WIE OLIVEN (A.).

Diarrhöe schrecklich übelriechend, braun oder schwarz (Ars., Kali-P., Lach.); schmerzlos, unwillkürlich (Kali-P., Podo., Sulph.) (N.).

Fieber bei jeder Periode durch latente Entzündungen im kleinen Becken (Br.).

Puls ungewöhnlich schnell, in gar keinem Verhältnis zum Fieber (Lit-T.) (A.).

Kälte und Taubheit der Hände und Füße, der Arme und Beine (A.).

DEUTLICHES ORGANGEFÜHL DES HERZENS; ES IST MÜDE, WIE VERGRÖSSERT; SCHNURREN, KLOPFEN, PULSIEREN, BESTÄNDIG IN DEN OHREN ZU EMPFINDEN, DEN SCHLAF VERHINDERND (N.).

Chronische Malaria (Ars., Ipec., Nat-M.) (Br.).

Schmerzen in den Gliedern, oder am ganzen Körper wie von einer heftigen Erkältung (A.).

Frost beginnt im Rücken zwischen den Schulterblättern *(Caps., Eup-P., Polyp.)* (A.).

Häufiger Harndrang, sobald das Fieber beginnt; Urin reichlich und klar wie Quellwasser; weiß, wann das Fieber beginnt, weil er dann häufig urinieren muß (A.).

Frösteln, sobald er das kalte Bettleinen berührt *(Aran.)* (A.).

Umschriebene Röte der Wangen im Hitzestadium (A.).

Temperatur schnell wechselnd (B.).

Kalter Schweiß am ganzen Körper *(Camph.)* (A.).

Schweiß, ohne Erleichterung *(Bell., Merc.)* (B.).

Menses: Schrecklich übelriechend, aasähnlich, ein fauliger Gestank; nur einen Tag anhaltend, und danach ein blutiger Weißfluß mit ähnlichem Gestank (A.).

Scheint im Halbschlaf zu sein; träumt die ganze Nacht hindurch (Br.).

Unterdrückung der Lochien, gefolgt von Frösten, Fiebern und reichlichem, übelriechendem Schweiß (Sec.) (A.).

Sepsis oder Blutvergiftung *(Ars., Bry., Chin., Hyos., Kali-P., Lach., Lyc., Op., Phos., Rhus-T.)* (A.).

Folgen von Fehlgeburt *(Chin., Sec.)* (Br.).

Verhaltung des Fötus oder Nachgeburt, verwesend; seit Tagen schon abgestorben; schwarzer, sehr übelriechender Ausfluß (A.).

Herzschwäche durch septische Zustände *(Ars., Kali-P., Lach., Phos., Sec.)* (A.).

Drohendes Herzversagen bei zymotischen und septischen Fiebern (Br.).

Hartnäckige, varizöse, übelriechende Geschwüre bei alten Leuten *(Psor., Sec.)* (A.).

Sektionsverletzungen *(Ars.)* (Br.).

VERSCHLIMMERUNG: Durch Kälte; durch Abgang von Blähungen; und nachts.

BESSERUNG: Durch Bewegung; durch Hitze; und durch Druck.

VERWANDTE MITTEL: *Vergleiche: Arn., Ars., Bapt., Carb-Ac., Carb-V., Echin., Kali-P., Lach., Op., Rhus-T., Psor., Sec., Sulph. und Verat.*

Folgt gut nach: Bry., Lach. und *Rhus-T.*

RADIUM BROMATUM

GEBRÄUCHLICHE BEZEICHNUNG: RADIUMBROMID

Allgemeine Abspannung und Gefühl von Müdigkeit; will sich hinlegen und ausruhen *(Gels., Phos-Ac., Stann.)* (C.).

Lebhafte Träume von Feuer *(Anac., Hep., Laur., Mag-C., Mag-M., Sulph.)* (B.).

Stirnkopfschmerzen *(Bry., Nux-V., Sep.)* (Br.).

Schwindel, mit Schmerz im Hinterkopf *(Cocc., Nux-V., Petr.)* (C.).

Jucken am ganzen Körper (Psor., Sulph.) (Br.).

Trockene, kleieähnliche, schuppige Ausschläge (Ars.) (C.).

EKZEMATÖSE AUSSCHLÄGE *(Anac., Rhus-T., Tub.)* (C.).

BRENNEN DER HAUT, WIE FEUER *(Ars., Sulph.)* (Br.).

Schuppenflechte *(Kali-Ars., Sep., Sulph.)* (Br.).

Gelenkentzündung mit quälenden Schmerzen, schlimmer nachts *(Merc., Rhus-T.)* (Br).

Gicht *(Benz-Ac., Colch., Lyc.)* (B.).

GESCHWÜRE UND KREBS *(Ars., Carb-An., Nit-Ac., Sil.)* (Br.).

Ängstlich und niedergeschlagen *(Kali-P.)* (C.).

Furcht vor dem Alleinsein in der Dunkelheit *(Ars., Phos., Stram.)* (Br.).

Metallischer Geschmack im Mund *(Cocc., Merc., Nat-C., Rhus-T., Seneg.)* (C.).

Zunge bläulich-weiß, dick, Gefühl wie geschwollen (C.).

Gefühl von Leere im Magen (Carb-An., Sep., Sulph.) (Br.).

Abneigung gegen Süßigkeiten (Graph.) (Br.).

Aufstoßen von Luft *(Carb-V., Lyc., Nux-M., Puls.)* (C.).

Viel Blähungen *(Aloe, Carb-V., Lyc., Nat-S., Puls., Sulph.)* (C.).

Juckreiz im After und Hämorrhoiden *(Aloe, Nux-V., Sulph.)* (Br.).

Verlangen nach und Besserung in frischer Luft (Arg-N., *Phos., Puls.)* (C.).

Zuckerkrankheit *(Phos-Ac., Sulph.)* (Bl.).

VERSCHLIMMERUNG: Beim Aufstehen vom Liegen; nach dem Essen; durch Bewegung und nachts.

BESSERUNG: In frischer Luft; von fortgesetzter Bewegung; und durch Hinlegen.

VERWANDTE MITTEL: *Ähnlich: Ars., Brom., Carb-An., Ferr-P., Gels., Graph., Kali-Ars., Kali-P., Lach., Lyc., Merc., Nux-V., Phos., Rhus-T., Sep., Sil., Sulph., Tub.* und *Urt-U.*

Antidote: Rhus-T., Rhus-V. und *Tell.*

RANANCULUS BULBOSUS

GEBRÄUCHLICHE BEZEICHNUNG:
KNOLLENHAHNENFUSS

Eines unserer wirksamsten Heilmittel für die Folgen von Alkohol (A.).

Rippenfell- oder Lungenentzündung, wenn plötzlich der Kälte ausgesetzt, nach Überhitzung (Acon., Arn.) (A.).

„Schläge" durch den ganzen Körper.

Gefühl wie zerschlagen am ganzen Körper (Arn., Bapt., Pyrog.).

Brennende, stechende Schmerzen (Apis).

Zittern der Glieder nach Zorn (Nit-Ac.).

Muskelschmerzen am Rand der Schulterblätter bei Frauen mit sitzender Arbeitsweise, oft brennend an kleinen Stellen *(Agar., Phos.)*; durch Näharbeiten, Schreibmaschinenschreiben und Klavierspielen *(Act-R.)* (A.).

Blasenförmige Ausschläge (Ekzem) an den Handtellern (N.).

Brennende und juckende Bläschenausschläge (Canth., Rhus-T.).

Gürtelrose vor oder nach Interkostalneuralgien (Mezer.); Bläschen können bläulich sein (A.).

Hühneraugen: empfindlich gegen Berührung; stechend und brennend *(Salic-Ac.)* (A.).

Tagesblindheit *(Con., Sil., Stram., Sulph.)* (A.).

Wie Nebel vor den Augen *(Ars., Calc., Caust.)* (A.).

Druck und Schmerz in den Augäpfeln *(Phos.)* (A.).

Delirium tremens (Bell., Gels., Hyos., Stram.) (A.).

Pleurodynie, mit kurzem und beklemmtem Atmen *(Bry., Phos.)* (Bl.).

ZWISCHENRIPPENRHEUMATISMUS, BRUST SCHMERZHAFT, WIE ZERSCHLAGEN, SCHLIMMER DURCH BERÜHRUNG, BEWEGUNG ODER DREHEN DES KÖRPERS *(Bry.)*; BEI NASSEM, STÜRMISCHEM WETTER *(Rhus-T.)* (A.).

Rippenfellentzündung, wenn überhitzt und plötzlich der Kälte ausgesetzt (Bl.).

SCHMERZEN: STECHEND, SCHARF, SCHIESSEND, NEURALGISCH, MYALGISCH ODER RHEUMATISCH IN DEN BRUSTWÄNDEN, IN PAROXYSMEN ERSCHEINEND; SCHLIMMER ODER VERURSACHT DURCH: WETTERWECHSEL; ENTZÜNDUNG VON SPINALIRRITATION ABHÄNGIG *(Agar.)* (A.).

Schluckauf bei Trinkern (A.).

Krampfhafter Schluckauf (Bell., Ign., Mag-P., Nux-V., Sec., Verat.) (A.).

Schluckauf mit Konvulsionen *(Bell., Cic., Cupr., Hyos.)* (K.).

SCHLUCKAUF NACH ALKOHOLISCHEN GETRÄNKEN (K.).

Angst abends; will nicht allein gelassen werden; Angst vor Gespenstern (R.).

Gedanken schwinden (R.).

Verwirrung im Kopf *(Bapt., Gels.)* (R.).

GEFÜHL VON VERGRÖSSERUNG DES KOPFES *(Bell., Glon.)* (K.).

Schmerz in der Stirn und in die Augen reichend *(Spig.)* (R.).

Ziliarneuralgie *(Bell., Spig.)* (R.).

Regenbogenhautentzündung *(Merc-C., Sil., Sulph.)* (R.).

Rasselnde Atmung (Ant-T., Cact., Cupr., Dulc., Hep., Ipec., Kali-S., Lyc., Phos., Puls., Seneg.) (K.).

VERSCHLIMMERUNG: Morgens; abends; durch Temperaturwechsel; durch Bewegung; durch Strecken, bei stürmischem Wetter; durch Berührung; von Alkohol; durch Atmen; durch Änderung der Lage.

BESSERUNG: Durch Ruhe; durch warme Umschläge; und bei warmem Wetter.

VERWANDTE MITTEL: *Vergleiche: Acon., Apis, Arn., Bapt., Bry., Canth., Clem., Euphorb., Mezer.*

Feindlich: Staph. und *Sulph.*

RANANCULUS SCELERATUS

GEBRÄUCHLICHE BEZEICHNUNG:
SUMPF-HAHNENFUSS

Bei dieser Droge erscheinen die Symptome gewöhnlich auf der rechten Seite *(Bell., Bry., Lyc.)* (G.).

Nagende und windende Schmerzen abends und vor Mitternacht.

Zucken in den Gliedern (Bell., Cupr., Gels., Hell., Ign., Kali-P., Lach., Mosch., Nux-V., Op., Phos., Sil., Zinc.).

OHNMACHT DURCH SCHMERZEN *(Apis, Cham., Cocc., Hep., Nux-V., Phyt., Valer., Verat.).*

Ohnmacht durch Schmerz im Magen (Coll., Puls.) (K.).

Die Schmerzen werden abends schlimmer und gegen Mitternacht wieder besser; darauf folgt Schlaflosigkeit.

Periodische Beschwerden *(Ars., Chin., Kali-B., Nat-M., Sulph.).*

Gefühl von Vergrößerung des Kopfes *(Glon., Nux-M., Nux-V., Sil., Spig.)*

Bläschenausschläge, mit einer scharfen Ausschwitzung, die umgebenen Teile wund machend (Bl.).

Schmerz über der Leber (Bry., Chel., Hep., Jod., Kali-M., Lyc., Merc., Nat-S., Pod., Sep., Sulph.) (Bl.).

Gefühl, als wollte Diarrhöe kommen (Bl.).

Gefühl von Spinnweben im Gesicht (Alum., Bar-C., Bor., Brom., Calc., Con., Graph., Laur., Mag-C., Mezer., Phos-Ac., Plb., Sulph., Sulph-Ac.) (K.).

Landkartenzunge (Ars., Cham., Kali-B., Lach., Merc., Nat-M., Nit-Ac., Rhus-T., Sulph-Ac., Tarax.) (K.).

Zunge mit weißem Belag, der sich in Stücken ablöst, dunkelrote, wunde, sehr empfindliche Flecken hinterlassend *(Tarax.)* (A.).

Brennen und Rauheit der Zunge (Ars., Nat-M., Sulph.) (Br.).

Geschwüre oder große wunde Stellen auf der rechten Seite der Nase (G.).

Fließschnupfen, mit Niesen und brennender Miktion *(All-C.)* (Br.).

Schreckliche Träume von Leichen, Schlangen, Schlachten, etc. (Br.).

STICHE IN DEN BRUSTMUSKELN *(Apis, Bell., Bry., Carb-An., Kali-B., Kali-C., Lach., Merc., Nat-M., Phos., Sil., Sulph.)* (B.).

Blasen mit scharfem Inhalt (B.).

Pemphigus *(Apis, Canth., Ran-B.)* (B.).

Nagen in den Knien *(Benz-Ac., Kali-I., Merc., Nat-M., Zinc.)* (B.).

Gefühl wie von einem Pflock, der mit Gewalt zwischen die Rippen oder unter den Nabel, in das Herz, etc. gezwängt ist (B.).

Gicht der kleinen Gelenke *(Benz-Ac., Calc-P., Lyc., Nit-Ac.)* (B.).

VERSCHLIMMERUNG: Abends; vor Mitternacht; durch tiefes Atmen; und durch Bewegung.

BESSERUNG: Nach Mitternacht.

VERWANDTE MITTEL: *Ähnlich: Apis, Bry., Canth., Ferr-P., Graph., Hep., Kali-B., Lach., Merc., Nat-M., Rhus-T.* und *Sulph.*

Heilmittel danach folgend: Bell., Phos., Puls., Rhus-T. und *Sil.*

ANTIDOT: *Camph.*

RATANHIA

GEBRÄUCHLICHE BEZEICHNUNG:
RATANHIAWURZEL

Die Mastdarmsymptome sind die wichtigsten und klinisch bewährt (Br.).

GROSSE EMPFINDLICHKEIT DES MASTDARMS *(Lach., Mur-Ac.)* (A.).

AFTERFISSUR *(Aesc., Graph., Nat-M., Nit-Ac., Sulph.)* (A.).

QUALVOLLE SCHMERZEN NACH DEM STUHLGANG (A.).

Brennen nach weichem Stuhl *(Aloe, Nit-Ac.)* (A.).

Verstopfung; Eingeweide untätig; harte Stühle; Entleerung nur mit großer Mühe möglich (A.).

Hämorrhoiden hervortretend, von langanhaltendem Brennen und Schmerzen im After gefolgt (Sulph.) (A.).

SCHMERZ NACH DEM STUHLGANG WIE VON STECHENDEN GLASSPLITTERN IM AFTER UND MASTDARM *(Aesc., Nit-Ac., Thuj.)* (A.).

Trockner oder juckender After *(Aesc., Sulph.)* (B.).

Schrunden der Brustwarzen bei stillenden Frauen *(Graph., Petr., Sep.)* (A.).

Schreckliche Zahnschmerzen in den ersten Monaten der Schwangerschaft (Acon., Bell., Bry., Calc., Cham., Hyos., Lyss., Mag-C., Merc., Nux-M., Puls., Rhus-T., Sep., Staph., Tab.) (A.).

Gefühl, als wären die Zähne zu lang *(Alum., Am-C., Ant-T., Bor., Bry., Calc., Carb-V., Caust., Cham., Lach., Mag-C., Mezer., Nux-V., Phyt., Rhus-T., Staph.)* (A.).

Zahnschmerzen, schlimmer vom Liegen, zwingen zum Aufstehen und Hin- und Hergehen (Mag-C., Rhus-T.) (A.).

Berstende Kopfschmerzen bei anstrengender Stuhlentleerung *(Ind.)* (B.).

Heftiger, schmerzhafter Schluckauf (Am-M., Cic., Lyc., Mag-P., Nat-M., Nux-V., Stram., Verat.) (B.).

Schluckauf nach dem Essen (Alum., Ars., Bry., Carb-V., Cycl., Graph., Hyos., Ign., Lyc., Mag-M., Nat-C., Nux-V., Phos., Sep., Teucr., Sulph., Verat., Zinc.) (K.).

Oxyuren *(Calc., Cina, Merc., Sil., Sulph., Teucr.)* (Br.).

Schmerz wie von Messern im Magen *(Abrot., Ars., Bell.,*

Cham., Coloc., Dios., Hydr., Ign., Kali-C., Lyc., Merc., Nux-V., Op., Phos., Puls., Sil., Sulph., Thuj., Valer., Zinc.) (Br.).

Absonderung aus dem After *(Aloe, Phos., Paeon.)* (Br.).

Übelriechende, dünne Diarrhöe; Stühle brennend *(Aloe., Nux-V., Sulph.)* (Br.).

Gefühl, als wollte das Gehirn zur Stirne herausfallen (B.).

VERSCHLIMMERUNG: Durch Liegen; während der Schwangerschaft; nachts; durch Berührung; durch Hitze; beim und nach dem Stuhlgang; und nach dem Essen.

BESSERUNG: Durch Herumgehen, durch kaltes Baden und durch Waschen mit heißem Wasser.

VERWANDTE MITTEL: *Vergleiche: Aesc., Bry., Canth., Carb-Ac., Cycl., Hyos., Ind., Iris, Kali-C., Kali-M., Lach., Lyc., Mag-C., Nat-M., Nit-Ac., Nux-V., Paeon., Petr., Phos., Rhus-T., Sulph., Thuj.* und *Verat.*

RHEUM

GEBRÄUCHLICHE BEZEICHNUNG: RHABARBER

Besonders für Kinder geeignet, während des Stillens und beim *Zahnen (Calc., Calc-P., Mag-C., Pod., Sil., Sulph.).*

Wir verwenden dieses Heilmittel besonders bei sauerriechenden Kindern; Stühle, Erbrochenes, Atem - alles riecht sauer (G.).

Nächtliche Schlaflosigkeit mit Weinen.

Bei Bewegung sind alle Gelenke schmerzhaft *(Arn., Bry., Cham., Colch., Kali-B., Led., Lyc., Mang., Nux-V., Phyt., Ruta).*

Sprudelndes Gefühl, wie von kleinen Luftblasen, in den Muskeln und Gelenken.

Die Glieder, auf denen man liegt, schlafen ein *(Arn., Bry., Calc., Carb-V., Chin., Kali-C., Lyc., Puls., Rhod., Rhus-T., Sil., Sumb.).*

Schwäche und Schwere im ganzen Körper, als würde er aus einem tiefem Schlaf aufgeweckt.

Kühler Schweiß (um den Mund und das Kinn und an den Handtellern).

DER GANZE KÖRPER DES KINDES RIECHT SAUER *(Calc., Hep.)* (D.).

Sehr saurer Geruch des Kindes - soviel man das Kind auch wäscht - ist nicht wegzubringen (G.).

Cholera infantum; Stühle häufig, gleichmäßig schaumig, wässerig und erbsengrünfarben (Sm.).

Diarrhöe mit schneidenden Schmerzen um den Nabel *(Aloe, Ipec.)* (Bt.).

Kolik und Diarrhöe während der Zahnung (Mag-C.) (N.).

Braune und schaumige Stühle (Arn., Kali-B., Mag-C., Merc., Nat-S., Sulph.) (D.).

Diarrhöe: saure, schleimige Stühle, mit Stuhlzwang und Bauchgrimmen (Merc.) (D.).

STÜHLE SIND SAUER *(Calc., Hep., Mag-C., Merc., Phos., Sulph.)* MIT STUHLZWANG *(Nux-V., Merc., Sulph.).*

GELBER STUHL, BEIM STEHEN GRÜN WERDEND *(Arg-N.)* (K.).

Schreien der Kinder mit Stuhldrängen und sauren Stühlen (A.).

KINDER WEINEN UND WERFEN SICH DIE GANZE NACHT HERUM *(Psor.)* (A.).

Kind ungeduldig, verlangt nach allem möglichen, und weint; Abneigung sogar gegen sein Lieblingsspielzeug *(Cham., Cina, Staph.)* (A.).

Seine Laune ist so scharf und sauer wie seine Stühle (Bl.).

Starker Ekel schon nach dem ersten Biß (B.).

Verlangen nach vielen verschiedenen Speisen, aber kann sie nicht essen; wirken ekelerregend (A.).

Kolik: schlimmer, sobald er einen Arm oder ein Bein unbedeckt hat; mit sehr saurem Stuhl; schlimmer beim Stehen; durch Stuhlgang nicht besser (A.).

Schwierige Zahnung; Kind unruhig, reizbar, mürrisch, mit blassem Gesicht und saurem Geruch (Cham., Kreos.) (A.).

Schweiß auf der Kopfhaut, beständig, reichlich; ob schlafend oder wach, in Ruhe oder in Bewegung, das Haar ist immer naß; er kann sauer oder nicht sauer sein *(Calc., Sanic.)* (A.).

Schweiß auf der oberen Hälfte des Körpers (Asar., Carb-V., Cham., Kali-C., Nit-Ac., Op., Par., Sec., Thuj., Verat.; auf der unteren Hälfte - *Am-C., Apis, Ars., Coloc., Croc., Cycl., Euph., Hyos., Mang., Merc., Nit-Ac., Sep., Thuj.)* (K.).

Kolik mit Schreien; besser durch Zusammenkrümmen, und schlimmer wenn irgendein Teil aufgedeckt wird (B.).

Frösteln beim Stuhlgang (Merc.) (C.).

Schnarchende Einatmung während des Schlafes (C.).

Lebhafte, traurige, ängstliche Träume (C.).

Kann nach Magnesiamißbrauch gegeben werden mit oder ohne Rharbarber, wenn die Stühle sauer sind (A.).

Gicht mit fibröser Ablagerung im Großzehengelenk *(Colch., Led.)* (A.).

VERSCHLIMMERUNG: Nachts; bei der Zahnung, beim Entblößen irgendeines Teils; beim Stehen; beim Stuhlgang; vom Essen; und im Sommer.

BESSERUNG: Durch Wärme; durch Einhüllen; und durch Zusammenkrümmen.

VERWANDTE MITTEL: *Vergleiche: Ars., Calc., Cham., Coll., Hep., Ipec., Mag-C., Merc., Nat-M., Pod., Sanic., Staph.* und *Sulph.*

Folgt gut nach *Mag-C.*, wenn Milch abgelehnt wird und das Kind sauer riecht.

Danach folgende Heilmittel: Bell., Calc., Puls., Rhus-T. und *Sulph.*

Antidote: Camph., Cham., Coloc., Merc., Nux-V. und *Puls.*

Rheum antidotiert *Canth.* und *Mag-C.*

RHODODENDRON

GEBRÄUCHLICHE BEZEICHNUNG: ALPENROSE

Besonders für nervöse Personen geeignet, die Furcht vor einem Gewitter und Angst, besonders vor Donner, haben (A.).

Gefühl von Ameisenlaufen in den Gliedern *(Agar., Camph., Ign., Lyc., Nux-V., Phos-Ac., Phos., Puls., Rhus-T., Sec., Tarant., Zinc.)*.

In der Ruhe Schwäche und Verlust der Kraft in den Gliedern.

SCHMERZEN VERURSACHT UND VERSCHLIMMERT VON NASSEM, KALTEM WETTER UND DURCH GEWITTER.

In der Ruhe sind die Schmerzen am schlimmsten.

Heftiges rheumatisches Reißen in den Gliedern, wie in der Knochenhaut sitzend (Phyt.).

Rheumatismus schlimmer in der Ruhe und bei Wetterwechsel (D.).

Rheumatismus der kleinen Gelenke *(Act-S.)* (D.).

Rheumatische Gicht *(Benz-Ac., Calc-P.)* (D.).

Gichtknoten *(Caust., Lyc., Mezer.)* (G.).

Reißender, zuckender Gesichtsschmerz oder Zahnschmerz; besser durch Essen oder durch Wärme (B.).

Ziehende Schmerzen in den Gelenken, als wären sie verrenkt, mit gichtischen Ablagerungen und Schwellungen.

Zahnneuralgien im Ober- und Unterkiefer, quälend, mit ausgeprägter Neigung zu Zahnfleischschwund bei allen Fällen.

Sehr wirksam bei heftigen alarmierenden Nervenschmerzen.

Zahnschmerzen, plötzlich nachlassend, aber nach zwei oder drei Stunden wieder schlimmer werdend (G.).

Zahnschmerzen, jeden Frühling und Herbst, wenn die scharfen Ostwinde wehen; schlimmer bei Wetterwechsel, Gewitter und windigem Wetter (A.).

Schweiß mit Ameisenlaufen (N.).

Drücken im Magen nach Trinken kalten Wassers.

Stiche in der Milz von schnellem Gehen *(Arn., Chin., Hep., Lach., Nat-C., Nat-M., Sel., Verat.).*

Juckender, schweißiger, runzeliger Hodensack (B.).

Hydrocele bei Jungen *(Abrot., Calc., Puls., Sil.)* (B.).

Harter, indurierter Hoden, mit Neigung zur Atrophie und einem Gefühl, als wenn er gequetscht wäre (D.).

Ziehen des Samenstrangs, bis zum Bauch und Oberschenkel gehend (D.).

HODENVERHÄRTUNG ODER -SCHWELLUNG, BESONDERS DES RECHTEN HODENS (G.).

HODEN, BESONDERS DER NEBENHODEN, BEI BERÜHRUNG HÖCHST SCHMERZEND, HOCHGEZOGEN, GESCHWOLLEN UND SCHMERZHAFT (N.).

Hodenverhärtung und -schwellung nach Gonorrhöe (Clem., Puls.) (A.).

Ziehen und Reißen in den Gliedern, besonders der Knochenhaut, Unterarme und Beine; schlimmer bei nassem Wetter, oder vor einem Gewitter und in der Ruhe (N.).

Menses mit Fieber *(Bell., Graph., Phos., Sep.)* (B.).

Diarrhöe durch Obstgenuß (Ars., Bry., Chin., Coloc., Nat-S., Puls., Verat.), und von nassem, kaltem Wetter (Calc., Dulc., Nat-S., Nit-Ac., Nux-V., Polyg., Rhus-T.).

Brennender Schmerz und beim Lesen oder Schreiben, Hitze in den Augen (R.).

Ohren: Schmerz am äußeren Ohr fast den ganzen Tag; Summen, Brummen, Klingen; Gefühl, als fließe Wasser hinein; laute Geräusche, sich für längere Zeit echoartig wiederholend (R.).

Verwirrt und stumpfsinnig; vergißt sein Thema *(Bar-C.)* (B.).

Nasenlöcher abwechselnd verstopft *(Lac-C.)* (B.).

Schabendes und kratzendes Gefühl im Schlund, wie von Schleim belegt (C.).

Akute, entzündliche Schwellung der Gelenke, von einem

zum anderen Gelenk wandernd; heftiger nachts; schlimmer in der Ruhe und bei rauhem, stürmischem Wetter (Kalm.) (A.).

Rheumatisches Ziehen, reißende Schmerzen in allen Gliedern, schlimmer in der Ruhe und bei nassem, kaltem, windigem Wetter (Rhus-T.) (A.).

Rheumatische Kopfschmerzen, Stirn und Schläfen miteinbeziehend, mit Reißen der Schädelknochen. Diese Schmerzen sind bei kaltem, nassem Wetter immer schlimmer *(Kali-C.)* und durch Wein; und besser, wenn der Kopf warm eingehüllt wird *(Sil.)* (R.).

Symptome kehren bei rauhem Wetter zurück (A.).

Steifheit im Genick morgens im Bett und nach dem Aufstehen, mit rheumatischen Schmerzen (R.).

Kann nicht einschlafen, oder im Schlaf bleiben, wenn nicht die Beine gekreuzt sind (A.).

Urin etwas vermehrt, blaß und übelriechend und scharf im Geruch (C.).

Atemlos und sprachlos von heftigen pleuritischen Schmerzen, die am vorderen Thorax entlang verlaufen (B.).

Schmerz im Rücken beim Sitzen, besser durch Bewegung, schlimmer beim Bücken (B.).

Diarrhöe bei feuchtem Wetter; Essen geht unverdaut ab (R.).

VERSCHLIMMERUNG: Bei Beginn einer Bewegung; bei stürmischem, windigem Wetter; durch ,,elektrische'' Witterungseinflüsse; bei Annäherung eines Gewitters; nachts; in der Ruhe; und durch Wein.

BESSERUNG: Durch warmes Einhüllen des Kopfes; durch körperliche Anstrengung; durch trockene Hitze; durch Bewegung, und in der Sonne.

VERWANDTE MITTEL: *Antidote: Bry., Camph., Clem.* und *Rhus-T.*

Vergleiche: Apis, Bry., Con., Dig., Dulc., Ferr-P., Gels., Led., Lyc., Merc., Nat-S., Puls., Rhus-T., Sil., Sulph. und *Thuj.*

RHUS TOXICODENDRON

GEBRÄUCHLICHE BEZEICHNUNG: GIFTSUMACH

Es wirkt stark auf Haut, Schleimhäute, Fasergewebe (nämlich Aponeurosen, Bänder und Sehnen der Muskeln) (D.).

Wirkt mehr auf der rechten als auf der linken Seite.

Kopfschmerzen, als wenn ein Brett an der Stirn festgebunden wäre (als ob ein Gummiband straff um die Stirn gespannt wäre - *Carb-Ac.)* (D.).

Kopfschmerzen besser von Bewegung (Br.).

Schmerzen in den Hinterhaupthöckern und Wehtun der Kopfhaut (D.).

Schwindel beim Gehen (Nat-M., Nux-V., Phos., Puls.) (K.).

Schwindel mit Schwere in den Gliedern, bei alten Leuten (Ambr., Bar-C., Calc-P., Cupr., Sin-N.) (D.).

Schmerz im Rücken beim Versuch, aufzustehen, rheumatische Schmerzen im Rücken und steifer Hals vom Sitzen in der Zugluft; der Hexenschuß ist eine Krankheit, die durch Bewegung nicht unbedingt besser wird, und trotzdem könnte sie *Rhus-T.* indizieren (D.).

SCHMERZEN IM RÜCKEN, ZWINGEN IHN, SICH STÄNDIG IM BETT ZU BEWEGEN (N.).

LUMBAGO, BESSER BEIM LIEGEN AUF ETWAS HARTEM *(Nat-M.)* (K.).

Lähmigkeit im Rücken, wie verrenkt oder nach Überanstrengung (N.).

RHEUMATISCHE ZIEHENDE UND REISSENDE SCHMERZEN IN DEN GLIEDERN, SCHLIMMER IN DER RUHE, BESSER BEI FORTGESETZTER BEWEGUNG.

Spannung, als wenn die Muskeln zu kurz wären *(Cimx., Cupr., Plb., Puls.)*.

Kraftlosigkeit der unteren Extremitäten; kann sie nicht hochziehen (N.).

Steifheit in den Gelenken, schlimmer beim Aufstehen nach Ruhen.

Schmerzen in den Beinen; muß die Lage ständig ändern (N.).

Prickeln in den Füßen und an anderen Körperstellen *(Acon., Cocc., Kali-C., Nit-Ac., Phos-Ac., Rhos., Pub., Rhod.)*.

FOLGEN VON VERHEBEN; BEI VERSTAUCHUNGEN UND QUETSCHUNGEN, PRELLUNGEN.

Rheumatische Lähmung *(Caust.)* (Bt.).

Nervenentzündungen - ein weites Feld für das Mittel.

BEI BEGINN EINER BEWEGUNG SIND SCHMERZ UND STEIFHEIT SCHLIMMER, ABER BEI FORTGESETZTER BEWEGUNG WERDEN SIE BESSER (D.).

Patienten können kalte Luft nicht ertragen *(Hep.)* (D.).

Schwellung um die Fußgelenke nach zu langem Sitzen, besonders auf Reisen (N.).

ISCHIAS (linke Seite) (N.).

Schwellung des ganzen Auges und der umgebenden Teile (N.).

Bindehaut- und Regenbogenhautentzündung, von traumatischem oder rheumatischem Ursprung, mit heftigen Schmerzen, schlimmer nachts (D.).

Skrofulöse Augenentzündung und Zellgewebsentzündung der Augenhöhlen (D.).

Ptosis und Steifheit der Lider bei rheumatischer Veranlagung (D.).

Ödematöse Schwellung der Augen und scharfe Absonderung (D.).

Tränenabsonderung, wenn man gewaltsam die Augen öffnet (Apis, Con., Ipec., Merc-C.) oder beim Gähnen (Ant-T., Calc-P., Ign., Kali-C., Kreos., Nux-V., Sabad., Staph.) (K.).

Sackartige Schwellung der Bindehaut (N.).

UNTERKIEFER KNACKT BEI JEDER BEWEGUNG *(Am-C., Lach., Nit-Ac.)* UND VERRENKT SICH LEICHT *(Staph.)* (D.).

Zahnabdrücke auf der Zunge (Ars., Chel., Merc., Sep., Stram.) (N.).

ZUNGE: RISSIG UND BELEGT, AUSSER EINEM DREIECKIGEN FLECK AN DER SPITZE, DER SEHR ROT IST (D.).

Weißer Zungenbelag nur auf einer Seite (N.).

Speichelfluß im Schlaf (Bar-C., Carb-An., Kali-C., Lac-C., Merc., Puls.) (K.).

Sordes auf den Zähnen *(Bapt., Hyos., Mur-Ac.)* (Bt.).

Nasenbluten nachts, bei Stuhltätigkeit, vom Beugen nach vorne, oder von körperlicher Anstrengung überhaupt (N.).

Bei Typhoidfieber Blutung aus der Nase nach 4 Uhr morgens (N.).

Mumps oder Schwellung der Ohrspeicheldrüsen *(Bell., Brom., Merc.)*, mit stechenden Schmerzen beim Schlucken *(Phyt.)* (D.).

Menses verursachen heftigen beißenden Schmerz in der Vulva (N.).

Nachdem Lochien aufgehört haben, werden sie noch einmal blutig und übelriechend (N.).

Äußerliche Geschlechtsteile entzündet, erysipelartig und ödematös (A.).

Abort durch Überanstrengung (G.).

Schmerz zwischen den Schultern beim Schlucken (N.).

Membranöse Dysmenorrhöe, bei rheumatischen Frauen (G.).

Es erzeugt einen Bläschenausschlag, von Ödem begleitet, mit Brennen, Jucken und Prickeln (D.).

Phlegmonöses Erysipel (N.).

Glänzende, rote Schwellungen und blasiges Erysipel (Anac., Canth., Tarant.).

EKZEMARTIGE AUSSCHLÄGE, MIT STARKEM BRENNEN UND JUCKEN, MIT NEIGUNG ZUR SCHUPPENBILDUNG *(Ars., Graph., Mezer.).*

Rhagaden, Schrunden (Calc., Carb-S., Graph., Petr., Puls., Sars., Sep., Sulph.).

HAUTAUSSCHLÄGE MIT DYSENTERIE ODER ASTHMA ABWECHSELND *(Calad., Mezer., Sulph.)* (K.).

Ausschläge schlimmer beim Reiben der befallenen Teile (G.).

Nesselausschlag bei kaltem Wetter; vom Naßwerden; beim Frost *(Apis, Ars., Ign., Nat-M.)*; im Fieber *(Apis, Chlor., Cop., Cub., Ign., Rhus-V., Sulph.)*; beim Schwitzen *(Apis)*; bei Rheumatismus *(Urt-U.)*; und immer im Frühling (K.).

Bläschenausschlag auf der Oberlippe *(Ars., Nat-M.)* (D.).

Herpesbläschen *(Canth., Rhus-V.)* (D.)..

Mundwinkel geschwürig *(Nit-Ac.)* (A.).

Typhusfieber *(Bapt., Hyos., Op., Stram.)*.

NÜTZLICH BEI GRIPPE, MIT SCHMERZEN IN DEN KNOCHEN, NIESEN UND HUSTEN; TROCKENER HUSTEN; BRONCHIEN-HUSTEN BEI ALTEN LEUTEN; UND TYPHOID-LUNGENENTZÜNDUNG (D.).

Typhoidfieber: Mildes Delirium, mit Drang zu entfliehen *(Hyos.)*; große Unruhe, mit scheinbarer Besserung durch Bewegung; antwortet langsam auf Fragen *(Phos.-Ac.)*; Stirnkopfschmerzen; trockne, braune, rissige oder rote Zunge, mit dreieckiger roter Spitze; gelbliche, braune, kadaverös riechende und manchmal unwillkürliche Diarrhöe; Schmerzen in den Gliedern und Gasbauch (D.).

Wechselfieber, gekennzeichnet von einem trockenen, kitzelnden Husten während des Frostes (D.).

Leicht unterkühlt, schlimmer durch geringstes Aufdecken, mit Schmerz in den Gliedern (B.).

Frost wie von kaltem Wasser bespritzt, oder als wäre kaltes Wasser in den Venen (B.).

Man sollte es bei Scharlachfieber verwenden, wenn das Kind schläfrig und unruhig ist und eine rote und glatte Zunge, geschwollenen Schlund und vergrößerte Drüsen hat; der Ausschlag kommt schlecht heraus, er ist schweißfrieselähnlich; große Niedergeschlagenheit und Schwäche (D.).

Zellgewebsentzündung und Karbunkel: Eiterbildung, heftiger Schmerz und dunkelrote Schwellung, mit der allgemeinen Entkräftung dieses Heilmittels (D.).

Schmerzen wie verstaucht, als wäre ein Muskel oder eine Sehne von ihren Ansätzen gerissen, oder als würden die Knochen mit einem Messer abgeschabt; schlimmer nach Mitternacht oder bei nassem Wetter (A.).

Befallene Teile tun weh bei Berührung (A.).

GROSSE EMPFINDLICHKEIT GEGEN FRISCHE LUFT; WENN DIE HAND AUS DEM BETT GESTRECKT WIRD, FÄNGT DER PATIENT ZU HUSTEN AN *(Bar-C., Hep.)* (N.).

Hat Hilfe in vielen Fällen von Blattern geleistet, mit den gleichen Symptomen wie bei Scharlachfieber, außer daß es schwarze, blutige Eiterbläschen gibt (R.).

Übler Geschmack im Mund *(Puls.)* (G.).

Verlangen nach kalter Milch *(Phos., Staph., Tub.)* (K.).

Nach dem ersten Bissen hat er keinen Appetit mehr *(Lyc.)* (G.).

Großer Durst mit Trockenheit der Zunge, des Mundes und Schlundes (A.).

Dysenterie (Acon., Aloe , Ferr-P., Merc., Nux-V., Puls., Sulph.).

Blutige, schleimige Diarrhöe, oder unwillkürliche Stühle, kadaverös riechend, bei Typhoidfieber (Bapt., Lach.) (D.).

DIARRHÖE, MIT REISSENDEN SCHMERZEN DIE BEINE ENTLANG (G.).

Starker Schmerz vor dem Stuhlgang; Stuhl grünlich, gallertartige Kügelchen oder Flocken enthaltend (Bt.).

Gallertartige Stühle *(Aloe, Kali-B.)* (Bt.).

Roter, spärlicher Urin *(Berb., Canth.)* (Bt.).

Absonderung von Urin zu reichlich, zu häufig und unwillkürlich (G.).

Blutiger Urin geht in Tropfen ab *(Canth., Hep., Sars.)* (Bt.).

ERYSIPEL DER SEXUAL-ORGANE VON MANN UND FRAU, BESONDERS BEIM MANN (Bt.).

Phimosis oder Paraphimosis *(Merc., Nat-M., Nit-Ac., Sep., Sulph., Thuj.)* (K.).

Traurig, gleichgültig *(Phos-Ac., Sep.)* (Br.).

Unruhig, kann nicht lange in einer Stellung verharren (Ars.) (A.).

Große Unruhe, Angstgefühle und Furcht (Acon., Ars., Kali-P.) (A.).

Große Angst nachts; Furcht vor dem Tod durch Vergiftung; kann nicht im Bett bleiben (A.).

Selbstmordgedanken *(Ars., Aur., Hep., Nit-Ac., Nux-V.)* (Bt.).

Gefühl beim Gehen, oder Schütteln des Kopfes, als wäre das Gehirn locker (A.).

Gefühl von Schwappen im Gehirn *(Ars., Bell., Carb-An., Hep., Hyos., Lyc., Nux V., Spig., Sulph-Ac.)* (A.).

Lähmung mit Taubheit der befallenen Teile, durch Naßwerden, beim Liegen auf feuchtem Boden, nach Anstrengung, nach der Entbindung, nach sexuellen Exzessen, bei Wechselfieber oder Typhoid (A.).

Lokomotorische Ataxie *(Alum., Gels., Zinc.)* (C.).

TRÄUME VON GROSSER ANSTRENGUNG - WIE ZUM

BEISPIEL RUDERN, SCHWIMMEN, HARTE TÄGLICHE ARBEIT, UND WANDERN ÜBER FELDER (A.).

Gähnen, mit heftigem Strecken der Glieder (G.).

Schmerz im Bauch, besser beim Liegen darauf *(Aloe, Bell., Bry., Coloc., Phos., Plb., Stann.)* (K.).

Schwacher, schneller, spitzer, zitternder oder unregelmäßiger Puls (Bt.).

Kolik zwingt zum gebeugten Gehen *(Coloc., Nit-Ac.)* (Br.).

Schwellung der Leistendrüsen (Bell., Calc., Hep., Jod., Merc., Sil.) (C.).

Feuchte Ausschläge an den Genitalien und zwischen Skrotum und Oberschenkeln (C.).

Skrotum wird dick und hart *(Sulph.)*, mit unerträglichem Jucken *(Crot-T., Graph., Sulph.)* (C.).

Einfache Herzhypertrophie nach Überanstrengung, mit Gefühl der Taubheit im linken Arm und der linken Schulter (Acon., Act-R., Arn., Kalm.) (D.).

Gefühl der Schwäche und Zittern des Herzens (N.).

Schmerzen im linken Arm, bei Herzkrankheit (N.).

Kitzeln unter dem Brustbein, Husten auslösend (Bt.).

Schrecklicher Husten, mit dem Gefühl, als könne er etwas aus der Brust reißen (G.).

Auswurf ziegelmehlartig oder blutig, mühsames Aushusten *(Phos.)*, und von hohem Fieber begleitet, bei schlimmsten Fällen von Lungenentzündung (Bt.).

Mit *Sepia* wird das Jucken und Brennen von *Rhus-T.* oft schnell besser, in wenigen Tagen trocknen die Bläschen ab (A.).

VERSCHLIMMERUNG: In der Ruhe; beim Aufstehen von

einem Stuhl; beim Betreten eines Zimmers aus der frischen Luft; durch Naßwerden, besonders beim Schwitzen; im Winter; nachts; nach Mitternacht; vor Gewittern; bei Beginn einer Bewegung nach der Ruhe; und bei nassem, regnerischem Wetter.

BESSERUNG: Von fortgesetzter Bewegung; durch Gehen; durch Änderung der Lage; durch Liegen auf etwas Hartem; durch Wärme; in trockener Luft; durch warme oder heiße Dinge; durch Einhüllen; und durch Bewegen der befallenen Teile.

VERWANDTE MITTEL: *Komplementär: Bry., Calc., Mag-C., Med.* und *Phyt.*

Feindlich: Apis (darf nicht vorher oder nachher verwendet werden.

Vergleiche: Acon., Apis, Arn., Ars., Bell., Bry., Calc-P., Cham., Ferr., Gels., Hep., Kali-P., Lach., Merc., Nat-M., Nat-S., Rhod., Sep., Sil., Sulph., Thuj. und *Zinc.*

RUMEX CRISPUS

GEBRÄUCHLICHE BEZEICHNUNG: KRAUSER AMPFER

Heilmittel für Personen mit tuberkulöser Diathese, die außerordentlich empfindlich sind gegen frische Luft (Bl.).

Heftiges Jucken der Haut beim Ausziehen, vor dem Zubett gehen (N.).

Jucken an verschiedenen Teilen, schlimmer in der Kälte und besser in der Wärme.

Daran denken bei Nesselausschlag und Pruritus, wenn die Haut besonders heftig juckt; schlimmer in kalter Luft (Bl.).

Der Urin geht beim Husten unwillkürlich ab (Apis, Bell., Caust., Ferr-P., Kreos., Lyc., Nat-M., Phos., Puls., Squil.) (Bl.).

Diarrhöe früh morgens von 5 bis 10 Uhr *(Aloe, Nat-S., Podo., Sulph.)* (A.).

Der Stuhl ist überreichlich, schmerzlos und übelriechend und könnte zusammen mit einer Schwindsucht auftreten (Bl.).

Bräunliche Diarrhöe, schlimmer morgens (Nat-S., Sulph.) (N.).

Heißhunger *(Petr., Sulph.)* (B.).

PLÖTZLICHER STUHLDRANG, MORGENS AUS DEM BETT TREIBEND *(Sulph.)* (A.).

Niesanfälle *(Ars., Cycl., Sabad.)* (B.).

HEFTIGER, STÄNDIGER HUSTEN, SCHLIMMER DURCH EINATMEN AUCH GERINGSTER KALTER LUFT *(Hep., Rhus-T.)*; BEDECKT DEN MUND, UM KEINE KALTE LUFT EINZUATMEN, WAS ERLEICHTERT (N.).

Nächtlicher Husten bei Lungenschwindsucht *(Con., Hyos., Phos., Puls.)* (D.).

Husten durch Kitzeln in der Halsgrube (D.).

Berührung der Halsgrube verursacht Hustenreiz (G.).

JEDES EINATMEN KALTER LUFT ERZEUGT KITZELN WIE VON EINER FEDER ODER VON STAUB IN DER HALSGRUBE UND UNAUFHÖRLICHEN HUSTEN (B.).

Kein Husten, wenn Kopf und Körper im Bett voll zugedeckt sind (G.).

Husten durch Luftwechsel ausgelöst, kühl oder warm, oder bei Änderung des Atemrhythmus. (N.).

Heftiger, ständiger, trockener Husten, ermüdend, mit wenig Auswurf, schlimmer durch Druck, Sprechen und besonders vom Einatmen kalter Luft (N.).

Husten schlimmer abends, nach dem Hinlegen, besonders beim Liegen auf der linken Seite *(Phos.)* (A.).

HUSTEN SCHLIMMER BEI LUFTWECHSEL ODER ZIMMERWECHSEL *(Phos., Spong.)* (A.).

Rauhes Gefühl im Kehlkopf und in der Luftröhre beim Husten (Caust.) (A.).

Viel zäher Schleim *(Kali-B., Kali-C.)* (B.).

Heiserkeit: Schlimmer abends und nachdem man der Kälte ausgesetzt war; Stimme unsicher (A.).

Völlige Stimmlosigkeit (Am-Caust., Arg-N., Carb-V., Caust., Phos.) (Bt.).

Gefühl eines Klumpen im Rachen *(Bell., Ign., Lach.)*, der beim Schlucken abwärts geht, aber gleich wieder erscheint *(Ign.)* (A.).

Gefühl von Wundheit hinter dem Brustbein *(Phos.)* (Dn.).

Die linke Brustseite ist öfter befallen als die rechte *(Phos.)* (Dn.).

Jede Kälte hat Auswirkungen auf die Gelenke (B.).

VERSCHLIMMERUNG: Vom Einatmen kalter Luft; abends; nach dem Hinlegen; durch Entblößen; nachts; durch Druck auf die Luftröhre; und früh morgens.

BESSERUNG: Durch Wärme; vom Bedecken des Mundes,, so daß keine kalte Luft eintreten kann; und durch Einhüllen.

VERWANDTE MITTEL: *Vergleiche: Bell., Caust., Dros., Hyos., Merc., Nat-S., Phos., Podo., Psor., Rhus-T., Sang., Sil., Sulph.* und *Tub.*

RUTA GRAVEOLENS

GEBRÄUCHLICHE BEZEICHNUNG: WEINRAUTE

Quetschungen und andere mechanische Verletzungen der Knochen und der Knochenhaut (N.).

Alle Körperteile, auf denen er liegt sind schmerzhaft, wie zerschlagen (N.).

Wehtun oder Lahmheit wie nach einer Verstauchung oder Quetschung (Arn., Rhus-T.) (D.).

Handgelenke wie verstaucht, steif, schlimmer bei kaltem, nassem Wetter (N.).

Rheumatismus der Hand- und Fußgelenke (Rhus-T.) (D.).

Kniesehnen: Gefühl wie verkürzt *(Graph.)* (Br.).

Skrofulöser Knochenauswuchs *(Calc-F.)* (A.).

Knochenhautentzündung *(Calc., Calc-F., Calc-P., Merc., Sil.)* (A.).

Knochenbrüche, und besonders Luxationen *(Symph.)* (A.).

Augenüberanstrengung, gefolgt von Kopfschmerzen *(Calc-P., Nat-M.)* (Br.).

Augen brennen wie Feuerbälle (N.).

Sehschwäche und Schwachsichtigkeit durch feine Näharbeiten oder Lesen bei schlechtem Licht (Bl.).

AUGEN SCHMERZEND, GEFÜHL DER ÜBERANSTRENGUNG, VON FEINEM NÄHEN ODER LESEN, BESONDERS BEI GASLICHT *(Arg-N., Nat-M.)* (N.).

Unscharfes Sehen *(Chin., Cycl., Phos.)* (A.).

Nebliges oder trübes Sehen, mit völliger Verdunkelung in größerer Entfernung *(Phos.)* (A.).

Krämpfe der Unterlider (A.).

Akkommodationsstörungen *(Nat-M.)* (Br.).

Augenkrankheiten anschließend an feine Arbeiten, wie zum Beispiel Uhrmachen, Gravieren usw. (Nat-M.) (A.).

Druck tief in den Augenhöhlen (Br.).

Warzen mit wehen Schmerzen; flach, glatt auf den Handtellern *(Nat-C., Nat-M.,* auf dem Handrücken - *Dulc.)* (A.).

RÜCKENSCHMERZEN, BESSER BEIM LIEGEN AUF DEM RÜCKEN *(Kali-C., Nat-M., Nux-V., Phos., Puls., Rhus-T.)* (A.).

Unruhig, dreht und wendet sich häufig beim Liegen *(Rhus-T.)* (A.).

MASTDARMVORFALL, SOFORT BEI STUHLTÄTIGKEIT, SOGLEICH BEIM BÜCKEN UND NACH DER ENTBINDUNG (N.).

Verstopfung durch Untätigkeit des Mastdarms, oder durch Behinderung nach mechanischen Verletzungen *(Arn.)* (A.).

Häufiger, erfolgloser Stuhldrang (A.).

Druck auf der Blase, als wäre sie ständig voll; auch nach dem Wasserlassen (A.).

Wegen starken Dranges war der Urin kaum zurückzuhalten; trotzdem war anschließend die Entleerung schwierig (A.).

Spärlicher, grüner Urin (Ars., Camph., Merc-C.) (A.).

Unwillkürliches Urinieren *(Apis., Caust., Nat-M., Puls.)* (A.).

Fressender Weißfluß *(Calc., Nit-Ac.)* (B.).

LUNGENSCHWINDSUCHT NACH BRUSTVERLETZUNGEN *(Arn., Ham., Mill.)* (A.).

Husten mit reichlichem, dickem, gelbem Auswurf *(Lyc., Puls., Sep., Stann.)* (Br.).

Atem kurz, mit Verengung der Brust (Br.).

Häufiges Aufwachen nachts *(Bell., Stram., Sulph.)* (C.).

Dyspepsie durch Überanstrengung der Bauchmuskeln (C.).

Empfindlichkeit im Epigastrium (C.).

VERSCHLIMMERUNG: Bei kaltem, nassem Wetter; nach Gebrauch der Augen (feinen Arbeiten); durch Überanstrengung der Augen; beim Bücken; nach Verletzungen; beim Stuhldrang.

BESSERUNG: Beim Liegen auf dem Rücken; durch Bewegung, durch Wärme.

VERWANDTE MITTEL: *Vergleiche: Arg-N., Arn., Bapt., Bov., Calc., Calc-F., Calc-P., Con., Dulc., Euphr., Ferr-P., Kali-P., Mill., Nat-C., Nat-M., Phyt., Rhus-T., Seneg., Symph.* und *Thuj.*

Nach *Arn.*, beschleunigt es den Heilvorgang der Gelenke; nach *Symph.* bei Verletzungen der Knochen.

Komplementär: Calc-P.

Antidot: Camph.

SABADILLA

GEBRÄUCHLICHE BEZEICHNUNG: SABADILLSAMEN

Wurmleiden bei Kindern *(Bell., Bry., Calc., Cina, Merc., Sil., Spig., Sulph.)* (A.).

Zucken, konvulsives Zittern und Katalepsie bei Wurmleiden (Cina, Graph., Psor.) (A.).

Nymphomanie bei Askaride (Plat.) (A.).

Heuschnupfen (All-C., Ars., Gels.) (D.).

Frost um die gleiche Zeit wiederkehrend *(Ars.)* (C.).

Frösteln von den Füßen bis zum Kopf (A.).

Frost vorherrschend *(Camph., Nux-V., Verat.)* (Br.).

Kein Durst im Froststadium; Hitze oft innerlich (G.).

Grippe mit heftigem, krampfhaftem Niesen (Ars.) und Tränenabsonderung beim Gehen an die frische Luft (Calc., Phos., Sil., Sulph., Thuj.) (D.).

Viele Symptome von rechts nach links gehend *(Lyc., Podo.)* (A.).

Augen geschwollen und wässerig (Euphr.) (D.).

Kopfschmerzen durch zu vieles Denken, zu viele geistige Arbeit *(Arg-N.)* (A.).

BRENNENDE, WÄSSERIGE ABSONDERUNG AUS DER NASE *(All-C., Ars., Nat-M.)* (D.).

Delirium bei intermittierendem Fieber *(Ars., Lach., Nat-M., Podo, Verat.)* (A.).

Nervös, furchtsam, leicht erschreckt *(Bor., Gels., Kali-C.)* (Br.).

EINBILDUNGEN: DASS ER KRANK SEI, DASS TEILE EINGESCHRUMPFT SEIEN; DASS SIE SCHWANGER SEI *(Ign., Thuj., Verat.)*, WENN DER BAUCH IN WIRKLICHKEIT NUR VON BLÄHUNGEN AUFGETRIEBEN IST; UND DASS SIE IRGENDEINE SCHRECKLICHE HALSKRANKHEIT HABE, DIE TÖDLICH SEIN WIRD (A.).

Pergamentähnliche Trockenheit der Haut *(Ars.)* (A.).

Schwellung des Rachens und der Mandeln (Bell., Merc., Sil.) (D.).

DIPHTHERIE ODER MANDELENTZÜNDUNG *(Ars., Bell., Kali-M., Lach., Lyc., Merc-P-I., Nux-V., Phyt., Rhus-T., Sil.)* (A.).

KANN WARME NAHRUNG LEICHTER SCHLUCKEN (A.).

Stiche und die meisten Symptome, besonders des Rachens, gehen von links nach rechts *(Lach., Lac-C.)* (A.).

Gefühl wie von einer locker hängenden Haut im Schlund; muß darüberhinweg schlucken (A.).

Trockenheit des Rachens, des Schlundes (Aesc., Bry., Sulph.) (A.).

Zunge wie verbrannt (Bell., Iris, Thuj.) (B.).

Heißhunger (Lyc., Sulph., Tub.) (B.).

Verlangen nach heißen Sachen, Süßigkeiten oder Milch (B.).

Kriechen, Jucken im After *(Calc., Cina, Sulph., Teuc.)* (B.).

Appetitverlust *(Cycl., Nux-V., Puls.)* (A.).

Saures oder ranziges Aufstoßen (Alum., Bar-C., Calc., Carb-V., Ferr-I., Graph., Kali-B.) (A.).

Krampfhafte Niesanfälle, gefolgt von Tränenabsonderung (All-C.) (A.).

REICHLICHER, WÄSSERIGER SCHNUPFEN *(All-C., Euphr., Rhus-T.)* (A.).

Gesicht heiß und Augenlider rot und brennend *(All-C., Ars., Sulph.)* (A.).

Große Schläfrigkeit am Vormittag (Ant-C., Bism., Calc.,

Calc-P., Carb-An., Carb-V., Gels., Mosch., Nat-C., Nux-V., Podo., Sep., Thuj.) (G.).

Gestörter und unerquicklicher Schlaf nachts *(Nux-V., Puls., Sulph.)* (C.).

Verwirrte Träume *(Bry., Calc., Coff., Dulc., Ferr., Glon., Ign., Lyc., Nat-M., Nux-V., Puls., Sep.)* (C.).

Müdigkeit und Schwäche *(Gels., Nux-V., Phos., Pic-Ac., Zinc.)* (C.).

VERSCHLIMMERUNG: Vormittags; vor Mitternacht; durch Kälte; in der Ruhe; durch kalte Getränke; bei Vollmond und Neumond; und von Gerüchen.

BESSERUNG: Von Bewegung; beim Schlucken; beim Warmwerden; durch Wärme; und durch warmes Essen und Trinken.

VERWANDTE MITTEL: Folgt gut nach *Bry.* und *Ran-B.* bei Rippenfellentzündung, hat geheilt, wenn *Acon.* und *Bry.* versagt haben.

Antidote: Con., Lach., Lyc. und *Puls.*

Komplementär: Sep.

SABINA

GEBRÄUCHLICHE BEZEICHNUNG: SADEBAUM

Chronische Beschwerden bei Frauen *(Calc., Ferr., Graph., Kali-C., Lach., Lyc., Merc., Nat-M., Nit-Ac., Phos., Puls., Sep., Sulph., Thuj.)* (A.).

Beschwerden nach Abortus oder vorzeitigen Wehen *(Caul., Kali-C., Sep.)* (A.).

ZIEHENDE SCHMERZEN IM KREUZ, VOM KREUZ-

BEIN BIS ZUM SCHAMBEIN, BEI FAST ALLEN KRANKHEITEN (vom Rücken, um den Körper herum zum Schambein gehend - *Vib-Op.)* (A.).

Feigwarzen mit unerträglichem Jucken und Brennen; reichliche Wärzchenbildung *(Nit-Ac., Thuj.)* (A.).

Verlangen nach Limonade *(Bell., Calc., Cycl., Eup-Pur., Jatr., Nit-Ac., Puls., Sec., Sulph-I.)* (B.).

Menses: zu früh, zu reichlich, zu lange anhaltend; teilweise flüssig, teilweise geronnen (Bell., Chin., Ferr., Ipec., Nux-V., Puls.); bei Frauen, die mit der Menstruation sehr früh angefangen haben (Calc., Puls.); Blutung stoßweise in Paroxsysmen (Caust., Kreos., Puls., Sep.); mit Koliken und wehenartigen Schmerzen (A.).

Metrorrhagien in den Wechseljahren bei Frauen, die früher abortiert hatten oder mit frühzeitiger erster Menstruation *(Calc., Ferr., Kali-C., Lach., Murx., Nux-V., Puls., Sec., Sep., Sulph.)* (A.).

BLUTUNG AUS DER GEBÄRMUTTER; BLUTUNG TEILWEISE BLASS-ROT, TEILWEISE GERONNEN; SCHLIMMER BEI DER GERINGSTEN BEWEGUNG *(Bry., Croc., Erig., Helon., Ipec., Sec., Sulph., Tril., Ust.);* OFT DURCH GEHEN BESSER (A.).

Ausfluß von Blut zwischen den Perioden, mit sexueller Erregung *(Ambr., Calc., Cham., Ipec., Phos., Rhus-T., Sil.)* (A.).

Entzündung der Eierstöcke oder der Gebärmutter nach Abort, oder von vorzeitigen Wehen *(Sep.)* (A.).

DROHENDER ABORT ETWA IM DRITTEN MONAT *(Apis, Cimic., Croc., Eup-Pur., Merc., Sec., Thuj., Ust.)*, MIT SCHMERZEN IM KREUZ, DIE SCHENKEL ABWÄRTS GEHEND (D.).

Placenta bleibt zurück bei Uterusatonie (Canth., Caul., Cimic., Croc., Gels., Ipec., Nux-V., Puls., Sec., Sep.) (A.).

HEFTIGE NACHWEHEN *(Arn., Cham., Cupr., Hyper., Kali-C., Puls., Rhus-T., Sec., Sep., Vib., Xanth.)* (A.).

Fördert Austreibung von Molen und Fremdkörpern aus der Gebärmutter *(Canth.)* (A.).

SCHMERZ VON DER LENDENGEGEND NACH VORNE ZUM SCHAMBEIN ODER UMGEKEHRT, ODER BIS ZUR VAGINA SCHIESSEND (B.).

Übelriechender, scharfer Weißfluß *(Calc., Nit-Ac.)* (B.).

Jucken der Genitalien durch Weißfluß (K.).

Unterdrückung der Menstruation, gefolgt von dünnem, übelriechendem Weißfluß (G.).

Quetschungsgefühl entlang der vorderen Oberfläche der Oberschenkel (D.).

Arthritische Schmerzen *(Bell., Caul., Rhus-T.)* (A.).

Sehr gereizte Laune *(Nux-V., Sulph.)* (G.).

MUSIK IST UNERTRÄGLICH; NERVÖS MACHEND; GEHT DURCH MARK UND BEIN (Weinen auslösend -*Thuj.*) (A.).

Zittern im Bauch, als wäre etwas Lebendiges darin *(Sabad., Thuj., Verat.)* (G.).

Häufiges Drängen zum Stuhl; zuletzt geht eine flüssige und dann eine feste Portion ab (G.).

Verstopfung; Stühle mühsam und schmerzhaft (G.).

Hämorrhoiden, mit Absonderung dunklen, venösen Bluts (G.).

Anfälle von Schüttelfrost den ganzen Tag über (A.).

Brennen am ganzen Körper, mit großer Unruhe *(Ars., Canth., Phos., Sec.)* (A.).

Hitzeüberlaufen im Gesicht, während der übrige Körper kalt ist; mit eiskalten Händen und Füßen *(Sep.)* (A.).

Schwitzt leicht *(Bry., Calc., Chin., Sil.)* (A.).

Nachtschweiße *(Calc., Chin., Merc.)* (A.).

VERSCHLIMMERUNG: Bei geringster Bewegung; in einem warmen Raum; in warmer Luft; nach der Entbindung; durch Musik; bei tiefem Einatmen; und in den Wechseljahren.

BESSERUNG: In kühler, freier, frischer Luft; beim Ausatmen; durch Kälte.

VERWANDTE MITTEL: *Vergleiche: Apis, Arn., Bell., Bry., Calc., Canth., Caul., Croc., Ferr., Lach., Lyc., Mill., Puls., Sec., Sep., Sulph., Thuj., Ust., Vib-O., Xanth.* und *Zinc.*

Komplementär: Thuj.

Es folgt gut nach *Thuj.* bei Feigwarzen und sykotischen Affektionen.

Antidote: Camph. und *Puls.*

SAMBUCUS NIGRA

GEBRÄUCHLICHE BEZEICHNUNG:
SCHWARZER HOLUNDER

Wir werden oft auf dieses Heilmittel hingewiesen, wenn wir viel Schweiß bei irgendwelchen Beschwerden finden; er kann anhaltend sein oder nur in Paroxysmen auftreten (G.).

Folgen von heftigen Gemütsbewegungen, Angstgefühlen, Gram, oder von übermäßiger, sexueller Betätigung *(Kali-P., Phos-Ac.)* (A.).

SCHNIEFEN DER KINDER *(Am-C., Aesc-T., Aur-M., Elaps., Lyc., Nux-V., Puls.)* (D.).

NASE TROCKEN UND VÖLLIG VERSTOPFT, ATMUNG UND STILLEN VERHINDERND *(Am-C., Lyc., Nux-V., Stict.)* (A.).

Kind wacht plötzlich fast erstickt auf, Gesicht leichenblaß, blau, sitzt auf im Bett; wird blau, schnappt nach Luft, was ihm endlich auch gelingt; der Anfall geht vorüber, aber er tritt noch einmal auf (A.).

KIND ATMET EIN, KANN ABER NICHT AUSATMEN *(Chlor., Meph.)* (A.).

STIMMRITZENKRAMPF *(Ars., Bell., Cupr., Gels., Ign., Lach., Mag-P., Mosch., Op., Phos., Sil., Spong., Stram., Tab., Tarant., Verat.)* (D.).

Asthma mit Erstickungsanfällen; Patient scheint ganz gesund zu sein beim Aufwachen, aber er schläft sich in die Verschlimmerung hinein (G.).

Erstickungsanfälle im letzten Stadium des Krupp.

Husten: Erstickend, mit Weinen der Kinder; schlimmer

um Mitternacht; hohl, tief, keuchend, mit Brustkrampf; mit normalem Einatmen, aber seufzendem Ausatmen (A.).

Viel Schleim in den Bronchien; Aushusten ist jedoch schwierig (Bl.).

Gesicht wird vom Husten blau (Coc-C., Cor-R., Dros., Ipec., Mag-P., Verat.) (Br.).

MILLARSCHES ASTHMA (Br.).

Halboffene Augen *(Ant-T., Apis, Bell., Cham., Cupr., Dig., Ferr., Gels., Hell., Ipec., Kreos., Lach., Lyc., Merc., Nat-M., Op., Phos., Rhus-T., Stram., Sulph., Verat., Zinc.)* (B.).

Sieht Bilder beim Schließen der Augen *(Arg-N., Bell., Calc., Caust., Graph., Puls., Sep., Sil., Sulph., Tarant., Thuj.)* (Br.).

Schreck, gefolgt von Erstickungsanfällen (Br.).

Sehr leicht erschreckt *(Arg-N., Ars., Bar-C., Bor., Graph., Kali-C., Lyc., Nat-Ars., Nat-C., Sep., Stram.)* (Br.).

Ständig ärgerlich (Cham., Cina, Lyc., Nux-V., Sulph.) (Br.).

Zittern, Angstgefühle und Unruhe *(Acon., Ars., Hyos., Stram.)* (C.).

Heiserkeit, mit viel zähflüssigem, klebrigem Schleim im Kehlkopf *(Kali-B., Rumx.)* (C.).

Schnelle, keuchende Atmung *(Ant-T., Brom., Seneg.)* (C.).

Schläfrigkeit, ohne Schlaf *(Bell., Cham., Lach.)* (C.).

EISKALTE FÜSSE *(Camph., Carb-V., Crot-C.)* (B.).

Spärlicher Urin *(Apis, Ars., Bell., Canth., Colch., Dig., Ferr-P., Lyc., Merc-C., Sep.)* (Br.).

Akute Nierenentzündung *(Apis, Bell., Canth.)* (Br.).

Wassersuchtssymptome mit Erbrechen *(Ars., Dig., Kali-C., Lyc., Nat-S.)* (Br.).

Kälte kriecht über den ganzen Körper; besonders in den Händen und Füßen, die sich kalt anfühlen (A.).

Trockene Hitze im Schlaf; beim Einschlafen, nach dem Hinlegen; Fieber ohne Durst, Furcht, sich aufzudecken (muß in jedem Stadium zugedeckt sein - *Nux-V.)* (A.).

Tiefsitzender, trockener Husten vor den Fieberparoxysmen (A.).

PROFUSER SCHWEISS AM GANZEN KÖRPER, SOLANGE ER WACH IST; BEIM EINSCHLAFEN KEHRT DIE TROCKENE HITZE ZURÜCK (Schweiß, sobald er die Augen schließt, um einzuschlafen - *Chin., Con.)* (A.).

Die meisten Schmerzen erscheinen in der Ruhe und verschwinden bei Bewegung *(Rhus-T.)* (A.).

Personen, die früher robust und fest im Fleisch waren, magern plötzlich ab *(Jod., Tub.)* (A.).

Ödematöse Schwellung an verschiedenen Teilen des Körpers, besonders in den Beinen, Füßen und im Spann (A.).

VERSCHLIMMERUNG: Beim Entblößen; beim Hinlegen; in der Ruhe; nach dem Genuß von Obst; um Mitternacht, bei trockener, kalter Luft; durch kalte Getränke; und beim Ausatmen.

BESSERUNG: Bei Bewegung; beim Aufstehen; beim Gehen; durch Warmes Anziehen; durch Sitzen im Bett; und durch Druck.

VERWANDTE MITTEL: *Antidote: Ars., Camph.*

Folgt gut nach Op. bei Folgen von Schreck.

Besserung der von *Ars*-Mißbrauch verursachten Beschwerden.

Vergleiche: Ars., Bell., Brom., Chin., Chlor., Cupr., Dig., Gels., Hep., Ign., Jod., Ipec., Lach., Lyc., Mag-P., Meph., Mosch., Nux-V., Op., Phos., Sil., Spong., Stram., Sulph., Tab. und *Verat.*

SANGUINARIA CANADENSIS

GEBRÄUCHLICHE BEZEICHNUNG: BLUTWURZ

Hauptsächlich ein Heilmittel für die rechte Körperseite *(Bell., Lyc.)* (D.).

Wirkt stark auf die rechte Lunge und Brustseite (N.).

Rundliche oder ovale, weißliche und erhobene Flecken auf der Schleimhaut der Nase, des Mundes, der Vorhaut und des Afters (Bt.).

Brennen in den Handtellern und Fußsohlen (Ars., Lach., Phos., Sep., Sulph.) (D.).

Gelbsucht, mit Übelkeit und Erbrechen *(Ars., Bry., Card-M., Chel., Dig., Kali-M., Lach., Lyc., Merc., Nat-M., Nat-S., Phos., Sep.)* (Bt.).

Umschriebene Röte der Wangen (Chin., Ferr., Lachn., Phos., Stann., Sulph., Tub.) (D.).

Kopfschmerzen in den Wechseljahren (Graph., Lach., Sep., Sulph.) (A.).

Blutandrang zum Kopf oder zur Brust (Bell., Cact., Ferr-P.) (D.).

PERIODISCHE KOPFSCHMERZEN MIT ÜBELKEIT; BEGINNT MORGENS, TAGSÜBER ANSTEIGEND BIS ZUM ABEND ANDAUERND *(Nat-M., Spig.)* (A.).

Gefühl, als würde der Kopf bersten (Bell., Bry, Calc., Chin., Con., Glon., Lach., Lyss., Merc., Nat-M., Phos., Sep.) (A.).

Gefühl, als würden die Augen bei den Kopfschmerzen herausgedrückt (A.).

Hervortretende Schläfenvenen *(Bell., Glon., Verat-V.)* (D.).

Kopfschmerzen besser durch Schlaf (Bell., Chel., Ferr., Gels., Glon., Graph., Hyos., Lac-C., Pall., Phos., Pic-Ac., Puls., Sep.) (A.).

KOPFSCHMERZEN BEGINNEN IM HINTERKOPF, BREITEN SICH NACH OBEN AUS UND SETZEN SICH ÜBER DER RECHTEN AUGENHÖHLE FEST *(Sil.;* über der linken Augenhöhle - *Spig.*).

Kopfschmerzen alle sieben Tage (Ars., Gels., Iris, Lac-D., Nux-M., Phos., Psor., Sil., Sulph., Tub.). (A.).

SCHMERZEN IM KOPF STEIGEN UND FALLEN MIT DER SONNE *(Acon., Glon., Kalm., Nat-M., Phos., Spig., Stann., Stram.)* (R.).

Kopfschmerzen besser durch Urinabgang in großen Mengen *(Acon., Ferr-P., Gels., Ign., Kalm., Meli., Sil., Tereb., Verat.)* (R.).

Die Schmerzen im Kopf sind so heftig, daß der Patient weder Lärm noch Licht ertragen kann, er erbricht alles und vergräbt den Kopf in den Kissen, oder preßt ihn gegen etwas Hartes (D.).

Gesichtsneuralgie besser durch Knien und starkes Pressen des Kopfes gegen den Boden; Schmerz breitet sich vom Oberkiefer in alle Richtungen aus (A.).

Brennen und Wundsein der Nase, mit Fließschnupfen *(All-C., Arum-T., Ars., Nat-M., Rhus-T.)* (D.).

Summen und Brummen in den Ohren *(Bell., Carb-S., Carb-V., Caust., Chin., Chin-S., Graph., Lyc., Nux-V., Phos., Puls., Sep., Sil., Spig., Sulph., Tab., Verat.)* (R.).

Nasenpolypen (Calc., Phos., Sil.), Neigung zu bluten (D.).

Ausschlag im Gesicht bei jungen Frauen, besonders während spärlicher Menstruation *(Bell., Calc., Eng-J., Psor.)* (A.).

Brennen in Schlund und Speiseröhre *(Asaf., Canth., Kreos., Merc-C.)* (A.).

Atemnot und Verlangen, tief zu atmen *(Bry., Cact., Calc., Ign., Lach., Nat-S., Sel., Sulph.)* (R.).

AUSSERGEWÖHNLICHE ATEMNOT *(Ant-T., Ars., Brom., Carb-V., Dig., Hydr-Ac., Lach., Lyc., Nat-P., Phos., Samb., Sulph., Verat.)* (Bt.).

Zäher, rostfarbener Auswurf in den zweiten und dritten Stadien der Lungenentzündung *(Phos.)* (Bt.).

ATEM UND AUSWURF ÜBELRIECHEND, AUCH FÜR DEN PATIENTEN SELBST *(Ars., Caps., Chin., Lach., Puls.)* (Bt.).

Hackender Husten, abends nach dem Hinlegen, durch Kitzeln in der Kehle *(Ars., Hyos., Rumx.)* (R.).

Husten mit Auswurf dicken, blutigen Schleims *(Ars., Bry., Ferr., Phos., Sabin., Sep., Sulph-Ac., Zinc.)* (R.).

Husten Tag und Nacht mit starker Abmagerung (N.).

Trockener Husten, besser bei Aufsitzen im Bett und Abgang von verklemmten Blähungen (R.).

Hämoptoe *(Bell., Cact., Ferr-P.)* (R.).

Floride Schwindsucht *(Ferr-P., Phos.)* (D.).

Husten tritt wieder auf jedes Mal, wenn der Patient sich erkältet *(Hep., Tub.)* (A.).

Brennen in der Brust *(Phos., Sulph.)* (D.).

Hitze und Spannung hinter dem Brustbein (N.).

Blutandrang zu den Lungen mit hellrotem Gesicht und Rötung einer oder beider Wangen *(Ferr-P.)* (D.).

Scharfe, stechende Schmerzen durch die rechte Lunge *(Bry.)* (D.).

RHEUMATISCHER SCHMERZ IM RECHTEN ARM UND IN DER RECHTEN SCHULTER *(Fluor-Ac.;* linker Arm und linke Schulter - *Rhus-T.)*; KANN DEN ARM NICHT HEBEN *(Bry., Calc., Ferr.)*; SCHLIMMER NACHTS *(Bell., Calc., Caust., Kali-B., Merc., Phos., Sil.)* (A.).

Große Empfindlichkeit gegen Gerüche, so daß der Patient in Ohnmacht fällt *(Ign., Nux-V., Phos.)* (D.)

Ohnmachtartige Schwäche durch Geruch von Blumen *(Phos.;* Geruch von Fisch - *Colch.;* durch Geruch von kochenden Speisen - *Colch., Ipec.)* (K.).

Auftreibung des Bauchs durch Blähungen *(Carb-V., Chin., Lyc., Nux-V., Puls.).*

Hitzeüberlaufen und Weißfluß, in den Wechseljahren (Lach., Sep., Sulph.) (A.).

Schmerzhafte Vergrößerung der Brüste *(Bry., Puls.)* (A.).

Scharfe, stechende Schmerzen *(Kali-B., Kali-C., Nit-Ac., Sil.)*, mit Wehtun und Steifheit der Muskeln *(Rhus-T.)* (D.).

Plötzliches Aufhören des Katarrhs in den Atemwegen, gefolgt von Diarrhoe (Sel.) (Br.).

Fieber nachmittags mit umschriebener Röte der Wangen täglich um 2 bis 3 Uhr nachmittags; brennende Handteller und Fußsohlen; Husten und Auswurf *(Hydr., Kali-I., Sep., Sil.)* (Br.).

Abneigung gegen Butter *(Ars., Carb-V., Chin., Cycl., Mag-C., Merc., Phos., Ptel., Puls.)* (Br.).

Verlangen nach pikanten Sachen (Br.).

Unstillbarer Durst *(Ars., Eup-P., Phos., Sulph., Verat.)* (Br.).

Tödliche Übelkeit, anfallsweise *(Ant-T.)*, mit viel Speichelfluß (C.).

Schwindel: Morgens beim Aufstehen aus einer sitzenden oder gebückten Stellung, beim schnellen Drehen des Kopfes, oder beim Aufwärtssehen (C.).

VERSCHLIMMERUNG: In den Wechseljahren; periodisch; jede Woche; durch Hinlegen; bei Bewegung; nachts; mit der Sonne gehend; von Gerüchen; bei Licht; beim Aufwärtssehen, und durch Heben des Arms.

BESSERUNG: Durch Schlaf; durch Urinabgang in großen Mengen; durch Erbrechen; in der Dunkelheit; beim Aufsitzen; durch Aufstoßen; in kühler Luft; durch Abgang von Blähungen.

VERWANDTE MITTEL: *Sang.* ist die chronische *Bell.* und kann verwendet werden, wenn *Bell.* bei Scharlach versagt.

Komplementär: Ant-T. und *Phos.*

SANICULA

GEBRÄUCHLICHE BEZEICHNUNG:
MINERALQUELLE IN ILLINOIS

Besonders nützlich bei Kindern mit schweißigem Kopf und Aufbauschäden *(Calc., Sil.)*

Marasmus (Abrot., Calc-P., Lyc., Nat-M., Op., Sil., Sulph.) (B.).

Fortschreitende Abmagerung (Jod., Nat-M.) (A.).

Kind wirft nachts die Decken von sich (B.).

Reichliche Schuppen der Kopfhaut, der Augenbrauen und im Bart (A.).

SIEHT ALT UND DÜNN AUS *(Arg-N., Lyc., Op.)* (B.).

Kind sieht schmutzig, schmierig und bräunlich aus; Haut um den Hals runzlig und in Falten herabhängend *(Abrot., Jod., Nat-M., Sars.)* (A.).

Wundsein hinter den Ohren, mit Absonderung einer weißen, grauen, zähen Flüssigkeit *(Graph., Psor.)* (A.).

Trichophytie (Pilz) der Zunge *(Nat-M.)* (A.).

Zunge groß, schlaff, brennend; muß sie heraustrecken, um sie kühl zu halten (A.).

Körper riecht nach altem Käse *(Psor.)* (B.).

Er riecht trotz Badens nach Stuhl *(Sulph.)* (A.).

Stur und empfindlich (Ant-C., Bry., Cham., Cina, Nat-M.) (B.).

Fürchtet sich vor Abwärtsbewegung (Bor., Gels., Stram.) (A.).

Kind eigenwillig, eigensinnig, schreit und stößt um sich (Bell., Lyc., Stram., Verat-V.); verdrießlich, reizbar, will nicht berührt werden (Ant-C., Bell., Bry., Cham., Cina, Kali-C., Lach., Nux-V., Sil., Stram., Tarant.) (A.).

Lachen und Weinen abwechselnd *(Ign., Nux-M., Puls.)* (A.).

Wechselt ständig seine Tätigkeit. (A.).

SYMPTOME ÄNDERN SICH STÄNDIG *(Lac-C., Puls.)*.

Übelkeit und Erbrechen beim Fahren (Cocc., Nux-M., Petr., Sulph., Tab.) (Bl.).

Seekrankheit *(Cocc., Colch., Con., Kreos., Nux-V., Petr., Sep., Tab., Ther.)* (Bl.).

Wasser wird erbrochen, sobald es in den Magen kommt *(Ars., Phos.)* (A.).

Trinkt wenig und oft *(Ars.)* (A.).

Verlangt Schinken (Calc-P., Ench., Mezer., Tub.), oder eiskalte Milch (Phos., Rhus-T., Tub.) (B.).

ABMAGERUNG TROTZ GUTEN ESSENS *(Acet-Ac., Abrot., Jod., Nat-M., Tub.)*.

Der Stuhl ist so massig, daß die Entleerung nicht ohne mechanische Hilfe gelingt *(Sel.)* (N.).

Das Kind drückt und drückt, und die Stühle treten teilweise aus, nur um wieder zurückzugleiten (Sil., Thuj.) (N.).

KEINE ZWEI STÜHLE GLEICHEN EINANDER *(Podo., Puls., Sulph.)* (N.).

Die Stühle sind groß und schmerzend, als würden sie einen Dammriß verursachen *(Bry., Nat-M., Sulph.)* (Bl.).

Feuchtkalte Hände und Füße *(Bar-C., Calc., Carb-V., Sil.)* (B.).

Kopf und Nacken im Schlaf sehr schwitzend, die Kissen durchnässend *(Calc., Sil.)* (A.).

ÜBELRIECHENDER FUSSSCHWEISS *(Bar-C., Graph., Kali-C., Lyc., Nit-Ac., Puls., Sil., Tell., Thuj.)* (B.).

Wundheit um den After *(Sulph.)*, auch am Damm, und bis zum Genitale reichend (A.).

Kein Stuhldrang, bis sich viel Stuhl gesammelt hat *(Anac., Bry., Nat-M., Op., Sulph.)* (A.).

Stuhl hart, Entleerung nicht möglich; grauweiße Bällchen, wie gebrannter Kalk; am Rand des Afters zerbröckelnd (Mag-M.) (A.).

Diarrhöe, in Art und Farbe wechselnd; wie Rührei; schaumig; grasgrün; beim Stehen grün werdend; wie Schaum eines Froschteichs; nach dem Essen muß er wegen des Stuhldrangs schnell die Tafel verlassen (A.).

Inkontinenz von Urin und Stuhl; Schließmuskel unzuverlässig *(Aloe, Sulph.)*; Stuhldrang wegen Blähungen; muß die Beine kreuzen, um den Abgang von Stuhl zu verhindern (A.).

BRENNEN DER FUSSSOHLEN; MUß SIE ENTBLÖSSEN ODER AN EINE KÜHLE STELLE BRINGEN *(Lach., Med., Sang., Sulph.)* (A.).

Leukorrhöe, riecht stark nach Fischlake (A.).

Schwäche mit Abwärtsdrängen, als würde der Beckeninhalt herausfallen; schlimmer beim Gehen, durch Fehltritt oder Erschütterung, und besser in der Ruhe und durch Hinlegen; möchte die Teile stützen, indem sie die Hand gegen die Vulva hält *(Lil-T., Murx.)* (A.).

Weher Schmerz der Gebärmutter (Arn., Bell., Lach.) (A.).

VERSCHLIMMERUNG: Nachts; durch Abwärtsbewegung; durch Berührung; durch Fahren; vom Trinken; nach dem Essen, und beim Gehen.

BESSERUNG: Durch Kälte; durch Entblößen; bei Ruhe; und beim Hinlegen.

VERWANDTE MITTEL: *Ähnlich: Abrot., Aloe, Alum., Ars., Bor., Calc., Graph., Lac-C., Lach., Lyc., Murx., Nat-M., Psor., Sil., Sulph., Tell., Thuj., Tub.*

SARRACENIA PURPUREA

GEBRÄUCHLICHE BEZEICHNUNG: KANNEN-PFLANZE

Dieses Mittel ist bei Pocken indiziert; die Krankheit aufhaltend und die Eiterbläschen verhindernd (Bl.).

Lichtscheu *(Acon., Bell., Euphr., Nat-M., Phos., Sulph.)* (Br.).

Schwarze Gegenstände bewegen sich mit den Augen *(Cocc., Phos., Stram.)* (Br.).

Schmerz in den Augenhöhlen *(Ruta)* (Br.).

Augen wie geschwollen und wund *(Arn.)* (Br.).

Wie zerschlagen in den Knien und Hüftgelenken *(Arn.)* (Br.).

Blutandrang zum Kopf (Bell., Glon., Stram.) (Bl.).

Kopfschmerzen mit Übelkeit (Bry., Nux-V., Sang.) (Br.).

Pulsieren in verschiedenen Teilen, besonders im Hals, in den Schultern, und im Kopf, der zum Bersten voll ist (Br.).

Die Glieder sind schwach *(Kali-P., Nat-M., Nux-V., Rhus-T.)* (Bl.).

Übelriechender Mundgeruch, mit Appetitverlust *(Nux-V., Puls.)* (A.).

Zungenbelag bräunlichweiß *(Ant-T., Bapt., Bry., Chin-A., Hyos., Kali-P., Lach., Phos., Rhus-T., Sec.)* (A.).

Hyos., Kali-P., Lach., Phos., Plb., Rhus-T., Sec.) (A.).

Immer hungrig, sogar nach einer Mahlzeit (Chin-S., Cina, Jod., Lyc., Phos.) (Br.).

Reichliches, schmerzhaftes Erbrechen *(Ant-T., Ars., Cup-S., Phos., Verat.)* (Br.).

Gänsehaut zwischen den Schulterblättern nachmittags oder abends (A.).

Kälte zwischen den Schulterblättern *(Caps., Eup-Purp., Led., Polyp.)* (A.).

Fieber mit Hitze und Röte des Gesichts, Brennen im Magen, großer Erschöpfung, Hinfälligkeit, Delirium und Bewußtlosigkeit (A.).

Reichlicher Nachtschweiß *(Chin.)* (A.).

VERSCHLIMMERUNG: Bei Licht; nachts; abends; und nach Mahlzeiten.

BESSERUNG: Durch Hinlegen.

VERWANDTE MITTEL: *Vergleiche: Ant-T., Bell., Bry., Cocc., Glon., Hyos., Maland., Nux-V., Rhus-T., Sil., Sulph. und Variol.*

SARSAPARILLA

GEBRÄUCHLICHE BEZEICHNUNG:
SARSAPARILL-WURZEL

Nützlich für Knochenhautschmerz bei Syphilis *Asaf., Aur., Mezer.)* (Bl.).

Kopfschmerzen und Knochenhautschmerzen von Merkur, Syphilis oder unterdrückter Gonorrhöe (A.).

Trockene, juckige Ausschläge, Neigung, im Frühling aufzutreten; Krusten bildend (A.).

Bläschenausschläge am ganzen Körper (A.).

Ausschläge nach Impfungen *(Sil.)* (Bt.).

Ausschläge wie Roseolen der Syphilis und unerträglich juckend (Merc.) (D.).

Ausschläge, einen reizenden Eiter absondernd *(Calc-S., Merc., Rhus-T.)* (D.).

NÜTZLICH BEI MARASMUS; STARKE ABMAGERUNG AM HALS UND DIE HAUT AM GANZEN KÖRPER LIEGT IN FALTEN (D.).

Juckender Ausschlag auf der Stirn während der Menstruation *(Eug., Psor., Sang.)* (A.).

Haut hart, verhärtet *(Ant-C., Ars., Graph., Rhus-T., Sep.)* (A.).

Haut aufgesprungen an Händen und Füßen *(Graph., Petr.)* (A.).

EINZIEHUNG DER BRUSTWARZEN *(Carb-An., Con., Cund., Nux-M., Sil.)* (K.).

Brustwarzen sind klein, ausgetrocknet, unreizbar *(Sil.)* (A.).

Unerträglicher *Gestank* der Geschlechtsorgane (A.).

Blutige Samenergießungen *(Led., Merc.)* (A.).

Quälende Schmerzen von der rechten Niere nach unten ziehend *(Lyc.)* (A.).

Gonorrhöe durch kaltes, nasses Wetter verdrängt oder durch Merkur unterdrückt, von Rheumatismus gefolgt (A.).

Das Kind schreit vor dem und beim Urinieren (Bor., Lyc.) (A.).

Blutung aus der Harnröhre nach Urinieren (Hep., Mezer., Puls., Sulph., Thuj., Zinc.) (K.).

URIN GEHT BEIM SITZEN TROPFENWEISE, BEIM STEHEN FREI UND LEICHT AB *(Con.)* (A.).

KANN NUR BEIM STEHEN URINIEREN *(Hyper.)* (K.).

Schmerzhafte Dehnung und Empfindlichkeit der Blase *(Apis, Bell., Canth.)* (A.).

Urin hat einen weißen Satz *(Berb., Graph., Kreos., Phos., Rhus-T., Sep.)* (A.).

Übermäßiger Schmerz in der Harnröhre, der auch zum Bauch verlaufen kann (G.).

Urin geht ab, zuletzt mit Blut gemischt; danach hört der Schmerz auf (G.).

BEI NIERENKOLIK INDIZIERT, WENN KLEINE, HELLE STEINE IN GROSSEN MENGEN ABGEHEN UND WENN ES GEGEN ENDE DES URINIERENS SCHRECKLICH SCHMERZT (Bl.).

Häufige Absonderung blassen, reichlichen Urins *(Kali-P., Merc., Nat-M., Phos-Ac., Sulph.)* (Bt.).

Urin geht in einem dünnen, schwachen Strahl ab *(Clem.)* (Br.).

VIELE SCHMERZEN AM ENDE DES URINIERENS; BEI FRAUEN FAST UNERTRÄGLICH *(Berb., Equis., Med., Thuj.)* (G.).

Trüber, spärlicher, schleimiger, toniger und sandiger Urin (Bt.).

Er muß nachts zwei- oder dreimal zum Wasserlassen aufstehen *(Bar-C., Lyc., Merc., Phos-Ac., Sulph.)* (Hr.).

Blutiger Urin (Canth., Merc-C.) (A.).

WEISSER SAND IM URIN *(Am-C., Aspar., Bell., Benz-Ac., Calc., Canth., Carb-V., Chin., Chin-S., Eup-Pur., Nat-M., Nat-S., Nit-Ac., Phos., Sec., Zinc.)* (N.).

Blasenentzündung *(Bell., Canth., Merc-C.)* (C.).

Feuchter Ausschlag um die Geschlechtsteile (Crot-T., Graph., Petr., Rhus-T.) (D.).

Bläschenausschlag auf der Vorhaut *(Graph., Petr.)*.

Rheumatischer Schmerz, schlimmer nachts (Aur., Merc., Nit-Ac.), bei feuchtem Wetter (Dulc., Nat-S., Rhus-T.), oder nach dem Trinken kalten Wassers (A.).

Gefühl eines straffen Bandes um Kopf und Stirn, sehr schmerzhaft (G.).

Luftaufstoßen *(Carb-V., Lyc., Nux-V., Puls.)* (G.).

Sehr empfindliche, gichtische Knoten (Colch.) (B.).

Rückenschmerzen bei Koliken *(Lyc., Nux-V.)* (B.).

Frost beginnt in der Blasengegend (B.).

Verzagt, empfindlich, leicht gekränkt, schlecht gelaunt und schweigsam (Br.).

Aphthen *(Bor., Kali-M., Lach., Merc., Nat-M., Nux-V., Rhus-T., Sil.)* (Br.).

Speichelfluß *Kali-B., Merc., Nat-M.)* (Br.).

Metallischer Geschmack im Mund *(Merc., Plb.)* (Br.).

VERSCHLIMMERUNG: Im Frühling; am Ende des Urinierens; nachts; bei feuchtem Wetter; während der Menstruation und beim Gähnen.

BESSERUNG: Beim Stehen und durch Entblößen des Halses oder der Brust.

VERWANDTE MITTEL: Häufig gebraucht nach Mißbrauch von Merkur.

Vergleiche: Abrot., Bar-C., Berb., Bor., Canth., Eug-T., Equis., Jod., Led., Lyc., Med., Merc., Psor., Nat-M., Op., Phos., Sang., Sep., Sil., Sulph., Thuj.

Komplementär: Merc. und *Sep.* (eines davon folgt immer gut).

Antidote: Bell. und *Merc.*

SECALE CORNUTUM

GEBRÄUCHLICHE BEZEICHNUNG: MUTTERKORN

Besonders geeignet für: große, magere Frauen mit schlaffer Muskelfaser, schwache, kachektische oder sehr alte, altersschwache Personen (N.).

Krampfadergeschwüre heilen ausgezeichnet durch dieses Mittel.

Krampfhafte Spannung der Glieder, besser durch kräftiges Strecken.

Brennen in allen Teilen, wie von auffallenden Feuerfunken (Ars.).

Konvulsivisches Zucken der Glieder, meistens nachts *(Ars., Calc., Phos.).*

Glieder - wie zerschlagen *(Arn., Bapt.).*

Ziehen und Reißen in den Gliedern mit Prickeln (Acon., Bell., Carb-V., Cupr., Graph., Lyc., Rhus-T.).

Taubheit der Glieder *(Agar., Arg-M., Arg-N., Carb-S., Carb-V., Cocc., Gels., Graph., Guai., Lyc., Nux-M., Op., Ox-Ac., Rhus-T.).*

Große Schwäche *(Ars., Chin., Kali-P.).*

Krämpfe nach Schreck (Acon., Arg-N., Bufo, Calc., Cupr., Hyos., Ign., Indg., Kali-Br., Lyss., Op., Plat., Stram., Sulph., Verat., Zinc.).

Trockener Altersbrand, schlimmer durch äußere Hitze (A.).

Blutarmut *(Chin., Ferr., Graph., Nat-M., Phos., Puls.)* (D.).

GANGRÄN, BRAND *(Ars., Carb-V., Kali-P., Lach.).*

Petechien *(Arn., Bapt., Ham.)* (D.).

Haut runzelig, trocken, brüchig. Ameisenlaufen, schwarze, eiternde Blasen, Petechien; besser durch kalte Umschläge (D.).

Gefühl, als krieche etwas unter der Haut *(Acon., Phos.)* (N.).

Heiße Umschläge auf irgendeinem Teil des Körpers machen die Schmerzen schlimmer; große Abneigung gegen Bedeckung (N.).

GROSSE OBJEKTIVE KÄLTE, ABER VERSCHLIMMERUNG DURCH ZUDECKEN *(Carb-V.)* (N.).

Passive Blutung; alles offen und lose; Reaktionsmangel; bei dünnen, mageren, kachektischen Frauen (N.).

Klagt wegen eines leeren Gefühls im Bauch (Phos., Sep., Sulph.) (D.).

Kalte, trockene und bläuliche Zunge *(Carb-V.)* (Ra.).

SCHLUCKAUF *(Cic., Cycl., Hyos., Ign., Jod.)* (K.).

Abneigung gegen Essen, Fleisch und Fett (A.).

Verlangen nach Limonade (Bell., Calc., Cycl., Eup-Pur., Jatr., Nit-Ac., Puls., Sab., Sulph-I.) und Säuren (Ant-T., Ars., Bry., Calc., Ferr-P., Hep.) (A.).

UNERTRÄGLICHER HEISSHUNGER; SOGAR BEI ERSCHÖPFENDER DIARRHÖE HAT ER HUNGER *(Aloe, Jod., Petr., Sulp., Verat.)* (A.).

After weit offen, mit Diarrhöe (Apis, Phos.).

Überreichliche, wässerige, übelriechende, braune Stühle, mit großer Gewalt abgehend *(Gamb., Grat.)* (A.).

Stinkende, faulige und kolliquative Diarrhöe *(Ars., Bapt., Carb-V., Kali-P., Lach.)* (G.).

Unwillkürliche Diarrhöe *(Aloe, Kali-P., Nat-S., Podo., Sulph.)* (Bt.).

Asiatische Cholera (Acon., Ars., Bism., Camph., Canth., Carb-V., Cic., Cupr., Ipec., Kali-P., Lach., Phos., Podo., Sulph., Tereb., Verat.).

Würgen und Erbrechen unverdauter Nahrung, Körper abgemagert und kalt, Krämpfe, Prickeln in den Gliedern, Gesicht eingefallen, Mund verzerrt; überreichliche, schmerzlose Absonderung aus den Eingeweiden, mit Gewalt abgehend; kalter, feuchtkalter Schweiß (D.).

Säuglingscholera; große Schwäche; Erbrechen und Diarrhöe; viel Durst; Gesicht blaß; Augen eingesunken; trockene Hitze; schneller Puls; unruhig und schlaflos, möchte nicht zugedeckt werden (N.).

Harnsperre *(Apis, Bell., Canth., Merc-C., Stram., Tereb.)* (Ra.).

Harninkontinenz bei alten Leuten *(Lyc., Op., Sec.)* (A.).

Ruhiges Delirium, oder er wird unter großen Ängsten wild, will ständig aus dem Bett steigen *(Hyos., Stram.)* (G.).

Mühsame und ängstliche Atmung *(Ant-T., Ars., Kali-P., Lach., Naja)* (G.).

Lähmung der Glieder, mit konvulsivischem Zucken und Schocks in den gelähmten Gliedern (Hm.).

Molen, Polypen, und krankhafte Gewächse in der Gebärmutter, mit fortwährenden drückenden Schmerzen (Bt.).

Gebärmuttervorfall (Nat-M., Nux-V., Puls., Sep.) (Bt.).

ÜBERMÄSSIGE MENSTRUATION *(Calc., Chin., Ferr., Lach., Phos., Sab., Sep.)* (Bt.).

Grüner, brauner und übelriechender Weißfluß (Nit-Ac.) (A.).

Weißfluß, gallertartig, mit Gebärmutterblutung abwechselnd (Bt.).

Nachwehen zu lange anhaltend und zu schmerzhaft, mit sanduhrförmiger Zusammenziehung (A.).

Drohender Abort, besonders im dritten Monat *(Apis, Cimic., Croc., Eup-Pur., Merc., Sabin., Thuj., Ust.)* (A.).

Beständiger Ausfluß wässerigen Blutes bis zur nächsten Periode (A.).

BEI DER ENTBINDUNG INDIZIERT, WENN DIE WEHENSCHMERZEN LANGANHALTEND, UNUNTERBROCHEN SIND, UND DIE WEHEN ERFOLGLOS SIND, ODER GANZ FEHLEN (D.).

DIE WEHEN SIND SCHWACH, UNTERDRÜCKT ODER ERSCHÖPFEND BEI SCHWACHEN, KACHEKTISCHEN FRAUEN (N.).

Gebärmutterblutung; passiver, schmerzloser Ausfluß dunklen, flüssigen Blutes; der Patient ist runzelig und mager, oft bewußtlos und kalt; Blutungen, Ameisenlaufen und Prickeln vorausgehend (D.).

Reichlicher Ausfluß schwarzen, flüssigen Blutes, schlimmer

bei der geringsten Bewegung, mit konvulsivischen Zuckungen *(Abort)* (N.).

Blutung, mit krampfhaften Kontraktionen; vor jedem Ausfluß von Blut, schmerzhafte, heftige Zusammenziehung der Gebärmutter, oder quälende, abwärtsdrängende Schmerzen (G.).

GEBÄRMUTTERBLUTUNG *(Bell., Calc., Chin., Croc., Crot-H., Ferr., Ham., Ipec., Kali-Fer., Lach., Mill., Murx., Nit-Ac., Nux-V., Phos., Plat., Psor., Puls., Rat., Sab., Tril., Ust.).*

Gebärmutterentzündung; große Entkräftung, Extremitäten kalt; häufiges Erbrechen; Blutung von der Gebärmutter flüssig, mit dunklen, übelriechenden Blutklumpen vermischt (Bt.).

Lochien sehr übelriechend und dünn; Ausfluß spärlich oder überreichlich; entweder schmerzlos, oder von lang anhaltenden, abwärtsdrängenden Schmerzen begleitet (G.).

Fehlende Milchabsonderung *(Agn., Calc., Caust., Dulc., Ign., Lac-C., Lac-D., Puls., Urt-U.)* (G.).

Konvulsionen im Wochenbett bei mageren, schlecht genährten Frauen, mit zu schwachen Wehen (Bt.).

WEHEN SCHWACH *(Caul., Puls.).*

Sardonisches Lachen (Phyt.) (C.).

Furunkel klein, schmerzhaft, mit grünem Inhalt; sehr langsam reif werdend, genauso langsam heilend *(Merc.)* (A.).

NEIGUNG ZU BLUTUNGEN; DIE KLEINSTE VERLETZUNG VERURSACHT BLUTEN, WOCHENLANG ANHALTEND *(Lach., Phos.)* (A.).

Ausfluß jauchigen, flüssigen Blutes mit Fäulnisneigung (A.).

WILL DEN BAUCH UNBEDECKT HABEN *(Tab.)* (B.).

Brennen in Bauch und Magen *(Ars., Carb-V., Lach., Lyc., Phos., Sulph.)* (Br.).

Lokomotorische Ataxie; zitternder, schwankender Gang *(Alum., Nux-V., Zinc.)* (Br.).

Rauschen in den Ohren, mit großen Hörschwierigkeiten *(Calc., Merc., Phos-Ac., Sulph.)* (C.).

Heftiger Schüttelfrost gefolgt von heftiger Hitze mit Angstgefühlen, Delirium, und fast unstillbarem Durst. Intensive Eiseskälte der Haut, besonders im Gesicht und an den Extremitäten. Kalte Glieder, kalte Haut, mit Schauern (A.).

Heftige, langanhaltende trockene Hitze, mit großer Unruhe und brennendem Durst (Ars., Nat-M., Rhus-T.) (A.).

Klebrig-kalter Schweiß am ganzen Körper (A.).

Puls klein, schnell, zusammengezogen, und oft aussetzend (A.).

Kongestive Kopfschmerzen, Schmerz vom Genick und Hinterkopf über den ganzen Kopf ausstrahlend *(Sil.)* (Bl.).

KRÄMPFE IN DEN HÄNDEN, BEINEN UND FÜSSEN *(Cupr., Verat.)* (B.).

FINGER GESPREIZT (im Gegensatz zu *Cupr.*) (Br.).

VERSCHLIMMERUNG: Durch warme Bedeckung; durch heiße Umschläge; durch Anziehen der Glieder; während der Schwangerschaft; während der Menstruation; und durch Säfteverlust.

BESSERUNG: Durch Entblößen; durch Reiben; in kalter Luft; durch Strecken der Glieder; nach Erbrechen; durch Kälte; und durch Baden.

VERWANDTE MITTEL: *Ars., Carb-V., Colch., Kali-P., Phos., Sulph.,* und *Verat* bei Cholera morbus und Cholera asiatica.

Ähnlich: Ars., aber Kälte und Hitze gegenüberstehend.

Vergleiche: Cinnamon, bei Blutung nach der Geburt; es verstärkt die Wehen, bekämpft überreichliche oder gefährliche Blutung; es ist immer zuverlässig, während *Ergot* manchmal gefährlich ist.

Antidote: Camph., Op. und *Sol-N.*

SELENIUM

GEBRÄUCHLICHE BEZEICHNUNG: SELEN

Große Abneigung gegen Zugluft. Verursacht leicht Erkältung (auch Reißen in den Gliedern).

Juckreiz der Hände, mit heftigem Jucken in den Handtellern *(Anac., Sulph.).*

Starke Abmagerung, besonders der Hände, des Gesichts und der Oberschenkel (Abrot., Sars., Sil.).

SCHWÄCHE NACH LANGEM FIEBER (K.).

Schnelle Ermüdung bei Anstrengung oder Arbeit (Ars., Calc., Kali-P.) (D.).

Schwäche durch Sonnenhitze (Lach., Nat-C., Nat-M.) (B.).

Nervöse Erschöpfung durch Samenverlust (Con., Gels., Kali-P., Lyc., Phos-Ac., Sulph., Zinc.) (D.).

Lähmende Schwäche des Rückgrats *(Cocc., Gels.,, Kali-P., Pic-Ac., Sep.)* (D.).

Schwindel mit Übelkeit, Erbrechen und Schwäche, schlimmer bei Bewegung (Bry.).

Hunger nachts *(Cina, Phos., Psor.)* A.).

Nach dem Schlaf Verschlimmerung der Symptome, besonders an warmen Tagen.

Geringe geistige oder körperliche Anstrengung verursacht Schläfrigkeit (B.).

Unwiderstehliches Verlangen nach Stimulantien; will sich betrinken; aber danach fühlt er sich schlechter (N.).

PULSIEREN IM BAUCH NACH DEM ESSEN *(Cahin.)* (K.).

Unwiderstehliches Verlangen nach geistigen Getränken *(Ars., Asar., Caps., Crot-H., Lach., Nux-V., Sulph.)* (N.).

VERLANGEN NACH ALKOHOLISCHEN GETRÄNKEN, VOR DER MENSTRUATION (K.).

Folgen von zu viel Teetrinken *(Puls.);* alle Beschwerden dadurch schlimmer (N.).

Schnupfen, danach Diarrhöe (Sang.) (B.).

VERSTOPFUNG *(Anac., Bry., Calc., Graph., Hydr., Ign., Kali-M., Lyc., Mag-M., Nat-M., Op., Phos., Sep., Sulph., Thuj., Verat.).*

SEHR GROSSER STUHL *(Bry., Nat-M., Sulph.)* (B.).

Verstopfung nach ernster Krankheit, besonders Typhus (A.).

Stuhl so groß, daß er ohne mechanische Hilfe nicht entleert werden kann *(Sanic.);* er muß mit den Fingern entfernt werden (N.).

Unwillkürliches Tröpfeln des Urins beim Gehen, oder nach dem Urinieren oder Stuhlgang (Urin tröpfelt beim Sitzen - *Sars.)* (N.).

Harte Stühle, zuletzt mit Blut *(Nat-M.)* (C.).

Satz von rotem Sand im Urin (Arn., Ars., Arund., Berb., Caust., Dig., Lob., Lyc., Merc-C., Ocim., Pareir., Phos., Plan., Senec., Sep., Tarant.).

Nächtliche Samenergießungen *(Calc., Dios., Gels., Kali-P., Lyc., Nux-V., Phos-Ac.)* (G.).

Samenfluß *(Agn., Calc., Gels., Graph., Kali-P., Lyc., Merc., Nat-M., Phos., Phos-Ac., Sep., Sulph.)* (G.).

IMPOTENZ TROTZ WOLLUST *(Ign., Lyc., Phos., Sulph.).*

Sekundäre Gonorrhöe (Agn., Calc., Dig., Graph., Hep., Kali-S., Lyc., Merc., Nat-S., Puls., Sep., Thuj.).

SAMENVERLUST, BESONDERS BEIM STUHLDRANG *(Anac., Carb-V., Caust., Con., Gels., Nat-M., Petr., Phos-Ac., Sep., Sil., Sulph.)* (G.).

Das Genital-System ist so erschlafft, daß die Samenflüssigkeit einfach wegtröpfelt *(Gels.)* (D.).

Wässeriger Samen *(Nat-M., Sulph.)* (B.).

EREKTIONEN SIND LANGSAM UND SCHWACH, SAMENABGANG ZU SCHNELL BEI KOITUS; VERDRIESSLICH UND SCHWACH DANACH (N.).

GESCHLECHTSTRIEB STARK, ABER KÖRPERLICH IMPOTENT *(Con., Phos.)* (N.).

Samenergießung zwei- oder dreimal in der Woche *(Nux-V., Phos., Phos-Ac., Sulph.)*, jedes Mal steht er mit schwachem, lahmem Rücken auf (N.).

Absonderung von Prostatasekret beim Sitzen, im Schlaf, beim Gehen oder beim Stuhlgang (N.).

Kopfschmerzen: bei Trinkern; nach Ausschweifungen; nach Limonade oder Wein; jeden Nachmittag (A.).

Haarausfall am Kopf, an Augenbrauen, Bart, oder Geschlechtsteilen (A.).

Nach Typhoid große Schwäche des Rückgrats; Furcht vor Lähmung *(Kali-P.)* (A.).

Schwach, leicht erschöpft; entweder von geistiger oder körperlicher Arbeit; nach Typhoid, Typhus, oder Ausschweifungen (A.).

UNWIDERSTEHLICHES VERLANGEN SICH HINZULEGEN UND ZU SCHLAFEN; PLÖTZLICHES NACHLASSEN DER KRÄFTE, BESONDERS BEI HEISSEM WETTER (A.).

Schwindel wie betrunken *(Agar., Gels., Nux-V., Stram.)* (C.).

Außerordentliche Traurigkeit *(Aur., Ign., Nat-M., Puls., Sep., Stann.)* (Br.).

Tiefste Verzweiflung *(Ars., Aur., Psor.)*.

Schluckauf beim Rauchen *(Ambr., Arg-M., Calad., Ign., Lach., Puls., Sep., Staph., Sulph-Ac., Verat.)* (Br.).

Vergeßlich, besonders bei seinen Geschäften; aber wenn er im Halbschlaf liegt, kehrt alles zurück (C.).

Leber schmerzhaft und vergrößert *(Chel., Chin., Hep., Nux-V., Sep.)* (Br.).

Ölige, glänzende Gesichtshaut *(Bar-C., Bry., Chin., Mag-C., Merc., Nat-M., Plb., Psor., Rhus-T., Tub.)* (C.).

STICHE ÜBER DEM LINKEN AUGE *(Lac-F., Kali-I., Ptel., Sep.)*.

Kopfschmerzen von übermäßigem Genuß von Tee *(Chin., Lach., Sep., Thuj., Verat.;* Besserung der Kopfschmerzen durch Teetrinken - *Cimic., Ferr-P., Kali-B.)* (D.).

Kopfschmerzen über dem linken Auge, schlimmer durch Sonnenhitze (schlimmer durch Ofenhitze - *Arn.)* (D.).

Haarausfall *(Lyc., Nat-M., Sulph.)* (B.).

Stimmlosigkeit nach langem Gebrauch der Stimme (Phos.) (A.).

Heiserkeit, sobald er singt *(Agar., Arg-N., Arum-T., Caust., Stann.)* (B.).

Tuberkulöse Kehlkopfentzündung *(Calc., Phos.)* (A.).

Klarer Schleim wird ausgeräuspert *(Arg-M., Nat-M., Stann.)* (B.).

Heiserkeit, muß sich oft räuspern, besonders ehe er zu singen beginnt (N.).

Schweiß überreichlich, gelb; einen salzigen Belag hinterlassend; macht das Leinen oder das Haar steif (B.).

Pulsieren in den Gefäßen des ganzn Körpers *(Glon., Nat-M., Sep.)* (C.).

VERSCHLIMMERUNG: Nach dem Stuhlgang; beim oder nach dem Sprechen; vom Gehen in frischer Luft; vom Genuß von Limonade; durch Teetrinken; von Wein; an heißen Tagen; in der Sonne; von sexuellen Ausschweifungen; bei Schlafmangel; durch Luftzug; nach dem Schlaf; jeden Nachmittag; und vom Singen.

BESSER: Nach Sonnenuntergang; vom Einatmen kalter Luft; und durch Halten kalten Wassers im Mund.

VERWANDTE MITTEL: *Chin.* verschlimmert die Symptome sehr - sie werden dadurch unerträglich.

Antidote: Ign. und *Puls.*

Folgt gut nach: Calad., Nat-M., Phos-Ac. und *Staph.* bei sexueller Schwäche.

Jucken durch Merkur oder Schwefel, erfordert oft *Selen.*

SENEGA

GEBRÄUCHLICHE BEZEICHNUNG: SENEGALWURZEL

Besonders wertvoll bei alten Leuten, wirkt aber auch bei anderen (N.).

Große körperliche und geistige Schwäche, mit Strecken der Glieder und von Schwere und Dumpfheit des Kopfes begleitet *(Rhus-T.).*

Große Schwäche, scheint von der Brust her zu kommen und in der Brust zu sein.

Viele Symptome, besonders solche der Brust, werden in der Ruhe schlimmer und beim Gehen in frischer Luft besser.

Ohnmacht beim Gehen in frischer Luft (Lyceps., Sep.; in einem geschlossenen Zimmer - *Acon., Asaf., Ipec., Lach., Tab.).*

Wunden durch Bisse von giftigen Tieren *(Ars., Led.).*

Krankheiten der Schleimhäute *(Bry., Carb-V., Hydr., Nat-S., Puls.).*

Angina muscosa.

BRONCHITIS *(Ant-T., Bry., Hep., Kali-C., Kali-M., Lyc., Nat-S., Phos., Rhus-T., Sil.).*

Entzündung der Lungen (Ant-T., Bry., Chel., Ferr-P., Lyc., Phos.).

Heiserkeit (Arg-N., Calc., Carb-V.).

Trockenes, kratzendes Gefühl im Schlund *(Aesc., Nux-V.).*

Hals so trocken, daß es beim Sprechen weh tut *(Phos.)* (D.).

STARKE ANSAMMLUNG VON EIWEISSÄHNLICHEM SCHLEIM IN DER BRUST, DER NUR SCHWIERIG AUSGEHUSTET WERDEN KANN *(Ant-T., Kali-M.)* (D.).

VIEL RASSELN, KEUCHEN UND MÜHSAMES ATMEN *(Ant-T., Car-V., Nat-S.)* (N.).

Ständiger Husten: würgend, erstickend; endet mit Niesen; schlimmer beim Liegen auf der rechten Seite, oder abends (B.).

Niest, bis ihm schwindelig wird (B.).

Übelkeit, ununterbrochen *(Ant-T., Ipec., Tab.).*

Dumpfheit des Kopfes, mit Druck und Schwäche der Augen (Nat-M.) (N.).

Gefühl, als wäre der Brustkorb zu eng, mit ständiger Neigung ihn auszuweiten *(Cact., Ign., Phos.)* (N.).

Emphysen *(Am-C., Ant-Ars., Ant-T., Hep.)* (Bl.).

Starkes Brennen in der Brust, entweder vor oder nach dem Husten (G.).

Gefühl einer zermalmenden Last auf der Brust (B.).

Empfindlichkeit des Brustkorbes bei Bewegung der Arme, besonders des linken Arms, mit viel Schleimrasseln in der Brust (Be.).

Bronchiektasien *(Caps., Chin., Sang.)* (Bl.).

Adynamische Lungenentzündung (Ant-T., Carb-V., Lyc.) (Bt.).

Nützlich bei subakuten oder chronischen Ausschwitzungen des Brustfells und bei katarrhalischer Pleuro-Pneumonie (Pleuritis Exsuclativa), wenn *Bry.* versagt hat (Ha.).

Bohrender Schmerz um das Herz (Bc.).

Blutgestreifter oder eiweißähnlicher Auswurf (B.).

Stimmbänder teilweise gelähmt *(Caust., Phos.)* (Br.).

Menstruation zu früh (Calc., Ferr., Mill., Sab.).

Mit großem Erfolg angewendet bei Brust-, Bauch- und Hautwassersucht, nach anfänglicher oder späterer Eiweißausscheidung (Ha.).

Gefühl vom Zittern, aber kein sichtbares Zittern *(Sulph.-Ac.)* (Bt.).

Wässerige Diarrhöe mit Grimmen in den Eingeweiden, Übelkeit und Erbrechen *(Coloc., Dios., Nux-V.)* (Bt.).

Wässerige Stühle, aus dem After herausspritzend *(Crot-T., Grat., Thuj.)* (C.).

Verminderte Harnabsonderung *(Apis, Berb., Canth., Dig., Eup-P., Ferr-P., Gels., Lyc., Merc.).*

Urin am Anfang mit Schleimfäden vermischt; später wird er dick und trüb (J.).

Häufiges Urinieren; Harn grünlich gefärbt; und mit trübem Satz (Hn.).

Nagender Schmerz an der linken Seite der Taille.

Regenbogenhautentzündung und Flecken auf der Hornhaut (Hg.).

Nützlich bei muskulärer Asthenopie und Trübungen der Glaskörperflüssigkeit (Bl.).

Gegenstände wie verdunkelt *(Chin., Cycl., Gels., Merc., Phos., Puls., Sulph., Zinc.)* (Bl.).

Doppeltsehen *(Bell., Gels., Stram.)* (Bl.).

Gefühl von Dehnung der Augäpfel (B.).

Brennen in den Augen beim Lesen oder Schreiben

(Cob., Lil-T., Nat-Ars., Nat-C., Nat-M., Rhod., Zinc.) (C.).

Augenlidentzündung *(Bor., Caust., Graph., Petr.)* (C.).

An den Augenwimpern hängt erhärteter Schleim (C.).

Lähmungsgefühl der linken Hälfte des Gesichts *(Rhus-T.)* (C.).

Druck unterhalb der Herzgrube (C.).

Gestörte Verdauung *(Carb-V., Chin., Ferr., Graph., Hep., Iris, Kali-C., Lyc., Nux-M., Nux-V., Puls.)* (C.).

VERSCHLIMMERUNG: Abends; in der Ruhe; wenn man einen Gegenstand längere Zeit anblickt; in frischer Luft; vom Einatmen kalter Luft; durch Druck; bei Berührung; und nachts.

BESSERUNG: Von Bewegung; durch Beugen des Kopfes nach hinten; und durch Schwitzen.

VERWANDTE MITTEL: *Antidote: Arn., Bell., Bry.* und *Camph.*

Danach folgende Heilmittel: *Calc., Lyc., Phos.* und *Sulph.*

SEPIA

GEBRÄUCHLICHE BEZEICHNUNG: TINTENFISCH

Geeignet für Frauen mit dunklem Haar, straffer Faser, aber von mildem eher trägem Naturell, besonders während der Schwangerschaft, im Wochenbett oder beim Stillen (N.).

Mangel an Lebenswärme *(Sil.)*.

Die Symptome werden durch kräftige Anstrengung besser, treten aber wieder stark auf, wenn sie vormittags und abends ruhig sitzt.

Schmerzhafte Empfindlichkeit aller Körperteile *(Bell., Lach.)*.

Große Empfindlichkeit gegen kalte Luft *(Bell., Hep., Sil.)*.

Nach dem Naßwerden Ohnmachtsanfälle und schließlich Schnupfen.

Allgemeine Erschlaffung; schwach; fällt beim Knien in der Kirche in Ohnmacht (N.).

Atemnot, schlimmer beim Sitzen, nach dem Schlaf, und in einem Zimmer, besser vom Tanzen oder schnellem Gehen (N.).

Unwillkürliche Lachanfälle *(Bor., Cann-I., Ign., Nat-M., Phos.)* (G.).

Furcht vor echtem oder eingebildetem Unheil (A.).

Gierig, geizig *(Ars., Lyc.)* (A.).

STUMPFSINNIG UND MANGEL AN INTERESSE, BESONDERS FÜR DIE FAMILIE; UND AUCH IN SEINEM BERUF *(Phos-Ac.)*.

Reizbar, leicht gekränkt *(Cham., Nux-V., Puls.)* (N.).

Schwaches Gedächtnis *(Calc., Kali-P. Lyc., Nat-M., Phos., Sil.)* (N.).

Große Traurigkeit und Weinen während der Menstruation, in der Schwangerschaft oder beim Stillen (N.).

Furcht vor dem Alleinsein *(Ars., Stram.)* (N.).

Folgen vom Zorn (Bry., Ign., Nux-V., Staph., Stram.).

Fürchtet sich davor, Freunden zu begegnen (N.).

Gefühl der Hilflosigkeit und sehr empfindlich bei Erregung, noch mehr bei schrecklichen Erlebnissen (D.).

Furcht vor dem Alleinsein, will Gesellschaft haben, hat aber eine Abneigung gegen ihre eigenen Freunde, und ist gleichgültig gegen die Hausarbeit (D.).

Faul: Will überhaupt nichts tun, will weder Arbeit noch Unterhaltung; sogar das Denken ist zu anstrengend (A.).

Der Schmerz tritt auf in ganz starken Stößen oder Zuckungen im Kopf (Glon.) (N.).

Drückende oder berstende Kopfschmerzen, schlimmer von Bewegung, Beugen, und geistiger Arbeit; besser durch Druck, oder von fortgesetzter schneller Bewegung (N.).

Kopfschmerzen, morgens beginnend und besser durch Schlaf oder durch kräftige Bewegung (D.).

Kopfschmerzen bei der Menstruation mit spärlichem Ausfluß (Bry., Graph., Kreos., Lyc., Nat-M.) (B.).

Kälte auf dem Scheitel, mit Kopfschmerzen *(Verat.*; Hitze des Scheitels - *Calc., Graph., Sulph.)* (A.).

Starker Haarausfall, nach chronischen Kopfschmerzen oder in den Wechseljahren (A.).

Nachts Herzklopfen und Pulsieren durch den ganzen Körper.

Lockerer Husten morgens, mit Neigung zum Erbrechen (G.).

Zahnschmerzen nach Genuß von Süßigkeiten *(Am-C., Nat-C., Phos.)* und Teetrinken *(Chin., Coff., Ferr., Ign., Lach., Selen., Thuj.)* (K.).

Unterlippe geschwollen und aufgesprungen (A.).

Schnupfen überreichlich (All-C., Ars., Nat-M., Puls., Sabad.).

Krampfhafte Hustenanfälle, schließlich Würgen oder Erbrechen *(Ipec.)* (N.).

Affektionen der rechten Lunge, Mittelteil (N.).

Husten scheint aus dem Magen oder Bauch zu kommen (D.).

Husten mit salzigem Auswurf, mit Stichen im Epigastrium (D.).

GELBE FLECKEN (MOTTENFLECKEN) IM GESICHT, UND GELBER SATTELFÖRMIGER FLECK ÜBER DEM OBERTEIL DER BACKEN UND ÜBER DER NASE (N.).

Herunterhängende Augenlider *(Caust.)* (N.).

Alles um den Hals war zu eng, wurde ständig lockerer gemacht *(Lach.)* (A.).

Saurer oder fauliger Geschmack im Mund *(Nux-V., Puls.)* (D.).

Zahnschmerzen während der Schwangerschaft *(Lyss., Mag-C.)* (K.).

Weißer Belag nur auf der Zungenwurzel, stark ausgeprägt (N.).

Zunge schmutzig belegt, wird besser, wenn die Menstruation einsetzt aber wieder schlimmer, wenn die Blutung aufhört (A.).

Gefühl von Leere und Schwäche im Magen und Bauch (Phos., Sulph.).

Pulsieren in der Herzgrube *(Acon., Ant-T., Calc., Chin., Cic., Ferr., Glon., Kali-C., Nux-V., Phos., Puls., Sil.).*

Schmerzhaftes Gefühl der Leere oder Hinfälligkeit in der Herzgrube *(Carb-An.)* (N.).

ÜBELKEIT, WENN MAN ESSEN SIEHT ODER RIECHT *(Colch.)* (D.).

Großes Verlangen nach Sauerem oder Eingepökeltem *(Hep.)* (D.).

Gefühl von einem Klumpen im Magen (D.).

Schwere oder Gefühl von einer Last im Bauch, besonders bei Bewegung (N.).

Dickbauch bei Müttern (bei Kindern - *Sulph.*).

Aufstoßen wie von faulen Eiern oder Dünger, mit Abneigung gegen Fleisch (G.).

Gallebrechen *(Ars., Bry., Nat-S.)* (G.).

Brechneigung morgens beim Ausspülen des Mundes (G.).

Übelkeit morgens *(Nux-V., Puls.)* (G.).

VERSTOPFUNG WÄHREND DER SCHWANGERSCHAFT *(Alum., Bry., Coll., Dol., Hydr., Lyc., Nat-S., Nux-V., Op., Plb., Plat., Podo., Puls., Sulph.)* (K.).

Schmerz im Mastdarm beim Stuhlgang und lange danach (Nit-Ac., Sulph.) (A.).

Verstopfung: Stühle schwierig, hart und knotig, mit dem Gefühl von Schwere oder einem Klumpen im After, nicht besser nach Entleerung (N.).

Kein Stuhldrang oder Drängen tagelang; die Stühle sind hart und groß; Untätigkeit des Mastdarms, und Gefühl von einer Kugel dort; Drängen nicht möglich, deshalb kann der Patient keinen Stuhl entleeren (D.).

Diarrhöe von gekochter Milch (Nux-M.) (B.).

Wechselfieber mit Durst nur im Froststadium (Apis, Ign.).

Hitzeüberlaufen; Hitze steigt auf (N.).

Hitzewallungen bei der geringsten Bewegung, mit Angstgefühlen und ohnmachtartiger Schwäche, gefolgt von Schweiß über den ganzen Körper (Lach., Sang., Sulph.) (A.).

Hitzewallungen von den Beckenorganen aufsteigend (A.).

Innerliches Frösteln mit äußerlicher Hitze *(Ars., Nux-V.)* (G.).

KÄLTE DER EXTREMITÄTEN BEIM FIEBER *(Carb-An., Kali-Ars., Stram.)* (K.).

Schwitzt leicht *(Bry., Calc., Chin.)* (G.).

Profuses Schwitzen einzelner Teile *(Puls.)* (G.).

Eiskalte und feuchte Füße den ganzen Tag, wie vom Stehen in kaltem Wasser, das bis zu den Fußgelenken hochkommt *(Lyc., Puls.)* (A.).

Füße heiß, nachts *(Sulph.)* (A.).

Schmerz von anderen Teilen bis zum Rücken reichend (das Gegenteil von *Sab.) und von Schaudern begleitet (*mit Frösteln - *Puls.)* (A.).

Zucken in den Muskeln *(Cupr., Gels., Hyos., Kali-P., Lach., Nat-M.).*

Unruhe in allen Gliedern mit Angstgefühlen, die ihn nicht zur Ruhe kommen läßt *(Ars., Kali-P., Phos., Rhus-T.).*

Zucken und Rucken der Glieder Tag und Nacht *(Tarant.).*

Spannung in den Gliedern, als wären sie zu kurz *(Am-M.).*

Unruhe und Pulsieren in allen Gliedern *(Ars., Chin-Ars., Ferr., Kali-C., Nat-Ars., Rhus-T., Sep., Zinc.).*

Stechender Schmerz in den Gliedern *(Apis).*

Steifheit der Gelenke (Hände, Füße, Knie).

Kälte der Beine und Füße (Calc., Dig., Lach.).

Kalte Kniee oder Fersen (B.).

Während die Füße warm werden, werden die Hände kalt (Bl.).

„Das Heilmittel der Wäscherinnen", das heißt, die Beschwerden beginnen oder werden schlimmer nach Wäschewaschen (A.).

Fällt leicht in Ohnmacht - nach Naßwerden, von übermäßiger Hitze oder Kälte, beim Fahren oder beim Knien in der Kirche (A.).

Spricht laut im Schlaf *(Bell., Hyos., Kali-C., Sulph.)* (B.).

Große Schläfrigkeit tagsüber, besonders vormittags *(Ant-C., Bism., Calc., Calc-P., Cann-S., Carb-An., Carb-V., Graph., Mag-M., Merc-Sulph., Mosch., Nat-C., Nat-P., Nux-V., Phos., Podo., Sabad., Thuj.)* (C.).

Unruhiger, unerquicklicher Schlaf (C.).

Wacht nachts erschreckt und schreiend auf *(Bell., Stram.)* (C.).

Bläschenausschläge um Mund und Kinn *(Nat-M., Rhus-T.)* (D.).

Ringflechte (Tinea) (Ars., Nat-M., Sulph.) (D.).

Leberflecken auf Brust und Bauch (D.).

Bläschenausschläge um die Kniee und Fußgelenke *(Petr.)* (D.).

Herpes Circinatus (ringförmig) in isolierten Flecken auf dem Oberteil des Körpers (in sich schneidenden Kreisen am ganzen Körper - *Tell.)* (A.).

Jucken der Haut, an verschiedenen Teilen, an den äußerlichen Genitalien.

Haut gelb, wie bei Gelbsucht *(Chel., Jod., Merc., Nat-M., Phos., Sulph.)* (G.).

Salz-Rheuma *(Ars., Nat-M., Rhus-T.)* (G.).

Indolente Geschwüre, mit Jucken, Stechen und Brennen (C.).

UNTERDRÜCKTE MENSTRUATION *(Cycl., Ferr., Graph., Kali-P., Lach., Nat-M.)*.

Gebärmuttervorfall verkompliziert durch Verhärtungen, Geschwürsbildungen und profuser Leukorrhöe (Aur., Nat-M.) (N.).

Gelblicher Weißfluß, mit Abwärtsdrängen in der Beckengegend *(Nat-M.)* (N.).

Druck nach unten in der Gebärmutter, als würde alles herausfallen, mit Schmerz im Bauch; Gefühl, als müsse sie die Beine kreuzen, damit nichts heraustritt (N.).

Weher Schmerz im linken Eierstock und Gefühl des Abwärtsdrängens der Gebärmutter (Lach.).

Schmerzen, die nach unten drücken, in der Gebärmutter, mit dem Gefühl eines Klumpens oder einer Kugel im After; keine Besserung nach Stuhlentleerung (N.).

Gefühl von Völle in den Beckenorganen, und Druck nach unten nach dem After zu, wie von einer Kugel oder einem Gewicht; Feuchtigkeit sickert heraus.

Heftige Stiche die Vagina hinauf (N.).

Absonderung einer grünlichroten Flüssigkeit aus der Vagina während der Schwangerschaft (G.).

Beschwerden während der Schwangerschaft (Ars., Bry., Calc., Kali-C., Lyc., Merc-C., Nat-M., Phos., Sil.).

NEIGUNG ZUM ABORT IM FÜNFTEN ODER SIEBTEN MONAT (G.).

HITZEWALLUNGEN UND SCHWEIß IN DEN WECHSELJAHREN *(Amyl-N., Graph., Lach., Sulph.)* (N.).

Hitzewallungen im Gesicht und Kopf (A.).

Vergrößerung und Verhärtung der Gebärmutter *(Aur., Am-M., Calc-F., Sil.)* (D.).

Übelriechende, wundmachende Lochien *(Kreos.)* (G.).

Lanzinierende Schmerzen von der Gebärmutter zum Nabel (A.).

Scharfe, greifende Schmerzen (in der Gebärmutter), wie von einer Hand gepackt (D.).

Lästiges und heftiges Jucken der Vulva, mit Pickelbildung dort (G.).

MENSES ZU SPÄT UND ZU SPÄRLICH; ODER ZU FRÜH UND ZU REICHLICH (K.).

Schwäche und Ermüdungsschmerz im Kreuz beim Gehen (N.).

Weher, dumpfer Schmerz in der Lenden- und Kreuzgegend, bis zu den Oberschenkeln und Beinen ausstrahlend (N.).

Schmerz in Rücken und Kreuz, besonders mit Steifheit, besser beim Gehen (N.).

Heftiges Brennen und schneidener Schmerz beim Urinieren *(Canth.)* (Bt.).

URIN DICK, SCHLEIMIG, SEHR ÜBELRIECHEND, MIT PAPPIGEM ODER GELBEM BODENSATZ, DER MANCHMAL WIE GEBRANNTER TON AM GEFÄSS FESTHAFTET (N.).

DAS KIND URINIERT IMMER IM ERSTEN SCHLAF INS BETT *(Benz-Ac., Caust., Cina, Kreos., Phos Ac.)* (N.).

Reizblase *(Apis, Bell., Canth., Nux-V., Puls.)* (D.).

Roter Satz im Urin *(Lyc.)*, der sauer und übelriechend ist (D.).

Schwäche der Geschlechtsorgane *(Calad., Dig., Gels., Phos.)* (D.).

Absonderung von Vorsteherdrüsensekret *(Nat-M., Nux-V., Phos-Ac., Sel., Sulph.)* (G.).

Nächtliche Samenergießungen *(Dios., Gels., Nux-V., Phos-Ac.)* (G.).

NACHTRIPPER, MIT SPÄRLICHEM AUSFLUß NUR MORGENS (D.).

MEATUS MORGENS VERKLEBT *(Canth., Phos., Thuj.)* (A.).

Schmerzloser, gelblicher Nachtripperausfluß, Flecken auf dem Leinen erzeugend; hartnäckige Gonorrhöe, lange andauernd (A.).

VERSCHLIMMERUNG: Beim Essen, und gleich danach; vormittags; nachmittags; abends; beim Ruhigsitzen; beim Stehen; von geistiger Arbeit; von sexuellen Ausschweifungen; durch Erschütterung; nach dem Schlaf; vom Wäschewaschen; von Milch; in den Wechseljahren; beim Knien in der Kirche; in kalter Luft; und vor einem Gewitter.

BESSERUNG: Von äußerer Hitze; von heftiger Anstrengung; vom Sitzen mit gekreuzten Beinen; wenn man die Kleider locker macht; in frischer Luft; und in der Bettwärme.

VERWANDTE MITTEL: Antidot für mentale Folgen nach Genuß von zu viel Tabak bei Patienten, die eine sitzende Lebensweise führen und unter geistiger Überanstrengung leiden.

Komplementär: Nat-M.

Häufig indiziert nach *Nux-V., Sil.* und *Sulph.*

Ähnlich: Lach., Sang. und *Ustil.,* bei Kreislaufstörungen in den Wechseljahren.

Feindlich: Lach. (darf nicht davor oder danach verwendet werden), und *Puls.* (mit dem es nie abwechselnd verwendet werden darf.).

SILICEA

GEBRÄUCHLICHE BEZEICHNUNG:
KIESELSTEIN; REINER FEUERSTEIN

Mangel an Lebenswärme; beständiges Frösteln, sogar bei körperlicher Tätigkeit (N.).

Beschwerden nach Impfung, Abszesse, etc., sogar nach Konvulsionen (N.).

Gute Wirkung bei Beschwerden skrofulöser Personen.

Er erkältet sich leicht, besonders wenn er seine Füße oder den Kopf entblößt (Psor.).

Lahmheit in den Gliedern abends *(nachts - Cham.).*

Stiche in allen Gelenken, nachts (Cedr., Kali-I.).

SCHWEISSFÜSSE, WUNDMACHEND ZWISCHEN DEN ZEHEN, ODER MIT ÜBLEM GESTANK; AUCH BESCHWERDEN NACH UNTERDRÜCKUNG DES SCHWEISSES (N.).

Kleine Fremdkörper in der Haut oder im Kehlkopf (N.).

Skrofulöse Kinder, große Bäuche und schwache Fußgelenke, und viel Schweiß am Kopf *(Calc-P., Nat-M.)* (N.).

Überempfindlich; schlecht genährt, nicht durch Mangel an Nahrung, sondern wegen mangelhafter Assimilation (N.).

Beschwerden schlimmer bei Neumond oder durch Entblößen des Kopfes (N.).

Schwäche in Verbindung mit Schläfrigkeit *(Gels., Nux-V., Op.).*

Unruhe als Folge körperlicher Untätigkeit.

Große Schwäche der Nerven, und Abmagerungszustände *(Lyc., Nat-M., Phos.).*

Schmerzlose Schwellung der Drüsen mit lästigem Jucken (Merc., Rhus-T.).

EITERUNG DER DRÜSEN UND EITERUNGEN ALLER ART, BESONDERS IN DEN HÄUTIGEN TEILEN *(Nit-Ac.).*

Psoasabszeß (Arn., Cupr., Phos-Ac., Staph., Symph., Syph.).

Hüftgelenkerkrankung *(Calc., Merc., Sulph.)* (D.).

Fistel (Fluor-Ac., Hep., Merc.).

Entzündung und Schwellung der Knochen und Karies in irgendeinem Teil (Asaf., Aur., Calc., Fluor-Ac.).

Nicht-tuberkulöse Krümmung des Rückgrats (Calc., Calc-P.).

Wenig Schweiß, schlecht riechend auf dem Kopf, und stinkende Fußschweiße *(Bar-C.).*

VERGRÖSSERUNG DES KOPFES MIT OFFENEN FONTANELLEN *(Calc.).*

TÄGLICHER KOPFSCHMERZ IM GENICK BEGINNEND *(Bell., Calc., Con., Lyc., Mag-C., Sulph.).*

Kopfschmerzen vom Nacken bis zum Scheitel steigend (Gels., Glon., Sang.) (N.).

Chronische Eiterung der Gelenke *(Merc., Sulph.)* (Bt.).

Verhärtung und Eiterung des Lymph- oder Drüsensystems in irgendeinem Teil des Körpers (Hg.).

Chronische Kopfschmerzen mit Übelkeit; als stammten sie aus dem Rückgrat und lokalisierten sich in einem Auge, besonders im rechten (linken - *Spig.*); schlimmer vom Luftzug oder beim Entblößen des Kopfes und besser von reichlichem Harnabgang (A.).

VIEL SCHWEISS AM KOPF BEI KINDERN; IST SEHR CHARAKTERISTISCH FÜR SILICEA (Bt.).

DER KOPF IST VON SCHWEISS DURCHNÄSST *(Calc.)*, BESONDERS NACHTS (Hr.).

Von besonderem Wert bei Ohrenlaufen und Fisteln des Tränenkanals (Nat-M., Puls., Sulph.).

Gerstenkörner oder Pusteln um die Augen *(Puls.)* (D.).

Schwellung in der Gegend der rechten Tränendrüse und des Tränensacks (N.).

Augenbeschwerden mit großer Empfindlichkeit gegen Kälte und Verlangen doch warm eingehüllt zu sein, besonders am Kopf (N.).

Kopfschmerzen durch Lärm, von geistiger Arbeit und von plötzlicher Erschütterung schlimmer; besser durch festes Einbinden des Kopfes (Arg-N., Puls.), oder durch warmes Einhüllen des Kopfes (N.).

Eitrige Ohrerkrankungen, von Karies des Mastoids begleitet *(Aur.)* (D.).

Verstopfung der Ohren, die manchmal mit einem lauten Knall wieder frei werden (N.).

Schlechtes Hören der menschlichen Stimme *(Phos., Sulph.)* (N.).

Schwindel: Fallen nach vorne nach Bücken, Reiten oder Aufblicken; vom Nacken in den Kopf steigend, mit Übelkeit (Hr.).

Gefühl, als liege ein Haar auf dem Vorderteil der Zunge (A.).

Blutandrang und Durst bereits nach Trinken von wenig Wein.

Wasser schmeckt schlecht; erbricht nach dem Trinken (N.).

GESCHWÜRE AN DEN LIPPEN *(Ars., Caust., Graph., Kali-B., Merc., Nat-M., Nit-Ac., Stram.)* (K.).

Skrofulöse Kinder greifen beim Zahnen ständig nach dem Zahnfleisch (G.).

Abszesse an den Zahnwurzeln (D.).

Zahnfisteln *(Fluor-Ac.)* (D.).

Schwammige, leicht blutende Geschwüre, mit torpiden, schwieligen Rändern (Frn.).

FISTELARTIGE GESCHWÜRE, EINE DÜNNE, JAUCHIGE, ÜBELRIECHENDE, GELBE FLÜSSIGKEIT ABSONDERND *(Fluor-Ac.)* (Frn.).

KARIES DER KNOCHEN, MIT FISTELARTIGEN ÖFFNUNGEN, UND ABSONDERUNG VON DÜNNEM EITER UND KNOCHENSPLITTERN (Frn.).

Besonders geeignet für Panaritien *(Apis, Hep., Lach.)* (Bt.).

HEISSHUNGER *(Am-C., Arg-M., Ars., Ars-I., Calc., Calc-P., Calc-S., Ferr., Graph., Jod., Lyc., Nat-M., Olnd., Petr., Phos., Psor., Sulph.)* (K.).

Hungrig, bringt aber das Essen nicht herunter (G.).

Abneigung gegen warme Nahrung; Verlangen nur nach kalten Sachen *(Puls.)* (A.).

Nach einer Mahlzeit, Schwere wie von einem Stein im Magen, oder wie von Blei *(Bry., Nux-V., Puls.)* (Py.).

Ekel vor Fleisch *(Graph.)* (A.).

Aufgetriebener Bauch, hart und gespannt; übermäßige Auftreibung des Bauchs, Meteorismus *(Carb-V., Lyc.)* (N.).

Kolik bei Wurmleiden und von Verstopfung (Calc., Merc., Nux-V., Plb., Stann., Sep.).

Verstopfung *(Alum., Bry., Graph., Nat-M.).*

Stühle sehr übelriechend *(Lach., Nit-Ac., Sulph.).*

Stuhl spärlich, oder aus harten Klumpen bestehend, hellfarbig; Entleerung schwierig, wie von Untätigkeit des Mast-

darms (Alum., Bry., Op.); wenn teilweise entleert, tritt der Stuhl wieder zurück (Sanic., Thuj.) (N.).

Afterfistel mit Brustsymptomen abwechselnd (Berb., Calc-P.) (A.).

Afterfissur *(Aesc., Nat-M., Petr., Sulph.)* große Schmerzen nach dem Stuhlgang *(Ign., Nit—Ac., Thuj.)* (A.).

Menstruation zu schwach (Alum., Bry., Ferr., Graph., Nat-M., Puls., Sep.).

Immer starke Verstopfung kurz vor und während der Menstruation; auch kalte Füße (N.).

Paroxysmen von Eiseskälte am ganzen Körper bei Beginn der Menstruation (Bt.).

Ausfluß weißen Wassers aus der Gebärmutter, statt der Menstruation (G.).

REINES BLUT FLIESST AUS DER GEBÄRMUTTER, JEDES MAL BEIM STILLEN (G.).

Fistelartige Geschwüre der Brüste; das Gewebe der Mammae scheint in Eiter überzugehen; eine Partie nach der anderen scheint Geschwüre zu bilden und sich in einem gemeinsamen Geschwür aufzulösen, oft mit heftigem Schmerz; oder es kann mehrere Öffnungen geben, für jeden Lappen eine (G.).

Brustwarzen bilden leicht Geschwüre *(Sulph.)* (G.).

Brustwarze wie ein Trichter eingezogen *(Sars.)* (A.).

Die Milch der Mutter ist so schlecht, daß das Kind sie ablehnt oder sie bald nach dem Stillen erbricht (N.).

Frost ohne Durst, bei jeder Bewegung *(Arn., Nux-V.)* (A.).

Fröstelt sehr, sogar in einem warmen Zimmer (A.).

Wechselfieber mit vorherrschender Hitze (Ars., Phos., Sulph.).

Fieber abends, schlimmer nachts (A.).

Erschöpfende Nachtschweiße *(Chin., Merc., Nit-Ac., Psor., Sulph.)* (Bt.).

PROFUSE NACHTSCHWEISSE *(Ars., Calc., Chin.)* (Ho.).

Große Hitze die ganze Nacht hindurch, mit ruckweiser Atmung (A.).

Ungesunde Haut; jede kleine Wunde wird eitrig *(Graph., Hep., Merc., Petr., Sulph.)* (A.).

Schweiß nur auf dem Kopf, oder Gesicht und Kopf (A.).

SCHWEISS DER HÄNDE, ZEHEN, FÜSSE UND ACHSELHÖHLEN; ÜBELRIECHEND (A.).

Eingewachsene Zehennägel *(Graph.)* (A.).

Krumme Nägel an Fingern und Zehen (Ant-C., Graph., Thuj.) (A.).

Panaritium *(Apis, Hep., Nit-Ac.)* (A.).

Karbunkel *(Apis, Ars., Lach., Rhus-T.)* (A.).

Fördert Abgang von Fremdkörpern aus den Geweben, wie Gräten, Nadeln etc. (A.).

SCHLAFWANDLER; STEHT IM SCHLAF AUF, GEHT HIN UND HER UND LEGT SICH WIEDER NIEDER *(Kali-Br.)* (A.).

Träumt im allgemeinen von Leichen und Verstorbenen *(Anac., Aur., Calc., Calc-Sil., Elaps, Iris, Mag-M., Mag-S., Thuj.)* (J.).

Nachgiebig, Verzagtheit, ängstliche Stimmung (Puls.) (N.).

Sie beschäftigt sich mit Stecknadeln, sie zählt und sucht sie; immer bei Zunahme des Monds schlimmer (Bt.).

Geistige Arbeit schwierig; Lesen und Schreiben ermüdend; kann das Denken nicht ertragen (Kali-P.) (A.).

Unruhig, zappelig, fährt beim geringsten Geräusch hoch *(Bor., Kali-C., Phos.)* (A.).

Erschöpfung mit Erythismen bei harter Arbeit, und im Wochenbett; Überwindung durch Willenskraft möglich (A.).

Nervöse Schwäche *(Ambr., Kali-P., Lyc., Phos-Ac.)* (A.).

Kinder sind halsstarrig, eigensinnig; sie weinen, wenn sie zu freundlich angesprochen werden *(Jod.)* (A.).

Der Patient ist gegen Lärm überempfindlich *(Bell., Nux-V.)*, verzweifelt, voll Lebensüberdruß (D.).

Rasseln in der Brust *(Ant-T., Hep., Nat-S.)* (B.).

Husten mit Auswurf dick, gelb, klumpig, eitrig, überreichlich und grünlich (N.).

Chronische Bronchitis; der Husten ist locker, anstrengend und erstickend *(Kali-C., Phos.)* (Bl.).

Lungenentzündung im Eiterstadium (D.).

Eiterstadium der Lungenschwindsucht (Hep., Merc., Nit-Ac., Phos.) (Bl.).

EMPHYSEM *(Dros., Hep., Ipec., Lach., Lob., Merc., Nat-M., Phel., Phos.)* (Bl.).

Trockener, nächtlicher Husten, der den Patienten aus dem Schlaf weckt *(Graph., Puls., Sulph.)* (K.).

Trockener Husten, schlimmer durch kalte Getränke (K.).

Steinstaublunge bei Steinhauern, mit totalem Kräfteverlust (N.).

Hektisches Fieber von Schwäche und profusen Nachtschweißen begleitet *(Nit-Ac.)* (Bl.).

Alle Symptome, außer den Magensymptomen, werden durch Wärme besser; während letztere von kaltem Essen besser werden (das Gegenteil von *Lyc.*, das innerliche Wärme und äußerliche Kälte vorzieht) (A.).

Verlangen, magnetisiert zu werden; Besserung dadurch *(Bar-C., Bell., Calc., Cupr., Graph., Nux-V., Phos., Sep., Sulph., Viol-O.)* (A.).

Entzündung und Eiterung der Leistendrüsen (D.).

Epilepsie, wiederkehrend nachts; Aura im Sonnen-Geflecht beginnend. (D.).

Chronische Gonorrhöe, mit dicker, übelriechender Absonderung *(Hyos., Nat-S., Puls.)* (Br.).

Jucken und Schwellung des Skrotums *(Graph., Rhus-T., Sulph.)* (R.).

Heftige Erektionen *(Canth., Phos., Sulph.)* (R.).

Samenergießungen nachts *(Nux-V., Phos-Ac.)* (R.).

Wasserbruch (Apis, Puls., Sulph.) (Br.).

Elephantiasis des Skrotums (Br.).

VERSCHLIMMERUNG: Durch Kälte; während der Menstruation; bei Neumond; durch Entblößen, besonders des Kopfes; beim Hinlegen; nach Impfung; durch einen Luftzug; von Bewegung; in frischer Luft; nachts.

BESSERUNG: Durch Wärme, besonders durch Einhüllen des Kopfes; in einem warmen Zimmer; durch Magnetisieren und Elektrizität.

VERWANDTE MITTEL: *Komplementär: Fluor-Ac., Sanic.* und *Thuj.*

Vergleiche: Bar-C., Calc., Calc-P., Dios., Ferr., Gettysburg, Graph., Hep., Hyper., Jod., Kali-P., Lyc., Merc., Nat-M., Nat-S., Op., Petr., Phos., Pic-Ac., Puls., Ruta, Sanic., Sep., Sulph., Thuj., Verat.

Folgt gut nach: Calc., Graph., Hep., Nit-Ac., Phos.

Gut darauf folgend: Fluor-Ac., Hep., Lyc. und *Sep.*

Sil. ist die chronische *Puls.*

Merc. darf nicht vor oder nach *Sil.* gegeben werden.

Seine Wirkung ist gründlich und lang anhaltend.

Der Unterschied zwischen *Sil.* und *Calc-S.*, im Eiterungsprozeß: - *Silicea* fördert die Eiterung und bringt den Prozeß zur Reife. *Calc-Sulph.* unterdrückt die Eiterung und fördert heilsame Granulationen.

SPIGELIA ANTHELMINTICA

GEBRÄUCHLICHE BEZEICHNUNG: WURMKRAUT

Schwere und Zerschlagenheit des ganzen Körpers *(Bry., Gels., Nux-V.).*

Schmerzhafte Empfindlichkeit des ganzen Körpers gegen Berührung, mit Zittern der Teile, die berührt wurden oder mit Ameisenlaufen durch den ganzen Körper.

Stechende, reißende Schmerzen in Verbindung mit Zucken der befallenen Stellen.

Reißen in der Nähe der Gelenke, wie durch Schaben mit einem Messer.

Krampfartige Schmerzen in den Gliedern, besonders in den Gelenken.

LINKSSEITIGE NERVENSCHMERZEN (KOPF, GESICHT UND AUGEN); SCHMERZEN KOMMEN UND GEHEN MIT AUFGANG UND UNTERGANG DER SONNE; TRÄNENFLUSS DES AUGES DER BEFALLENEN SEITE (N.).

Unerträglicher, drückender Schmerz in den Augäpfeln; kann die Augen nicht drehen, ohne den ganzen Körper zu bewegen; schlimmer besonders bei einem falschen Tritt (A.).

Gesichtsschmerz, linksseitig; reißende, schießende, brennende Schmerzen, besonders der Jochbeine, des Unterkiefers, um die Augenbrauen und im Augapfel; periodisch vom Morgen bis zum Sonnenuntergang; schlimmer mittags, durch Lärm oder Bewegung (N.).

Rheumatische Lederhautentzündung am Auge (Skleritis); Schmerzen scharf und reißend mit Druck in den Augäpfeln (Bt.).

Neigung zum Schielen (Apis, Bell., Cic., Cycl., Gels., Hyos., Kali-I., Lyc., Mag-P., Merc., Nat-M., Nux-V., Puls., Spig., Stram., Sulph., Tab., Verat., Zinc.).

Augen bei Bewegung schmerzend, als wären sie zu groß für die Augenhöhle (N.).

Ziliarneuralgie; Schmerzen ausstrahlend, Kältegefühl im Auge (D.).

RUCKEN, ZUCKEN ODER KRAMPFHAFTE BEWEGUNGEN DER AUGENLIDER *(Agar., Ars., Bell., Cic., Cupr. Ign., Mag-P., Nux-V., Phys., Puls., Rheum, Sulph.).*

Heftige, drückende Schmerzen in den Augäpfeln, besonders beim Drehen der Augäpfel (N.).

Migräne; Schmerz schlimmer bei Bewegung, Lärm und besonders beim Bücken; ein Auge oder beide Augen sind mit befallen (N.).

Kopfschmerzen im allgemeinen einseitig, im Hinterkopf beginnend, nach vorne gehend, und sich über dem linken Auge festsetzend (über dem rechten Auge - *Sang., Sil.)* Sie werden vom geringsten Geräusch oder durch Erschütterung schlimmer.

SIE WERDEN MIT SONNENAUFGANG IMMER SCHLIMMER UND BEIM UNTERGANG WIEDER BESSER *(Nat-M., Tab.)* (N.).

Gefühl, als wäre der Kopf am Scheitel entlang offen (D.).

Gefühl wie von einem Band um den Kopf *(Cact., Carb-Ac., Sulph.)* (A.).

Blässe des Gesichts *(Cina, Ferr., Nat-M., Puls., Sep.)* (D.)

Blaue Ringe um die Augen *(Cina, Staph.)* (D.)

Furcht vor scharfen, spitzen Gegenständen, Steck-, Nähnadeln, etc. (A.).

Herzkrankheit, wenn sie von heftigem, sichtbarem und hörbarem Herzklopfen gekennzeichnet ist (Ars., Jod., Thuj.).

HERZKLOPFEN SCHLIMMER BEIM VORWÄRTSBEUGEN *(Kalm.)* (N.).

Heftiger Herzschlag, besonders nachts; sichtbar und hörbar, mit quälendem Schmerz (N.).

Stich oder schießender Schmerz im Herz (Apis, Bry., Caust., Kalm., Lach., Mag-M., Naja, Petr., Psor., Spong., Staph., Sulph.).

Klappenkrankheiten mit lauten, blasenden Geräuschen und heftigen Anfällen von Herzklopfen. Der Patient kann nur auf der rechten Seite liegen (Nat-M., Phos.), oder mit dem Kopf sehr hoch; schlimmer von der geringsten Bewegung (Naja) (N.).

Aneurysma *(Bar-C., Cact., Calc., Carb-V., Lyc., Lycps., Ran-S.)* (A.).

Scharfe, stechende Schmerzen in der linken Brustseite, in den Arm und Hals schießend, schlimmer bei Bewegung; Puls- und Herzschlag nicht gleichzeitig (D.).

Wenn man die Hand auf die Herzgegend legt, spürt man ein Schnurren, wie bei einer Katze, der man den Rücken streichelt (D.).

Atemnot: Kann nur auf der rechten Seite liegen, den Rumpf angehoben; die geringste Bewegung erzeugt starke Erstickungsanfälle; Angstgefühle und Herzklopfen (G.).

Rheumatische Herzbeutelentzündung, mit heftigem Herzklopfen und Angstgefühlen (Bt.)

Klopfende Karotiden (Ra.)

Rheumatische Herzaffektionen *(Kali-C., Led., Naja, Phos., Rhus-T.);* systolisches Blasen an der Herzspitze (A.).

Schwäche, Übelkeitsgefühl *(Ant-T., Ipec., Lob., Tab., Verat.)* (D.).

Kolik um den Nabel (Aloe, Bell., Coloc.,, Dios., Ipec., Merc., Nat-S., Nux-V., Plb., Rhus-T., Stann., Sulph., Thuj., Verat.) (D.).

Übelkeit jeden Morgen vor dem Frühstück (Alum., Alumn., Anac., Bar-C., Berb., Bov., Calc., Fago, Lyc., Petr., Sep., Tub.) (Bt.).

Verlangen nach alkoholischen Getränken *(Lach., Led., Lyc., Med., Merc., Mur-Ac., Naja, Nux-V., Op., Phos., Puls., Sel., Sep.)* (A.).

Heißhunger mit Übelkeit und Durst *(Sulph.)* (A.).

Skrofulöse Kinder mit Wurmleiden *(Calc., Merc., Sulph.)* (Bt.).

Jucken und Kitzeln im After und Mastdarm (C.).

Szirrhus des Sigmoids oder Rektums, mit schrecklichem, unerträglichem Schmerz *(Alumen)* (A.).

Reichlicher, übelriechender Schleim aus den hinteren Nasenlöchern, tröpfelt in den Schlund, nachts Erstickung verursachend *(Hydr.)* (A.).

Stottern; die ersten Silben drei- oder viermal wiederholend; mit Bauchsymptomen; mit Wurmkrankheit (A.).

Maskierte Wechselfieber, periodisch erscheinend; Gesichts- und Kopfschmerzen.

Frost von der Brust sich ausbreitend *(Apis, Carb-An., Sep.)* (A.).

Geringste Körperbewegung verursacht Frösteln (Apis, Bry., Caps., Coff., Merc-C., Nux-V., Rhus-T., Sep., Sil., Squil.) (A.).

Hitze im Rücken, Bauch, in Händen allmählich ansteigend, bis der Patient überall heiß wird (A.).

Nachtschweiß, übelriechend (A.).

Zahnschmerzen durch Tabakrauchen; besser nur beim Hinlegen und beim Essen *(Plant)*; schlimmer von kalter Luft und von kaltem Wasser; tritt beim Darandenken wieder auf (A.).

VERSCHLIMMERUNG: Beim Bücken; bei Berührung; bei Bewegung; nach sexueller Erregung; beim Einatmen; von Lärm; von Bewegung der Augen; bei kaltem, feuchtem und regnerischem Wetter; vom Sonnenaufgang; vom Teetrinken; und durch kaltes Wasser.

BESSERUNG: Durch Ruhe; in trockener Luft; beim Sonnenuntergang; und durch Liegen auf der rechten Seite, mit dem Kopf hoch.

VERWANDTE MITTEL: *Vergleiche: Acon., Ars., Bell., Cact., Calc., Dig., Euphr., Gels., Hep., Ipec., Kali-B., Kali-C., Kalm., Lach., Lyc., Merc., Naja, Nat-M., Nux-V., Phos., Puls., Rhus-T., Sep., Sil., Spong., Stann., Sulph., Thuj., Verat., Zinc.*

Es folgt gut nach *Acon.*

Komplementär: Spong.

Antidote: Aur., Camph., Cocc. und *Puls.*

Spigel. antidotiert Merc.

SPONGIA TOSTA

GEBRÄUCHLICHE BEZEICHNUNG:
GERÖSTETER SCHWAMM

Halsschmerzen, schlimmer nach Genuß von Süßigkeiten (A.).

Steifheit in den Extremitäten; Gefühl in den Armen und Beinen, als wären sie gebrochen.

Schwellung und Verhärtung der Drüsen *(Calc., Merc-I-F., Phyt.).*

Kropf *(Calc., Sil., Sulph.).*

Jucken in den geschwollenen Drüsen.

Gefühl der Taubheit der unteren Körperhälfte.

Chronische Heiserkeit und Husten; verliert häufig die Stimme beim Sprechen oder Singen *(Arg-N.)* (G.).

Große Trockenheit der Schleimhäute der Luftwege; Schlund, Kehlkopf, Luftröhre, Bronchien sind außerordentlich trocken (A.).

Jede geistige Erregung verschlimmert den Husten (A.).

HUSTEN SCHLIMMER VON SÜSSIGKEITEN, KALTEN GETRÄNKEN, DURCH RAUCHEN, WENN DER KOPF TIEF LIEGT, UND VON TROCKENEM, KALTEM WIND; BESSER VON WARMEM ESSEN ODER WARMEN GETRÄNKEN (A.).

Tränende Augen; zuletzt klebrige oder schleimige Absonderung, mit verdunkeltem Sehen (Kali-B., Kali-S., Nat-M.).

Kropf, geschwollen und hart; nachts erstickend; bei Leuten, die auf dem Lande (im Gebirge) wohnen (N.).

Husten schlimmer vom Sprechen, Lesen, Singen, Schlucken oder wenn der Kopf tief liegt (N.).

Croupähnlicher Husten, schlimmer beim Erwachen (N.).

Bronchitis und Kehlkopfentzündung (Brom., Phos., Sil.).

Beständiges Ausräuspern (Arg-N., Kali-B., Phos.).

Sehr nützlich bei Heiserkeit (Arg-M., Caust., Kali-B., Phos., Sil.).

Husten trocken und pfeifend, hört sich an wie das Sägen durch Fichtenholz (Croup) (N.).

Große Trockenheit des Kehlkopfs, mit heiserem, hohlem, keuchendem Husten (Phos.) (N.).

BELLENDER HUSTEN *(Acon., Dros., Hep., Stram.)* TAG UND NACHT (K.).

Wacht mit dem Gefühl der Erstickung auf, mit heftigem, lautem Husten, großer Unruhe, Erregung, mit Angstgefühlen und mühsamen Atmen.

Herzklopfen vor der Periode (Alum., Cact., Cupr., Ign., Jod., Nat-M., Sep., Zinc.).

Anfälle heftiger Beklemmung, und Schmerzen in der Herzgegend; alle Symptome schlimmer, wenn Kopf tief liegt; kann sich abends nicht hinlegen (Be.).

CROUP: ÄNGSTLICH, KEUCHEND; SCHLIMMER BEIM EINATMEN (schlimmer beim Ausatmen - *Acon.*); SCHLIMMER VOR MITTERNACHT (schlimmer vor Tagesanbruch - *Hep.)* (A.).

Insuffizienz der Herzklappen *(Spig.)* (A.).

Angina pectoris; zusammenziehender Schmerz, Hitze, Ohnmachtsgefühle, Erstickung, Angstgefühle und Schweiß; schlimmer nach Mitternacht (A.).

Verstopfung *(Alum., Bry., Caust., Graph., Hep., Kali-M., Lyc., Nat-M.).*

Häufiger Urindrang *(Bell., Canth., Ferr-P., Kali-P., Lyc., Nux-V., Puls., Sep.)* (C.).

Kälte im Rücken, durch lokale Wärme nicht besser (C.).

Fieberhitze, mit heißer, trockener Haut (Acon., Ars., Sulph.) (C.).

Blutandrang zum Kopf (Acon., Bell., Ferr-P., Glon., Lach., Meli., Nat-M., Op., Sep., Sulph., Verat-V.) (C.).

Scharfe Stiche in der linken Schläfe, bis zur Stirn gehend (C.).

Fließschnupfen, mit viel Niesen *(Acon., All-C., Sabad.)* (C.).

Trockener Schnupfen; Nasen verstopft *(Alum., Nux-V., Sep., Sil.)* (C.).

Schlaf von Träumen unterbrochen *(Nux-V., Sulph.)* (C.).

Nützlich bei Lungenschwindsucht nach Lungenentzündung, mit chronischer Heiserkeit, profusem Auswurf und Erstickungsanfällen nachts (R.).

HODEN GESCHWOLLEN, WIE GEQUETSCHT, GEDRÜCKT, NACH UNTERDRÜCKTER GONORRHÖE ODER FALSCH BEHANDELTER HODENENTZÜNDUNG *(Puls.)* (A.).

Schwellung der Hoden (Clem., Con., Puls., Rhod., Rhus-T., Sil.).

Entzündung und Verhärtung der Hoden (Hm.).

Samenstrang geschwollen und schmerzend *(Clem., Puls., Rhod.)* (A.).

Menses mit vorangehender Kolik, Kreuzweh und Heißhunger (G.).

Heftiges Ziehen in den oberen und unteren Extremitäten während der Menses (G.).

Menstruation zu früh und zu reichlich (Calc., Chin., Kali-P., Nit-Ac., Puls., Sab., Sec.).

Verhärtung und Vergrößerung der Eierstöcke *(Aur., Jod., Merc.)* (Bt.).

VERSCHLIMMERUNG: Nach Schlaf; in trockenem, kaltem Wind; wenn er von Schlaf aufgeweckt wird; durch Anstrengung; durch Heben der Arme; vor Mitternacht; wenn der Kopf tief liegt; von Süßigkeiten; und von kalten Getränken.

BESSERUNG: Viele Symptome (außer denen der Atemorgane) werden besser in der Ruhe; vom Essen und Trinken warmer Sachen; und beim Abwärtsgehen.

VERWANDTE MITTEL: *Spongia folgt gut nach: Acon.* und *Hep.,* bei Husten und Croup, wenn Trockenheit vorherrscht; nach *Spong. folgt Hep.,* wenn der Schleim zu rasseln beginnt.

Vergleiche: Arn., Caust., Jod., Lach. und *Nux-M.* (Auswurf locker, aber muß ihn wieder schlucken).

Antidote: Camph.

STANNUM METALLICUM
GEBRÄUCHLICHE BEZEICHNUNG: ZINN

Brennen in den Handtellern und Fußsohlen *(Lach., Sulph.)*.

Schwäche in den Extremitäten *(Ars., Bry., Calc., Gels., Kali-P., Lyc.)*.

Drückende, ziehende und brennende Hitze in den Gliedern.

Ausgeprägte Schwäche mit Zittern, bei langsamer Bewegung stärker.

So schwach, daß sie in den Stuhl fällt, statt sich normal hinzusetzen (N.).

Beim Anziehen morgens muß sie sich mehrere Male hinsetzen, um sich auszuruhen (Carb-An.) (N.).

Drückende, betäubende Kopfschmerzen (B.).

Kopfschmerzen, gewöhnlich neuralgisch, die allmählich beginnen und schlimmer werden, bis sie ihren Höhepunkt oder ihr schlimmstes Ausmaß erreicht haben; dann werden sie nach und nach wieder besser, genauso langsam wie sie gekommen sind (G.).

Gesicht blaß, mit eingesunkenen Augen *(Cina, Ferr., Staph.)* (B.).

Beim Singen oder Gebrauch der Stimme, Schmerzen und Schwäche in den Armen (Deltamuskeln) (A.).

Ängstliches Gefühl von Hitze bei der geringsten Bewegung.

Ohnmachtsgefühl wegen Leere und Hinsein im Epigastrium (Phos.).

Heiserkeit mit tiefer, rauher oder hohler Stimme, besser durch Husten oder bei Schleimauswurf (A.).

Zunge mit gelbem Schleim belegt (A.).

Beständiger Gebrauch der Stimme entnervend (Phos.).

Hysterische und hypochondrische Krämpfe, mit Schmerz im Bauch und in der Zwerchfellgegend.

In der Ruhe schlimmer, Besserung durch Bewegung; nur die Schwäche ist beim Gehen spürbar.

DER SCHMERZ WIRD LANGSAM SCHLIMMER UND VERSCHWINDET AUCH LANGSAM *(Kalm., Nat-M., Phos., Plat., Spig., Sulph-Ac.).*

Übler Mundgeruch *(Nux-V., Puls.)* (A.).

ALLES AUSSER WASSER SCHMECKT BITTER *(Acon.)* (A.).

Abmagerung, mit dem Gefühl der Hinfälligkeit im Epigastrium (Sep., Sulph., Zinc.).

Hinsein, Leere, Gefühl der Hinfälligkeit im Magen (Chel., Phos., Sep.) (N.).

HUNGERGEFÜHL, ABER ER KANN NICHT ESSEN *(Lyc.).*

Magenschmerz oder Magengeschwür; die Schmerzen sind zunächst leicht und werden nach und nach (bis zum Höhepunkt) schlimmer, dann allmählich wieder besser (N.).

UNERSÄTTLICHER HUNGER *(Ars., Chel., Jod., Tub.)* (Bt.).

KOLIK, DURCH HARTEN DRUCK BESSER, ODER WENN MAN DEN BAUCH ÜBER DAS KNIE ODER AUF DIE SCHULTER LEGT *(Coloc.)* (N.).

Kolik mit Hungergefühl, saurem Aufstoßen und Durchfall.

Übelkeit und Erbrechen, besonders morgens (A.).

ÜBELKEIT ODER ERBRECHEN VOM RIECHEN KOCHENDER SPEISEN *(Ars., Colch., Sep.)* (A.).

Wurmleiden; Abgang von Würmern *(Calc., Sulph.)* (N.).

Bluterbrechen *(Acon., Ipec., Phos.)* (Bt.).

Schleimige Diarrhöe *(Aloe, Merc., Nux-V., Sulph.).*

Vorfall, schlimmer beim Stuhlgang (Calc-P., Con., Nux-V., Podo., Puls.) (N.).

Weißfluß, mit großer Schwäche; die Schwäche scheint von der Brust auszugehen (N.).

Vor der Menstruation, Erotomanie *(Calc-P., Phos., Stram., Verat.)* (B.).

Plötzlicher, schwächender Weißfluß (Calc., Graph., Lyc., Sep., Sil.) (B.).

Menses zu früh und zu reichlich *(Calc., Kali-C., Nit-Ac.)* (A.).

TRAURIGKEIT VOR DER MENSTRUATION *(Calc., Caust., Con., Ferr., Lac-C., Lyc., Murx., Nat-M., Nit-Ac., Puls., Sep., Verat.)* (A.).

Schmerz in den Jochbeinen während der Menstruation (A.).

Erschlaffung der Blase *(Ars., Caust., Con., Gels., Lyc., Nux-V., Op., Parier., Tereb.)* (B.).

Kein Urindrang (Caust.).

Krankheiten der Schleimhäute *(Bry., Kali-B., Nat-M., Puls., Rhus-T.).*

Beständiger quälender Husten (Bry., Phos.).

Bronchitis (Acon., Bry., Calc-S., Ferr-P., Kali-M., Nat-S., Phos., Puls.).

LOCKERER HUSTEN, MIT SCHWEREM, GRÜNEM, SÜSSEM AUSWURF *(Puls.)* (N.).

GROSSE SCHWÄCHE IN DER BRUST; KANN KAUM SPRECHEN; MIT ALLGEMEINER SCHWÄCHE, IN DER BRUST KONZENTRIERT (N.).

Ohnmachtsgefühl und Schwäche, besonders beim Abwärtssteigen; kann aber ohne Mühe aufwärts gehen (das Gegenteil von Calc.) (N.).

Es darf nicht vergessen werden bei Lungenschwindsucht, wenn sich die Lungen trotz vernünftiger Behandlung rapide verschlechtern, oder sich nicht bessern. Kennzeichnend sind die Art des Auswurfs, und das Gefühl großer Schwäche auf der Brust (Bl.).

Leeres Gefühl in der Brust (Cocc., Phos.) (A.).

Kurzatmig, bei jeder Anstrengung; muß die Kleider locker machen (B.).

Katarrhalische Phtisis; Gefühl, als wäre die Brust wund und roh oder hohl *(Phos.)* (B.).

Müheloses Aushusten von süßem, oder hellgelbem Eiter oder von Schleimbällen (B.).

Auswurf überreichlich, wie Eiweiß; süßlich oder salzig; sauer, übelriechend oder moderig; tagsüber (A.).

Außerordentliche Erschöpfung von Geist und Körper *(Kali-P.)* (A.).

Traurig, verzweifelt; will die ganze Zeit weinen, aber das Weinen macht alles schlimmer (N.).

Kann Fragen nicht beantworten, fühlt sich zu schwach dazu (Gels., Phos-Ac.) (G.).

Das Kind will über der Schulter getragen werden (B.).

Fürchtet, Leute zu sehen *(Puls.)* (Br.).

Husten: tief, hohl, erschöpfend, erwürgend; erschütternd, in Paroxysmen von drei Hustenstößen (von zweien - *Merc.*); trocken, im Bett, abends (A.).

Wurm-Fieber (Bry., Cina, Nat-P., Phos., Sil.).

Antwortet ungern und dann kurz und hastig (C.).

Samenergießungen ohne Träume *(Anac., Camph., Con., Dios., Graph., Ham., Pic-Ac.)* (C.).

Vermehrter Sexualtrieb (Canth., Con., Graph., Kali-P., Nux-V., Phos., Pic-Ac.).

Schlaffe Geschlechtsorgane *(Nux-V., Phos., Sulph.)* (B.).

Schläft mit einem Bein hochgezogen, das andere ausgestreckt *(Lac-C.)* (Br.).

Schläft, auf dem Bauch liegend *(Bell., Cina, Coloc., Podo., Puls., Stram.)* (K.).

Frösteln am ganzen Körper (Ars., Nux-V., Sil.) (C.).

Hektisches Fieber (Ars-I., Ferr., Phos., Puls.) (A.).

Niedriges Fieber, mit Komplikationen der Bronchien oder der Lungen (Phos., Sil.) (A.).

Frost um 10.00 Uhr morgens, mit tauben Fingerspitzen (B.).

Schweiß: Moderiger, muffiger Geruch; nach 4.00 Uhr, jeden Morgen; an Hals und Stirn; sehr erschöpfend (A.).

VERSCHLIMMERUNG: Vom Gebrauch der Stimme; um 10.00 Uhr morgens; vom Liegen auf der rechten Seite; beim Treppensteigen; beim Lachen; vom Singen; durch warmes Trinken; und nach Bewegung.

BESSERUNG: Durch harten Druck; nach Aushusten und bei schneller Bewegung.

VERWANDTE MITTEL: *Antidote: Hep.* und *Puls.*

Es folgt gut nach *Caust.* und wird von *Calc., Phos., Sil., Sulph.* und *Tub.* gefolgt.

Komplementär: Puls.

STAPHISAGRIA

GEBRÄUCHLICHE BEZEICHNUNG: STEPHANSKRAUT

Ziehen und Reißen in den Muskeln *(Carb-V., Nit-Ac., Valer.).*

Schmerzhafte Empfindlichkeit der Muskeln bei Berührung und der Gelenke bei Bewegung *(Bry.).*

VERLETZUNGEN DURCH SCHARFE GEGENSTÄNDE *(Hyper., Led.).*

Hüftschmerz mit pulsierendem Schmerz, wie von Eiterung.

Einseitige Lähmung nach zorniger Erregung.

Morgens große Schwäche und Steifheit aller Gelenke (meistens in der Schulter, im Kreuz und in den Hüften).

Nächtliches Zucken *(Ambr., Calc., Nat-C., Phos., Sep., Stront.).*

Tiefe, durchdringende, scharfe Stiche *(Nit-Ac.).*

Gichtische Knoten in den Gelenken *(Benz-Ac.)* und Schwellung der Knochen oder Knochenhaut mit Eiterung *(Calc., Merc., Sil.).*

Juckende und brennende flechtenähnliche Ausschläge, schnell gebessert (Ars., Sep., Sulph.).

Tinea capitis (Kopfgrind) (Calc., Graph., Mezer., Sep., Sulph., Viol-T.).

Gewächse auf dem Zahnfleisch und Bartflechten-Gewächse hinter der Eichel (Thuj.).

SEXUELLE EXZESSE UND ONANIE *(Nux-V., Phos-Ac., Zinc.)* (D.).

Kriechen wie von Insekten auf den äußerlichen Geschlechtsteilen; Teile sehr empfindlich (D.).

Ausschlag mit heftigem Jucken, beim Kratzen die Stelle wechselnd und anderswo juckend (D.).

Folgen von Onanie: hypochondrisch; Gesicht eingefallen: sieht verlegen aus; nächtliche Samenergießungen; Rückenschmerz; schwache Beine; Organe erschlafft (N.).

Folgen nach Mißbrauch von Merkur (Aur., Chin., Dulc., Hep., Nit-Ac., Podo., Sil.).

Übermäßiger Hunger, sogar wenn der Magen voll ist *(Cina, Lyc., Nat-M., Phos.)* (G.).

GROSSES VERLANGEN NACH TABAK *(Bell., Carb-Ac., Eug., Kreos., Nux-V., Plb., Tab., Thuj.)* UND BRANNTWEIN *(Ars., Bry., Hep., Nux-V., Op., Petr., Phos., Sel., Sep., Spig., Sulph., Sulph-Ac.).*

Jucken der Augenlid-Ränder *(Bor., Graph., Merc., Sulph.)* (D.).

Gerstenkörner (Graph., Hep., Merc., Puls., Sil., Sulph., Thuj.) (D.).

Knoten auf den Lippen (Sulph., Thuj.) (D.).

HAGELKÖRNER AUF DEN LIDERN *(Calc., Graph., Sulph., Thuj.)* (D.).

Schmerz im Bauch nach jedem Bissen Essen oder Schluck Flüssigkeit *(Calc-P.)* (D.).

Gefühl, als hinge der Magen erschlafft herunter; er scheint schlaff und schwach zu sein (D.).

Dysenterie, mit Schmerzen schlimmer nach Wassertrinken *(Nux-V.)*.

Verstopfung (Bry., Ign., Nat-M., Op.).

Dickbauchige Kinder, mit viel Kolik und Würmern (Ra.).

Starke Neigung zum Schwitzen (Bry., Calc., Chin.), sogar beim Sitzen (Ars., Calc., Con., Ferr., Kali-Bi., Rhus-T.).

Wechselfieber nur mit Frost (Hunger davor und danach).

Bei Fieber Heißhunger Tage vor dem Anfall (A.).

Croupartiger Husten im Winter, mit Ischias im Sommer abwechselnd (A.).

HEISSHUNGER WÄHREND DER APYREXIE (K.).

Husten nur tagsüber (Am-C., Calc., Euphr., Ferr., Lach.), oder nur nach der Hauptmahlzeit (Nux-V., Phos., Puls., Sulph.); besonders nach Genuß von Fleisch (N.).

Husten, vom Tabakrauch ausgelöst *(Spong.)* (A.).

Herzklopfen von der geringsten Bewegung *(Carb-V., Con., Dig., Iber., Med., Merc., Nit-Ac., Phos., Spig.)* (N.).

Beklemmung der Brust gegen Ende des Koitus (B.).

Zahnfleisch schwammig, leicht blutend *(Carb-V., Nat-M.)* (Bt.).

Merkur-Beschwerden der Zähne (Karies) und am Zahnfleisch (Eiterung) (Hr.).

Sowohl die gesunden, als auch die schlechten Zähne sind sehr schmerzhaft bei Berührung durch Essen oder Trinken (G.).

Frühzeitiger Verfall u. Verfärbung der Zähne (Kreos.) (D.).

Zähne werden schwarz und bröckeln ab, sobald sie erscheinen *(Plb., Thuj.)* (D.).

Schwerhörigkeit mit Schwellung der Mandeln *(Bar-C.)*, besonders nach Mißbrauch von Merkur (N.).

Zähne sind schwarz gestreift (N.).

Schlund trocken und rauh, mit Wundheit beim Sprechen und Schlucken (N.).

Gefühl von einem Ball in der Stirn; dort festsitzend, sogar beim Schütteln des Kopfes (N.).

Das Nervensystem ist abgenutzt, erschöpft (Kali-P., Phos-Ac.) (D.).

Der Patient ist blaß, die Nase spitz, die Augen sind eingesunken und von dunklen Ringen umgeben *(Cina)* (D.).

Folgen von Ärger *(Coloc., Ign., Nat-M.)* (G.).

Folgen vom Denken an und Brüten über sexuelle Themen (Phos.), von Zorn (Bry., Coloc., Ign., Nux-V.) und von Angst (Ars-N., Ars., Gels.).

TRAURIG UND REIZBAR UND BESONDERS NIEDERGESCHLAGEN NACH EINEM WUTANFALL, ODER NACH EINER BELEIDIGUNG ODER KRÄNKUNG (D.).

Sehr mürrisch und schwermütig *(Nux-V., Sulph.)* (D.).

Gedächtnisschwäche *(Arg-N., Caust., Hyos., Med., Nux-M., Phos-Ac.)* (D.).

Der Patient ist launisch, niedergeschlagen, zieht die Einsamkeit vor, schüchtern dem anderen Geschlecht gegenüber (D.).

Wirft Sachen entrüstet weg *(Cham., Cina)* oder schiebt sie am Tisch von sich weg (N.).

Große Entrüstung über Dinge, die andere oder sogar er selber getan haben; grämt sich über die Folgen (N.).

Empfänglich für den geringsten Eindruck; das kleinste falsche Wort verletzt sie sehr *(Ign.)* (G.).

Beständiges Sorgen um die Zukunft *(Bry., Calc., Chin-S., Cic., Ferr-P., Gels., Nat-C., Phos., Puls.)* (N.).

Hypochondrie von sexuellen Exzessen oder von ständigem Denken an sexuelle Themen (N.).

SCHMERZ IM BAUCH NACH ENTRÜSTUNG (K.).

Blähungskolik *(Coloc., Lyc., Nux-V., Puls., Raph.)* (G.).

Kolik nach Steinschnitt oder Eierstockschnitt; bei Bauchschnitt *(Bism., Hep.)* (A.).

Ekzeme, bei denen eine gelbe, beißende Flüssigkeit unter der Verkrustung durchsickert; es bilden sich neue Bläschen durch den Kontakt mit der Absonderung (A.).

Trockene, stielförmige, blumenkohlartige Feigwarzen, besonders nach Mißbrauch von Merkur *(Nit-Ac., Sabin., Thuj.)* (A.).

Schmerz im Kreuz, wie verrenkt; schlimmer in der Ruhe nachts, und morgens, und beim Aufstehen vom Sitzen (N.).

Drängen und Schmerz nach dem Urinieren bei Prostatabeschwerden alter Männer *(Sars.)* (A.).

BRENNEN ODER STECHEN IN DER HARNRÖHRE ZWISCHEN DEN ZEITEN DER HARNENTLEERUNG *(Berb., Bry., Graph., Merc., Nat-C., Sulph.)*; HÖRT BEIM URINLASSEN AUF (N.).

Urinieren zu häufig; zu spärlich *(Bell., Canth., Merc.)* (G.).

Urin geht in dünnem Strahl ab *(Clem., Con., Thuj.)* (B.).

Blasenvorfall (A.).

Harnbeschwerden bei jung Verheirateten, oder während der Schwangerschaft (B.).

MUSS STUNDENLANG AUF DEM NACHTTOPF SITZEN (A.).

Wollüstiges Jucken am Skrotum *(Crot-T., Sulph.)* (N.).

Priapismus *(Canth., Phos., Pic-Ac.)* (B.).

Eileiterentzündung *(Apis, Bell., Bry., Coloc.)* (B.).

Verliebte Träume mit Samenergießungen *(Nux-V., Phos., Sulph.)* (G.).

Juckende oder empfindliche Vulva *(Plat.)* (B.).

Schmerzen von den Eierstöcken zu den Oberschenkeln (B.).

Tagsüber schläfrig; aber die ganze Nacht wach; Körper schmerzt überall (N.).

Schweiß wie faule Eier riechend *(Sulph.)* (C.).

VERSCHLIMMERUNG: Von Ärger; von Entrüstung; von Gram; von Demütigung und Kränkung; durch den Verlust von Samenflüssigkeit; von Tabakgenuß; nach Onanie; von sexueller Überanstrengung; von geringster Berührung der befallenen Teile; von kalten Getränken; nachts; und morgens.

BESSERUNG: Durch Wärme; durch Ruhe; und nach dem Frühstück.

VERWANDTE MITTEL: *Vergleiche: Apis, Berb., Canth., Caust., Coloc., Con., Gels., Ign., Lyc., Merc., Nat-M., Phos., Plat., Puls., Rhus-T., Sab., Sep., Sil., Sulph.* und *Thuj.*

Komplementär: Caust und *Coloc.*

Staph. gut vor oder nach *Coloc.*

Antidot: Camph.

Staph. antidotiert: Merc. und *Thuj.*

STRAMONIUM

GEBRÄUCHLICHE BEZEICHNUNG: STECHAPFEL

Veitstanz *(Agar., Kali-Br., Merc., Nat-M., Sulph., Zinc.)*

Nützlich bei bestimmten Arten von Epilepsie *(Calc., Cupr., Hyos., Lach.)*.

Prickeln in den Gliedern *(Acon.)*.

Zittern der Glieder (bei Trinkern) (Hyos.).

Gesteigerte und mühelose Beweglichkeit der Muskeln, die dem Willen gehorchen (willkürlich) und Trägheit jener Muskeln, die dem Willen nicht unterworfen sind.

Sehnenhüpfen *(Hyos.)* (C.).

Zucken in den Gliedern (Bell., Cupr., Gels., Hyos., Lach.)

Zucken einzelner Muskeln, oder von Gruppen von Muskeln, besonders der oberen Körperhälfte (A.).

Flockenlesen (Hyos.) (C.).

KRÄMPFE DURCH SCHRECK *(Acon., Bufo, Calc., Cupr., Hyos., Ign., Indg., Op., Plat., Sec., Sulph., Verat., Zinc.)*.

Veitstanz (Agar., Cupr., Gels., Merc.) (A.).

HEFTIGER BLUTANDRANG ZUM KOPF *(Acon., Bell., Glon., Lach., Meli., Op., Sang., Sulph., Verat-V.)*.

Krampfhaftes Rucken des Kopfes, wenn dieser nicht auf dem Kissen liegt *(Bell.)* (N.).

Abszesse, mit heftigen Schmerzen (besonders in der linken Hüfte), zum Verrücktwerden (N.).

Augen glänzend, wild und blutunterlaufen, mit rotem Gesicht und wildem Delirium (Bell.) (D.).

Augen weit offen, hervortretend; Pupillen übermäßig erweitert *(Bell., Hyos.), reaktionslos (Op.), mit injizierter Bindehaut* oder vollkommener Blindheit (N.).

DOPPELTSEHEN *(Aur., Bell., Gels., Hyos., Nat-M., Nit-Ac., Nux-V., Op., Plb.)* (K.).

Kann in einem dunklen Zimmer nicht gehen (A.).

Augen und Lider verdreht (A.).

Pupillen erweitern sich, wenn das Kind getadelt wird (A.).

Unterdrückung aller Absonderungen und Ausscheidungen (Apis, Bell., Hyos.).

FOLGEN VON UNTERDRÜCKTEN AUSSCHLÄGEN *(Ant-T., Apis, Bry., Cupr., Hyos., Lach., Op., Sulph.).*

Schmerz in der Lende *(Aesc., Bell., Calc., Kali-C., Lyc., Nux-V., Rhus-T., Sep., Sulph.).*

KÄLTE DER EXTREMITÄTEN BEI FIEBER *(Carb-An., Kali-Ars., Sep.)* (K.).

HEFTIGES SCHWITZEN *(Bell., Camph., Merc., Sil., Verat.)*

Milchabsonderung gesteigert *(Asaf., Bell., Bry., Calc., Con., Jod., Phos., Puls., Rhus-T.).*

Menstruationsbeschwerden mit übermäßiger Schwatzhaftigkeit (N.).

Menses zu reichlich, das Blut ist geronnen *(Croc., Sab., Ust.).*

Übermäßige Schwatzhaftigkeit während der Menstruation; Gesicht kongestioniert, dabei Tränen und Gebete und Flehens-Gebärden (N.).

Urin trübe, braun und dick, sehr spärlich (Acon., Apis, Ars., Bell., Benz-Ac., Camph., Dig., Hep., Ipec., Merc-C., Phos., Plb., Sep., Sulph.).

Strahl kraftlos (Clem., Con., Hep., Sep.).

Urin langsam und schwach tröpfelnd (G.).

NIEREN SONDERN WENIG ODER KEINEN URIN AB BEI AKUTEN KRANKHEITEN, BESONDERS BEI KINDERN (N.).

Zähneknirschen *(Apis, Bell., Hyos.)* (K.).

Umschriebene Röte der Wangen *(Cham.)* (A.).

Stammeln oder völlig sprachlos (N.).

Klebriger Speichel aus dem Mund tröpfelnd *(Bell., Cinnb.)* (N.).

Plötzlicher Verlust der Stimme, danach höher werdend (D.).

Sardonisches Lachen (Bell., Hyos., Oena., Plb.) (N.).

Beklemmung mit Verlangen nach frischer Luft (Carb-V.) (C.).

Nervöses Asthma (Ars., Cupr., Phos.) (D.).

Mühsame, hastige Atmung (Ars., Kali-C.) (C.).

STIRN GERUNZELT BEI GEHIRNSYMPTOMEN *(Hell.)*, ODER BEI KOPFSCHMERZEN *(Caust., Hyos., Nat-M., Phos., Sulph.)* (K.).

Nennt Sachen mit dem falschen Namen (C.).

Glänzende Gegenstände verursachen Delirium, Krämpfe und Konvulsionen (D.).

LAUTES GESCHREI, ERSCHRECKT *(Bell.)* (D.).

Junge Männer oder Frauen, die so fromm oder ununterbrochen beten, singen oder sprechen, als wollten sie das Mitfühlen aller im Haus erregen (N.).

Kann nicht ertragen, allein zu sein (Bism.); will daß jemand seine Hand hält (N.).

Wacht mit einem verschreckten Blick auf, als hätte er Angst vor dem ersten Gegenstand, den er sieht (N.).

WILL ENTFLIEHEN, IM DELIRIUM *(Bell., Bry., Hyos., Op., Rhus-T.)* (A.).

Kämpft, um vom Bett aufzustehen (Bell.) (C.).

Alle Arten von Einbildungen; daß sie doppelt sei, daß sie über Kreuz im Bett liege, etc. (Petr.) (A.).

Gefühl im Kopf, als liege dieser in Stücken herum *(Bapt.)* (A.).

Stolz, überheblich (Lach., Plat.) (C.).

Rapider Wechsel von Freude zur Traurigkeit *(Ign.)* (Br.).

Das Kind deliriert, es weiß nicht wo es ist; es ruft nach Vater und Mutter, obwohl sie bei ihm sind und es beruhigen wollen (G.).

WÜTENDES DELIRIUM *(Bell., Lach.)* (Bt.)

Gefühl, als wären die Glieder vom Körper getrennt (Bapt.).

Phantasiebilder im Delirium (Bell., Hyos.).

Manie mit fortwährenden Phantasiebildern (Bell., Hyos., Lach.).

Manie, besonders bei Trinkern (Bell., Hyos., Lach.).

SCHMERZLOSIGKEIT BEI FAST ALLEN BESCHWERDEN *(Op.).*

GROSSE GESCHWÄTZIGKEIT, DER PATIENT SCHWÄTZT DIE GANZE ZEIT *(Hyos., Lach.),* LACHT, SPIELT, SINGT UND BETET *(Verat.).*

Angst vor der Dunkelheit (Ars., Bell.) (D.).

VERLANGEN NACH LICHT UND GESELLSCHAFT *(Bell., Calc., Gels., Lac-C.).*

Schreckliche Halluzinationen (Bell.); alles mögliche scheint aus jeder Ecke zu kommen (Hyos.); Tiere springen hoch, furchterregend (Bell., Hyos.) (D.).

Religiöse Manie *(Aur., Sulph., Verat.)* (Br.).

HEFTIGE WUT *(Agar., Bell., Hyos.).*

Gewalttätig und unzüchtig *(Phos.)* (Br.).

KONVULSIONEN BEI VOLLEM BEWUSSTSEIN *(Nux-V.)* (A.).

Gewissensbisse; denkt, daß er unehrlich sei; kennt seine Freunde nicht; tobt wegen seiner Geschäfte (G.).

Spöttisches Lachen, wenn er das Bild seines Vaters anschaut; Gesicht rot; Augen wild blickend; mit Melancholie abwechselnd (G.).

Lähmung auf einer Seite, Konvulsionen auf der anderen Seite *(Hell.)* (N.).

DIE KONVULSIONEN WERDEN AUSGELÖST DURCH BERÜHRUNG, NACH JEDER BEWEGUNG, DURCH LICHT UND GLÄNZENDE GEGENSTÄNDE *(Lyss.)*.

Steife Unbeweglichkeit des Körpers, bei vollem Bewußtsein (Ign.).

GESICHT HEISS UND ROT MIT KALTEN HÄNDEN UND FÜSSEN (A.).

Wasserscheu; Angst vor Wasser, mit übermäßiger Abneigung gegen Flüssigkeiten *(Bell., Lyss.)* (A.).

Schreien, Beißen, Kratzen (Bell.) (C.).

Krampfhafte Zusammenschnürung des Schlunds *(Bell., Lach., Merc-C.)* (A.).

Konvulsivischer Schluckauf (Ars., Bell., Gels.) (K.).

HEFTIGER SCHLUCKAUF *(Am-M., Calc-F., Cic., Cycl., Lob., Lyc., Mag-P., Nat-M., Nicc., Nux-V., Stront., Teucr., Verat.)* (K.).

Schluckauf nach heißen Getränken *(Verat.)* (F.).

Ohnmachtsanfälle mit Schnarchen (Op.)

Schwindel beim Gehen in der Dunkelheit, tagsüber oder nachts; stolpert und fällt bei jedem Versuch zu gehen hin (G.).

Kein Verlangen nach Wasser, obwohl der Mund trocken ist (Puls.) (Nd.).

Lästiger Durst sogar bei viel Speichel (G.).

Speichel salzig schmeckend (Ant-C., Carb-An., Cycl., Hyos., Kali-I., Lyc., Merc., Merc-C., Nat-M., Phos., Sep., Sulph.).

Sexueller Reizzustand, mit unanständigem Reden und Handeln *(Hyos.)*, hat die Hände ständig am Genitale (Br.).

Heftiger Durst, besonders auf saure Getränke *(Ant-T., Chin., Phos., Verat.)* (C.).

Übelkeit, mit sehr salzig-schmeckendem Speichelfluß (G.).

Diarrhöe wie Leichengeruch *(Ars., Bapt., Kali-P., Lach., Psor., Sulph.)* (G.).

Wochenbettfieber *(Bry., Hyos., Pyrog.)* und Nymphomanie *(Hyos., Verat.)* (Bt.).

Scharlachausschlag, mit wütendem Delirium (Bell.) (Bt.).

Krampf des Kehlkopfs (Brom., Lach., Phos.) (B.).

Krampfhafter Husten (Bell., Cupr., Dros.) (B.).

Schwindel, als würde er vorwärts und nach links fallen (R.).

Pulsieren im Scheitel und Hinterkopf *(Lach., Sulph.)* (R.).

Bohrt den Kopf in die Kissen (Apis, Arn., Bell., Bry., Hell., Sulph., Tub.) (R.).

Zerebro-Spinal-Meningitis von heftigen kongestiven Kopfschmerzen begleitet; die Schmerzen sind so schlimm, daß die Patienten ganz außer sich sind (R.).

Trinkerdelirium (Hyos., Lach.) (Br.).

Kreisende und anmutige Bewegungen (Br.).

Sieht Gespenster, hört Stimmen, spricht mit Geistern *(Hyos.)* (Br.).

Kleine Gegenstände sehen groß aus (das Gegenteil von *Plat.*) (Br.).

Teile des Körpers scheinen enorm geschwollen zu sein (Br.).

Alle Gegenstände sehen schwarz aus (alle Gegenstände sehen rot aus — *Phos.*) (Br.).

Saftige Früchte schmecken trocken; das Essen schmeckt wie Stroh (A.).

Saubere oder weißliche Zunge, mit roten Papillen (A.).

Erbrechen, sobald er den Kopf vom Kissen hebt (Ars., Bry., Colch.); oder von hellem Licht (A.).

Übelkeit und Erbrechen abends, gefolgt von heftiger, ängstlicher Hitze (A.).

Trockene, glühende Hitze am ganzen Körper, mit Röte am Kopf und im Gesicht, und Kälte und Blässe der anderen Teile des Körpers *(Bell., Op.)* (A.).

Haut heiß und brennend, mit Schweiß zur gleichen Zeit (Bell., Sep.) (A.).

Während des Schwitzens kann er es nicht ertragen, unbedeckt zu sein (A.).

ÖLIGER SCHWEISS *(Phos.;* als wäre er mit Öl gemischt — *Chin.)* (A.).

Nützlich bei Erysipel, wenn die Gehirnsymptome ausgeprägt sind (Bl.).

Kinder schreien laut im Schlaf *(Apis, Bell.)* (A.).

Unruhiger Schlaf, mit Herumwerfen *(Ars.)* (C.).

Schläfrig, aber kann nicht schlafen (Bell., Cham., Op.) (A.).

VERSCHLIMMERUNG: Wenn allein; in der Dunkelheit; bei Berührung; wenn man helles Licht oder glänzende Gegenstände anschaut; beim Versuch zu schlucken, besonders Flüssigkeiten; nach dem Schlaf; durch Schreck; durch Unterdrückung von Absonderungen; und durch Trunksucht.

BESSERUNG: Von hellem Licht; in Gesellschaft; durch Wärme; und von kaltem Wasser.

VERWANDTE MITTEL: *Stram., folgt oft nach Bell. Cupr., Hyos* und *Lyss.*

Antidote: Bell., Coff., Hyos., Nux-V., und *Tab.*

Stram. antidotiert: Merc. und *Plb.*

Vergleiche besonders mit Bell. und *Hyos.* Es hat weniger Fieber als *Bell.*, aber mehr als *Hyos.* Es erregt die Gehirntätigkeit mehr, aber es kommt dem klassischen Entzündungszustand von *Bell.* nicht nahe.

STRONTIUM CARBONICUM

GEBRÄUCHLICHE BEZEICHNUNG:
KARBONAT VON STRONTIUM

Reißende Schmerzen in den Gelenken, besonders abends und nachts *(Merc., Sil.).*

Chronische Verrenkungen des Fußgelenks, mit Ödem (Bl.).

Die meisten Schmerzen scheinen in den Röhrenknochen und im Knochenmark aufzutreten (Nit-Ac.).

Schwellung und Karies der Knochen, besonders des Femurs (Asaf., Aur., Fluor-Ac., Nit-Ac.) (D.).

Unangenehme Völle und Schwellung des Bauchs *(Carb-V., Lyc., Nux-V.)*.

Krampf um den Nabel (B.).

Die Symptome werden allmählich schlimmer und genauso allmählich wieder besser *(Stann.)*.

Diarrhöe sehr heftig und hartnäckig (Aloe, Podo., Sulph.).

Diarrhöe schlimmer nachts (Chin., Puls., Sulph.) (D.).

Beständiges Drängen; er ist kaum fertig, schon muß er wieder auf die Toilette (Bl.).

Erschöpfende, gelb-wässerige Diarrhöe *(Chin.)* (B.).

Schmerz beim Urinieren (Canth., Nux-V., Pareir.).

Quälender Schmerz um das Herz, wie gepreßt (Cact.).

Große Unruhe nachts wegen Erstickungsangst, kann nicht richtig atmen (Ars., Kali-P., Samb.).

Gefühl einer Last auf der Brust *(Bry.)* (B.).

Drohender Gehirnschlag; heftiger Blutandrang im Kopf, mit rotem Gesicht bei körperlicher Anstrengung (Bl.).

Kopfschmerzen: Der Schmerz steigt vom Nacken hoch und breitet sich über den Kopf aus *(Sil.)* (Bl.).

Beständige, leichte Menstruationszeichen (Sab., Sec.).

Heftiges, unwillkürliches Auffahren des Körpers *(Bell., Stram.)* (G.).

Spannung in inneren und äußeren Teilen (G.).

Hitze, mit Abneigung, sich auszuziehen oder sich zu entblößen *(Nux-V.)* (G.).

Heftiges Schwitzen nachts *(Calc., Chin., Merc., Sil.).*

Flüchtige Schmerzen, anscheinend in den Knochen (B.).

Gefühl von lähmender Schwäche (Kali-P., Phos., Zinc.) (B.).

Blasser, ammoniakalischer Urin *(Benz-Ac.)* (B.).

Brennen im After lange nach dem Stuhlgang *(Ratan., Sulph.)* (Br.).

Harter, knotiger, mühsamer Stuhl *(Plb., Sulph.)* (B.).

Schock nach Operationen (Br.).

Große Empfindlichkeit gegen Kälte *(Hep., Psor., Sil.)* (Br.).

Rheumatischer Schmerz in der rechten Schulter *(Lyc.)* (Br.).

Krampf in Waden und Sohlen *(Cupr., Sec., Verat.)* (B.).

HITZEWALLUNGEN IN DEN WECHSELJAHREN *(Graph., Lach., Sep., Sulph.)* (B.).

Appetitverlust *(Kali-M., Nux-V., Puls., Sep., Sulph.)* (Br.).

Abneigung gegen Fleisch *(Graph.)* (Br.).

Verlangen nach Brot *(Nat-M.)* und Bier *(Bry.)* (Br.).

Kardialgien *(Mag-P., Nux-V., Puls.)* (Br.).

VERSCHLIMMERUNG: Abends; nachts; beim Urinieren; durch Kälte; durch Ausziehen; in der Dunkelheit; durch Reiben; nach dem Hinlegen und beim wieder Aufstehen; bei körperlicher Anstrengung; und beim Gehen.

BESSERUNG: Durch Licht; durch Wärme; durch warmes Einhüllen; und wenn er Teile in heißes Wasser taucht.

VERWANDTE MITTEL: Heilmittel danach folgend: *Bell., Caust., Kali-C., Puls., Rhus-T., Sep.* und *Sulph.*

Vergleiche: Arn., Bar-C., Bell., Carb-V., Chin., Ferr., Glon., Graph., Kali-M., Lach., Merc., Nit-Ac., Op., Puls., Ruta, Sep., Sil., Sulph., Thuj. und *Verat.*

Antidot: Camph.

STRYCHNINUM

GEBRÄUCHLICHE BEZEICHNUNG:
EIN ALKALOID VON NUX-VOMICA; STRYCHNIN

STRYCHNIN ist das Hauptalkaloid von *Nux-Vomica* (und auch von *Ignatia*). Es ist so bitter, daß es bei 1:600 000 facher Verdünnung noch zu schmecken ist.

ALLGEMEINE WIRKUNG VON STRYCHNIN. — Die motorischen Zentren des Rückenmarks werden mächtig gereizt, und deshalb ist ihre Empfindlichkeit enorm gesteigert; die Medulla wird ebenfalls angeregt und die Tätigkeit des Respirationszentrums wird größer; verstärkte Frequenz und Intensität der Bewegungen des Brustkorbs sind die Folge; gesteigerte Peristaltik. Es erzeugt einen Zustand sehr ähnlich dem des Wundstarrkrampfes (D.).

TETANISCHE KONVULSIONEN MIT OPTISTHOTONUS *(Cupr., Ign., Nux-V.)* (Br.).

Die Muskeln erschlaffen zwischen den Paroxysmen (Br.).

Trismus oder Kiefersperre (Cupr., Cur., Hydroc-Ac., Hyper., Ign., Nux-V., Oenan., Phyost., Stram.) (Br.).

Schwindel mit Brausen in den Ohren *(Calc., Chin., Kali-C., Nat M., Puls.)* (Br.).

HEFTIGES ZUCKEN, RUCKEN UND ZITTERN DER EXTREMITÄTEN *(Bell., Hyos., Ign., Nux-V., Stram.)* (Br.).

Krämpfe ausgelöst durch die geringste Berührung und bei jedem Versuch sich zu bewegen (Nux-V.) (Br.).

Heftiges Zucken in der Wirbelsäule (Br.).

Eisiges Gefühl das Rückgrat hinunter (Gels.) (Br.).

EXTREME ATEMNOT *(Ant-T., Arn., Ars., Cupr., Ferr-P., Lach., Laur., Lyc., Mosch., Nux-V., Phos., Sulph.)* (Br.).

Verlangen nach Koitus *(Canth., Lach., Phos., Plat.)* (Br.).

Jegliche Berührung des Körpers erregt ein wollüstiges Gefühl *(Plat.)* (Br.).

Stühle gehen während der Krämpfe unwillkürlich ab *(Oenan.)* (Br.).

Beständiges Würgen (Ant-T., Cupr., Ipec., Sec.); heftiges Erbrechen (Ars., Cupr., Ipec., Verat.) (Br.).

Schlucken unmöglich *(Bell., Lach., Phos.)* (Br.).

Speiseröhrenkrampf *(Ign., Laur., Sec.)* (Br.).

VERSCHLIMMERUNG: Von der geringsten Berührung, vom geringsten Geräusch und Geruch; durch Bewegung; und nach Mahlzeiten.

BESSERUNG: Vom Liegen auf dem Rücken.

VERWANDTE MITTEL: *Vergleiche: Arn., Bell., Cic., Cupr., Cur., Gels., Hyos., Ign., Kali-P., Lach., Merc., Nux-V., Op., Phos-Ac., Rhus-T., Sec., Verat.*

SULPHUR

GEBRÄUCHLICHE BEZEICHNUNG:
SCHWEFEL, SCHWEFELBLUMEN

Der König der Heilmittel, um den sich die ganze Materia Medica versammelt (Bt.).

Er wirkt auf alle Organe und Gewebe des Körpers *(Ars., Calc., Merc.)* (D.).

Besonders indiziert bei chronischen Krankheiten *(Sep.)* (D.).

ER IST DAS FÜHRENDE ANTIPSORIKUM (N.).

Gut geeignet für skrofulöse Personen *(Calc., Phos., Sil.)* (A.).

Schmutzige, schmuddelige Personen, die zu Hautkrankheiten neigen *(Psor.)* (A.).

Große Schwäche; gelblich-blasses und gelbes Gesicht; mit ausgeprägter Blutarmut (Nat-M., Sep.).

Verlust der Lebenskraft *(Camph., Chin., Kali-P., Phos-Ac., Zinc.).*

WENN ANDERE HEILMITTEL VERSAGEN, IST ES VON UNSCHÄTZBAREM WERT BEIM AUFBAUEN DER LEBENSKRÄFTE *(Op.).*

Neigung zu venösen Stauungen, besonders des Pfortadersystems (Aloe, Podo., Sep.) (A.).

PUSTULÖSE EKZEME ÜBERALL *(Graph., Merc., Rhus-T.)*

Je mehr am Ausschlag gekratzt wird, desto mehr juckt und brennt er (D.).

Die Haut ist grob, rauh und fleckig (D.).

WOLLÜSTIGES JUCKEN, MANCHMAL DURCH KRATZEN BESSER; DANACH BRENNEN; MANCHMAL KLEINE BLÄSCHEN (N.).

Wundheit in den Falten der Haut *(Lyc.)* (D.).

Nach heftigem Kratzen, Schmerzen, Taubheit und Schwellung der Haut, sogar Geschwürbildung (N.).

JUCKEN SCHLIMMER DURCH BETTWÄRME *(Merc.)* (A.).

Das Kind kann nicht ertragen, gebadet oder gewaschen zu werden (Ant-C., Psor.) (N.).

Alle Ausschläge werden viel schlimmer durch Waschen und Naßwerden; durch Naßwerden wird Brennen ausgelöst (D.).

Ausschlag von gelben Krusten auf der Kopfhaut *(Kali-S.)* (D.).

Die Hautbeschwerden neigen dazu, mit irgendwelchen inneren Beschwerden abzuwechseln *(Graph., Rhus-T.)* (D.).

Defekte Knochenbildungen *(Calc.)* (D.).

Rachitis und Rückgratsverkrümmung *(Sil.)* (D.).

Brennen der Handteller und Fußsohlen (Graph., Lach., Med., Sep.) (D.).

STRECKT NACHTS DIE FÜSSE AUS DEM BETT HERAUS, UM SIE KÜHL ZU HALTEN (D.).

Oft gebraucht bei chronischen Krankheiten, die von unterdrückten Ausschlägen herrühren *(Caust., Psor.)* (A.).

Kontrahierte Papillen (Aur., Bell., Calc., Euphr., Hyos., Merc-C., Op., Puls., Thuj.)

Schorfige Augenlider *(Graph., Nat-M., Sep.).*

Sehschwäche bei jungen Mädchen mit starkem Kräfteverlust, Anorexie und Verstopfung (Puls., Sep.).

Schwachsichtigkeit, wie durch einen Schleier vor den Augen *(Chin., Puls.)* (N.).

Abneigung gegen Licht *(Con., Euphr., Nat-M.)* (G.).

Dunkle Punkte oder Flecken vor den Augen fließend *(Chin., Cocc., Nat-M., Phos., Physos., Sep., Sil., Tab.)* (N.).

Grauer Star *(Calc., Nat-M., Phos.)* (G.).

FARBIGER HOF UM DAS LICHT *(Bell., Cycl., Kali-P., Lach., Nicc., Osm., Phos., Puls., Sep., Staph., Tub., Zinc.)* (K.).

Scharfe schießende Schmerzen, wie von Steck- oder Nähnadeln oder Splittern in den Augen stechend (N.).

Strofulöse Augenentzündung *(Calc.)* (Ma. & Ht.).

Verdickung der Lider, mit Jucken und Stechen und eitrigen Absonderungen *(Sep.)* (Ma & Ht.).

KANN DAS WASCHEN DER AUGEN NICHT ERTRAGEN (N.).

Hitzeüberlaufen im Gesicht (Graph., Sep.) (N.).

Sehr rote Lippen, besonders bei Kindern (N.).

Taubheit mit Brausen, Jucken und Feuchtigkeit in den Ohren (Hm.).

Eitriger Ohrenfluß (Calc., Calc-C., Kali-S., Lyc., Merc., Puls., Sil.).

Stiche im linken Ohr *(Kali-B., Merc-C., Puls., Sabad., Staph.)* (N.).

Ohren sehr rot, bei Kindern (N.).

Chronischer, trockener Katarrh (Nux-V., Puls., Stict.) (D.).

Nase blutet leicht *(Carb-V., Lach., Merc.)* (D.).

Geruch von altem Katarrh vor der Nase (D.).

Chronische örtliche Kongestionen in vielen Teilen, mit brennendem Gefühl *(Sep.)* (N.).

Oft gebraucht um die Aufsaugung von Ergüssen zu fördern *(Kali-I.)* (N.).

Absonderung aus jeder Körperöffnung scharf, wundmachend und Rötung verursachend (Kreos., Nit-Ac.) (N.).

Bitterer Geschmack morgens *(Puls.)* (D.).

Saurer, klebriger Geschmack im Mund *(Puls.)* (Bt.).

Weißer Zungenbelag, rote Spitze und Ränder, meistens bei akuten Krankheiten (N.).

HEISSHUNGER *(Anac., Cina, Nat-M., Phos., Staph.)*.

Muß nachts aufstehen, um etwas zu essen (Phos., Psor.) (D.).

Aufstoßen, mit Abneigung gegen Fleisch (Graph.); Unbehaglichkeit (Nux-V., Puls.) und Übelkeit (Cycl., Ipec., Nat-M.).

TRINKT VIEL, ISST WENIG (N.).

SCHWÄCHE, LEERE, GEFÜHL DER HINFÄLLIGKEIT IN DER MAGENGRUBE, MORGENS UM 11.00 UHR *(Sep.)* (N.).

Kann nicht auf das Mittagessen warten (A.).

Übelriechendes Aufstoßen *(Acet-Ac., Arn., Bell., Cocc., Graph., Mag-S., Merc., Mur-Ac., Nux-V., Psor., Puls., Sep.)* (D.).

Sättigungsgefühl bereits nach einer kleinen Menge Essens *(Chin., Lyc., Plat., Sil.)* (D.).

Verlangen nach Süßigkeiten, die ihn krank machen, einen sauren Magen und Sodbrennen verursachend (Merc.) (D.).

Knurren und Rollen in den Eingeweiden *(Aloe, Gamb., Podo.)* (G.).

Verlangen nach geistigen Getränken (Nux-V.) (D.).

Völlegefühl und Aufblähung des Bauches, nach unten zum After drückend (N.).

Schmerzhafte Empfindlichkeit der Bauchwände gegen Berührung *(Apis, Arn., Bell., Lach.)* (N.).

Bewegungen im Bauch wie von einem Kind *(Croc., Thuj.)* (A.).

Viel Schmerz und wehes Gefühl in der Lebergegend *(Lach., Merc.)* (D.).

Nützlich bei Hämorrhoiden, wenn die Eingeweide untätig sind (Anac., Ign., Sep.)

Urin und Stuhl machen beide Schmerzen an den Teilen über die sie hinweggehen (N.).

DIARRHÖE EINIGE STUNDEN NACH MITTERNACHT ODER MORGENS UM 5.00 UHR AUS DEM BETT TREIBEND *(Aloe)* (N.).

Verstopfung gewöhnlich abwechselnd mit Diarrhöe *(Aloe, Nux-V)* (D.).

Exsudate in den Körperhöhlen etc. nach akuten Entzündungen (N.).

Wassersucht und andere Beschwerden bei Trinkern (Lach., Lyc., Mur-Ac.) (A.).

Nächtliche Erstickungsanfälle, will die Türen und Fenster offen haben (A.).

Schwäche in der Brust beim Sprechen *(Calc., Phos-Ac., Rhus-T., Stann., Sulph-Ac.)* und abends beim Hinlegen (N.).

Nützlich in Fällen von Lungenentzündung, wo keine Neigung zur Lösung und Wiederherstellung besteht; Versagen der Lungenfunktion (Ödem); Rasselgeräusche überall in der Brust; Schleim-Eiter-Auswurf, und Symptome von hektischem Fieber; alle Symptome schlimmer nachts (D.).

Fächerartige Bewegung der Nasenflügel bei Lungenentzündung (Am-C., Ant-T., Kreos., Lyc., Phos.) (K.).

Kann am Anfang der Lungenschwindsucht gegeben werden, mit Schmerz durch die linke Brustseite *(Phos.)*, Hitze auf dem Kopf, mit kalten Füßen, häufigem Hitzeüberlaufen, etc. (D.).

Weinen beim Stuhlgang (Aeth., Bor., Cham., Cina, Phos., Rhus-T., Sil.) (K.).

Das Kind schläft ein, sobald der Stuhldrang aufhört, nach Stuhlgang (N.).

Diarrhöe, mit dem Gefühl, als wären die Eingeweide zu schwach, den Inhalt zu behalten *(Aloe, Phos.)* (A.).

VERSTOPFUNG: STÜHLE HART, KNOTIG, TROCKEN WIE VERBRANNT *(Bry.)*; GROSS, SCHMERZHAFT (A.).

Das Kind hat Angst vor dem Stuhlgang, weil es so schmerzt, oder es wird wegen des Schmerzes beim ersten Versuch gezwungen, aufzuhören (A.).

Blutige Stühle *(Merc., Nit-Ac.)* (G.).

Viel Jucken um den After *(Aloe, Calc., Cina, Merc., Staph.)* (G.).

Diabetes mellitus; Abgang großer Mengen farblosen Urins (Kali-P., Lyc., Merc.) (A.).

Harninkontinenz *(Caust., Sep.)* (G.).

Stuhldrang noch eine Stunde nach dem Stuhlgang *(Merc.)* (G.).

Hämorrhoiden entweder blind oder absondernd; mit Ausflüssen dunklen, venösen Blutes und heftigen abwärtsdrängenden Schmerzen im Kreuz, nach dem After zu (Ra.).

Schwacher, langsamer Harnstrahl *(Thuj.)* (Bt.).

Urin wie Hefe (Caust., Raph.).

Trüber Urin, übelriechend, stinkend *(Nit-Ac.)* (Bt.).

DIE DIARRHÖESTÜHLE ÄNDERN SICH IN DER FARBE *(Cham., Colch., Dulc., Podo., Puls., Sanic.)* UND KÖNNEN UNVERDAUTES ESSEN ENTHALTEN *(Arg-N., Crot-T., Ferr., Nat-M., Podo.)* (D.).

Sauerriechende Diarrhöe *(Calc., Hep., Mag-C.)* (Bt.).

Der Geruch der Stühle haftet lange am Patienten (D.).

Viel Wundheit am After *(Aloe, Lach., Merc., Nit-Ac.)* (D.).

Pulsieren im After nach Stuhlgang, den ganzen Tag hindurch fortwährend (Ra.).

TEILE UM DEN AFTER ROT, WUND *(Ars., Cham., Nat-M., Petr.)* (A.).

Absonderung von Prostatasekret bei mühsamem Stuhlgang *(Nit-Ac., Phos-Ac., Sep., Sil., Staph.)* (K.).

RÖTUNG DER HARNRÖHREN-MÜNDUNG (MEATUS) *(Cann-S., Gels., Led., Nit-Ac., Thuj.)* (K.).

BRENNEN IM MEATUS *(Berb., Cann-S., Kali-S., Nat-M.)* (K.).

BRENNEN IN DER HARNRÖHRE NACH KOITUS ODER BEIM SAMENERGUSS *(Berb., Canth., Sep., Sulph-Ac.)* (K.).

Samenergießungen und Reizbarkeit (Nat-M., Nux-V., Phos.).

Brennen in der Vagina derart, daß sie sich kaum stillhalten kann *(Ars.)* (N.).

Menses zu früh, zu reichlich, lange anhaltend *(Calc., Sab., Sec.)* (A.).

Menorrhagien; seit der letzten Fehlgeburt nicht mehr gesund (Sep.) (A.).

Samenabgang zu schnell (Berb., Calad., Calc., Con., Graph., Lyc., Nat-M., Phos., Zinc.), kurz nach einer Erektion (Phos-Ac.) (K.).

Chronische Gonorrhöe mit Ausfluß weißen Schleims *(Cop., Nat-M., Sep.)* (Bt.).

Menses dick, schwarz, und so scharf, daß sie die Vulva und die Schenkel wund machen *(Kreos.)* (G.).

Verzweifelt; übellaunisch; weint viel (Bt.).

Mürrisch, mit phantasievollen Illusionen (Nux-V.).

MELANCHOLISCHE STIMMUNG; STÄNDIG ÜBER RELIGIÖSE DINGE NACHDENKEND; ANGST UM SEIN SEELENHEIL *(Aur., Puls., Verat.)* (N.).

Die allergewöhnlichsten Dinge erregen außerordentliche Bewunderung (N.).

Alles, was der Patient gern hat, sieht in seinen Augen hübsch aus; er findet sogar Lumpen schön (A.).

Geht in Lumpen, aber bildet sich ein, sie seien aus feinsten Seiden (D.).

Der „zerlumpte" Philosoph, der das Leben nicht gemeistert hat (D.).

Ein chronischer Brummbär von Natur aus (Nux-V.) (D.).

Zu faul, sich aufzuraffen; unglücklich; will nicht mehr leben *(Aur.)* (A.).

Chronischer Schwindel (Calc., Calc-P., Con., Kali-P., Lyc., Phos., Puls., Sep.) (Bt.).

Blutandrang nach einzelnen Teilen (Augen, Nase, Brust, Bauch, Eierstöcke, Arme, Beine, oder ein anderes Organ des Körpers, den Beginn von Tumoren oder bösartigen Gewächsen zeigend, besonders in den Wechseljahren) (A.).

Kopfschmerzen mit Brechreiz, periodisch einmal in der Woche oder alle zwei Wochen (N.).

BRENNENDHEISSER SCHMERZ AUF DEM SCHEITEL *(Graph., Lach., Phos.)*; DIESE BESTÄNDIGE HITZE AM SCHEITEL IST EINES DER DEUTLICHSTEN SYMPTOME, DIE WIR FÜR SULPHUR HABEN (Bt.).

Drückender Schmerz am Scheitel, wie von einer Last oben auf dem Gehirn. (N.).

STIRN-KOPFSCHMERZEN MORGENS *(Calc., Calc-S., Kali-B., Lach., Nux-V.).*

Sehr nützlich bei der Heilung von essentieller Epilepsie und Konvulsionen bei beiden Geschlechtern (Calc., Cupr., Hyos., Lach., Nat-M., Op., Sil.)

Fröste und Fieber; keine Reaktion; stumpfsinnig; beständiger Hunger (N.).

Gefühl von Brennen in verschiedenen Teilen *(Ars., Graph., Lach., Phos., Sec., Sep.)* (N.).

Während des Fiebers ist der Patient schläfrig (Apis, Bry., Gels., Nux-M.), die Haut ist trocken und heiß, kein Schweiß (Schweiß kommt im allgemeinen nach *Acon.*) (D.).

Hitzewallungen tagsüber, mit Schwäche- und Ohnmachtsgefühlen, durch etwas Schwitzen besser (A.).

Ein ausgezeichnetes Heilmittel bei chronischen Fällen von Malaria *(Ipec., Nat-M., Puls.)* (Bt.).

Halsschmerzen mit starkem Brennen und Trockenheit *(Ars.)*; auf der rechten Seite beginnend, auf die Linke übergehend (N.).

Chronische Blutungen; jedes Mal, wenn es ihr scheint, daß es besser geht, fängt alles wieder an, über Wochen geht das so, mit Schwäche- und Ohnmachtsanfällen *(Chin., Ferr.)* (G.).

STEHEN IST DIE UNANGENEHMSTE STELLUNG (N.).

Scharfer Weißfluß, die Vulva wund machend *(Kreos., Nat-M., Nit-Ac.)* (G.).

Brennen in der Vagina, während Koitus (Kreos., Lyc., Nat-M.) (K.).

Nach dem Stillen, Brustwarzen aufgesprungen und blutend, mit viel Stechen und Brennen (G.).

Geht nicht aufrecht; Bücken und Beugen nach vorne beim Gehen oder Sitzen (N.).

GESCHLECHTSORGANE KALT, ERSCHLAFFT UND KRAFTLOS *(Calad., Lyc., Nat-M.)* (Br.).

Jucken der Geschlechtsteile, wenn er ins Bett geht (Br.).

Symmetrische Lähmung der Unterglieder (Caust., Merc., Phos.) und Lähmung anderer Teile (Alum., Arg-N., Calc., Caust., Nat-M., Op., Phos.).

Kalte Füße *(Bell., Calc., Sep.).* (N.).

HITZE IN DEN FUSSOHLEN, ODER KALTE FÜSSE MIT BRENNENDEN SOHLEN; WILL EINE KÜHLE STELLE FÜR SIE FINDEN, ODER STRECKT SIE AUS DEM BETT HERAUS (N.).

Krämpfe in den Waden und Sohlen *(Ars., Camph., Podo., Sec., Verat.)*, besonders nachts, auch mit lockerem Stuhlgang (N.).

Schwankender Gang, Zittern der Hände oder große Schwäche und Zittern, Ermüdung, Schwäche und Entkräftung *(Nux-V.)* (N.).

Heftiger Quetschungsschmerz in Kreuz und Steißbein, besonders beim Bücken oder beim Aufstehen von einem Stuhl (N.).

Heftiges, langanhaltendes, hartnäckiges Fieber; Haut trocken, heiß, brennend; wenig oder garkeine Remission, weder Tag und Nacht; Patient wird buchstäblich vom Fieber verzehrt (A.).

Beschwerden von Mißbrauch von Metallen im allgemeinen *(Hep.)* (A.).

Glückliche Träume, wacht singend auf (A.).

Schläfrig nachmittags nach Sonnenuntergang, schlaflos die ganze Nacht *(Coff., Op.)* (A.).

Das Kind ist unruhig, heiß, stößt nachts die Bettdecken von sich *(Sanic.)*; Wurmleiden, aber das beste Heilmittel versagt (A.).

Wird nachts plötzlich wach (A.).

Entdeckt, daß er nachts auf dem Rücken liegt (N.).

„KATZENSCHLAF" (D.).

Das geringste Geräusch weckt ihn auf (Bor.) (D.).

Lebhafte, erschreckende, ängstliche, lästige Träume *(Arn., Aur., Puls.)* (C.).

Spricht viel im Schlaf (Puls.) (Bt.).

Beim Einschlafen zuckt ein Glied (B.).

Leichte Schnittwunden und Verletzungen entzünden sich und eitern *(Bor., Graph., Hep., Sil.)* (C.).

Eine Menge Furunkel *(Kali-I., Merc., Sil.)* (B.).

Schweiß in den Achselhöhlen und an den Händen und Füßen (B.).

Milch lehnt er ab *(Carb-V., Sep.)* (Br.).

VERSCHLIMMERUNG: Abends; nach Mitternacht, früh morgens; morgens um 11.00 Uhr; von der Bettwärme; beim Stehen; durch Berührung; von Baden oder Waschen; in der Ruhe; bei wechselhaftem Wetter; in den Wechseljahren; nach Milchgenuß; periodisch; von alkoholischen Getranken; und in einem geschlossenen Zimmer.

BESSERUNG: Bei Bewegung; beim Gehen; bei trockenem, warmem Wetter; bei Liegen auf der rechten Seite; durch Hochziehen der befallenen Glieder; und in frischer Luft.

VERWANDTE MITTEL: *Vergleiche: Aloe, Apis, Ars., Bell., Bry., Calc., Chin., Colch., Ferr-P., Graph., Hep., Jod., Kali-P., Lach., Lyc., Merc., Nat-M., Nux-V., Phos., Psor., Puls., Rhus-T., Sep., Sil., Thuj., Urt., Verat., Zinc.*

ANTIDOTE: *Acon., Camph., Cham., Chin., Merc., Puls., Rhus-T., Sep.* und *Sil.*

Sulphur antidotiert: Chin., Jod., Merc., Nit-Ac., Rhus-T. und *Sep.*

Komplementär: Aloe, Calc. und *Psor.*

BEMERKUNG: - *Calc.* soll nicht vor *Sulph.* verwendet werden; *Sulph., Calc., Lyc.* oder *Sulph., Sars.* und *Sep.* häufig in dieser Reihenfolge.

SULPHURICUM ACIDUM

GEBRÄUCHLICHE BEZEICHNUNG: SCHWEFELSÄURE

Bei Quetschungen, Riß- und Fleischwunden wetteifert es mit *Calend.* (A.).

Schweiß bei jeder Bewegung *(Bry., Calc., Chin.).*

Unbeständigkeit *(Ign., Kali-S., Puls.).*

Stiche in den Gelenken *(Berb., Bry., Kali-B., Nit-Ac., Sil.).*

Kleiner, schwacher Puls (Verat.).

Trockener, beengender Husten, leichter Reizhusten (Bry.).

Sehr wirksam bei der Heilung von Bronchitis bei Kindern mit kurzem, kitzelndem Husten (Dros., Ipec.).

Obwohl es tatsächlich sauber ist, riecht das Kind am ganzen Körper sauer (Hep., Mag-C., Rheum) (N.).

Folgen von mechanischen Verletzungen, mit Quetschungen, wundgescheuerter Haut und livider Haut (N.).

Kleine, bläuliche Flecken, wie blutunterlaufen (Arn., Ham.), oder rote, juckende Flecken (Merc.).

Purpura hämorrhagica (Werlhofsche Krankheit) *(Crot-H., Lach.)* (A.).

Gehirnerschütterung nach Fall oder von einem Schlag, wobei die Haut kalt ist, und der Körper in kaltem Schweiß gebadet (A.).

Neigung zum Brand nach mechanischen Verletzungen, besonders bei alten Leuten (A.).

Narben werden blutrot oder blau und schmerzen (A.).

Die linke Seite ist mehr befallen *(Lach., Rhus-T.).*

Die Schmerzen werden im Schlaf auch gespürt *(Lach.).*

BLUTUNGEN AUS ALLEN KÖRPERÖFFNUNGEN *(Crot-H., Ferr-P., Lach., Nit-Ac., Phos.)* (N.).

Entkräftung (Ars., Camph., Carb-V., Kali-P., Lach., Phos., Sep., Sulph.) (N.).

GEFÜHL, ALS WÄRE DAS GEHIRN LOCKER IM STIRNBEREICH UND ALS FALLE ES VON SEITE ZU SEITE *(Bell., Bry., Rhus-T., Spig.)* (N.).

SCHMERZ LANGSAM UND ALLMÄHLICH SCHLIMMER WERDEND, PLÖTZLICH AUFHÖREND, WENN DER HÖHEPUNKT ERREICHT WURDE; OFT SO SICH WIEDERHOLEND *(Puls.).*

Schwäche des ganzen Körpers, mit einem Gefühl von Zittern (Kali-P.)

GEFÜHL VON ZITTERN AM GANZEN KÖRPER, OHNE DASS MAN IN WIRKLICHKEIT ZITTERT (N.).

Innerliches Zittern bei Trinkern (A.).

Ziehen und Reißen im Körper, auch im Gesicht.

Verschlimmerung, dann plötzliche Besserung der Schmerzen.

Menses zu früh und zu reichlich *(Calc., Chin., Ferr.).*

Menses von blutigem Weißfluß gefolgt *(Ars., Caust., Chin., Pyrog., Zinc.)* (Bl.).

Hitzewallungen in den Wechseljahren (Amyl-N., Graph., Sep.) (N.).

Fieber mit großer Neigung zu Kapillar-Blutungen und schnellem Kräfteverfall, Sickerblutungen, flüssig, dunkel; Gesicht totenblaß *(Carb-V., Ferr.);* Neigung zu Kollaps und Gangrän (A.).

Unwillkürlicher Urin *(Nat-M., Sep.)* (A.).

Schwach und erschöpft wegen irgendeiner tiefliegenden Dyskrasie; keine anderen Symptome *(Psor., Sulph.)* (A.).

Nasenbluten *(Ferr-P., Ham., Phos.)* (A.).

APHTHEN *(Bor., Kali-M., Nat-M.).*

GESCHWÜRE DES MUNDES, DES ZAHNFLEISCHES, ODER DER GANZEN MUNDHÖHLE *(Kali-M., Merc., Nit-Ac., Sulph.)* (N.).

ZAHNFLEISCH BLUTET LEICHT *(Carb-V., Crot-H., Hep., Kreos., Lach., Merc-C., Nat-M., Phos.)* (N.).

Der Atem riecht schlecht (Bapt., Carb-V., Kali-P., Lach., Nux-V., Puls.) (N.).

Aphthöse Geschwüre; schmerzhaft (Ars., Bor., Nat-M.) (N.).

Schlaffes Gefühl im Magen *(Carb-An., Ipec., Sep.)* (Br.).

Schluckauf *(Ars., Bell., Carb-V.)* (Br.).

Übelkeit mit Frösteln *(Ars., Cocc., Eup-P., Ipec., Kali-Ars., Nat-M.)* (Br.).

Abneigung gegen Kaffeegeruch (Br.).

Sehr nützlich bei Magenbeschwerden von alten Whiskytrinkern (Carb-V.) (N.).

Beschwerden von Branntweintrinken (Nux-V.) (A.).

HYPERAZIDITÄT *(Mag-C., Nat-P., Nux-V.)* (Bl.).

Aufstoßen nach dem Essen *(Carb-V., Nux-V., Puls., Sep., Sulph.).*

Hochkommen des Genossenen (Chin., Ferr., Nux-V.).

Nach warmem Essen kalter Schweiß.

Saures, scharfes Erbrechen (Calc., Hep., Nux-V., Sulph.) (N.).

CHRONISCHES SODBRENNEN, SAURES AUFSTOSSEN; MACHT DIE ZÄHNE STUMPF *(Rob.)* (A.).

Magenschmerz; die Schmerzen sind entweder heftig und zusammenziehend, oder von dumpfer Schwere (Bl.).

Sodbrennen *(Nat-P., Nux-V., Puls.).*

Appetitverlust *(Arg-N., Chin., Puls.)* (Bl.).

DAS TRINKEN VON WASSER VERURSACHT KÄLTE DES MAGENS, AUSSER WENN ES MIT ALKOHOL GEMISCHT WIRD (A.).

Blähungen *(Carb-V., Coloc., Mag-P., Nux-V., Puls.)* (Bl.).

Diarrhöe, übelriechend, schwarz, mit saurem Geruch des Körpers und schwachem, leerem Gefühl im Bauch (Br.).

SAFRANÄHNLICHER ODER ORANGEFARBENER, GELBER STUHL *(Coloc., Merc.)* (K.).

Nässende Hämorrhoiden *(Aloe, Graph., Kali-B., Merc., Paeon.)* (B.).

Jucken, Brennen und Stechen im After *(Ars., Sulph.)* (C.).

Trockener Schnupfen, mit Verlust des Geruchs- und

Geschmackssinns *(Ant-T., Nat-M., Puls.)* (C.).

Schwerhörig *(Calc., Phos., Sulph.)* (C.).

Profuse Blutung aus den Lungen *(Ferr., Ipec., Phos.)* (C.).

Hektisches Fieber *(Ars-I., Calc., Ferr., Jod., Lach., Nat-M., Sep.)* (C.).

Gefühl von großer Eile; alles muß schnell getan werden (Arg-N.) (A.).

Will keine Fragen beantworten, nicht aus Eigensinn, sondern weil er unfähig ist (A.).

Husten mit Auswurf morgens, ohne Auswurf abends *(Hep., Puls., Squil.)* (G.).

AUFSTOSSEN NACH DEM HUSTEN *(Ambr., Ang., Verat.)* (K.).

Blutiger Auswurf *(Bry., Ferr-P., Phos., Sulph.)* (B.).

Zucken der Finger beim Schreiben (B.).

In Schweiß gebadet *(Chin., Merc., Nat-M., Verat.)* (B.).

Gefühl, als wäre Eiweiß auf dem Gesicht eingetrocknet (D.).

VERSCHLIMMERUNG: Nach dem Essen; im Schlaf; in frischer Luft; von übermäßiger Hitze oder Kälte vormittags und abends; in den Wechseljahren; nach Verletzungen; von geistigen Getränken; und vom Kaffeegeruch.

BESSERUNG: Durch Wärme; durch Liegen auf der befallenen Seite; von heißen Getränken; wenn er die Hände in die Nähe des Kopfes bringt.

VERWANDTE MITTEL: *Vergleiche: Ars., Bor., Calend., Carb-V., Chin., Ferr-P., Hep., Ipec., Kali-P., Lach., Led., Lyc., Mag-C., Merc., Nat-M., Nit-Ac., Puls., Rheum, Ruta, Sep., Sulph., Symph.* und *Thuj.*

Folgt gut nach: Arn., bei Quetschungsschmerz, livider Haut und profusem Schweiß; und *Led.* bei Hautblutungen.

KOMPLEMENTÄR: Puls.

BEMERKUNG: *Sulphuricum Acidum*, ein Teil, mit drei Teilen Alkohol, 10 bis 15 Tropfen, dreimal täglich für drei oder vier Wochen, wurde mit Erfolg verwendet, um das Verlangen nach Alkohol zu beseitigen (Hr.).

SYMPHYTUM

GEBRÄUCHLICHE BEZEICHNUNG: BEINWURZ

Splitterbrüche (B.).

Es ist ein ausgezeichnetes Heilmittel für Knochenbrüche, wenn die Knochen nicht mehr zusammenwachsen wollen *(Calc-P.)* (N.).

Es fördert die Heilung der Knochenbrüche, vermindert den eigenartigen stechenden Schmerz, und begünstigt die Kallusbildung (Calc., Calc-P.) (A.).

Reizung der Bruchstelle *(Hyper.)* (A.).

Bei Verletzungen des Auges, wenn es durch einen Schlag im Augapfel selbst stark schmerzt, ist der Gebrauch dieses Heilmittels erforderlich (Arn., Led.) (N.).

Gereizte Amputions-Stümpfe *(Hyper.)* (Bl.).

Knochenhautschmerzen, nachdem die Wunden geheilt sind (Calc-P., Sil.) (A.).

Psoasabszeß *(Arn., Asaf., Chin., Cupr., Phos-Ac., Sil., Staph., Sulph., Syph.)* (Br.).

Entzündung des Unterkiefers mit harter, roter Schwellung (Br.).

Nervenschmerz des Knies *(Bell.)* (Br.).

Schmerz im Hinterkopf *(Cocc., Petr., Sil.)* (Br.).

Verletzungen der Sehnen und Bänder (Br.).

VERSCHLIMMERUNG: Von Berührung; von Bewegung; und durch Druck; nach Verletzungen.

BESSERUNG: Durch Wärme.

VERWANDTE MITTEL: *Vergleiche: Arn., Calend., Calc-P., Fluor-Ac., Hep., Merc., Nit-Ac.* und *Sil.*

Folgt gut nach *Arn.* bei Wundschmerz der Knochenhaut nach einer Verletzung.

SYPHILINUM

GEBRÄUCHLICHE BEZEICHNUNG:
NOSODE VOM SYPHILISERREGER

Indiziert bei Beschwerden, die auf eine latente syphilitische Erkrankung zurück gehen (Bl.).

Sehr nützlich bei Kindern mit kongenitaler Lues, die die Folgen dieser Krankheit zeigen *(Aur., Bar-C., Nit-Ac.)* (Bl.).

Rheumatismus bei syphilitischen Personen *(Aur., Kali-B., Nit-Ac., Phos-Ac., Sil.)* (D.).

Rheumatismus des Schultergelenkes oder am Deltamuskelansatz; schlimmer beim seitlichen Heben des Arms *(Rhus-T.)* (A.).

Ischias, schlimmer nachts, besser bei Tagesanbruch (B.).

Kariöse Geschwüre (Asaf., Fluor-Ac., Sil.); Schmerzen

schlimmer von Sonnenuntergang bis Sonnenaufgang (N.).

Karies des Rückgrats *(Calc., Lyc., Merc., Nit-Ac., Sil.)* (N.).

Heftiger Schmerz in den Röhrenknochen (Br.).

ALLE SYMPTOME SIND SCHLIMMER NACHTS; DIE SCHMERZEN BEGINNEN ABENDS UND VERSCHWINDEN BEI TAGESANBRUCH (Bl.).

Augenentzündung des Neugeborenen *(Arg-N., Calc., Hep., Kali-S., Sulph.)* (A.).

Schmerz in den Augen, stärker nachts und besser von kaltem Baden *(Puls.)* (A.).

Haarausfall (Lyc., Nat-M., Phos-Ac.) (A.).

Chronische syphilitische Kopfschmerzen (Aur., Kali-B., Nit-Ac., Sil.) (D.).

Kopfschmerzen nachts, Schlaflosigkeit und Delirium verursachend (A.).

Tiefe, zermalmende Kopfschmerzen (B.).

Profuse Tränenabsonderung *(All-C., Euphr., Nat-M., Rhus-T.)* (R.).

Gefühl im Kopf, als wollte der Scheitel wegfliegen (C.).

Augen zugeklebt morgens *(Arg-N., Calc., Carb-S., Clem., Graph., Med., Rhus-T., Sulph.)* (R.).

Doppeltsehen; ein Bild erscheint unter dem anderen (C.).

Ptosis (Arg-N., Caust., Sep.) (A.).

Lichtscheuheit (Con., Nat-M., Phos.) (C.).

Wiederkehrende blasige Entzündung der Hornhaut (C.).

Ohrenfluß mit scharfem, wässerigem oder eitrigem Ausfluß *(Kali-S.)* (R.).

Abszesse oder Furunkel nacheinander erscheinend *(Sulph.)* (R.).

Kupferfarbene, rötlichbraune Ausschläge auf dem Körper, mit unangenehmem Geruch (B.).

Pustulöser Ausschlag an verschiedenen Teilen des Körpers *(Ant-C., Merc., Rhus-T., Sulph.)* (R.).

Schmerzen allmählich schlimmer und besser werdend (Plat., Stann.) (Bl.).

Übelriechender, dicker, gelbgrüner Nasenausfluß (Kali-B., Puls.) (R.).

Schorfbildung in beiden Nasenlöchern im Schlaf *(Nux-V., Puls.)* (R.).

Stinknase *(Aur., Calc., Kali-B., Lach.)* (C.).

Karies der Nasenknochen *(Aur., Kali-I.)* (C.).

Gesicht nach einer Seite verzogen, mit mühsamem Sprechen und Kauen *(Caust.)* (R.).

VERERBTE NEIGUNG ZUM ALKOHOLISMUS (N.).

VERLANGEN NACH JEGLICHER ART VON ALKOHOL *(Sulph-Ac.)* (N.).

Außerordentliche Abmagerung des ganzen Körpers (Abrot., Jod., Nat-M., Sanic., Sil.) (A.).

Lanzinierende Schmerzen von der Basis zur Spitze des Herzens nachts (von der Spitze zur Basis - *Med.*; von der Herzbasis zum Schlüsselbein oder zur Schulter - *Spig.*) (A.).

Speichelfluß nachts *(Merc., Rhus-T.)* (B.).

Erbrechen von Nahrung oder von einer dunklen, klumpigen Masse *(Con., Lach.)* (R.).

Sodbrennen mit Schmerz und Roheit vom Magen bis zur Halsgrube *(Iris)* (R.).

Zähne werden schlecht am Rande des Zahnfleisches, und brechen ab; sie sind becherförmig, gezackt, klein, unterentwickelt und an den Enden spitz zusammenlaufend (Staph.) (A.).

Stühle dunkel, gallig, übelriechend *(Bapt., Nat-S., Sulph.)* (A.).

Fissuren im After und Mastdarm (Graph., Nat-M., Nit-Ac., Petr., Thuj.) (A.).

Mastdarmvorfall *(Merc., Podo., Sulph.)* (A.).

Dicker, gelber und übelriechender Weißfluß, mit beständigem Schmerz quer durch den Rücken (Sep.) (R.).

Jahrelange, hartnäckige Verstopfung; der Mastdarm scheint von Verengungen zusammengeschnürt zu sein; bei einem Einlauf war der Schmerz bei Stuhlabgang wehenartig (Lac-C., Tub.) (A.).

Geschwüre auf den Labien *(Merc., Nit-Ac.)* (C.).

Profuser Weißfluß bis zu den Fersen laufend (Alum., Calc., Graph., Sep., Sil., Stann.) (N.).

Menses wie faules Fleisch riechend (B.).

Fürchtet sich vor schrecklicher Prostration, beim Aufwachen *(Lach.)* (A.).

Fürchterliche Angst vor der Nacht wegen der geistigen und körperlichen Erschöpfung beim Aufwachen; das scheint unerträglich, sogar der Tod wird vorgezogen (A.).

Gefühl, als werde er verrückt, als wäre er im Begriff, gelähmt zu werden (A.).

Gefühl der Apathie und Gleichgültigkeit *(Phos-Ac., Sep.)* (A.).

Gedächtnisverlust *(Kali P., Lyc., Nat-M.)* (A.).

Kann keine Buchtitel, keine Personennamen oder Namen von Orten im Kopf behalten *(Merc., Nux-M., Psor.)* (A.).

Gefühl der Hoffnungslosigkeit, verzweifelt an der Genesung (Psor.) (C.).

Wäscht ständig ihre Hände (K.).

VERSCHLIMMERUNG: Nachts; von Sonnenuntergang bis Sonnenaufgang; von übermäßiger Hitze oder Kälte; bei feuchtem Wetter; von seitlichem Heben des Arms; bei Gewitter; jeden zweiten Vollmond.

BESSERUNG: Durch Änderung der Lage; von langsamer Bewegung; durch kaltes Baden; in großer Höhe; und tagsüber.

VERWANDTE MITTEL: *Vergleiche: Asaf., Aur., Calc., Fluor-Ac., Graph., Kali-I., Lach., Lyc., Merc., Nat-M., Phos-Ac., Phyt., Plat., Rhus-T., Sep., Sil., Thuj.* und *Zinc.*

TABACUM

GEBRÄUCHLICHE BEZEICHNUNG: TABAK

Symptome erscheinen in Paroxysmen (Asthma, Kopfschmerz mit Brechreiz, Schwindel und Niesen) (A.).

Eiseskälte der Körperoberfläche, bedeckt mit kaltem Schweiß *(Camph., Colch., Carb-V., Sec., Verat.)* (N.).

Totenblaß *(Ars., Carb-V., Sec.)* (D.).

Nervöses Zittern und Schwäche *(Gels., Kali-P., Lach., Tarant.)* (D.).

Puls zeitweilig aussetzend *(Dig., Nat-M.)* (D.).

Schwacher, unregelmäßiger Puls *(Carb-V., Verat.)* (G.).

Beklemmung in der Herzgegend (Präkordial-Angst) mit Herzklopfen *(Acon., Amyl-N., Lach., Naja)* (D.).

SCHWINDEL BEIM ÖFFNEN DER AUGEN (beim Schließen der Augen - *Lach., Therid., Thuj.)* (N.).

Kopfschmerzen mit Sonnenaufgang schlimmer und mit Sonnenuntergang besser werdend (Nat-M., Spig.) (N.).

Kopfschmerzen mit Brechreiz, mit tödlicher Übelkeit und heftigem Erbrechen, viel schlimmer durch Lärm und Licht (Bt.).

Lähmung und plötzliche Hyperämie des Gehirns, mit heftiger Übelkeit, Erbrechen und großer Entkräftung (Bt.).

SCHWINDEL, SICH STEIGERND BIS ZUR BEWUSSTLOSIGKEIT *(Kali-P.);* BESSER IN FRISCHER LUFT UND DURCH ERBRECHEN (A.).

SCHWINDEL BEIM AUFSTEHEN ODER AUFWÄRTSSEHEN *(Puls.)* (A.).

Periodische Kopfschmerzen mit Brechreiz, ein oder zwei Tage dauernd (A.).

Plötzlicher Schmerz auf der rechten Seite des Kopfes, wie von einem Hammer oder Schläger (A.).

Nierenkolik (Berb., Canth., Lyc., Nux-V., Puls.); heftige, krampfhafte Schmerzen den Harnleiter entlang, besonders linke Seite (Berb., Nux-V.); mit tödlicher Übelkeit und kaltem Schweiß (Ipec.) (A.).

Verstopfung, jahrelang *(Alum., Plb., Sep., Sulph.)* (A.).

Untätigkeit der Eingeweide *(Alum., Bry., Sep.)* oder Lähmung des Mastdarms *(Op.)* (A.).

Krämpfe des Afterschließmuskels (Bell., Caust., Ferr., Lach.) (A.).

Aftervorfall (Aloe, Merc., Podo., Sep., Sulph.) (A.).

Schielen, von Gehirnbeschwerden abhängig *(Stram.)* (A.).

Schwachsichtigkeit (Cycl., Ferr., Gels.) (A.).

Sieht alles wie durch einen Schleier (Phos., Sep., Sulph.) (A.).

BLINDHEIT, VON NETZHAUT- ODER SEHNERVENATROPHIE *(Phos.)* (A.).

Doppeltsehen *(Aur., Gels., Hyos., Nat-M., Nit-Ac.)* (K.).

Samenergießungen *(Calc., Lyc., Nux-V., Phos., Puls.)* (B.).

Impotenz *(Agn., Calad., Gels.)* (B.).

Rückenschmerzen, schlimmer vom Liegen, besser vom Gehen *(Rhus-T.)* (B.).

SCHLUCKAUF NACH DEM HUSTEN (K.).

Viel Spucken *(Ipec., Lob., Sep.)* (B.).

SEEKRANKHEIT, BESSER AUF DECK, IN FRISCHER, KALTER LUFT *(Phos.)* (N.).

TÖDLICHE ÜBELKEIT, SCHWINDEL UND ERBRECHEN *(Ant-T., Ars., Cocc., Colch., Cupr., Dig., Ipec., Lobel., Phos., Sec., Verat.)* (D.).

Schreckliches, schwaches Gefühl im Magen (Carb-A., Sep., Zinc.) (Gr.).

WENN DER BAUCH NICHT BEDECKT IST, WERDEN ÜBELKEIT UND ERBRECHEN BESSER (G.).

GEFÜHL, ALS HINGE DER MAGEN SCHLAFF HINUNTER *(Ipec., Staph., Sulph.)* (N.).

Heftges Erbrechen (Ars., Cupr., Ipec., Phos., Verat.) (Bt.).

Erbrechen während der Schwangerschaft *(Puls., Symphori.)* (A.).

Diarrhöe von gelbem oder grünlichem Schleim (Merc., Puls.) (G.).

PLÖTZLICHER STUHLDRANG MIT ÜBELKEIT, ERBRECHEN, ENTKRÄFTUNG UND KALTEM SCHWEISS *(Ars., Camph., Verat.)* (A.).

Erbrechen, sobald er sich zu bewegen beginnt (oder bei der geringsten Bewegung) *(Ant-T., Ars., Bry., Cadm., Colch., Cupr., Ferr., Lac-D., Lob., Nux-V., Petr., Theri., Verat.)* (A.).

Diarrhöe mit extremer ohnmachtartiger Schwäche (Ars.) (A.).

Völlige Entkräftung des ganzen Muskelsystems *(Ars., Gels., Kali-P., Nux-V.)* (A.).

Gefühl übermäßiger Verelendung (A.).

Große Verzweiflung mit Verdauungsstörungen, Herzklopfen und zeitweilig aussetzendem Puls (A.).

Geistige Kräfte sehr geschwächt *(Kali-P., Lyc., Nat-M., Phos-Ac., Sil.)* (G.).

Kann nicht lesen oder studieren *(Nat-M.)* (G.).

Plötzliche Anfälle außerordentlicher ohnmachtartiger Schwäche *(Ars., Camph.)* (G.).

Eingeklemmter Bruch *(Cocc., Lyc., Nux-V., Op.)* (Bt.).

Totaler Kräfteschwund *(Abrot., Arg-N., Calc-P., Nat-M., Op., Sars., Sil.)* (Bt.).

Abmagerung der Wangen und des Rückens (A.).

Heftiger Schmerz im Kreuz bei weichen Stühlen mit Tenesmus und Brennen (J.).

KOLLAPSZUSTAND, WIE BEI CHOLERA *(Ars., Camph., Carb-V., Kali-P., Laur., Phos., Sec., Sulph., Verat.)* (Bt.).

Eiseskälte der Beine von den Knien nach unten (Carb-V.) (Smi.).

Beständige Niesanfälle, wochenlang *(Ars.)* (G.).

Während der Schwangerschaft unerträglicher Juckreiz am ganzen Körper, mit Sodbrennen und anderen gastrischen Symptomen (G.).

Schmerz zwischen den Schultern (Bl.).

Hände eiskalt, Körper warm *(Sep.)* (A.).

Zittern der Glieder *(Ambr., Gels., Kali-Br., Lach., Merc., Phos.)* (A.).

Herzklopfen von Tabakgenuß (N.).

HEFTIGES HERZKLOPFEN BEIM LIEGEN AUF DER LINKEN SEITE. *(Cact., Lach., Nat-M., Phos., Psor., Puls.)* GEHT WEG BEIM UMDREHEN AUF DIE RECHTE SEITE *(Glon., Lach., Phos., Psor.)* (A.).

Angina pectoris mit Übelkeit, kaltem Schweiß und Kollaps (B.).

Brustbeklemmung, besser vom Einatmen (N.).

Husten, von Schluckauf gefolgt (Br.).

Atemlosigkeit *(Acon., Apis, Ign.)* (Br.).

Trockener, kitzelnder Husten; muß etwas kaltes Wasser schlucken *(Caust., Phos.)* (Br.).

VERSCHLIMMERUNG: Von Bewegung; vom Liegen auf der linken Seite; beim Fahren; von Hitze; beim Öffnen der Augen; abends; in einem warmen Zimmer; und beim Gehen.

BESSERUNG: In frischer, freier Luft; durch Entblößen des Bauches; in der Dämmerung; durch Erbrechen; von Essig; und von kalten Umschlägen.

VERWANDTE MITTEL: *Komplementär: Op.*

Antidote für Tabakmißbrauch sind:

Für Beschwerden von Tabakkauen - *Ars.*

Für Verdauungsstörungen durch Tabak - *Ign.* und *Sep.*

Für Impotenz durch Tabak - *Lyc.*

Für üblen Geschmack und Kopfschmerzen morgens wegen des Rauchens - *Nux-V.*

Für Tabakherz, Herzklopfen und sexuelle Schwäche -*Phos.*

Für extreme Übelkeit und Erbrechen - *Ipec.*

Für störenden Schluckauf von Tabakkauen - *Ign.*

Für Nervenschmerzen der rechten Gesichtsseite, und chronische Nervosität, besonders bei sitzenden Tätigkeiten - *Sep.*

Für Krämpfe und kalten Schweiß von übermäßigem Rauchen - *Lyc.*

Für Schmerzen im Hinterkopf und Schwindel von übermäßigem Tabakgenuß (besonders vom Rauchen) - *Gels.*

Bemerkung: Caladium und *Plantago Major* verursachen Ekel vor Tabak.

Tabacum antidotiert: Cic. und *Stram.*

TARANTULA HISPANIA

GEBRÄUCHLICHE BEZEICHNUNG:
LYCOSA TARANTULA
TARANTEL: EINE GROSSE, HAARIGE UND GIFTIGE, TROPISCHE SPINNE (aus Südamerika)
„SPANISCHE" SPINNE

Dieses Spinnengift hat, wie andere Spinnengifte, sehr ausgeprägte Nervensymptome (N.).

Es wirkt auf die Gebärmutter und Eierstöcke, und allgemein auf die weiblichen Geschlechtsorgane (N.).

Besonders indiziert bei choreatischen Affektionen, wenn der ganze Körper oder besonders der rechte Arm und das linke Bein befallen sind (der linke Arm und rechte Bein hauptsächlich befallen - *Agar.)* (Bt.).

Lasziv, wollüstig; moralische Schwäche *(Phos.)* (Br.).

AUßERORDENTLICHE UNRUHE; DER PATIENT MUß SICH STÄNDIG BEWEGEN, OBWOHL BEWEGUNG DEN ZUSTAND VERSCHIMMERT *(Phyt.)* (D.).

Empfindlich gegen Musik *(Nat-C., Nux-V., Sep.)* (Br.).

Muß sich die ganze Zeit beschäftigen (Kali-Br.) (D.).

Zerstörungsimpulse *(Ars., Stram.)* (Br.).

Hysterische Beschwerden (Apis, Ign., Sep.) (D.).

Plötzliche Änderung der Laune *(Bell., Ign., Puls.)* (Br.).

Zucken und Rucken der Muskeln (Bell., Hyos., Ign., Lach.) (A.).

Beständige Bewegung der Beine, Arme, des Rumpfes mit Unfähigkeit, irgendetwas zu tun (A.).

Samenergießungen *(Phos., Sep.)* (Br.).

Nervenschmerzen der Gebärmutter, von Traurigkeit und Verzweiflung begleitet (Bt.).

Krämpfe der Gebärmutter *(Bell., Sec.)* (A.).

Kleptomanie (Br.).

Will die Haare gebürstet oder den Kopf gerieben haben (Br.).

DIE SYMPTOME ERSCHEINEN PERIODISCH *(Ars., Cedr., Chin., Kali-B., Lach., Lyc., Nat-M., Spig.)* (A.).

Neuralgische Kopfschmerzen, schlimmer bei geringstem Lärm, von Berührung, starkem Licht (Bell., Coff., Nux-V.)

und besser vom Wetzen des Kopfes auf dem Kissen (A.).

Unruhige Beine, will gehen (Br.).

Bei Beginn jeder Menstruation werden Schlund, Mund und Zunge unerträglich trocken, besonders im Schlaf *(Nux-M.)* (A.).

Husten nachts, besser vom Rauchen (K.).

Die Nervenendungen werden so gereizt und empfindlich, daß man sich irgendwie reiben möchte (A.).

Unregelmäßigkeit der Menses *(Ign., Puls., Sep.)*.

Menstruationsbeschwerden *(Bry., Caul., Vib-O.)* (C.).

Das Essen schmeckt sauer *(Am-C., Calc., Lyc., Puls.)* (K.).

Verlangen nach roher Nahrung *(Ail., Sil., Sulph.)* (B.).

Außerordentliche sexuelle Erregung *(Plat., Stram.)* (A.).

Nymphomanie und Juckreiz der Vulva; die Teile sind heiß und trocken, mit viel Jucken und häufigen erotischen Begierden (D.).

Empfindlichkeit der Eierstöcke *(Apis, Bell., Lach., Plat., Murx.)* (D.).

Hyperästhesie, die geringste Erregung reizt; von träger Traurigkeit gefolgt (A.).

Extreme Empfindlichkeit der Fingerspitzen (A.).

Leichteste Berührung entlang des Rückgrats erzeugt krampfhaften Schmerz in der Brust- und Herzgegend (A.).

Frost und Hitze abwechselnd (Ars.) (B.).

Heftige Kopfschmerzen *(Bell., Glon., Lach., Nat-M.)*, wie vom Stechen tausender Nadeln im Gehirn (als schlügen tausend kleine Hämmer im Gehirn - *Nat-M.*) (A.).

Wechselfieber, mit choreatischen Konvulsionen (C.).

VERSCHLIMMERUNG: Von Bewegung; von Berührung

der befallenen Teile; durch Lärm; bei Wetteränderung; periodisch um die gleiche Zeit; abends; und nach der Menstruation.

BESSERUNG: In frischer Luft; von Musik; von hellen Farben; durch Massieren der befallenen Teile; beim Reiten; und durch Rauchen.

VERWANDTE MITTEL: *Ähnlich: Agar., Apis, Ars., Bell., Canth., Croc., Crot-H., Cupr., Ferr., Kali-Br., Kali-P., Lach., Mag-P., Merc., Mygale, Naja, Nat-M., Phos., Plat., Rhus-T., Sec., Stram., Sulph., Verat.* und *Zinc.*

Komplementär: Ars.

Antidot: Lach.

TARANTULA CUBENSIS

GEBRÄUCHLICHE BEZEICHNUNG:
KUBANISCHE SPINNE; GROSSE, DUNKELBRAUNE UND HAARIGE SPINNE AUS KUBA

Dieses Heilmittel ist bei septischen Zuständen indiziert, begleitet von großer Entkräftung *(Ars., Bapt., Kali-P., Lach., Pyrog.)* (Bl.).

Die befallenen Teile sind purpurfarben (Apis, Lach.) mit brennenden, stechenden Schmerzen (Apis, Ars., Nit-Ac.) (Bl.).

Die quälenden Schmerzen eines Panaritiums zwingen den Patienten, nächtelang hin und her zu wandern.

ERZEUGT EIN PERFEKTES BILD EINES REIFENDEN KARBUNKELS, MIT EINER STARKEN ENTKRÄFTUNG UND SCHRECKLICHEN, BRENNENDEN SCHMERZEN *(Anthrac., Ars., Lach.)* (D.).

Bösartige Geschwüre *(Ars., Carb-Ac., Kreos., Lach., Nit-Ac.)* (A.).

Anthrax *(Apis, Ars., Lach.)* (A.).

Alte, eiternde, bläuliche, übelriechende Bubonen *(Carb-An., Lach.)* (N.).

Juckreiz, besonders um die Geschlechtsteile *(Crot-T., Graph., Merc., Petr., Sulph.)* (Br.).

Beulenpest, mit früher oder hartnäckiger Entkräftung (Ars., Bell., Ign., Lach., Op., Phos., Rhus-T.) (Br.).

Harnverhaltung *(Ars., Caust., Lyc., Nux-V., Op., Puls.)* (Br.).

Beim Husten kann der Urin nicht zurückgehalten werden *(Caust., Nat-M., Puls.)* (Br.).

Kann wegen rauhen Hustens nicht schlafen *(Lyc., Puls., Sep.)* (Br.).

Appetitverlust, außer beim Frühstück (Br.).

Schluckauf nach dem Frühstück *(Zinc.)* (K.).

VERSCHLIMMERUNG: Nachts; bei Anstrengung; von kalten Getränken.

VERWANDTE MITTEL: *Vergleiche: Anthrx., Ars., Lat-M.*

TARAXACUM

GEBRÄUCHLICHE BEZEICHNUNG: LÖWENZAHN

Er kann die Glieder bewegen, aber es scheint ihm, daß die Bewegung von der Kraft her behindert sei.

Schmerzhaftigkeit aller Glieder bei Berührung, oder als

wenn man eine unbequeme Haltung eingenommen hätte.

Krampfhafte Schmerzen in verschiedenen Teilen des Körpers (Cupr., Mag-P., Sec.).

Gefühl von Schwäche durch den ganzen Körper, mit dem Verlangen herumzuliegen.

Mehr Symptome erscheinen beim Sitzen oder Stehen und verschwinden beim Gehen.

Schweiß abends beim Einschlafen.

Schwäche und profuse Nachtschweiße, besonders in der Rekonvaleszenz nach biliösem oder Typhoidfieber (Chin., Lach., Phos.) (A.).

Gefühl von starker Hitze auf dem Scheitel (Ars., Lach., Sulph.).

Gastrische Kopfschmerzen *(Ant-C., Kali-M., Nux-V., Puls.)* (A.).

Schießende Schmerzen in den äußeren Teilen (G.).

Sternokleidomastoideus sehr schmerzhaft bei Berührung (Lach.).

Krampf im linken Sternokleidomastoideus.

Zunge von einer weißen Schicht belegt, mit Rauheitsgefühl. Der Belag geht in Stückchen ab, dunkelrote, wunde und sehr empfindliche Stellen hinterlassend (Ran-S.) (A.).

LANDKARTENZUNGE *(Ars., Kali-B., Lach., Nat-M.)* (D.).

Speichelfluß (Chin., Kali-B., Merc.) (Bl.).

Ausräuspern sauren Schleims.

Saures Blut von schlechten Zähnen bei Zahnschmerzen.

Ansammlung von Wasser im Mund *(Colch., Merc., Nit-Ac., Puls., Rhus-T.).*

Appetitverlust *(Chin., Lyc., Puls.)* (A.).

Das Essen schmeckt sauer (Am-C., Ars., Calc., Caps., Chin., Jac-C., Lyc., Nux-V., Podo., Puls., Tab., Tarant.).

Gefühl von Brodeln im Bauch *(Hell., Lyc., Nat-M., Phos-Ac., Puls., Stann., Sulph-Ac.).*

Scharfe, stechende Schmerzen in der Lebergegend *(Bry., Chel., Kali-C.)* (Bl.).

Leberbeschwerden mit wundem Schmerz in der Lebergegend *(Chin., Merc.)* (D.).

Schwierige Stuhlentleerung *(Alum., Plb., Sep.)* (Br.).

Gallige Diarrhöe *(Bry., Nat-S., Podo.)* (D.).

Gasbauch *(Carb-V., Lyc., Puls.)* (Bl.).

GELBSUCHT MIT VERGRÖSSERUNG UND VERHÄRTUNG DER LEBER *(Chel., Jod., Lach., Merc., Nat-M., Podo., Sep.)* (A.).

Gesteigerte Urinabsonderung (Acet-Ac., Gels., Helon., Lyc., Merc., Phos-Ac.).

Häufiger Urindrang *(Nux-V.)* (C.).

Unruhe der Schenkel und Glieder und Schmerzen dort bei Typhoid- und Typho-Malariafieber *(Rhus-T., Zinc.)* (A.).

Starkes Frösteln nach dem Essen, und besonders nach dem Trinken *(Bell., Caps., Kali-C.)* (A.).

Langanhaltender Frost (Chin., Nux-V.); wenn er einschläft, bricht er in Schweiß aus, hauptsächlich am Kopf (A.).

Nase, Hände und Fingerspitzen sind eiskalt *(Sabad., Stann.)* (A.)

Hitze im Gesicht, mit Röte (A.).

Reichlicher Nachtschweiß, mit Schmerz in der Milz (Nat-M.) (A.).

Nervenschmerzen der Knie *(Bell., Puls.)* (Br.).

Gähnen und Schläfrigkeit tagsüber *(Nux-V.)* (C.).

Lebhafte Träume, an die er sich nicht erinnern kann (C.).

Reißender Schmerz im Hinterkopf (C.).

Eiterpusteln im rechten Mundwinkel (C.).

VERSCHLIMMERUNG: Beim Sitzen; beim Stehen; durch Hinlegen; von fettem Essen; und in der Ruhe.

BESSERUNG: Beim Gehen; und von Bewegung.

VERWANDTE MITTEL: *Vergleiche: Ars., Bry., Chel., Chin., Cupr., Hydr., Kali-M., Lach., Lyc., Merc., Nat-M., Nat-S., Nit-Ac., Nux-V., Podo., Puls., Sep., Sulph., Thuj.* und *Verat.*

Antidote: Camph.

TEREBINTHINA

GEBRÄUCHLICHE BEZEICHNUNG: TERPENTIN

Frische Hautblutungen erscheinen Tag für Tag in großer Anzahl *(Sulph-Ac.)* (A.).

Große Mattigkeit und nachlassende Kräfte *(Ars., Bapt., Gels., Kali-P.)* (Ho.).

Blutungen aus allen Körperöffnungen, besonders in Verbindung mit Harn- oder Nierenbeschwerden (N.).

Purpura hämorrhagica *(Arn., Crot-H., Lach., Phos.)* (N.).

Kongestion u. Entzündung der Harnorgane (Bell., Ferr-P.), mit spärlichem, hochgestelltem Urin (Canth., Lyc.) (Bt.).

Nierenentzündung (Apis, Canth., Lach., Lyc., Merc.) (Bl.).

BRENNENDE, ZIEHENDE SCHMERZEN IN DEN NIEREN *(Zinc.)* (Bt.).

Dumpfe Schmerzen in der Nierengegend *(Berb., Lyc., Nux-V.)* (D.).

Eiweiß im Harn *(Apis., Canth., Merc-C., Phos., Sep.)* (N.).

BLUTHARNEN *(Canth., Hep., Lach., Merc-C., Sars.)* (N.).

BLUT UND URIN VERMISCHT, WIE KAFFEESATZ *(Bt.).*

Entzündung der Harnröhre Cann-S., Canth., Kali-B.) (Bl.).

Sehr schmerzhafter Harnzwang *(Bell., Canth., Merc-C., Nux-V., Puls., Sep.)* (D.).

Brennen und Schmerzen beim Urinlassen *(Canth., Caps.)* (N.).

Druck in der Blase, bis zu den Nieren hinauf beim Sitzen, der beim Gehen verschwindet (Ha.).

URIN SPÄRLICH, BLUTIG, DUNKEL UND TRÜB, SIEHT WIE VEILCHEN AUS UND RIECHT AUCH DANACH (D.).

Heftiges Brennen und Schneiden in der Blase; Tenesmus; empfindliche Unterbauchgegend; Zystitis und Verhaltung durch Erschlaffung des Blasenbodens (A.).

Spasmodische Harnverhaltung *(Bell., Canth., Nux-V.)* (A.).

EIWEISS IM URIN NACH DIPHTHERIE, SCHARLACH ODER TYPHOID (A.).

Harnkontinenz *(Calc., Sep.)* (R.).

Beständiger Urindrang *(Canth., Nux-V.)* (R.).

ZUNGE GLATT UND GLÄNZEND, WIE OHNE PAPILLEN, BEI TYPHOIDFIEBERN (AUCH BEI STOMATITIS UND ENTEROKOLITIS) (Wd.).

ZUNGE STARK WUND, ROT UND GLÄNZEND, WIE FEUER BRENNEND (Bt.).

Gefühl des Würgens im Schlund *(Ign., Lach., Nat-M., Phos.)* (Br.).

Entzündung der Mundschleimhaut *(Bor., Kali-B., Merc.)* (Br.).

Ranziges Aufstoßen *(Carb-V.)* (R.).

Gefühl von Brennen im Magen *(Ars., Canth., Lyc., Phos., Sulph.)* (R.).

Kolik *(Bell., Coloc., Mag-P.)* (R.).

Übelkeit und Erbrechen *(Colch., Ipec.)* (Br.).

Brennen in der Brust, dem Brustbein entlang (Phos.).

Beschwerden durch Leben in Kellern und in feuchten Wohnungen (A.).

BAUCHFELLENTZÜNDUNG *(Apis, Bell., Bry., Lach.)* (R.).

Bauch extrem empfindlich gegen Berührung (Apis, Bell., Lach.) (A.).

Flatulenz *(Aloe, Nat-S., Nux-V., Podo.)* (A.).

AUSSERORDENTLICHE TYMPANIE *(Carb-V., Lyc.)* (Bt.).

Stühle: Reichlich, wässerig, grünlich, und sehr übelriechend; Stühle zehn- bis zwanzig Mal zwischen Mittag und Mitternacht.

Enterokolitis, mit häufigen und erschöpfenden Stühlen (Ha.).

Kneifende Kolik, mit schleim-eitrigen Stühlen *(Merc.)* (Bt.).

Ohnmacht nach jedem Stuhlgang (Ars., Calc., Con., Lyc., Nux-M., Phos., Podo., Sulph., Verat.; vor dem Stuhlgang - *Ars., Dig., Glon., Puls., Sars., Sumb.;* während des Stuhlganges - *Aloe, Coll., Dulc., Dios., Nux-M., Ox-Ac., Puls., Sars., Sulph.).*

BRENNEN IN DER RECHTEN OBERBAUCHGEGEND *(Ars., Aur-M., Bry., Chel., Crot-C., Gamb., Kali-C., Lac-C., Lach., Mag-M., Med., Mur-Ac., Nit-Ac., Phos., Sulph.).*

BLUTUNGEN AUS DEN EINGEWEIDEN BEI TYPHOIDFIEBER *(Kali-P., Lach., Nit-Ac., Phos., Sulph.)* (Bt.).

Brennen im After und im Mastdarm *(Aloe, Ars., Canth., Caps., Graph., Iris, Lach., Nit-Ac., Sulph.)* (A.).

Askariden, Oxyuren oder Tänien *(Calc., Stann., Sulph.)* (A.).

Kitzeln im After *(Aloe, Calc., Merc.).*

Wurmkrankheiten mit übelriechendem Atem, Würgen *(Cina, Spig.)*; trockener, hackender Husten (A.).

Unregelmäßige Fröste und Hitzeüberlaufen (A.).

Frost mit Kälte im Bauch (A.).

Hitze mit heftigem Durst *(Ars., Bry., Sulph.)* (A.).

Reichliche Blutung, schwarze Flüssigkeit, aus Nase, Magen, Nieren, Lungen, Eingeweiden mit ulzerierenden Peyer-Haufen; große Entkräftung und Abmagerung (A.).

Mildes, murmelndes Delirium *(Bry., Hyos., Rhus-T.)* (Bl.).

Kalter, klebriger Schweiß am ganzen Körper (A.).

Wassersucht nach Scharlach, mit rauchigem Urin (Apis, Colch., Hell., Lach.) (N.).

Trockenheit der Schleimhäute der Luftwege.

Auswurf blutgestreift *(Calc-S., Phos., Sil.)* (R.).

Hämoptoe *(Acalypha, Ipec., Phos.)* (Br.).

Kurzes, hastiges und ängstliches Atmen *(Lach., Lyc., Phos.)* (R.).

Kapillarbronchitis *(Ant-T.)* (R.).

Bronchialasthma *(Ant-T., Ipec., Lob.)* (B.).

Bluthusten (Acon., Bell., Ferr-P., Lach., Nit-Ac, Phos., Rhus-T., Sep., Sulph.) (N.).

Heftiges Brennen in der Gebärmuttergegend (Ars., Lach., Sulph.) (Br.).

Metritis *(Bell., Lach., Puls., Rhus-T.)* (Br.).

Wochenbettperitonitis *(Bry., Lach., Sep.)* (Br.).

Gebärmutterblutung, mit Brennen in der Gebärmutter *(Lach., Phos., Sec.)* (Br.).

Dünne, übelriechende, scharfe Lochien nach Fehlgeburt oder nach der Geburt *(Ars., Sec.)* (R.).

Heftiger Druck und Vollheit des Kopfes *(Bell., Bry., Nux-V.)* (C.).

VERSCHLIMMERUNG: Von Feuchtigkeit; durch Kälte; nachts; beim Hinlegen; durch Druck; beim Urinlassen; und beim Sitzen.

BESSERUNG: Durch Bewegung; beim Gehen.

VERWANDTE MITTEL: *Vergleiche: Alumn., Apis, Arn., Ars., Berb., Canth., Dig., Equiset., Ferr-P., Gels., Hell.,*

Ipec., Kali-B., Kali-C., Kali-P., Lach., Lyc., Merc-C., Nit-Ac., Phos., Puls., Rhus-T., Sep., Sulph., Thuj. und *Verat-V.*

Empfohlen als Vorbeugungsmittel für Malaria und afrikanische Fieber.

Antidot: Phos.

TEUCRIUM MARUM VERUM

GEBRÄUCHLICHE BEZEICHNUNG:
KATZENGAMANDER

Nützlich bei Wurmkrankheiten *(Cina, Merc., Stann.).*

ES IST EIN SEHR GUTES HEILMITTEL BEI ASKARIDENBEFALL MIT SEHR HEFTIGEM JUCKEN IM AFTER (Bt.).

Kribbeln im Mastdarm schlimmer abends und durch Bettwärme (Bl.).

Reißen in den Gliedern, besonders in den Knochen und in den Gelenken *(Merc.).*

Die Glieder schlafen ein *(Puls., Rhus-T.).*

Um die Mittagszeit allgemeines Gefühl von Schwäche.

Nervöses, zitterndes, überreiztes Gefühl am ganzen Körper.

Prickeln in der Nase (All-C.).

Das Kind reibt oft die Nase *(Arg-N., Cina, Sil.)* (N.).

GEFÜHL, ALS WÄRE DIE NASE VERSTOPFT; DIE VERSTOPFUNG WIRD WEDER DURCH PUTZEN DER NASE, NOCH DURCH NIESEN BESSER *(Stict.)* (N.).

NASENPOLYPEN *(Calc., Lyc., Merc., Phos., Sil.)* (Bt.).

Katarrh, Absonderung fester Pfröpfe aus den Choanen (D.).

Gefühl des Beißens in der Nähe des Polypen (Bt.).

Häufiges Niesen *(All-C., Ars., Rhus-T.)* (Bl.).

Gefühl von Kriechen in der Nase, ohne Schnupfen (Bl.).

Eingewachsene Zehennägel *(Graph., Sil.)* (Bt.).

Eiternder Nagelfalz.

Verlust des Geruchsinnes (Nat-M., Puls.) (Br.).

Verlangen nach frischer Luft, die ihn nicht müde, sondern seinen Zustand besser macht *(Carb-V., Phos., Puls., Tub.).*

Schwanken beim Gehen (Arg-N., Gels., Nux-V., Stram.).

POLYP IN DER GEBÄRMUTTER ODER SCHEIDE *(Calc., Merc., Petr., Phos-Ac., Puls., Staph., Thuj.)* (K.).

Sehr faul; keine Neigung zu körperlicher und geistiger Anstrengung *(Nux-V., Sil.)* (C.).

Unwillkürliches Singen *(Croc., Lyc., Lyss.)* (K.).

Ungewöhnlicher Hunger (Calc., Cina, Jod., Nat-M., Phos.); den Schlaf verhindernd (Abies-N., Chin., Ign., Lyc., Phos., Sanic.) (C.).

Heftiger Schluckauf (Cic., Lyc., Mag-P., Nat-M., Nux-V., Stram.) (C.).

Krampfartiger Schluckauf nach dem Stillen (F.).

Erbrechen von dunkelgrüner Substanz in großen Mengen (Br.).

VERSCHLIMMERUNG: Abends; nachts; in der Bettwärme; beim Gehen; und nach dem Stillen.

BESSERUNG: In frischer Luft.

VERWANDTE MITTEL: *Vergleiche: Calc., Cic., Cina, Gels., Ign., Kali-B., Lyc., Mag-P., Merc., Nat-M., Nat-P., Phos., Puls., Sep., Sulph.* und *Thuj.*

Komplementär: Calc. und *Nat-P.*

THERIDION CURASSAVICUM

GEBRÄUCHLICHE BEZEICHNUNG: ORANGENSPINNE

Gegen außerordentliche Empfindlichkeit während der Pubertät; der Schwangerschaft und in den Wechseljahren (A.).

Die meisten Beschwerden sind von Schwindel begleitet (Kali-P., Phos.) (Bt.).

Kopfschmerzen: Bei Beginn der Bewegung, wie von einem dumpfen, schweren Druck hinter den Augen, heftig, tief, im Gehirn, schlimmer beim Hinlegen *(Lach.)*; viel schlimmer, wenn jemand über den Boden geht oder bei der geringsten Bewegung des Kopfes (A.).

Große Abneigung gegen die Arbeit *(Chin., Lyc., Nux-V., Phos., Sep., Sulph.)* (G.).

ANGSTGEFÜHLE UM DAS HERZ *(Acon., Ars., Aur., Camph., Carb-V., Ign., Kalm., Meny., Naja, Phos., Puls., Spig., Tab.)* (Hr.).

Sehr schreckhaft (Bell., Bor., Gels., Kali-C., Stram.) (Hr.).

Gefühl, als vergehe die Zeit zu schnell (zu langsam *-Arg-N., Cann-I., Nux-M.)* (A.).

Brennen in der Lebergegend *(Sulph.)* (Br.).

Übelkeit und Erbrechen beim Schließen der Augen (Hr.).

Übelkeit von der geringsten Bewegung (Bry., Cocc., Kali-C.); von schnellem Fahren (Cocc., Petr., Sep.) (A.).

JEDES GERÄUSCH SCHEINT DURCH DEN GANZEN KÖRPER ZU DRINGEN, ES VERURSACHT ÜBELKEIT UND SCHWINDEL (A.).

Kopfschmerzen hinter den Augen (Hr.).

Übelkeit bis zum Erbrechen während Schwindel *(Iris, Kali-B., Tab.)* (Hr.).

SCHWINDEL BEIM SCHLIESSEN DER AUGEN *(Lach., Thuja)*, VON JEDEM, SOGAR DEM GERINGSTEN GERÄUSCH (A.).

MENIERE-ERKRANKUNG ODER OHREN- ODER LABYRINTHSCHWINDEL (A.).

Periodische Kopfschmerzen; pulsierend und schießend über dem linken Auge; schlimmer durch Sonnenhitze und Geräusch (D.).

Leuchtendes Flimmern vor den Augen (Br.).

Chronischer Nasenkatarrh (Calc., Nat-S.) (A.).

Nasenausfluß dick, gelb, grünlich und übelriechend (Calc., Kali-S., Merc., Nat-S., Thuj.) (A.).

SEEKRANKHEIT BEI NERVÖSEN FRAUEN; SIE MACHEN DIE AUGEN ZU, UM DIE BEWEGUNG DES SCHIFFES AUSZUSCHLIESSEN, UND ES WIRD IHNEN DABEI SEHR ÜBEL *(Tab.)* (A.).

Skrofulose, wenn die besten Heilmittel versagen *(Calc., Jod., Tub.)* (N.).

Galopppierende Schwindsucht (am Anfang) (A.).

Stiche sehr hoch in der linken Brustseite (Spitze) nach dem Rücken zu (A.).

Präkordialangst und Herzschmerzen *(Ars., Cact., Lach., Naja, Nat-M., Phos.)* (Bl.).

Verlangen tief einzuatmen *(Bry., Phos.)*; zu seufzen *(Ign.)* (C.).

Heftige Stiche in der oberen linken Brustseite, unter dem Schulterblatt, bis zum Nacken reichend (Anis., Myrt., Pix., Sulph.) (A.).

Schmerz überall in den Knochen, als wären sie gebrochen *(Eup-P.)* (A.).

Große Empfindlichkeit zwischen den Wirbelkörpern; sitzt seitwärts auf einem Stuhl, um den Druck auf die Wirbelsäule zu vermeiden (Chin-S.); schlimmer vom geringsten Lärm und bei Erschütterung des Bodens durch Fußtritte (A.).

ZAHNSCHMERZEN: JEDES SCHRILLE GERÄUSCH GEHT DURCH DIE ZÄHNE (A.).

Zähne empfindlich gegen kaltes Wasser (Ant-C., Calc., Hep., Merc., Staph., Sulph.) (C.).

Salziger Geschmack im Mund *(Puls.)* (C.).

Hysterie während der Pubertät (Ign., Puls.) (C.).

Fällt nach jeder Anstrengung in Ohnmacht (Ars., Cocc., Nux-V., Sep., Verat.) (C.).

VERSCHLIMMERUNG: Durch Lärm; von Berührung; beim Schließen der Augen; von der geringsten Bewegung; durch Erschütterung; beim Fahren; wenn man an Bord eines Schiffes geht; und durch Druck.

BESSERUNG: Durch Ruhe; und Wärme.

VERWANDTE MITTEL: *Vergleiche: Acon., Aran., Bell., Con., Graph., Ign., Lyc., Nat-M., Phos., Spig., Sep., Sil., Tab., Thuj.* und *Zinc.*

Folgt gut nach: Calc. und *Lyc.*

Antidote für: Acon., Graph. und *Mosch.*

THLASPI BURSA PASTORIS

GEBRÄUCHLICHE BEZEICHNUNG: HIRTENTÄSCHEL, HIRTENTÄSCHELKRAUT

Eiweiß im Harn während der Schwangerschaft *(Apis)* (Br.).

Nierenkolik *(Berb., Dios., Nux-V.)* (Bl.).

Phosphatsatz im Urin *(Calc-P., Phos-Ac., Sulph.)* (Bl.).

Spastische Harnverhaltung *(Bell.)* (Bl.).

Dysurie *(Canth., Ferr-P., Kali-B., Lyc., Merc.)* (Bl.).

Blasenentzündung *(Apis, Bell.)* (Bl.).

Urin geht mit kleinem Strahl ab (Br.).

Satz im Urin wie Ziegelmehl *(Lyc.)* (Br.).

Heftige Blutung aus allen Körperteilen (Crot-H., Phos., Sec.); Blut dunkel und geronnen (Sab., Sec.) (A.).

Erschöpfende Blutung wegen Trägheit der Gebärmutter; kaum hat sie sich von der letzten Periode erholt, beginnt die nächste *(Sec.)* (A.).

Menses: Zu früh und zu reichlich; dahinziehend (acht, zehn, sogar fünfzehn Tage); langsamer Anfang; erster Tag: keine echte Blutung; zweiter Tag: Kolik, Erbrechen, Blutung mit großen Klumpen; jede weitere wird noch stärker (A.).

METRORRHAGIEN; MIT HEFTIGEN KRÄMPFEN UND GEBÄRMUTTERKOLIK; NACH DEM ABORT, NACH EINER FEHLGEBURT ODER NACH DEN WEHEN; BEI GEBÄRMUTTERKREBS *(Phos., Ust.)* (A.).

Blutung bei Uterusmyom *(Calc., Lyc., Nit-Ac.)* (Bl.).

Weißer Fluß vor und nach der Menstruation; blutig, dunkel, übelriechend; die Wäsche behält Flecken (Br.).

Schwindel, schlimmer beim Aufstehen *(Bry., Chin., Phos., Puls., Sep.)* (Br.).

Verlangen nach Buttermilch (Br.).

Häufiges Nasenbluten *(Carb-V., Lach., Phos.)* (Br.).

Augen und Gesicht angeschwollen *(Apis, Ars., Kali-C., Phos., Sep.)* (Br.).

Samenstrang empfindlich bei Erschütterung durch Gehen oder Reiten (Br.).

Mund und Lippen aufgesprungen *(Graph., Kali-B., Nat-M., Nit-Ac., Sulph.)* (Br.).

VERSCHLIMMERUNG: Mit jeder weiteren Periode; vor, während und nach der Menstruation; während der Schwangerschaft; nach einem Abort, nach einer Fehlgeburt, nach den Wehen; beim Aufstehen; beim Reiten; und durch Gehen.

BESSERUNG: Durch Druck und durch Wärme.

VERWANDTE MITTEL: *Vergleiche: Chin., Ferr., Kali-P., Lach., Nit-Ac., Phos., Sec., Sinap., Tril., Ust.* und *Vib.*

THUJA OCCIDENTALIS

GEBRÄUCHLICHE BEZEICHNUNG: LEBENSBAUM

Das führende Antisykotikum das führende Antipsorikum *Sulph.*, das führende Antisyphilitikum-*Merc.* (N.).

Hydrogenoide Konstitution *(Nat-S.)* (B.).

Beschwerden auf einer Seite *(Caust., Lach., Lyc.)*.

Abneigung gegen Bewegung *(Bry.)*.

Beseitigt viele Symptome der Gonorrhöe (dem Medorrhinum unterlegen).

Besonders geeignet für die Behandlung der Beschwerden nach unterdrückter Gonorrhöe (Puls., Sep., Staph.) (N.).

Zucken, besonders des Oberkörpers.

Stechen in den Gliedern und Gelenken *(Apis, Kali-B., Sil.)*.

Glieder schlafen ein *(Anac., Nux-V., Puls.)*.

Schmerzhafte Schwellung und Röte der Fingerenden.

FOLGEN VON IMPFUNG; SEITDEM FÜHLT ER SICH NICHT MEHR WOHL (N.).

Weiße Schuppen *(Merc., Sulph.)* (N.).

Haar fällt aus oder es wächst langsam und spaltet sich (N.).

SCHWINDEL, BEIM SCHLIESSEN DER AUGEN *(Lach., Ther.)* (A.).

Kopfschmerzen sykotischen Ursprungs, mit verschiedenen Symptomen (N.).

Heftige, stechende Schmerzen im Kopf, den Patienten fast zum Wahnsinn treibend; muß sich hinlegen (D.).

Gefühl, als würde ein Nagel in den Scheitel oder die Stirnhöcker getrieben (D.).

Kopfschmerzen, als würde ein konvexer Knopf auf die Stelle gedrückt; schlimmer von sexueller Überanstrengung, von Überhitzung oder vom Teetrinken (A.).

Chronische Kopfschmerzen, sykotischen oder syphilitischen Ursprungs (A.).

Gerstenkörner an den Augenlidern *(Calc., Puls., Sep.)* (N.).

HAGELKÖRNER ODER TARSALTUMORE *(Staph.)* (N.).

Augenentzündung des Neugeborenen *(Arg-N., Puls.)* (A.).

Große Granulationen, wie Warzen oder Blasen auf den Augenlidern (A.).

Augensymptome besser durch Wärme und von Bedecken; wenn Augen unbedeckt, Gefühl, als bliese ein kalter Luftstrom durch sie hindurch (A.).

Eiterfluß aus den Ohren *(Calc., Graph., Puls., Sil.)* (N.).

Ohrenpolypen *(Calc., Lyc., Puls.)* (N.).

Augenlider nachts zusammengeklebt *(Alum., Carb-S., Graph., Lyc., Sep.)* (A.).

Augenlider werden trocken und schuppig an den Rändern *(Graph., Petr., Sep.)* (A.).

Chronische Otitis; eitriger Ausfluß, wie schlechtgewordenes Fleisch (A.).

RANULA (BLÄULICH) *(Ambr., Calc., Merc., Nat-M., Nit-Ac., Plb., Staph.).*

Die Zähne faulen an den Wurzeln, die Kronen bleiben gesund; zerkrümeln, werden gelb (N.).

Zahnschmerzen schlimmer durch Teetrinken (Chin., Coff., Ferr., Ign., Lach., Selen., Sep.) (K.).

Beim Naseputzen drückender Schmerz in einem hohlen Zahn, oder daneben (Bn.).

Abneigung gegen frisches Fleisch und gegen Kartoffeln (Br.).

Völliger Appetitverlust *(Chin., Lyc., Puls., Sep.)* (Br.).

Durst, mit einem glucksenden Geräusch in der Speiseröhre beim Trinken (Ars., Hydro-Ac.) (D.).

Aufgetriebener, geschwollener Bauch; tritt hier und da hervor, wie von dem Arm eines Fötus; Bewegungen und Empfindungen wie von etwas Lebendigem im Bauch; keine Schmerzen (N.).

Afterfistel (Berb., Calc-P., Sil.).

AFTER RISSIG ODER VON KONDYLOMEN UMGEBEN *(Ant-C., Graph., Sil.)* (N.).

Diarrhöe, besonders nach einer Impfung (N.).

LOCKERE STÜHLE *(Aloe, Calc-P., Nat-S., Podo.).*

Wirksam bei häufigen, geringen und schmerzhaften Entleerungen *(Merc., Nux-V., Sulph.).*

STUHL GEHT MIT GROSSER GEWALT AB *(Calc.-P., Gamb.)*; REICHLICH, WIE WASSER AUS EINEM SPUNDLOCH GURGELND *(Podo., Sulph.)* (N.).

Öliger Stuhl (Bol., Jod., Pic-Ac.) (B.).

Verstopfung: Stühle aus harten, schwarzen Bällen bestehend; Stühle groß; sie schlüpfen wieder zurück, nachdem sie teilweise ausgetreten sind *(Sanic., Sil.)* (N.).

Heftige Schmerzen im Mastdarm zwingen beim Pressen zum Stuhl aufzuhören (A.).

Hämorrhoiden geschwollen; Schmerz beim Sitzen am schlimmsten (A.).

Fettiges oder glänzendes Gesicht *(Nat-M.)* (N.).

Diarrhöe, schlimmer morgens nach dem Frühstück, durch Kaffee und Zwiebeln, mit schneller Abmagerung und Erschöpfung (D.).

HUSTEN NUR TAGSÜBER *(Arg-M., Calc., Euph.)* (B.).

Warzen auf der Nase (N.).

Katarrh, mit dickem, grünem Schleimausfluß (Kali-B., Nat-S., Puls.) (N.).

Schorfbildung in der Nase *(Graph., Sep.)* (N.).

Lästiger, leichter, langanhaltender Husten.

Asthma *(Ant-T., Carbo-V., Nat-S.)* (N.).

Kurzes, mühsames Atmen *(Sulph.)* (B.).

Fixe Ideen, als wäre eine fremde Person an seiner Seite; als wären Körper und Seele getrennt; als wäre der Körper, insbesondere die Gliedmaßen, aus Glas und deshalb sehr zerbrechlich; als wäre ein lebendiges Tier im Bauch; erzählt, daß er unter dem Einfluß einer höheren Macht sei (N.).

Verrückte Frauen wollen nicht, daß sie angerührt werden oder daß sich ihnen jemand nähert (N.).

Ist immer in Eile *(Arg-N.)*; spricht hastig *(Bell., Hep., Lach.)*, bewegt sich eilig, und ist reizbar (D.).

Bildet sich ein, doppelt und dreifach und in der Gegend verstreut zu sein (D.).

Beim Gehen Gefühl in den Beinen, als wären sie aus Holz (A.).

Emotionelle Empfindlichkeit; Musik verursacht Weinen und Zittern (Br.).

Immer frostig bei geringster Wetterveränderung *(Hep.)* (A.).

Frost beginnt in den Oberschenkeln (Cedr., Cham., Rhus-T., Ther.) (K.).

Heftiger Schüttelfrost, eine Viertelstunde lang, um 3.00 Uhr morgens, von Durst gefolgt; dann überreichlicher Schweiß am ganzen Körper, außer dem Kopf (A.).

KÄLTESCHAUER DURCH UND DURCH, BEIM GERINGSTEN AUFDECKEN DES KÖRPERS IN WARMER LUFT (A.).

Schweiß im Schlaf, hört beim Erwachen auf (das Gegenteil von Samb.) (A.).

Profuser Nachtschweiß, so daß er nachts öfters sein Hemd wechseln muß (A.).

Schweiß auf der Seite, auf welcher er nicht liegt *(Benz., Sanic.)* (A.).

Übelriechender oder sauerriechender Schweiß nachts (A.).

Fleisch, wie von den Knochen geschlagen *(Phyt.;* wie abgeschabt - *Rhus-T.)* (A.).

Tröpfelnder Urin *(Bell., Clem., Staph.)* (G.).

GETEILTER STRAHL *(Canth., Caust., Merc., Merc-C., Petr., Rhus-T.)* (K.).

Häufiges Urinlassen bei den Schmerzen *(Cann-S., Canth., Merc., Sep.)* (N.).

Heftiges Schneiden am Ende des Urinierens (Sars.).

Gefühl nach dem Urinlassen, als ob Urin sich in der Harnröhre verdicke (A.).

HARNRÖHRENENTZÜNDUNG BEI SYKOTISCHEN PATIENTEN (DIE VON *Cann-S.* NICHT BESSER WIRD); GETEILTER HARNSTRAHL; SCHNEIDEN NACH DEM URINIEREN; DICKE ABSONDERUNG (N.).

Langanhaltende Nachtripper nach Gonorrhöe (aber dem *Medorrhinum* untergeordnet).

Rote, glatte Auswüchse auf der Eichel (Bt.).

Thuj. hat das gleiche Verhältnis zur Sykosis (Feigwarzen, Kondylome, und warzenähnliche Auswüchse auf den Schleimhäuten und Hautoberflächen), wie *Sulphur* es zur Psora, oder *Merkur* zur Syphilis hat (N.).

Chronische Verhärtung der Hoden *(Aur., Clem.)* (Br.).

Gonorrhöe durch Spritzen unterdrückt, mit Komplikationen wie Rheumatismus oder Hodenentzündung *(Clem., Puls., Sil.)* (D.).

Gonorrhöe mit dünnem, grünlichem Ausfluß (Merc.) und brennendem Urin (D.).

Blutung aus der Harnröhre nach dem Urinieren *(Hep., Mezer., Puls., Sars., Sulph., Zinc.)* (K.).

Schweiße, nach Honig riechend, an den Geschlechtsteilen (A.).

Unterdrückte Gonorrhöe, Gelenkrheumatismus, Prostatitis, Impotenz und viele andere konstitutionelle Beschwerden verursachend (A.).

Nächtliche Erektionen *(Canth., Phos.)* (G.).

Verzögerte Menstruation *(Graph., Sep.)* (Hg.).

Vagina voll mit warzigen Auswüchsen (G.).

Wollüstiges Ameisenlaufen in der Fossa navicularis (C.).

Weicher Schanker der Genitale *(Nux-V.)* (R.)

Eierstockbeschwerden *(Apis, Coloc., Podo., Sep., Sulph.)* (N.).

Quälender, brennender Schmerz in der linken Eierstockgegend beim Gehen oder Reiten; muß sich hinsetzen oder hinlegen *(Croc., Ust.)*; schlimmer zu Beginn jeder Periode (A.).

Koitus gehindert durch übermäßige Empfindlichkeit der Vagina (Plat., gehindert durch Trockenheit - *Lyc., Lyss., Nat-M.)* (A.).

Abort am Ende des dritten Monats *(Sab., Sec.)* (G.).

Profuser, schleimiger Weißfluß, der sehr scharf ist und der Uterus, Vulva und das Perineum wundmacht (Bl.).

Nägel brüchig, mißgebildet, bröckelig, unförmig oder weich (Ant-C., Graph.) (N.).

Blutende schwammige Gewächse (N.).

EPITHELIOM *(Ars., Lach., Nit-Ac.)* (N.).

Haut sieht schmutzig aus *(Psor., Sulph.)* (A.).

Braune oder bräunlich-weiße Flecken hier und da auf der Haut (A.).

Ausschläge nur auf bedeckten Teilen; Brennen nach dem Kratzen (A.).

SCHWEISS NUR AN UNBEDECKTEN TEILEN, ODER ÜBERALL AUSSER AUF DEM KOPF (N.).

SCHWEISS AN DEN UNBEDECKTEN TEILEN UND TROCKENHEIT DER BEDECKTEN TEILE.

Sehr nützlich bei der Heilung von Warzen an jedem Teil des Körpers *(Caust., Nit-Ac., Staph.)* (N.).

Warzenförmige Auswüchse da und dort, besonders an Händen und Genitale *(Staph.)* (N.).

Große, stielförmige Warzen auf der Haut (A.).

Pathologische Gewächse, Kondylome, Polypen, etc. (N.).

Nässende und eiternde sykotische Auswüchse (Sil.).

VERSCHLIMMERUNG:: Abends; durch die Bettwärme; beim Strecken; in kalter, feuchter Luft; nach Impfung; von übermäßigem Teetrinken; von Betäubungsmitteln; nachts; um 3.00 Uhr morgens und 3.00 Uhr nachmittags; durch Tabak; von geistigen Getränken.

BESSERUNG: In der Ruhe; durch Hochziehen der Glieder; durch Wärme; und in frischer Luft.

VERWANDTE MITTEL: *Vergleiche: Cann-S., Canth., Cop., Kali-S., Merc., Nat-S., Puls., Sep., Sil., Staph.* und *Sulph.*

Folgt gut nach: Med., Merc. und *Nit-Ac.*

Cinnab. ist besser geeignet für Warzen auf der Vorhaut.

Komplementär: Med., Nat-M., Sab. und *Sil.*

Antidote: Camph., Merc. und *Sil.*

THYROIDINUM

GEBRÄUCHLICHE BEZEICHNUNG:
GETROCKNETE SCHILDDRÜSE DES SCHAFES

Rachitis *(Calc., Calc-P., Lyc., Nat-M., Sil.)* (Br.).

Schnelle Abmagerung *(Ars., Jod., Nat-M.)* (B.).

KRETINISMUS *(Aur., Bar-C., Jod.)* (Br.).

Muskelschwäche (Gels., Nat-M., Op., Sil.) (Br.).

Leicht ermüdet *(Kali-P., Pic-Ac.)* (Br.).

PLÖTZLICH AUFHÖRENDE ENTWICKLUNG BEI KINDERN *(Bar-C., Calc-P., Merc., Sil.)* (Br.).

Nase trocken im Hause, feucht in frischer Luft *(Nux-V.)* (B.).

Herzklopfen von geringster Anstrengung (Ars., Phos.) (Br.).

Puls schwach und schnell, unmöglich sich hinzulegen *(Lach.)* (Br.).

Husten, wenn er aus kühler Luft in ein warmes Zimmer kommt (Ant-C., Bry., Med., Nat-C., Nux-V.) (B.).

Trockener, schmerzhafter Husten, mit spärlichem, mühsamem Auswurf, und Brennen im Pharynx (Br.).

Öliger, moderiger Schweiß (Merc.) (B.).

STRUMA-EXOPHTHALMUS *(Spong.)* (Br.).

Augäpfel hervortretend *(Stram.)* (Br.).

Immer stärkerer Verlust des Sehvermögens *(Calc., Phos., Sulph.)* (Br.).

Durst auf kaltes Wasser (Bry., Calc., Nat-M., Phos., Sulph., Verat.) (Br.).

VERLANGEN NACH SÜSSIGKEITEN *(Arg-N., Calc., Lyc., Merc., Sulph.)* (Br.).

Polyurie (Arg-N., Kali-P., Lyc., Merc., Sulph.) (Br.).

Kalte Hände und Füße *(Calc., Sep., Stram.)* (Br.).

Rollende Blähungen mit Glucksen *(Carb-V., Lyc., Nat-S., Podo.);* dann ein lockerer, gasiger Stuhl *(Aloe, Calc-P., Nat-S., Podo., Sulph.)* (B.).

Gereizt, schlimmer bei geringstem Widerspruch *(Aur., Bry., Sulph.)* (Br.).

Wird wütend wegen Kleinigkeiten *(Nux-V.)* (Br.).

VERSCHLIMMERUNG: Von geringster Anstrengung; durch Kälte; wenn er aus der frischen, kühlen Luft in ein warmes Zimmer kommt; bei Widerspruch.

BESSERUNG: Durch Liegen auf dem Bauch; und in der Ruhe.

VERWANDTE MITTEL: *Vergleiche: Aur., Bar-C., Calc., Calc-P., Gels., Jod., Kali-P., Lyc., Merc., Nat-M., Nux-V., Op., Phos., Sep., Sil., Verat.* und *Zinc.*

TRILLIUM PENDULUM

GEBRÄUCHLICHE BEZEICHNUNG:
TRILLIUM ERECTUM

Aktive oder passive Blutung *(Ferr., Ham., Ipec., Kali-P., Lach.)* (D.).

Blutungen aus Nase, Lungen, Nieren und Gebärmutter *(Carb-V., Ipec., Lach., Mill., Nit-Ac.)* (A.).

Blut gewöhnlich hellrot (Acon., Bell., Cact.) (A.).

Neigung zu Fäulnis der Säfte *(Ars., Bapt., Carb-Ac., Kali-P., Kreos., Lach.)* (A.).

Nasenbluten, überreichlich, passiv, oder hellrot *(Carb-V., Lach., Phos.)* (A.).

Gebärmutterblutung, nach Überanstrengung, oder nach einer zu langen Fahrt (A.).

BESONDERS NÜTZLICH BEI EINER MENSTRUATION, DIE ALLE ZWEI WOCHEN ERSCHEINT, EINE WOCHE DAUERT UND BEI DER DIE BLUTUNG ÜBERREICHLICH IST *(Calc., Nux-V.)* (N.).

BLUTUNG, MIT OHNMACHT, SCHWÄCHE, TRÜBSICHTIGKEIT, HERZKLOPFEN, VERSTOPFUNG UND OHRGERÄUSCH *(Chin.)* (N.).

Verlängerte Regelblutung bei Gebärmutterverlagerung oder in den Wechseljahren; Blut dunkel und klumpig (A.).

Drohende Fehlgeburt (Caul., Sep.), mit stoßweiser Blutung bei jeder Bewegung; mit einem Gefühl, als wenn die Hüften und der Rücken auseinanderfallen würden; besser bei festem Bandagieren der Hüften (D.).

Blutung nach der Geburt (Chin., Ferr-P., Ham., Ipec., Sec.) (N.).

Überreichlicher, gelber, cremiger oder blutiger Weißfluß, welcher den Patienten blutarm macht (Bl.).

Neigung zum Gebärmuttervorfall *(Bell., Nat-M., Sep., Thuj.)* (Bl.).

Blutungen bei Uterusmyom *(Calc., Nit-Ac., Thuj.)* (Bl.).

Krampfadern der Schwangerschaft (Puls., Sep.) (B.).

Überreichliche, langanhaltende Lochien (Calc., Sep., Sec.) (C.).

Bluten der Zahnhöhle nach einer Zahnextraktion *(Ham., Kreos.)* (A.).

Schmerzhaftes Schwächegefühl in der Herzgrube *(Sep., Sulph., Zinc.)* (A.).

Beginnende Schwindsucht, mit blutigem Sputum; in fortgeschrittenem Stadium mit reichlichem, eitrigem Auswurf und lästigem Husten (A.).

Diarrhöe: dünn, wässerig, blutfarbig; oft schmerzlos *(Podo.)* (C.).

VERSCHLIMMERUNG: Nach Überanstrengung; bei zu langen Fahrten; bei geringster Bewegung; alle zwei Wochen; in den Wechseljahren; nach dem Essen; und durch Aufrechtsitzen.

BESSERUNG: Durch Vorbeugen; bei körperlicher Betätigung in frischer Luft; und durch festes Bandagieren.

VERWANDTE MITTEL: *Vergleiche: Arn., Bell., Cact., Calc., Calc-P., Chin., Ferr-P., Ipec., Kali-C., Kali-P., Lach., Mill., Nat-M., Phos., Puls., Sep., Sulph., Thlas.* und *Ust.*

Komplementär: Calc-P. (bei Menstruations- und Blutungsbeschwerden).

TUBERCULINUM

GEBRÄUCHLICHE BEZEICHNUNG:
EINE NOSODE AUS EINEM TUBERKULÖSEN ABSZESS

Personen, die eine Krankheitsgeschichte von Tuberkulose in der Familie aufweisen *(Calc., Phos., Sulph.)* (N.).

SYMPTOME ÄNDERN SICH STÄNDIG *(Ign., Puls.)*, PLÖTZLICH BEGINNEND, UND PLÖTZLICH AUFHÖREND *(Bell.)* (N.).

VERLANGEN NACH FRISCHER LUFT *(Apis, Phos., Puls.)*; WILL FENSTER UND TÜRE OFFEN HABEN *(Sulph.)*, ODER BEI STARKEM WIND REITEN (N.).

Wandernde Schmerzen in den Gliedern und Gelenken

Bell., Ign., Kali-B., Kali-S., Puls.); steif bei Beginn einer Bewegung (Rhus-T.); schlimmer beim Stehen und besser bei fortwährender Bewegung (Rhus-T.) (N.).

Tuberkulöse Gelenkentzündung *(Calc., Jod.)* (D.).

Erkältet sich ständig beim geringsten Anlaß, kaum ist eine Erkältung vorbei, fängt schon die nächste an *(Calc., Phos.)* (N.).

Erkältet sich leicht, ohne zu wissen, wie und woher (N.).

Beständig geneigt, sich zu erkälten (Hep., Phos., Sil.) (D.).

Abmagerung, sogar wenn er sich wohl fühlt und so hungrig, daß er nachts zum Essen aufstehen muß (Phos., Psor.) (N.).

Abmagerung schnell und ausgeprägt; schneller Substanzverlust trotz guten Essens (Jod., Nat-M.) (N.).

Tuberkulöse Gehirnhautentzündung *(Apis, Calc., Hell., Lyc., Sulph.)* (D.).

Man denke an dieses Heilmittel, wenn bei einer tuberkulösen Vorgeschichte das bestgewählte Heilmittel keine Besserung bringt oder eine andauernde Heilung nicht gelingt (A.).

Beschwerden zuerst in einem Organ, dann im anderen - Lungen, Gehirn, Nieren, Leber, Magen, Nervensystem, etc. (A.).

Empfindlich, wird dadurch jede Kleinigkeit gereizt *(Ign., Staph.)* (B.).

GLOBETROTTER; KANN NIE LÄNGER AN EINEM ORT VERWEILEN; WILL REISEN (N.).

Geistig beweglich, frühreif und altklug, aber körperlich schwach (Lyc.) (A.).

Melancholie; verzweifelt *(Aur., Ign., Puls., Stann.)* (A.).

Mürrisch, reizbar, verdrießlich, grämlich (Bry., Cham., Nux-V., Sulph.) (A.).

Schweigsam, bockig (Bry., Nux-V.) (A.).

Von Natur aus lieb und freundlich, jetzt an der Grenze des Wahnsinns (A.).

Alles im Zimmer kommt ihm fremd vor, als wäre er an einem fremden Ort (A.).

FURCHT VOR HUNDEN *(Bell., Caust., Chin., Hyos., Stram.)* (C.).

Abneigung gegen Arbeit *(Nux-V., Phos.)* (C.).

Nächtliche Halluzinationen; wacht verängstigt und schreiend auf *(Stram.)* (A.).

Chronische (tuberkulöse) Kopfschmerzen; Schmerz heftig, scharf, schneidend, von oberhalb des rechten Auges zum Hinterkopf (A.).

Gefühl wie von einem eisernen Reifen um den Kopf (Anac., Sulph.) (A.).

Kopfschmerzen bei Schulmädchen; schlimmer vom Lernen, oder sogar von der geringsten geistigen Anstrengung *(Calc-P., Nat-M.)* (A.).

Hartnäckiger, übelriechender Ohrenfluß *(Calc., Graph., Petr., Tell.)* (C.).

HEISSHUNGER, MIT ABMAGERUNG *(Abrot., Calc., Jod., Nat-M., Petr., Phos., Psor., Sulph.)* (K.).

Abneigung gegen Essen trotz Hunger *(Cocc., Nat-M., Nux-V., Phos., Sulph.)* (K.).

VERLANGEN NACH FLEISCH *(Ferr-M., Kreos., Lil-T., Mag-C., Meny., Nat-M.)*. BESONDERS NACH RAUCHFLEISCH *(Calc-P., Caust., Kreos.)* (K.).

Verlangen nach kalter Milch (Phel., Phos-Ac., Phos., Rhus-T., Sabad., Staph.) (K.).

Gefühl von Heißhunger und Hinfälligkeit *(Aloe, Petr., Sulph.)* (C.).

Frösteln, will trotzdem frische Luft haben *(Puls.)* (B.).

Verzögertes Zahnen *(Calc., Calc-P., Sil.)* (B.).

Ausräuspern von Schleim nach dem Essen *(Puls.)* (B.).

Menstruation bald nach der Schwangerschaft (B.).

Schleimrasseln in der Brust, ohne Auswurf *(Ant-T., Phos.)* (B.).

Schmerz durch die linke obere Lunge zum Rücken (Phos.). Tuberkulöse Erscheinungen beginnen dort (N.).

Kurzatmigkeit *(Ars., Calc., Kali-C., Phos., Sulph.)* (C.).

Wunde Stelle in der Brust *(Puls.)* (B.).

Dicker, leichter Auswurf (Puls., Stann.) (C.).

Harter, trockener Husten im Schlaf *(Cham., Coff., Mag-S., Nit-Ac., Rhus-T., Sep.)* (C.).

Mesenterial-Knoten-Tuberkulose (Calc., Sulph.) (C.).

Diarrhöe: Früh morgens, plötzlich, dringend (Sulph.); Stuhl dunkel, braun, wässerig und übelriechend; geht mit großer Gewalt ab (Crot-T., Gamb.); mit großer Schwäche und profusen Nachtschweißen (A.).

Menstruation zu früh, zu reichlich und zu lange dauernd, bei Patienten mit Tuberkulose - Vorgeschichte (A.).

Schreckliche Dysmenorrhöe *(Coloc.)* (A.).

Vergrößerte Drüsen *(Calc., Jod., Merc.)* (B.).

Feuerrote Haut (Bell., Sep., Stram.) (A.).

Abschälen großer Mengen von weißen, kleieartigen Schuppen (Ars.) (A.).

Heftiges Jucken, schlimmer nachts, beim Ausziehen (Rumx.) und beim Baden (Rhus-T.).

Ekzem am ganzen Körper (Graph.) (A.).

Tinea, Ringflechte (Rhus-T., Sep., Sulph.) (A.).

JUCKEN, BESSER DURCH OFENWÄRME *(Rumx.)* (K.).

Feuchtigkeit hinter den Ohren *(Graph.),* in den Haaren *(Viol-T.)* und in den Falten der Haut *(Petr.),* mit Rohsein und Wundheit (A.).

Weichelzopf *(Bor., Psor.)* (A.).

Gruppen von kleinen Furunkeln, stark schmerzend (Arn., Hep., Lach., Tarant.), erscheinen hintereinander in der Nase; grüner, übelriechender Eiter (Sec.) (A.).

VERSCHLIMMERUNG: Bei Anfang der Bewegung; von Musik; vor einem Sturm; bei Kälte; bei kaltem, feuchtem Wetter; durch Stehen; bei Anstrengung; in einem geschlossenen Zimmer; nachts; morgens; und im Schlaf.

BESSERUNG: In frischer Luft; von Ofenwärme; und bei fortwährender Bewegung.

VERWANDTE MITTEL: *Komplementär: Calc., Kali-S., Psor., Puls., Sep.* und *Sulph.).*

Bell. für akute Attacken, kongestiv oder entzündlich, bei tuberkulösen Krankheiten auftretend.

Hydr. für Patienten, die durch *Tub.* geheilt wurden; sie sollen dicker werden.

Vergleiche: Abrot., Apis, Bell., Calc., Graph., Hep., Jod., Lyc., Merc., Nat-M., Petr., Phos., Psor., Rhus-T., Sep., Sil., Sulph., Thuj., Ust. und *Zinc.*

URTICA URENS

GEBRÄUCHLICHE BEZEICHNUNG:
KLEINE BRENNESSEL

Urtikaria, mit unerträglichem Jucken und Brennen (G.).

Nesselausschlag mit Rheumatismus abwechselnd (mit Asthma abwechselnd - *Calad.)* (K.).

Nesselausschlag, schlimmer nach Baden (Phos.), nach heftiger körperlicher Anstrengung (Con., Nat-M., Psor.), und durch Wärme (Apis, Kali-I., Nat-M., Puls.) (K.).

URTIKARIA, BEI RHEUMATISMUS *(Rhus-T.)* (K.).

ERBRECHEN NACH UNTERDRÜCKUNG DER URTIKARIA (beim Nesselausschlag - *Apis, Cina)* (K.).

Diarrhöe nach unterdrückten Ausschlägen (Bry., Dulc., Hep., Lyc., Mezer., Psor., Sulph.) (K.).

NESSELAUSSCHLAG; DIE HAUT SCHWILLT AN, MIT WEISSEM MITTELPUNKT UND ROTEM HOF, MIT STECHEN UND BRENNEN, BESSER DURCH REIBEN (N.).

Hautausschlag vom Essen von Schalentieren (D.).

ROTE, ERHÖHTE FLECKEN, JUCKEN UND BRENNEN; MUSS STÄNDIG REIBEN (N.).

Oberteil des Körpers stark angeschwollen, blaß und wassersüchtig und bedeckt von zusammenfließenden, kleinen, durchsichtigen Bläschen, voll von Serum, schweißfrieselartig (Kg.).

Sobald sie sich hinlegte, verschwanden der Ausschlag und das Jucken völlig und erschienen sofort nach dem Aufstehen wieder (Ch.).

Mangel an Milch nach der Entbindung, ohne offensichtlichen Grund (Calc., Sil.) (D.).

Nasenbluten *(Bry., Carbo-V., Ferr-P., Kali-P.)* (Bl.).

Bluterbrechen *(Ipec., Phos., Sep.)* (Bl.).

Gefühl von Wundheit in den Eingeweiden beim Hinlegen und bei Druck, ein Geräusch, als ob die Eingeweide voll von Wasser wären (T.).

STÜHLE VON SCHLEIM UND BLUT *(Acon., Merc., Nux-V., Rhus-T., Sulph.)*.

Brennen und Jucken im After *(Calc.)* (C.).

BLUTUNG AUS DEN EINGEWEIDEN, ODER LUNGEN *(Nit-Ac., Phos.)*.

Juckreiz der Genitale bei Männern und Frauen *(Petr.)* (C.).

Gebärmutterblutung (Ipec., Merc., Nit-Ac.) (Bl.).

Menorrhagien und Leukorrhöe abwechselnd (Bl.).

Verbrennungen und Verbrühungen (Apis, Ars., Canth., Carb-Ac., Rhus-T., Sulph.) (Bl.).

Wassersüchtige Ergüsse (Apis, Dig., Lyc., Nat-M., Sulph.) (Bl.).

Hautwassersucht nach Scharlach *(Apis, Ars., Lach.)* (Bl.).

Die Nieren werden angegriffen, mit Harnverhaltung *(Apis, Stram.)* (Bl.).

Die Hände und Füße sind sehr geschwollen *(Ars., Rhus-T.)* (Bl.).

Erysipelartige Entzündung der Extremitäten mit brennender Hitze und Ameisenlaufen (Ars., Bell., Rhus-T.) (Bl.).

Akute Gicht *(Benz-Ac., Colch., Lyc., Nit-Ac., Rhus-T., Sil.)* (Bl.).

Harnsäurediathese *(Lyc., Sars.)* (B.).

Scharfer Urin, Jucken verursachend *(Nat-M., Nit-Ac., Sulph.)* (B.).

Dumpfe Kopfschmerzen, meistens auf der rechten Seite *(Lyc.)* (C.).

Symptome erscheinen jedes Jahr um die gleiche Zeit wieder (C.).

VERSCHLIMMERUNG: Nach dem Baden; nach unterdrückten Ausschlägen; bei Genuß von Schalentieren; nach der Entbindung; beim Aufstehen; nach Scharlach; bei Rheumatismus; und nachts.

BESSERUNG: Durch Reiben; und vom Hinlegen.

VERWANDTE MITTEL: *Vergleiche: Agn., Apis, Ars., Bell., Benz-Ac., Calc., Canth., Ferr-P., Graph., Hep., Kali-P., Lach., Lyc., Merc., Nat-M., Nit-Ac., Petr., Phos., Puls., Rhus-T., Sep., Sil., Sulph., Thuj.* und *Ust.*

UVA URSI

GEBRÄUCHLICHE BEZEICHNUNG: BÄRENTRAUBE

Dieses Mittel ist ein Adstringens, ein Tonikum und ein mildes Diuretikum (Bl.).

Der Urin enthält Eiter und Blut *(Hep., Merc., Sil.)* (Bl.).

Beim Pressen Abgang klebrigen Schleims und großer Blutklumpen (Bl.).

Beständiger Urindrang (Canth.) (Bl.).

DYSURIE UND STRANGURIE *(Apis, Bell.)* (Bl.).

BLASENENTZÜNDUNG, MIT BLUTIGEM URIN *(Canth.)* (Bl.).

SCHLEIMIGER URIN; SCHLEIM GEHT MIT BLUT AB *(Equiset., Kali-B., Merc-C.)* (G.).

BLASENKATARRH *(Benz-Ac., Coloc., Dulc., Lyc., Nux-V., Puls., Sulph.)* (K.).

Schmerz in der Blase abends *(Ipec., Morph., Pall., Pic-Ac.)* (K.).

Brennen in der Blase (Berb., Canth., Caps., Tereb.) (K.).

Vergrößerung der Prostata *(Bar-C., Calc., Con., Dig., Puls.)* (K.).

BRENNEN IN DER HARNRÖHRE BEIM URINLASSEN *(Arg-N., Bell., Cann-S., Cub., Lil-T., Merc-C., Nit-Ac., Nux-V., Sulph., Tereb., Thuj.)* (K.).

Trüber Urin *(Apis, Berb., Cina)* (K.).

VERSCHLIMMERUNG: Beim Urinieren; abends; nach Gonorrhöe.

BESSERUNG: Nach Urinieren.

VERWANDTE MITTEL: *Vergleiche: Apis, Berb., Canth., Dig., Gels., Hep., Kali-B., Lach., Lyc., Merc., Merc-C., Nat-M., Nit-Ac., Nux-V., Puls., Sep., Sulph., Tereb., Thuj.* und *Verat.*

VACCININUM

GEBRÄUCHLICHE BEZEICHNUNG:
NOSODE VON KUHPOCKENLYMPHE

Dieses Heilmittel wird vorbeugend gegen Pocken verwendet, und um die Krankheit selbst zu beeinflussen (Bl.).

Pockenvaccine kann einen pathalogischen Zustand, der extrem chronisch ist, hervorrufen, der von Dr. Burnett „*Vaccino-*

sis" genannt wurde, und welcher Symptome wie die der Hahnemannschen *„Sykosis"* zeigt (Br.).

Reizbar, ungeduldig, schlecht gelaunt, und nervös (Cham., Cina, Nux-V., Phos., Sulph.) (Br.).

Stirnkopfschmerzen; Stirn und Augen wie gespalten *(Bry.)* (Br.).

Entzündete, rote Augenlider (Euphr., Graph., Puls., Sulph.) (Br.).

Verdauungsstörung mit starker Flatulenz *(Carb-V., Lyc., Nat-S.)* (C.).

Frösteln (Ars., Gels., Puls., Rhus-T., Sil.) (Cla.).

Heiße und trockene Haut *(Acon., Bry., Sulph.)* (Br.).

Hartnäckige Hautausschläge *(Graph., Merc., Sulph.)* (Cla.).

Ausschlag wie Pocken (Ant-T., Merc., Rhus-T., Sil., Sulph.) (Br.).

Pickel und Flecken auf der Haut *(Calc., Graph., Sep.)* (Br.).

Nervenschmerzen *(Ars., Bell., Chin.)* (Cla.).

Keuchhusten (Ant-T., Dros., Indg., Kali-C., Phos., Sil.) (Br.).

VERWANDTE MITTEL: *Vergleiche: Ant-T., Maland., Merc., Sarrac., Sil., Thuj.* und *Variol.*

Für Krankheiten, die durch Impfung verursacht werden; man denke dann an *Ant T.* (für bronchialen Katarrh), an *Mezer.* (bei juckenden Ausschlägen nach Impfung), an *Sil.* (das Hauptheilmittel für fast alle Arten von Krankheiten, wie Diarrhöe, Husten, Fieber etc.) und an *Thuj.* (wie Diarrhöe nach Impfung.).

VALERIANA

GEBRÄUCHLICHE BEZEICHNUNG: GROSSER BALDRIAN

Wirkt sehr wohltuend und beruhigend bei nervöser Reizbarkeit der Neurotiker.

Rheumatisches Reißen in den Gliedern, schlimmer in der Ruhe nach Bewegung, besser bei Bewegung *(Rhus-T.)*.

Heftiges Reißen auf- und abwärts in den Muskeln der Extremitäten.

Nervosität, besonders in den Wechseljahren, oder in der Zeit der Menarche.

Zucken und plötzlich erscheinende Schmerzen, besser bei Änderung der Lage.

Wertvoll bei der Hysterie (Coff., Scutel., Vib.).

Schwindel bei hysterischen Frauen *(Puls.)* (G.).

Rote Teile werden weiß *(Ferr.)* (A.).

Geistige Verwirrung; antwortet unzusammenhängend *(Arn., Bapt., Hyos.)* (A.).

Sehr nützlich bei allgemeiner Nervosität, bei Zwangsvorstellungen, Pavor nocturnus, übermäßiger Beeindruckbarkeit und bei Folgen eines falschen Lebenswandels.

Schlaflosigkeit (Coff., Scutel.).

Plötzlich erscheinender und verschwindender Schweiß im Gesicht und auf der Stirn.

Weiße Lippen, Körper eiskalt, mit Ohnmachtsgefühl (Camph.) (Bt.).

Angst vor der Dunkelheit, oder allein gelassen zu werden *(Ars., Kali-C., Phos., Stram.)* (C.).

ÜBEREMPFINDLICHKEIT UND ÜBERERREGBARKEIT *(Scutel., Vib.).*

FÜHLT SICH LEICHT, ALS SCHWEBE ER IN DER LUFT *(Asar., Lac-C.;* als schwebten die Beine - *Sticta)* (A.).

Sich widersprechende Gemütssymptome (Ign.).

Stimmung wechselhaft (Ign., Puls.) (A.).

TÄUSCHUNGEN DER SINNE: SEHEN, GEHÖR, GERUCH UND GESCHMACK.

Hysterische Krämpfe, Ängste und Zittern, mit Herzklopfen (Bt.).

Große nervöse Erregung und Zittern *(Acon., Plat.)* (A.).

Ungewöhnlich fröhliche Stimmung *(Coff.)* (C.).

Hysterische Atemnot *(Ign., Nux-M., Sep.)* und Chorea *(Agar., Nat-M., Stram.)* (Bt.).

Neuralgie; der Schmerz ist unerträglich (Acon., Cham., Coff.) (Bt.).

Besonders nützlich bei Personen, bei denen die intellektuellen Fähigkeiten vorherrschen *(Lyc.)* (A.).

Überempfindlichkeit aller Sinne (Cham., Nux-V.) (A.).

Gefühl großer Kälte im Kopf (auf dem Scheitel - *Sep., Verat.)* (A.).

ISCHIAS; DER SCHMERZ IST BEIM STEHEN UNERTRÄGLICH, MIT DEM GEFÜHL, ALS WÜRDEN DIE OBERSCHENKEL ABBRECHEN (Ra.).

ISCHIASSCHMERZ, SCHLIMMER, WENN DER FUSS AUF DEM BODEN RUHT *(Bell.),* BEIM AUSSTRECKEN DES BEINES, UND IN DER RUHE NACH VORANGEGANGENER ANSTRENGUNG; BESSER BEIM GEHEN (A.).

Gefühl wie Licht vor den Augen im Dunkeln.

GEFÜHL, ALS STIEGE ETWAS WARMES IM SCHLUND HOCH, WAS DAS ATMEN VERHINDERT (G.).

Gefühl, als hinge im Schlund ein Faden herunter, mit Kitzeln tief unten (auf der Zunge - *Nat-M., Sil.)* (A.).

SCHLEIMIGER GESCHMACK IM MUND MORGENS, BEIM GEHEN *(Merc-I., Zinc.)* (K.).

Das Kind erbricht geronnene Milch, in großen Klumpen; Stuhlabgang mit der gleichen Masse (Aeth.); gleich nach dem Stillen wird die Milch erbrochen, dann, wenn die Mutter Ärger hatte (A.).

Übelkeit mit Hunger *(Cycl., Ign., Lach., Mosch., Phos., Sep., Tab., Verat.)* (Bl.).

Übelriechendes Aufstoßen *(Arn., Asaf., Graph., Nux-V., Phos., Plb., Puls., Sep., Sulph., Sulph-Ac.)* (Bl.).

Delirium: Halluzinationen; sieht Figuren, Tiere, Menschen; Täuschungen, glaubt, sie sei jemand anders, geht im Bett zur Seite, um Platz zu machen; bildet sich ein, daß Tiere in ihrer Nähe liegen, die sie verletzen könnte (A.).

Vermehrte Urinabsonderung, welche klar, durchsichtig wie Wasser ist (Gels., Helon., Nat-M., Phos-Ac.).

SPASMODISCHES ASTHMA *(Ars., Cupr., Hydr-Ac., Ipec., Lob., Mag-P., Mosch., Nux-V., Puls., Spong., Sumb., Tab., Zinc.)* (K.).

Erstickungsgefühl beim Einschlafen *(Bell., Crot-H., Kali-C., Lac-C., Lach., Naja, Nux-V., Sep., Teucr.)* (Bl.).

Unterdrückte Menstruation (Bry., Ferr., Graph., Nat-M., Puls., Vib.).

Große nervöse Reizbarkeit, kann nicht stillsitzen *(Kali-Br., Phos.)* (N.).

Reißende Schmerzen und Krämpfe in verschiedenen Teilen *(Cupr.)* (N.).

Kurzer Frost mit Durst. Frost beginnt im Nacken und läuft über den Rücken (Hitze beginnt im Nacken und geht den Rücken hinunter - *Paris*), *mit Ohnmacht während des Frostes* (während der Hitze - *Acon.*) (A.).

Langanhaltende, heftige Hitze, mit Durst und dumpfen Kopfschmerzen; mit Unruhe und Nervenschmerz der Glieder (A.).

Profuser Schweiß, schlimmer nachts, aber kein erschöpfender Schweiß bei Anstrengung. Schweiß im Gesicht mit Hitze. Besser nach Schwitzen (A.).

Urin enthält einen weißen, roten, oder trüben Bodensatz *(Lyc.)* (C.).

Plötzliches Stechen in der Brust und in der Lebergegend, von innen nach außen (C.).

VERSCHLIMMERUNG: Gegen Mittag; in den ersten Nachmittagsstunden; gegen Abend bis Mitternacht; periodisch (alle zwei oder drei Monate); beim Stehen; beim Sitzen; und beim Einschlafen.

BESSERUNG: beim Gehen; und nach dem Schwitzen.

VERWANDTE MITTEL: *Vergleiche: Aeth., Asaf., Asar., Cham., Croc., Ign., Lac-C., Nat-M., Sil., Spig., Sulph.* und *Zinc.*

Es ist nützlich bei Mißbrauch von *Kamillentee.*

Bei Schmerzen in den Fersen vergleiche dieses Heilmittel mit *Agar., Caust., Cycl., Led., Mang.* und *Phyt.*

Andidote: Camph. und *Coff.*

VARIOLINUM

GEBRÄUCHLICHE BEZEICHNUNG:
MENSCHEN-POCKEN NOSODE

Es hat das gleiche Verhältnis zu den Pocken wie *Antitoxin* es zur Diphtherie hat (A.).

Dieses Heilmittel wird vorbeugend gegen Pocken und um die Krankheit selbst zu beeinflussen, verwendet (Bl.).

Eine ausgedehnte klinische Beobachtung durch zuverlässige Fachleute bestätigt den Heilwert bei allen Arten von Pockenerkrankungen, auch Windpocken (A.).

Als Prophylaxe gegen oder Schutz vor Menschenpocken ist es der groben Pockenimpfung überlegen und bewirkt keinerlei Folgeerscheinungen, besonders keine septischen und tuberkulösen Infektionen (A.).

Delirium mit hoher Temperatur *(Ars., Bell., Lach., Stram.)* (R.).

Krankhafte Furcht vor Pocken (C.).

Große Unruhe (Acon., Ars., Phos., Rhus-T.) (Bl.).

Heftige Kopfschmerzen (Acon., Bell., Ferr-P., Glon., Lach., Nat-M., Rhus-T.) (R.).

Schmerz im Hinterkopf *(Cocc., Gels., Pic-Ac., Sil.)* (C.).

Herpes zoster (Canth., Ran-B., Rhus-T.) (R.).

PUSTULÖSE AUSSCHLÄGE *(Crot-T., Merc., Rhus-T.)* (B.).

Petechiale Ausschläge *(Arn., Bapt.)* (R.).

Entzündete Augenlider *(Ars., Euphr., Merc., Rhus-T., Sulph.)* (C.).

Rheumatische Schmerzen in den Handgelenken (C.).

Taubheit *(Bar-C., Chin., Kali-P., Lyc., Phos., Puls., Sep.)* (C.).

Chronischer Katarrh *(Calc., Hydr., Kali-S.)* (C.).

Übelkeit *(Bry., Kali-M., Nux-V., Puls., Sep.)* (R.).

Atembeklemmung *(Ant-T., Bry., Carb-V.)* (C.).

Husten mit dickem, zähem blutigem Schleim (Kali-B., Phos., Sulph.) (C.).

Schlechter, kupferartiger Geschmack im Mund *(Merc.)* (B.).

Schmerzen in den Knochen der Glieder *(Eup-P.)* (R.).

Gefühl, als wäre der Schlund zu *(Brom., Kali-B., Lach., Phos.)* (C.).

Gefühl von einem Klumpen auf der rechten Seite des Halses *(Merc-I-F.)* (C.).

SCHRECKLICHE RÜCKENSCHMERZEN *(Bell., Phos., Rhus-T.)* (Bl.).

Schmerzen in den Beinen *(Bry., Rhus-T.)* (Bl.).

HEFTIGES FIEBER *(Ars., Bell., Stram., Sulph.)* (Bl.).

Profuser, übelriechender Schweiß (Calc., Chin., Merc., Psor., Rhus-T., Sil.) (Bl.).

Heftiger Frost und Kälte *(Acon., Nat-M., Nux-V.)* (R.).

Frösteln, als riesele kaltes Wasser den Rücken hinunter (R.).

VERSCHLIMMERUNG: Bei Bewegung; und nachts.

BESSERUNG: In der Ruhe.

VERWANDTE MITTEL: *Vergleiche: Apis, Arn., Ars., Bell., Bry., Canth., Ferr-P., Graph., Hep., Jod., Kali-P., Lach., Merc., Nat-M., Phos., Rhus-T., Thuj., Urt.* und *Verat-V.*

Komplementär mit: Bell. und *Rhus-T.*

VERATRUM ALBUM

GEBRÄUCHLICHE BEZEICHNUNG: WEISSE NIESWURZ

Schwierigkeit beim Gehen; Lähmungsgefühl zuerst im rechten und dann im linken Hüftgelenk (Hr.).

PLÖTZLICHES SINKEN DER KRÄFTE *(Ars., Camph., Kali-P., Phos., Sec.).*

Andauernde große Schwäche und Zittern (Ars., Gels., Hyos., Lach.).

Taubheit und Prickeln der Extremitäten (Acon., Caust., Merc., Rhus-T.).

Steifheit der Glieder, besonders vormittags und nach dem Gehen.

Heftige tonische Krämpfe - die Fußsohlen und Handteller sind eingezogen (Cupr., Sec.).

Der ganze Körper ist eiskalt *(Carb-V.)* (N.).

Krämpfe der Glieder, mit kaltem Schweiß (G.).

Krämpfe in den Waden *(Cupr.)* (N.).

Eiseskälte der Hände und Füße *(Camph., Carb-V.)* (N.).

Anfälle von Schmerzen, welche kurzzeitig Delirium und Manie erzeugen.

Rheumatismus schlimmer von Bettwärme und von kaltem, feuchtem Wetter - besser durch Aufstehen und Gehen *(Mag-C., Rhus-T.).*

Die Schwächesymptome werden besonders durch Bewegung schlimmer.

Allgemeine Schwäche und plötzlicher Kräfteverlust (Camph., Hydr-Ac., Phos.).

Trockenes Jucken *(Mezer., Sulph.).*

Frost um 6.00 Uhr morgens (Arn., Bov., Eup-P., Nux-V.) (R.).

Wechselfieber mit äußerlicher Kälte und viel Durst (Camph., Carb-V.).

Fieber, mit großer Kälte äußerlich und heftiger innerer Hitze; Puls fadenförmig; mit großem Verlangen nach kalten Getränken (Bt.).

Kopfschmerzen verursachen Delirium (G.).

Schwindelgefühl, taumelt hin und her; das Sehen wird trübe; der Puls ist unterdrückt; totaler Verlust der Nervenkraft und Sinnesversagen treten ganz plötzlich auf (Hm.).

GEFÜHL WIE VON EINEM EISKLUMPEN AUF DEM KOPF (Ra.).

Gefühl, als wäre das Gehirn in Stücke zerrissen (A.).

Schwindel bei Trinkern, Opiumessern, oder bei Rauchern; von plötzlicher Ohnmacht, Pulskollaps, Verlust der Sehkraft, und kaltem Schweiß auf der Stirn gekennzeichnet (Bt.).

Nervöse Kopfschmerzen bei jeder Menstruationsbeschwerde (Bt.).

Delirium und Unruhe *(Ars., Rhus-T.)* (D.).

Angstgefühle, Todesangst und Wut (Ars., Nux-V.).

MANIE, MIT VERLANGEN ALLES ZU ZERREIßEN ODER ZU ZERSCHNEIDEN *(Bell., Stram.).*

Verzweiflung wegen seiner Stellung in der Gesellschaft; fühlt sich sehr unglücklich (Hr.).

Geht im Haus umher, ist sehr schweigsam (Bt.).

Übermäßige Heiterkeit *(Coff.)* (Bt.).

Ausdruck von Furcht *(Acon.)* (Bt.).

Neigt dazu, über die Fehler anderer zu reden, oder ganz zu schweigen; aber wenn gereizt, schimpft und tadelt er (Hr.).

Unzüchtiges Reden *(Hyos., Stram.)* (D.).

Mannstollheit, durch unbefriedigten Sexualtrieb oder geistig verursacht (Phos., Plat., Stram.) (Bt.).

SCHWATZHAFTIGKEIT *(Bell., Hyos., Lach., Stram.)* (D.).

Schlägt auf alle um ihn ein (Bell., Stram.) (D.).

Springt aus dem Bett (Bell., Hyos., Stram.) (D.).

Religiöse Melancholie (Aur., Puls., Stram.).

Beten und Sprechen von religiösen Dingen (Stram.) (N.).

ZWEIFELT AM SEELENHEIL *(Ars., Aur., Calc., Kali-P., Lach., Lil-T., Lyc., Nat-M., Puls., Stram., Sulph., Thuj.)* (D.).

Mürrische Gleichgültigkeit *(Staph.)* (D.).

Kann es nicht ertragen, allein gelassen zu werden *(Ars.)*, weigert sich jedoch hartnäckig zu sprechen (A.).

Sie glaubt, schwanger zu sein oder bald entbunden zu werden (Ign., Sabad., Thuj.) (A.).

Gedächtnisschäche, oder völliger Gedächtnisverlust *(Calc., Lyc., Sil.)* (G.).

Untröstlich über eingebildetes Unglück, heult und schreit; jammert und weint; sitzt in der Ecke und brütet vor sich hin (R.).

Folgen von Opiumgenuß oder Tabakkauen (A.).

Menstruation zu früh und zu reichlich, oder unterdrückt (Graph., Puls., Sep.).

Puerperal-Manie und Konvulsionen im Wochenbett, mit heftiger, zerebraler Kongestion; bläuliches und geschwollenes Gesicht; hervortretende Augen; wilde Schreie, und Neigung zu Reißen und Schlagen.

Dysmenorrhöe, mit Erbrechen und Abführen, oder erschöpfender Diarrhöe mit kaltem Schweiß (Hr.).

Hinsein, Schwäche bei Blutung (Chin., Ipec., Sec.; Ohnmacht - *Trill.)* (A.).

KÄLTEGEFÜHL IM BAUCH *(Colch., Tab.)* (A.).

Eiseskälte des Gesichts, der Nasenspitze, der Füße, Beine, Hände, Arme und vieler anderer Teile (Carb-V.) (A.).

Die Nase wird spitz, sie scheint länger zu sein; Gesicht kalt und eingefallen (N.).

Ohnmachtsanfälle bei geringster Anstrengung (Ars., Carb-V., Sulph.) (A.).

Herzklopfen, mit Angstgefühlen und schneller, hörbarer Atmung. (R.).

Husten mit Erbrechen *(Ipec., Phos., Puls.)*

Husten mit viel Auswurf, bläulichem Gesicht und unwillkürlichem Urinlassen (C).

Stertoröses Atmen (Am-C., Arn., Op.) (Bt.).

Kurzatmigkeit bei geringster Bewegung *(Acon., Ars., Dig.)* (C.).

Schwache Stimme (Ant-T., Canth., Hep., Stann.) (Bt.).

ASTHMA, MIT ERSTICKUNGSZUSTÄNDEN, QUÄLEND UND MIT BEKLEMMUNG UM DAS HERZ *(Ars., Cupr., Kali-P., Lach.)* (Bt.).

Krampfhafter Husten mit blauem Gesicht, Erstickungsgefühl und Würgen *(Cupr., Ipec.)* (Bt.).

Nacken zu schwach, um den Kopf aufrecht zu halten, besonders bei Kindern mit Keuchhusten (Hr.).

Kaltes, kollabiertes Gesicht; Nase bläulich, wie gedruckt; Lippen trocken und aufgesprungen; Kiefersperre; Zähneknirschen (Ars., Cupr.) (Bt.).

Gesicht rot im Bett; nach dem Aufstehen wird es blaß *(Acon.)* (Hr.).

Bleifarbenes Gesicht, mit häufigem Brechreiz und Erbrechen, mit großer Erschöpfung (G.).

Sporadische und asiatische Cholera (Ars., Camph., Cupr., Kali-P., Phos., Podo., Sec.). In den ersten Stadien der Krankheit ist Campher zweifellos das Mittel der Wahl und sollte, wie Hahnemann es zuerst vorgeschlagen hatte, in stofflichen Dosen und häufig wiederholt verwendet werden.

Cholera nach Schreck (Acon.) (A.).

Kalte, bläuliche Haut (Camph., Carb-V., Cupr., Lach.).

Schneller, langsamer, unregelmäßiger und teilweise aussetzender Puls *(Nat-M., Phos.)* (R.).

FADENFÖRMIGER, KAUM FÜHLBARER PULS *(Camph., Carb-V.).*

KALTER SCHWEISS, HAUPTSÄCHLICH AUF DER STIRN.

Gefährliche Diarrhöe (Ars., Kali-P., Sec., Sulph.).

Chronische Diarrhöe (Aloe, Nat-S., Petr., Podo., Sulph.).

Einige Symptome sind von Hunger, Durst, vermehrtem Urinfluß, Delirium, Speichelfluß und Brustbeklemmung begleitet.

Verstopfung *(Chel., Plb., Sil.).*

Große, harte, schwarze Stühle mit Ohnmachtsgefühl; Patient preßt, bis er in kaltem Schweiß gebadet ist; dann gibt er auf, und der Stuhl sammelt sich in großer Menge im Mastdarm (D.).

Der Mastdarm scheint untätig zu sein *(Bry., Ign., Op.)* (N.).

Pfefferminzähnlicher Geschmack im Mund.

Kalte Zunge (Camph., Carb-V., Hydr-Ac.) (K.).

STARK ERSCHÖPFENDE DIARRHÖE; BESONDERS

SCHWACH NACH JEDEM STUHLGANG *(Ars., Camph., Phos.)*; MIT KALTEM SCHWEISS AUF DER STIRN (G.).

SCHRECKLICHE KOLIK *(Bell., Cupr., Mag-P.)*, MIT HEFTIGEM BRECHREIZ UND ERBRECHEN *(Coloc., Cupr., Nux-V.)* (Bt.).

SCHRECKLICHE KOLIK; DIE BESCHWERDEN TREIBEN DEN KALTEN SCHWEISS IN DAS GESICHT, BESONDERS AUF DIE STIRN (G.).

Starkes Verlangen nach Obst *(Ant-T., Ars., Nat-M.)* (A.).

Abneigung gegen warme Sachen *(Puls.)* (A.).

DURST, MIT GROSSEM VERLANGEN NACH GANZ KALTEN GETRÄNKEN *(Acon., Ars., Bry., Cham., Chin., Cina, Eup-P., Merc., Merc-C., Nat-S., Phos., Sec., Sulph.)* (G.).

WILL EIS ESSEN *(Elaps, Med., Merc-C., Nat-S.)* (N.).

Unstillbares Verlangen nach kalten Getränken (Ars., Phos.) (Bt.).

Verlangen nach Saurem *(Ars., Puls.)* oder erfrischenden Sachen *(Phos-Ac.)*.

Schmerz im Bauch vor dem Stuhlgang *(Acon., Coloc., Ipec., Nux-V., Sulph.)* (D.).

Blähungskolik *(Coloc., Lyc., Nux-V., Puls. Sep.)* (G.).

Hunger und Appetit zwischen den Brechanfällen (A.).

Häufige Übelkeit und Erbrechen, mit fahler Farbe des Gesichts, und mit kaltem Schweiß besonders auf der Stirn (G.).

HEFTIGES WÜRGEN; WILL ALLES KALT HABEN *(Ars., Cupr., Phos., Sec.)* (Bt.).

Geringste Menge Flüssigkeit verursacht Erbrechen *(Ars., Bism., Phos.)* (Bt.).

Bewegung erregt Übelkeit (Bry., Cocc., Ipec., Kali-C., Lact-Ac., Op., Sep., Tab.) (Bt.).

Krankheiten von Eis und kalten Getränken verursacht *(Ars., Ipec.)* (Bt.).

Brennen und Beklemmung in der oberen Bauchgegend *(Ars., Carb-V., Phos.)* (Bt.).

Reichliche, wässerige Diarrhöe, mit heftigem Brechreiz und Erbrechen (Crot-T., Podo.) (Bt.).

WÄSSERIGE DIARRHÖE, PLÖTZLICH MIT GROSSER GEWALT ABGEHEND, MIT GERINGEM ODER GAR KEINEM BAUCHKNEIFEN (Ra.).

Unwillkürliche, wässerige Stühle, ohne daß der Patient es merkt *(Aloe)* (Bt.).

Unwillkürliche Stühle beim Husten oder Niesen oder beim Abgang von Blähungen (Bell., Phos-Ac., Sulph.) (K.).

HARNVERHALTUNG, BEI CHOLERA *(Camph., Canth., Lach., Op.)* (K.).

Stühle profus, wässerig, grünlich wie Spinat, oder blutig *(Ipec., Merc.)*, mit Krämpfen und schneidenden Schmerzen im Bauch *(Coloc., Cupr.)*, mit großer Schwäche und Ohnmacht *(Ars.)* (D.).

REISWASSERSTÜHLE *(Ars., Camph., Carb-Ac., Cupr., Ferr., Iris, Kali-P., Merc-Sulph., Nat-M., Phos-Ac., Phos., Sec.)* VON PROSTRATION UND KOLLAPS BEGLEITET *(Ars., Camph.)* (D.).

Gefühl in der Leistengegend, als trete eine Hernie hervor *(Nux-V.)* (D.).

Sehr dunkler Urin (Apis, Benz-Ac., Colch.) (G.).

VERSCHLIMMERUNG: Von der geringsten Bewegung;

nach Trinken; vor und während der Menstruation; während und nach Stuhlgang; beim Schwitzen; nach Schreck; durch Anstrengung; und während der Schmerzen.

BESSERUNG: Durch Druck auf den Scheitel (Kopfschmerzen); durch Stimulantien; beim Umhergehen.

VERWANDTE MITTEL: Oft nützlich nach *Arn.*, *Ars.*, *Chin.*, *Cupr.*, *Ipec.* und *Podo.*

Kann nach *Camph.* gegeben werden, bei Cholera und Cholera Nostra und nach *Am-C.*, *Bov.* und *Carb-V.* bei Dysmenorrhöe mit Erbrechen und Abführen.

Komplementär: Carb-V.

VERATRUM VIRIDE

GEBRÄUCHLICHE BEZEICHNUNG: GRÜNE NIESWURZ

Übt einen deutlichen Einfluß auf das Gehirn aus, besonders auf das Kleinhirn und auf den zerebralen Teil des Rückenmarks, und auch auf das Muskelsystem.

Es wirkt wahrscheinlich auf den Inhibitor des Herzens, dadurch in hohem Maße die Herztätigkeit steuernd.

Kongestives Stadium der Entzündung, mit großer arterieller Erregung (Acon., Bell., Ferr-P.) (D.).

SCHNELLER, VOLLER PULS *(Acon., Bell., Ferr-P., Glon., Phos.)* (D.).

Krampf-Krankheiten mit Magenreizung und großer Gefäßerregung *(Ferr-P.)* (D.).

HEFTIGES FIEBER, MIT ZUCKEN UND NEIGUNG ZU KRÄMPFEN *(Acon., Bell., Stram., Sulph.)* (N.).

HEFTIGER ZEREBRALER BLUTANDRANG *(Acon., Bell., Glon., Lach., Meli., Nat-M., Op., Sulph.)* (Bt.).

Gefühl, als berste der Kopf *(Bell., Cann-I., Glon.)*; von Übelkeit und Erbrechen begleitet *(Bry., Sang.)* (Bt.).

Kann den Kopf kaum aufrechthalten wegen paralytischer Schwäche der Nackenmuskeln *(Sil.)* (Bt.).

Doppeltsehen von nahen Gegenständen (Aur., Bell., Cic., Con., Nit-Ac., Phyt., Stann; von entfernten Gegenständen - *Am-C., Bell., Nit-Ac., Plb.)* (K.).

Trübsichtigkeit durch Blutandrang zur Gehirnbasis (Gels.) (Bt.).

Verlust des Sehens, mit starkem Ohnmachtsgefühl (Phos.) (Bt.).

Klingeln in den Ohren, bei Blutandrang zum Kopf *(Bell., Ferr.)*, mit Übelkeit und Erbrechen (Bt.).

Gesicht kalt, blaß oder livid; Nase sieht wie gedrückt aus, kalt und blau (Bt.).

BLUTANDRANG BESONDERS ZUR GEHIRNBASIS, ZUR BRUST, ZUM RÜCKGRAT UND ZUM MAGEN (A.).

PLÖTZLICHE KRÄMPFE, DURCH HEFTIGEN BLUTANDRANG ZUM KOPF *(Acon., Bell., Glon., Op.)* (Bt.).

Das Kind zittert und zuckt, es ist von Konvulsionen bedroht; beständiges Zucken oder Nicken des Kopfes *(Stram.)* (A.).

BASILARMENINGITIS; KOPF ZURÜCKGEZOGEN; KIND KURZ VOR KRÄMPFEN STEHEND *(Tub.)* (A.).

Ein trockener, roter Streifen in der Mitte der Zunge (D.).

Reichliche Speichelabsonderung *(Kali-B., Merc., Tab.)* (Bt.).

Gelber Zungenbelag *(Chel., Merc-I-F., Nat-S.)* (Bt.).

Erbrechen der Nahrung und großer Mengen eiweißähnlichen Schleims *(Kali-B.)* (Bt.).

HEFTIGES UND LANGANHALTENDES ERBRECHEN *(Ars., Ipec., Nux-V., Phos., Verat.)* (Bt.).

Übelkeit beim Aufstehen (Acon., Arn., Bry., Carb-An., Chel., Cocc., Ferr., Nat-S., Phos., Senec., Verat., Zinc.) (D.).

Häufiger und langanhaltender Schluckauf *(Ars., Mag-P., Nux-V.)* mit einem beständigem Gefühl, als steige eine Kugel in der Speiseröhre hoch *(Arg-N., Asaf., Nux-M.)* (Bt.).

Drückende Schmerzen im Nabel (Bt.).

Akuter Rheumatismus; hohes Fieber; Puls voll, hart, schnell; heftige Schmerzen in den Gliedern und Muskeln (Bry., Salic-Ac.); spärlicher, roter Urin (A.).

KONGESTIVE APOPLEXIE; HEISSER KOPF, BLUTUNTERLAUFENE AUGEN, SCHWERES SPRECHEN, UND LANGSAMER, VOLLER PULS, HART WIE EISEN (A.).

Unwillkürlicher Stuhl und Urin *(Kali-P., Phos-Ac., Sulph.)* (A.).

Hinunterhängen des Unterkiefers *(Hyos., Lyc.)* (A.).

Zupft am Bettzeug *(Hyos.)* (A.).

Bohrt den Kopf in die Kissen *(Bell., Hell., Stram.)* (A.).

NÜTZLICH IM KONGESTIVEN STADIUM DER LUNGENENTZÜNDUNG. DIE TEMPERATUR IST HOCH, DER PULS HART, VOLL UND SCHNELL. SCHNELLES ATMEN, OFT IN VERBINDUNG MIT GASTRISCHEN REIZZUSTÄNDEN (Bl.).

Akute Bronchitis und Asthma begleitet von heftiger Kongestion der Lungen und sehr mühsamem Atmen (Bl.).

Nützlich bei Endokarditis und Perikarditis mit starker arterieller Erregung und bei quälendem Schmerz in der Herzgegend (Bl.).

HYPERPYREXIE, ODER SEHR SCHWANKENDE TEMPERATUREN *(Ars., Bell., Stram.)* (B.).

Delirant, streitsüchtig, Schlagen und Stoßen mit Händen und Füßen (Bell., Canth., Stram.) (Bt.).

Atmen schwer, mühsam, langsam, kurz, krampfhaft, erstickend; Zusammenschnüren der Brust (R.).

Gefühl totaler Entkräftung *(Ars., Camph., Hydr-Ac.)* (C.).

Heftige Schläge (wie von elektrischem Strom) in den Gliedern (C.).

Menstruationskolik, mit Übelkeit und Erbrechen *(Cocc., Ipec., Nux-V., Puls., Sep.)* (Bt.).

Menstruationsbeschwerden (Bell., Coloc., Mag-P., Nux-V., Puls., Sep.) (Bt.).

Puerperal-Peritonitis oder Metritis (Apis, Bell., Bry., Lach., Puls., Rhus-T.), mit Übelkeit und Erbrechen (Bt.).

Wochenbettkonvulsionen, mit heftigem Blutandrang zum Gehirn (Bell., Lach., Stram.) (Bt.).

Nervöse oder Kopfschmerzen mit Übelkeit; Blutandrang bei unterdrückter Menstruation; heftig, beinahe apoplexisch, mit starker Übelkeit und heftigem Erbrechen (A.).

Herzschlag laut und stark, mit großer arterieller Erregtheit *(Acon., Bell.)* (C.).

Gefühl, als wäre die Zunge verbrannt *(Iris, Sang.)* (C.).

VERSCHLIMMERUNG: Beim Aufstehen, durch Bewegung; durch Kälte; vom Liegen auf dem Rücken; durch Unterdrückung der Menstruation; bei Sonnenhitze; durch Lärm; beim Aufwachen; und abends.

BESSERUNG: Durch Reiben; mit tiefliegendem Kopf; und durch heißen, starken Kaffee.

VERWANDTE MITTEL: *Vergleiche: Acon., Bell., Cupr., Ferr-P., Gels., Glon., Hell., Hyos., Ipec., Kali-P., Lach., Meli., Nat-M., Nux-V., Op., Phos., Rhus-T., Stram., Sulph.* und *Verat.*

VERBASCUM THAPSUS

GEBRÄUCHLICHE BEZEICHNUNG: KÖNIGSKERZE

Ein uraltes und beliebtes Heilmittel für Schwerhörigkeit; heutzutage hauptsächlich örtlich als Öl verwendet.

Stechende Schmerzen in den Gliedern und Nervenschmerz im linken Fußgelenk.

Schmerzen allgemein von einem Taubheitsgefühl begleitet *(Kalm.)*.

Symptome verursacht und verschlimmert durch Temperaturwechsel, besonders beim Betreten des Zimmers aus der frischen Luft und umgekehrt.

Reißen von oben nach unten.

Einseitiges Schaudern.

Gesichtsschmerz schlimmer bei Temperaturwechsel und Luftdruckänderung.

Große Steifheit des linken Fußgelenks und mehr oder weniger Wehtun und Steifheit der Glieder der unteren Extremitäten.

Gefühl der Hitze im Epigastrium, wie von einer Dyspepsie (Carb-V., Lach., Lyc., Sep., Sulph.).

Viel Bauchschmerzen, wie von einer Lanze durchbohrt.

KRÄMPFE UM DEN NABEL; ES SCHEINT, DASS DIE SCHMERZEN DURCH EINE VERDREHUNG DER EINGEWEIDE VERURSACHT WERDEN *(Coloc., Cupr., Plb.).*

Sehr heftige Diarrhöe mit Kneifen (Aloe, Coloc., Mag-P., Nux-V., Verat.).

Darmverschluß durch Stuhlverhärtung *(Alum., Bry., Plb., Sep., Sulph.)* (G.).

Hämorrhoiden *(Aloe, Calc-F., Graph., Hep., Lach., Lyc., Nux-V., Sep., Sil., Sulph.)* (G.).

Husten, ohne zu erwachen *(Cham., Lach., Sulph.)* (B.).

Migräne, mit einem Gefühl, als wären die Schläfen zusammengepreßt (Bl.).

Nervöser Husten, besser bei tiefem Atmen *(Lach., Puls.)* (B.).

Pharynx sehr wund, wird beim Schlucken und Husten nachts gefühlt, besonders bei Kindern.

Katarrhe und Erkältungen von Nervenschmerz und einem heiseren, bellenden Husten begleitet (D.).

HUSTEN, TIEF, HOHL, HEISER, KLINGT WIE EINE TROMPETE (N.).

Reizung der Bronchien und der Luftröhre *(Ipec., Lob., Seneg.)* (Bl.).

Heiserkeit beim lauten Lesen (Calc-F., Cupr., Med., Naja, Seneg.) (Bl.).

Stechender Schmerz in der Brust *(Bry., Chel., Kali-B., Kali-C., Phos., Sil.)* (Bl.).

Schweißmangel *(Sulph.)* (G.).

Allgemeine Trägheit und Schläfrigkeit morgens nach dem Aufstehen *(Nux-V.).*

Brennendes Urinlassen, häufig - vermehrter Urin mit Druck auf die Blase.

Beständiges Tröpfeln des Urins *(Canth., Caust., Puls., Sep., Thuj.)* (Bl.).

Bettnässen (Calc., Kreos., Sep.) (Bl.).

Gefühl, als wären die Ohren verstopft *(Calc., Puls., Sep.)* (C.).

Reißende, ziehende Schmerzen im linken Ohr (C.).

Schwindelanfälle, beim Drücken der linken Backe (C.).

Drückende, betäubende Kopfschmerzen, hauptsächlich der Stirn (C.).

Nervenschmerzen um Jochbein, Ohr und Kiefergelenk der linken Seite. Diese Schmerzen werden durch Temperaturwechsel, Sprechen, Niesen oder Zusammenbeißen der Zähne verschlimmert (Bl.).

VERSCHLIMMERUNG: Beim Sitzen; bei Temperaturwechsel; gegen Abend; bei jeder Erkältung; beim Lautlesen; beim Sprechen; vom Niesen; durch Zusammenbeißen der Zähne; um die gleiche Zeit.

BESSERUNG: beim Aufstehen aus dem Sitzen; und beim tiefen Einatmen.

VERWANDTE MITTEL: *Heilmittel nach: Bell., Chin., Lyc., Puls., Rhus-T., Sep.* und *Stram.*

Vergleiche: Acon., Bry., Calc., Caust., Dros., Gels., Hep., Kali-S., Kali-C., Lach., Lyc., Merc., Mur-Ac., Nat-M., Nit-Ac., Op., Petr., Phos., Rhus-T., Spong., Sulph. und *Thuj.*

Antidot: Camph.

Bemerkung: Das Präparat *Mullein Oil* wird aus dieser Pflanze gewonnen, und wird örtlich für Ohrenschmerzen und Schwerhörigkeit verwendet.

VIOLA ODORATA
GEBRÄUCHLICHE BEZEICHNUNG: VEILCHEN

Fliegende, brennende Schmerzen, einmal hier, einmal dort; Gefühl, als ziehe sich etwas zusammen, als brenne es, wie von einer kleinen Flamme.

Erschlaffung aller Muskeln *(Gels.)*.

Zittern der Glieder (Agar., Bel., Gels., Kali-Br., Tarant.).

Große Erregbarkeit und nervöse Schwäche (Coff., Nux-V., Tarant.).

HYSTERISCHE UND HYPOCHONDRISCHE BESCHWERDEN *(Ign., Nat-C., Nux-M., Nux-V., Sep.)*.

Nervöse Aktivität und dann plötzliche Erschöpfung (B.).

HÄUFIGE TRÄNENABSONDERUNG *(Nat-M., Puls., Sep.)*.

Große Gedächtnisschwäche (Agn., Calc., Kali-P., Lac-C., Lyc., Nat-M.).

Vorherrschen des Intellekts - der Verstand ist den spontanen Impulsen überlegen (Lyc.).

Blutandrang nach einzelnen Teilen *(Bell., Glon., Sulph.)* (G.).

Kopfekzem; Risse und Exsudate; das Haar wird feucht davon (Calc., Graph., Mezer., Psor., Sulph.) (N.).

Beschwerden des linken Ohrs oder am linken Ohr (G.).

Kopfhaut gespannt *(Apis, Carb-V., Caust.)* (Bl.).

OTORRHÖE *(Graph., Merc., Puls., Sil., Tell.)* (Bl.).

Schwerhörigkeit, mit scharfen, stechenden Schmerzen im Ohr *(Kali-B., Puls.)* (Bl.).

Stuhlverstopfung *(Bry., Caust., Graph., Hydr., Kali-M., Lyc., Merc., Nat-M., Sep., Thuj.).*

STRENGER URIN, WIE KATZENURIN *(Aspar., Caj., Vib.)* (N.).

Milchiger Urin (Apis, Aur., Hep., Lyc., Phos-Ac.) (B.).

Enuresis *(Calc., Kreos., Sep.)* (B.).

Kopfschmerzen an der Stirn *(Bell., Bry.)* (Bl.).

Brennen der Stirn *(Kali-I., Phos.)* (Bl.).

Schwindel *(Calc-P., Con., Ferr., Gels.)* (Bl.).

Brustbeklemmung, weckt sie nachts auf (Grind., Lach., Sulph.).

Gefühl von einer Last auf der Brust *(Bry., Phos.)* (B.).

Schmerz über den Brauen *(Arg-N., Kali-B., Nat-M., Spig.)* (B.).

Krampf in den Augen (B.).

Verlangen nach Fleisch (Ferr-M., Jod., Kreos., Lil-T., Mag-C., Nat-M., Sanic., Tub.) (B.).

Jucken am After *(Calc., Graph., Kali-S., Nat-C., Phos., Sulph., Teucr.)* (B.).

Trockene Haut, mit feuchten Handtellern (B.).

Kalte Schultern *(Arg-N., Caust., Hydr., Kali-B., Kreos., Lyc., Phos., Sep., Strych.)* (B.).

VERSCHLIMMERUNG: Bei wolkigem Wetter; in kühler Luft; durch Musik; nachts; im Schlaf; und auf der linken Seite.

BESSERUNG: bei warmem Wetter.

VERWANDTE MITTEL: *Heilmittel nach: Bell., Nux-V.* und *Puls.*

Antidot: Camph.

X-RAY

GEBRÄUCHLICHE BEZEICHNUNG:
AMPULLE MIT RÖNTGENBESTRAHLTEM ALKOHOL

Wer wiederholt *Röntgen*strahlen ausgesetzt war, bekam Hautschäden, die oft zum Krebs führten.

Quälender Schmerz *(Ars., Bell., Kreos.)* (Br.).

Die Keimdrüsen werden besonders angegriffen; Eierstock (Apis, Bar-M., Carb-S., Con., Helon., Jod., Plb.) und Hodenatrophie (Aur., Bar-C., Caps., Carb-An., Gels., Jod., Kali-I., Lyss., Plb., Staph., Zinc.) (Br.).

Wiederauftreten unterdrückter Gonorrhöe *(Med., Thuj.)* (Br.).

Verlust des Sexualtriebes (Agn., Calad., Graph., Lyc., Nat-M.) (Br.).

Wollüstige Träume *(Calc., Kali-P., Phos., Staph.)* (Br.).

Sterilität (Aur., Bor., Nat-C., Sep., Zinc.) (Br.).

Anämie und Leukämie *(Apis, Calc-P., Ferr., Graph., Kali-P., Lach., Merc., Nit-Ac., Puls., Sep.)* (Br.).

Schlund beim Schlucken schmerzend (Bell., Merc., Nit-Ac.) (Br.).

Allgemeine Müdigkeit und Gefühl von Unwohlsein *(Gels., Kali-P., Lach.)* (Br.).

Handteller rauh und schuppig *(Kali-Ars.)* (Br.).

Rheumatische Schmerzen *(Bry., Kali-I., Rhus-T.)* (Br.).

SCHUPPENFLECHTE *(Ars., Kali-Ars., Merc., Sep.)* (Br.).

Warzenähnliche Auswüchse (Nit-Ac., Thuj.) (Br.).

Haut trocken, runzelig *(Ars.)* (Br.).

Trockene, juckende Ekzeme *(Alum., Mezer., Psor., Sep., Tell.)* (Br.).

Schmerzhafte Schrunden *(Graph., Nat-M., Petr.)* (Br.).

VERSCHLIMMERUNG: In frischer Luft; im Bett; abends; beim Schlucken; und nachts.

BESSERUNG: Durch warme Umschläge.

VERWANDTE MITTEL: *Vergleiche: Ars., Aur., Calc., Ferr., Graph., Jod., Kali-Ars., Kali-C., Lach., Lyc., Merc., Nit-Ac., Sep.* und *Thuj.*

YOHIMBINUM

GEBRÄUCHLICHE BEZEICHNUNG: YOHIMBE

Es ist ein Aphrodisiakum, wenn in physiologischen Dosen gegeben *(Bufo, Cann-I., Canth., Phos.)* (Br.).

Es erhöht den Sexualtrieb bei Menschen und bei Tieren (Bl.).

Nützlich bei blutarmen, dünnen, nervösen und teilweise impotenten Männern (Calc P., Nat-M., Sil.) (Bl.).

Reichlicher Speichel *(Merc., Nit-Ac., Tab.)* (Br.).

Unangenehmer, metallischer Geschmack im Mund *(Merc.)* (Br.).

Harnröhrenentzündung *(Apis, Cann-S., Canth., Merc-C., Staph., Thuj.)* (Br.).

STARKE UND LANGANHALTENDE EREKTIONEN *(Canth., Fluor-Ac., Phos., Pic-Ac.)* (Br.).

SEXUELLE NEURASTHENIE, IMPOTENZ *(Calc-P., Graph., Kali-P., Phos-Ac., Sulph., Zinc.)* (Br.).

Verlängerte Regelblutung *(Calc., Ferr-P., Kali-C., Lach., Nit-Ac.)* (Br.).

Hyperämie der Milchdrüsen, stimuliert Milchabsonderung (Br.).

Blutende Hämorrhoiden *(Aloe, Caps., Graph., Lach., Nit-Ac., Sulph-Ac., Thuj.)* (Br.).

Fieberhafter Zustand *(Gels., Kali-P., Lyc., Sep.)* (Bl.).

Hitzewallungen und Kälteschauer (Br.).

Schlaflosigkeit (Coff., Kali-P., Nat-M., Nux-V., Phos., Psor., Sulph.) (Br.).

Gedanken an die Geschehnisse seiner ganzen Vergangenheit halten ihn wach (Br.).

VERSCHLIMMERUNG: nachts; bei sexueller Erregung; und beim Stuhlgang.

BESSERUNG: Durch Schlaf.

VERWANDTE MITTEL: *Vergleiche: Apis, Bell., Cann-I., Canth., Fluor-Ac., Graph., Kali-P., Lach., Lyc., Merc., Nat-M., Nux-V., Op., Phos., Pic-Ac., Sep., Sulph., Thuj.* und *Zinc.*

ZINCUM METALLICUM

GEBRÄUCHLICHE BEZEICHNUNG: ZINK

Starke Blässe der Körperoberfläche, geringes Fieber dabei (Ferr., Nat-M., Sep.)

Gefühl der Schwere und Ermüdung im Genick, beim Schreiben und von jeglicher Anstrengung (N.).

Veränderlichkeit der Symptome (Ign., Kali-S., Tub.).

Schmerz im Rücken, schlimmer beim Sitzen *(Agar., Arg-M., Rhus-T., Sep., Valer., Zinc.)* (N.).

MANGELHAFTE VITALITÄT, DIE GEHIRN- ODER NERVENKRÄFTE SIND ZU SCHWACH; DIE HAUTAUSSCHLÄGE KOMMEN NICHT HERAUS; DIE MENSES SISTIEREN; DAS AUSHUSTEN ODER URINIEREN IST NICHT MÖGLICH; DIE KRAFT DES VERSTEHENS ODER DES AUSWENDIGLERNENS FEHLT (N.).

Zucken der Glieder (Agar., Bell., Bufo, Cupr., Hell., Ign., Lach., Mosch., Nux-M., Op., Phos., Zinc.).

KANN DIE FÜSSE NICHT STILLHALTEN (BEIM SITZEN) *(Alum., Bar-C., Puls.)* (N.).

Beständiges Zittern der Glieder, mit kalten Extremitäten *(Stram.)* (N.).

Schwäche und Zittern der Hände beim Schreiben *(Bism., Caps., Chel., Stann.)* (A.).

Spinalirritation (Phos., Pic-Ac., Sil.) (A.).

Berührung des Rückens unerträglich (Chin-S., Tarant., Ther.) (A.).

Brennen die Wirbelsäule entlang (Phos.) (D.).

Schmerzen um den letzten Rückenwirbel oder den ersten Lendenwirbel, schlimmer beim Sitzen (D.).

Zucken einzelner Muskeln am ganzen Körper *(Ign.)* (N.).

Heftiges Zittern am ganzen Körper, das Bett wackelt; verliert die Kontrolle über die Nerven (N.).

Übermäßige nervöse Bewegung der Füße im Bett, stundenlang, nachdem er sich hingelegt hat, sogar noch im Schlaf (A.).

UNRUHIGE FÜSSE; MUSS SIE STÄNDIG BEWEGEN (N.).

Füße schwitzig und wund um die Zehen (A.).

Übelriechender, unterdrückter Fußschweiß *(Sil.)* (A.).

Frostbeulen, schmerzhaft, schlimmer durch Reiben (A.).

NEIGUNG ZUM KOMA *(Apis, Bell., Hell., Op., Verat-V., Zinc.).*

Geistige Fähigkeiten beeinträchtigt *(Bar-C., Kali-P., Lyc., Nat-M., Phos-Ac.)* (D.).

Das Kind wiederholt alles, was man ihm sagt (A.)

Das Kind schreit im Schlaf; Zucken des ganzen Körpers im Schlaf; wacht verängstigt auf, fährt auf und rollt den Kopf von einer Seite zur anderen (A.).

Konvulsionen während des Zahnens, mit blassem Gesicht, ohne Hitze, es sei denn am Hinterkopf, kein Temperaturanstieg (das Gegenteil von *Bell.*); Augenrollen und Zähneknirschen *(Bell., Cupr., Stram.)* (A.).

Chorea durch unterdrückten Hautausschlag oder von Schreck (Op.) (A.).

Beim Schwitzen kann er keinerlei Bedeckung ertragen (A.).

Verträgt keine Reizmittel (Selen.) (N.).

Wein verschlimmert alle Symptome beträchtlich (Alum., Con., Nux-V.) (N.).

Brustsymptome besser durch Aushusten; Symptome der Blase durch Urinieren; des Rückens durch Samenergießungen (dadurch schlimmer - *Cobalt.); und besser im allgemeinen durch die Menstruationsblutung* (N.).

Erschöpfung des Gehirns bei Personen, die unter Blutarmut leiden; sie sind nicht fähig einen Hautausschlag zu entwickeln (N.).

Kachexie mit Prostration und Abmagerung, usw. (Calc., Ferr., Nat-M., Sep.) (D.).

Absteigende Lähmung *(Bar-C., Merc.;* aufsteigende Lähmung - *Agar., Ars., Con., Hydr-Ac., Kali-C., Mang.)* (B.).

Schlafwandeln *(Acon., Anac., Art-V., Bell., Bry., Cic., Hyos., Ign., Kali-P., Lach., Nat-M., Op., Phos., Sil., Stram.)* (K.).

Häufiges Zucken des Körpers im Schlaf (G.).

Krampfadern während der Schwangerschaft *(Puls., Sep.)* (Bt.).

HUSTEN WÄHREND DER MENSTRUATION *(Calc-P., Graph., Lac-C., Nat-M., Phos., Sep., Sulph., Thuj.)* (N.).

Menstruationsblutung nachts stärker (Am-C., Am-M., Bov., Coca, Coc-C., Glon., Mag-C., Mag-M., Nat-M., Sulph.) (G.).

Menses zu früh und zu reichlich *(Calc., Phos., Tub.)*; Klumpen geronnenen Blutes gehen ab, meistens beim Gehen (G.).

Ein beständiger, quälender, bohrender Schmerz in der linken Eierstockgegend, nur teilweise durch Druck oder während der Menstruation gebessert; kehrt bald nach der Menstruation zurück (G.).

Während der Menses, Gefühl von Schwere in den Gliedern, mit heftigem Ziehen um die Knie, als würden sie abgedreht (G.).

Plötzlich Schläge und Rucke in der Herzgegend (N.).

Schwindel, als würde er nach links fallen *(Lach., Nat-M., Sulph.)* (R.).

Chronische Kopfschmerzen mit Brechreiz *(Gels., Nat-M., Sil.)* (Bt.).

GEHIRNHAUTENTZÜNDUNG, MIT SCHARFEN, STECHENDEN SCHMERZEN DURCH DEN KOPF *(Apis, Bell., Hell., Lach., Lyc., Nat-M., Sep., Sulph.)* (D.).

Kind schreit auf im Schlaf; rollt den Kopf von einer Seite zur anderen; Gesicht abwechselnd blaß und rot (N.).

Drohende Lähmung des Gehirns (Hyos., Lyc.) (A.).

Symptome eines Ergusses in die Gehirnventrikel *(Apis, Hell., Lyc.)* (A.).

Konvulsionen bei Säuglingen *(Bell., Cupr.)* (Bt.).

AUTOMATISCHE BEWEGUNGEN DER HÄNDE UND DES KOPFES, ODER EINER HAND UND DES KOPFES *(Apoc., Bry., Hell.)* (A.).

Typhoid: Delirium, versucht aus dem Bett zu steigen; totale Bewußtlosigkeit; rutscht im Bett nach unten *(Mur-Ac.)*; Flockenlesen *(Hyos.)*; Sehnenhüpfen; Dekubitus; unwillkürlicher Stuhl und Urin *(Kali-P.)* (A.).

Oberlider schwer, wie gelähmt *(Caust., Gels.)* (C.).

Zusammenkleben der Lider nachts *(Merc., Puls.)* (C.).

Entzündung der Bindehaut, schlimmer in den inneren Canthi; Schmerzen schlimmer abends und nachts, wie von Sand, mit häufiger Tränenabsonderung (N.).

Starke Schwachsichtigkeit *(Calc., Nat-M., Phos., Sep., Sulph.)* (Bt.).

Stechen im rechten Auge (Bt.).

PTERYGIUM *(Arg-N., Calc., Lach., Sulph.)* (K.).

Jucken und Stechen in den inneren Augenwinkeln, mit trübem Sehen (N.).

Gefühl von Zusammenziehen der Augen, wie von einer Schnur (R.).

Trübsichtigkeit (Cycl., Kali-P., Phos., Sep.) (R.).

Lichtscheuheit (Con., Euphr., Nat-M.) (R.).

Gegenstände scheinen verlängert und manchmal doppelt zu sein (R.).

Viel Brennen in den Augen und Lidern, morgens und abends (C.).

Husten schlimmer nach Genuß von Süßigkeiten (Med., Spong.) (Hr.).

Trockener, krampfhafter Husten, morgens und abends *(Alumn., Bar-C., Carb-An., Hep., Ign.)* (R.).

WÄHREND DER HUSTENANFÄLLE GREIFT DAS KIND NACH DEM GENITALE (R.).

Heiserkeit *(Alum., Calc., Caust., Phos., Rhus-T.)* (C.).

Zusammenschnüren und Beklemmung der Brust *(Ars., Carb-V., Kali-C., Lach., Phos., Sulph.)* (C.).

Blutiger Auswurf (Hep., Puls., Stann.) (C.).

Herzklopfen *(Acon., Kali-P., Lach., Phos., Spig.)* (C.).

Spannung und Stiche in der Herzgegend (C.).

Zusammenschnüren der Speiseröhre beim Schlucken (Alum.) (R.).

Tödliches Unwohlsein im Magen, mit ausgeprägter Übelkeit (Ant-T., Ars., Bry., Ipec., Tab., Verat.).

Gieriges Essen; kann nicht schnell genug essen (A.).

HEISSHUNGER, UM 11.00 UHR ODER 12.00 UHR MITTAGS *(Sulph.)* (A.).

Schreckliches Sodbrennen nach Genuß von Süßigkeiten; viel Übelkeit und Erbrechen (G.).

Süßliches Aufstoßen aus dem Magen (Bt.).

Blähungskolik; schlimmer gegen Abend; und durch Wein (G.).

Große Schwierigkeiten bei der Stuhlentleerung, die ungenügend ist *(Anac., Ign., Sep.)* (G.).

Hämorrhoiden, mit Jucken, Brennen und Stechen *(Aesc., Sulph.)* (C.).

Diarrhöe mit großer Schwäche *(Chin., Phos.)* (C.).

Beständiges Drängen zum Urinlassen; nur beim Sitzen und Beugen nach rückwärts kann er urinieren (kann nur liegend urinieren - *Kreos.*); *viel Sand im Sediment* (N.).

Drücken, Schneiden um die Nieren (B.).

Harnverhaltung (Caust., Op., Verat.) (R.).

Teilweise Lähmung der Blase *(Arn., Caust., Op.)* (R.).

UNWILLKÜRLICHES URINIEREN BEIM GEHEN, HUSTEN UND NIESEN *(Caust., Nat-M., Phos., Puls., Sep.)* (C.).

Scharfes Ziehen im Vorderteil der Harnröhre und im Penis (C.).

Urin trüb oder lehmfarbig morgens (C.).

Sexuelles Verlangen mehrmals nachts *(Canth., Phos.)* (G.).

Unwiderstehliches Verlangen nach Onanie *(Nux-V., Phos-Ac., Staph.)* (G.).

Zusammenziehender Hoden mit Schmerz und Geschwollensein (R.).

NÄCHTLICHE POLLUTIONEN MIT LASZIVEN TRÄUMEN *(Canth., Nux-V., Phos., Sulph.)* (R.).

Anhaltende und heftige Erektionen *(Canth., Phos., Pic-Ac.)* (C.).

Leicht erregt *(Nux-V., Phos.)* (C.).

Samenabgang während des Beischlafs zu schnell *(Nux-V., Sulph.)*, oder schwierig oder fast unmöglich *(Graph.)* (C.).

ALLE ANDEREN BESCHWERDEN UM DIE ZEIT DER MENSES VERSCHWINDEN WÄHREND DER BLUTUNG VON SELBST (N.).

VERSCHLIMMERUNG: Nach dem Abendessen; gegen Abend; beim Urinlassen; beim Sitzen; nach Erhitzung; durch Unterdrückungen; bei Lärm; von Berührung; und von Erschöpfung.

BESSERUNG: Während der Menstruation; bei Wiederkommen oder Entwicklung der Ausschläge; durch Aushusten; bei Samenergießungen; bei Wiederauftreten von Ausscheidungen (Rückenschmerzen); durch Bewegung; durch harten Druck; und in frischer Luft.

VERWANDTE MITTEL: *Vergleiche: Apis, Bell., Cic., Cupr., Gels., Hell., Lach., Lyc., Op., Phos., Rhus-T., Sil., Sulph.* und *Tub.* bei beginnenden Gehirnerkrankungen wegen unterdrückter Ausschläge.

Feindlich: Cham. und *Nux-V.* (darf nicht davor oder danach verwendet werden).

Von Ign. gut gefolgt (aber nicht von *Nux-V.*, das nicht passend ist).

Komplementär: Puls.

Antidote: Camph., Hep. und *Ign.*